SHIYONG HULI GUIFAN YU GUANLI

实用护理规范与管理

◆ 主编 孙 欢 丁 洁 万会会 窦希玲
林月梅 刘付盈 杜玲玲 张洪燕

黑龙江科学技术出版社
HEILONGJIANG SCIENCE AND TECHNOLOGY PRESS

图书在版编目（CIP）数据

实用护理规范与管理 / 孙欢等主编. -- 哈尔滨：
黑龙江科学技术出版社，2024.7. -- ISBN 978-7-5719
-2489-8

Ⅰ. R472-65

中国国家版本馆CIP数据核字2024XE7519号

实用护理规范与管理

SHIYONG HULI GUIFAN YU GUANLI

主　　编　孙欢　丁洁　万会会　窦希玲　林月梅　刘付盈　杜玲玲　张洪燕
责任编辑　陈兆红
封面设计　宗　宁
出　　版　黑龙江科学技术出版社
　　　　　地址：哈尔滨市南岗区公安街70-2号　邮编：150007
　　　　　电话：（0451）53642106　传真：（0451）53642143
　　　　　网址：www.lkcbs.cn
发　　行　全国新华书店
印　　刷　黑龙江龙江传媒有限责任公司
开　　本　787 mm×1092 mm　1/16
印　　张　27
字　　数　685千字
版　　次　2024年7月第1版
印　　次　2024年7月第1次印刷
书　　号　ISBN 978-7-5719-2489-8
定　　价　238.00元

前言

FOREWORD

护理工作贯穿临床工作的始终，从帮助人们维护最佳的健康状态到帮助濒临死亡的人平静、安宁、有尊严地离世。在这期间，护理人员有条理、有目的、有计划地完成各项护理操作，根据患者病情变化监测相关病情数据，配合医师完成对患者的治疗。可以说，护理工作很好地将科学、艺术、人道主义结合了起来，直接影响着医疗质量。目前，医疗技术有了日新月异的发展，护理学的性质和内容也发生了变化。新理论、新技术的涌现使得护理学的内涵得到了极大的丰富，加之人们对疾病认识的加深和对健康需求的提高，护理观念随之更新，由原来单纯的疾病护理转向了身心整体护理，护理内容不断延伸和拓宽。这就要求护理工作者必须具备扎实的理论基础、过硬的业务能力，才能跟上时代发展的步伐，更好地服务患者。因此，为了更加全面、深入、系统地总结当前护理管理内涵，规范护理流程，编者编写了《实用护理规范与管理》一书。

本书坚持以人为本和整体护理的观念，不仅详细讲解了临床常见疾病的护理操作流程，而且包含对护理管理内容的讲解。本书注重知识的更新及疾病谱的变化，综合而全面地将护理学要点呈现给读者，对护理工作中的重点、难点问题进行了深入剖析，为护理操作提供了理论依据，便于护理工作者将理论与实践联系起来，更好地掌握和理解护理知识。本书文字简洁、详略得当、重点突出，具有较强的专业性，既可以作为护理学专业学生和教师的参考书，也可为临床一线护理人员的工作提供指导。

在本书编写过程中，编者参考了大量国内外前沿资料，耗费了大量心血，但是由于编写时间有限，书中难免有疏漏之处，欢迎广大读者批评指正，以期达到共同学习、共同进步的目的。

《实用护理规范与管理》编委会

2024 年 2 月

目 录

CONTENTS

第一章

护 理 理 论

第一节 系 统 理 论

系统论是研究系统的模式、性能、行为和规律的一门科学。它为人们认识各种系统的组成、结构、性能、行为和发展规律提供了一般方法论的指导。系统论的创始人是美籍奥地利理论生物学家和哲学家路德维格·贝塔朗菲。系统是由若干相互联系的基本要素构成的，它是具有确定的特性和功能的有机整体。世界上的具体系统是纷繁复杂的，必须按照一定的标准，将千差万别的系统分门别类，以便分析、研究和管理，如教育系统、医疗卫生系统、宇航系统、通信系统等。如果系统与外界或它所处的外部环境有物质、能量和信息的交流，那么这个系统就是一个开放系统，否则就是一个封闭系统。护理专业既是一个封闭的系统又是一个开放的系统。

一、系统论概述

系统概念中常见的关键名词：开放系统与封闭系统；输入、输出及反馈；微观与宏观。所谓开放系统是指能与环境进行能量交换，可重建或破坏其原有组合，在过程中有输入和输出。在这种状态下，开放系统可以达到一种瞬间独立的状态，称之为稳定状态。因此人是一个开放系统，开放系统会对环境中的外来刺激做出反应，对于环境的侵入刺激，可产生组织上的改变。封闭系统的定义是一个与环境没有任何物质、信息和能量交换之系统。人有时在行为表现上也有封闭系统的倾向。封闭系统是相对的、暂时的，绝对的封闭系统是不存在的。开放系统具有自我调控能力。

人们研究和认识系统的目的之一，就在于有效地控制和管理系统。控制论则为人们对系统的管理和控制提供了一般方法论的指导，它是数学、自动控制、电子技术、数理逻辑、生物科学等学科和技术相互渗透而形成的综合性科学。根据系统论的观点，护理的服务对象是人，是一个系统，由生理、心理、社会、精神、文化等部分组成，同时人又是自然和社会环境中的一部分。人的内部各系统之间，以及人与外部环境中各种系统间都相互作用和影响。人的健康是内环境的稳定，及内环境与外环境间的适应和平衡。系统论为护理学提供了人、环境和健康为整体的理论基础。

系统论对护理实践具有重要的指导作用，促进了整体护理思想的形成，是护理程序的理论框架，作为护理理论或模式发展的框架，为护理管理者提供理论依据。许多护理理论家应用系统论的观点，发展了护理理论或模式，如纽曼（Neuman）的系统模式，罗伊（Roy）的适应模式等，这些理论模式又为护理实践提供了科学的理论指导,也为护理科研提供了理论框架和假设的理论依据。

医院护理管理系统是医院整体系统的一个子系统,与其他子系统(如医疗、行政、后勤等)和医院整体系统相互联系、相互作用和相互制约。因此,护理管理者在实施管理过程中应运用系统方法,调整各部门关系,不断优化系统结构,得到医院行政领导、医疗和后勤等部门的支持和配合,使之协调发展,高效运行,为患者提供高质量的护理服务。

罗杰斯在1970年根据人类学、社会学、天文学、宗教学、哲学、历史学等知识,提出了一个护理概念结构。由于人是护理的中心,其概念结构也就着眼于人,并且以一般系统理论为基础。她把人描述为一个协调的整体,人的生命过程是一个动态的过程,并且是一个持续的、有创新的、进化的、具有高度差异的和不断变换形态的过程,所以罗杰斯护理理论被称为生命过程模式。

护理程序是一个开放系统,构成系统的要素有患者、护士、其他医务人员及医疗设备、药物等。这些要素通过相互作用和与环境的相互作用,给予护理对象计划性、系统、全面整体的护理,使其恢复或增进健康。护理程序系统运行过程包括评估、诊断、计划、实施、评价5个步骤。其中护理评估是护理程序的首要环节,而且贯穿在护理活动的全过程。护理评估的科学性直接影响护士对病情的正确判断和护理措施的制订,全面正确的评估是保证高质量护理的先决条件,所以护理评估在护理工作中起到了灵魂的作用。在护理程序中的评估部分,应收集所有个人和环境的有关情况,由于我们的测量手段和收集资料的工具有限,因此所收集的资料常是孤立或局限的,但分析资料应能反映全面情况,所以需要补提问题和从收集的资料中寻求反应。在用生命过程模式理论评估患者时,可使用动态原则做指导以预测个体发展的性质与方向,这样可使护理工作促进人与环境间的融洽结合,加强人能量场的力量及整体性。以及改进人和环境场的型式以实现最佳健康状态。

罗杰斯生命过程模式的主要内容如下。

(一)四个主要概念

1.人

人是一个有组织、有独特形态的能量场,在与环境能量场不断地进行物质和能量的交换中,导致人与环境不断更换形态,因而增加了人的复杂性和创新性。人的行为包括生理、心理、社会、文化和精神等属性,并按不可分割的整体性反映整个人。

2.环境

环境包括个体外界存在的全部形态,是四维能量场,与人能量场一样具有各种形态和整体性,并且是一个开放系统。

3.健康

健康不是一种静止的状态,健康是形态的不断创新和复杂性的增加。健康和疾病都是有价值的,而且是不可分离的,是生命过程的连续表达方式。

4.护理

护理是一种艺术和科学,它直接服务于整体的人。帮助个体利用各种条件加强人与环境的关系,使人的整体性得到提高。维持健康、促进健康、预防与干预疾病以及康复都属护理的范畴。

(二)生命过程的四个基本特征

1.能量场

能量场是生命体和非生命体的基本单位,是对有生命的和无生命的环境因素的统一概念,具有变化的动态的内在能力,能量场是无界限的,又是不可分割的,并可延伸至无穷大。它分为人场和环境场。①人场:是统一整体的人,是由整体所特有的形态和表现特征确定,具备部分知识是不能对人场这个整体做出预测。②环境场:由形态确定,且与人场进行整合,每个环境场对于每个人场来说都是特定的。人场和环境场都在不断地、创新地变化,两者没有明确的界限。

2.开放性

人场和环境场之间处于持续的相互作用过程,两者之间有能量流动,没有界限,没有障碍能阻碍能量的流动。

3.形态

形态是一个能量场的突出特征,能量场之间的交换有一定的形态,是以"单波"的形式传播。这些形态不是固定的,而是随情景需要而变化。具体来说,形态通过能量场的行为、品质和特征来表现,不断形成新的形态的动态过程称为塑型,即不断创新的过程,使能量场持续表现出各种新的形态。在护理领域,护士的主要任务是进行健康塑型,即帮助患者在知情的情况下参与治疗和护理,促进统一体向健康的方向发展。

4.全方位性

能量场的交换是一个非线性范畴,不具备空间的或时间的属性,体现了能量场的统一性和无限性。

(三)生命过程的体内动态原则

1.整体性

整体性是指人场和环境场之间的持续的、共有的、同时进行的互动过程。由于人类与其环境的不可分离性,因此在生命过程中的系列变化就是他们互动中出现的持续修正。在两个统一体之间长期进行的相互作用和相互变化中,双方也同时进行着塑造。

2.共振性

共振性是对人场与环境场之间出现的变化性质而言,而人场与环境场的形态变化则是通过波动来传播。人的生命过程可以比作各种不同频率、有节奏的波组成的交响乐,人类对环境的体验是他们在和世界进行结合时的一种共振波。共振性是人场和环境场的特征,其波动形态表现为低频长波至高频短波的持续变化。

3.螺旋性

螺旋性指的是人场与环境场之间所发生变化的方向。此原则是说明人与环境变化的性质和方向是以不断创新和必然性为特征,是沿着时间—空间连续体呈螺旋式纵轴前进的。在人场与环境场之间进行互动时,人与环境的形态差别不断增加。但其节奏不会重复,如人的形态不会重复,而是以更复杂的形式再现。因而在生命过程中出现的系列变化就成为不断进行重新定型、逐渐趋向复杂化的一个单向性现象,并对达到目的有一定必然性的过程。总之,体内动态原则是从整体来看人的一种方法。整体性体现了人场和环境场发生相互作用的可能性;共振性是指它们发生了相互作用;而螺旋性是相互作用的结果和表现形式。

二、系统论在护理实践中的应用

罗杰斯认为,个体与环境不断地互相交换物质、信息和能量,环境是指个体以外的所有因素,两者之间经常交换使双方都具有开放系统的特点。在应用生命过程模式理论对患者进行护理评估时,所收集的资料应体现体内动态原则,主要是了解在不同实践阶段,环境是如何影响人的行为形态。护理评估是对整体的人,而不是对某一部分情况的评估,是对个人的健康与潜在健康问题的评估,而不是对疾病过程的评估。

（丁　洁）

第二节　自理理论

奥瑞姆是美国著名的护理理论学家之一。她在长期的临床护理、教育和护理管理及研究中,形成和完善了自理模式。强调护理的最终目标是恢复和增强人的自护能力,对护理实践有着重要的指导作用。

一、自理理论概述

奥瑞姆的自理模式主要包括自理理论、自理缺陷理论和护理系统理论。

（一）自理理论

每个人都有自理需要,而且因不同的健康状况和生长发育的阶段而不同。自理理论包括自我护理、自理能力、自理的主体、治疗性自理需要和自理需要等五个主要概念。

（1）自我护理是个体为维持自身的结构完整和功能正常,维持正常的生长发育过程,所采取的一系列自发的调节行为。人的自我护理活动是连续的、有意义的。完成自我护理活动需要智慧、经验和他人的指导与帮助。正常成人一般可以进行自我护理活动,但是婴幼儿和那些不能完全自我护理的成人则需要不同程度的帮助。

（2）自理能力是指人进行自我护理活动的能力,也就是从事自我照顾的能力。自理能力是人为了维护和促进健康及身心发展进行自理的能力,是一个趋于成熟或已成熟的人的综合能力。人为了维持其整体功能正常,根据生长发育的特点和健康状况,确定并详细叙述自理需要,进行相应的自理行为,满足其特殊需要,比如人有预防疾病和避免损伤的需要,在患病或受损伤后,有减轻疾病或损伤对身心损害的需要。奥瑞姆认为自理能力包括十个主要方面:①重视和警惕危害因素的能力:关注身心健康,有能力对危害健康的因素引起重视,建立自理的生活方式;②控制和利用体能的能力:人往往有足够的能量进行工作和日常生活,但疾病会不同程度地降低此能力,患病时人会感到乏力,无足够的能量进行肢体活动;③控制体位的能力:当感到不适时,有改变体位或减轻不适的能力;④认识疾病和预防复发的能力:患者知道引发疾病的原因、过程、治疗方法以及预后,有能力采取与疾病康复和预防复发相关的自理行为,如改善或调整原有的生活方式,避免诱发因素、遵医嘱服药等;⑤动机:是指对疾病的态度。若积极对待疾病,患者有避免各种危险因素的意向或对恢复工作回归社会有信心等;⑥对健康问题的判断能力:当身体健康出现问题时,能做出决定,及时就医;⑦学习和运用与疾病治疗和康复相关的知识和技能的能力;⑧与医护人员有效沟通,配合各项治疗和护理的能力;⑨安排自我照顾行为的能力,能解释自理活动的内容和益处,并合理安排自理活动;⑩从个人、家庭和社会各方面,寻求支持和帮助的能力。

（3）自理的主体:是指完成自我护理活动的人。在正常情况下,成人的自理主体是本身,但是儿童、患者或残疾人等的自理主体部分是自己、部分为健康服务者或是健康照顾者如护士等。

（4）治疗性自理需要:指在特定时间内,以有效的方式进行一系列相关行为以满足自理需要,包括一般生长发育的和健康不佳时的自理需要。

（5）自理需要：为了满足自理需要而采取的所有活动，包括一般的自理需要，成长发展的自理需要和健康不佳的自理需要。

一般的自理需求：与生命过程和维持人体结构和功能的整体性相关联的需求。①摄取足够的空气、水和食物；②提供与排泄有关的照料；③维持活动与休息的平衡；④维持孤独及社会交往的平衡；⑤避免对生命和健康有害因素；⑥按正常规律发展。

发展的自理需求：与人的成长发展相关的需求。不同的发展时期有不同的需求，有预防和处理在成长过程中遇到不利情况的需求。

健康不佳时的自理需求：个体在身体结构和功能、行为和日常生活习惯发生变化时出现的自理需求。包括：①及时得到治疗；②发现和照顾疾病造成的影响；③有效地执行诊断、治疗和康复方法；④发现和照顾因医护措施引起的不适和不良反应；⑤接受并适应患病的事实；⑥学习新的生活方式。

（6）基本条件因素：反映个体特征及生活状况的一些因素，包括年龄、健康状况、发展水平、社会文化背景、健康照顾系统、家庭、生活方式、环境和资源等。

（二）自理缺陷理论

自理缺陷是奥瑞姆理论的核心，是指人在满足其自理需要方面，在质或量上出现不足。当自理需要小于或等于自理主体的自理能力时，人就能进行自理活动。当自理主体的自理能力小于自理需要时，就会出现自理缺陷。这种现象可以是现存的，也可以是潜在的。自理缺陷包括两种情况：当自理能力无法全部满足治疗性自理需求时，即出现自理缺陷；另一种是照顾者的自理能力无法满足被照顾者的自理需要。自理缺陷是护理工作的重心，护理人员应与患者及其家属进行有效沟通，保持良好的护患关系，以确定如何帮助患者，与其他医疗保健专业人士和社会教育性服务机构配合，形成一个帮助性整体，为患者及其家属提供直接帮助。

（三）护理系统理论

护理系统是在人出现自理缺陷时护理活动的体现，是依据患者的自理需要和自理主体的自理能力制订的。

护理力量是受过专业教育或培训的护士所具有的护理能力。既了解患者的自理需求及自理力量，并做出行动、帮助患者，通过执行或提高患者的自理力量来满足治疗性自理需求。

护理系统也是护士在护理实践中产生的动态的行为系统，奥瑞姆将其分为三个系统，即全补偿护理系统、部分补偿系统、辅助教育系统。各护理系统的适用范围、护士和患者在各系统中所承担的职责如下所述。

1.全补偿护理系统

患者没有能力进行自理活动；患者神志和体力上均没有能力；神志清楚，知道自己的自理需求，但体力上不能完成；体力上具备，但存在精神障碍无法对自己的自理需求做出判断和决定，对于这些患者需要护理给予全面的帮助。

2.部分补偿护理系统

是满足治疗性自理需求，既需要护士提供护理照顾，也需要患者采取自理行动。

3.辅助-教育系统

患者能够完成自理活动，同时也要求其完成；需要学习才能完成自理，没有帮助就不能完成。护士通过对患者提供教育、支持、指导，提高患者的自理能力。

这三个系统类似于我国临床护理中一直沿用至今的分级护理制度,即特级和一级护理、二级护理和三级护理。

奥瑞姆理论的特征:其理论结构比较完善而有新意;相对简单而且易于推广;奥瑞姆的理论与其他已被证实的理论、法律和原则也是一致的;奥瑞姆还强调了护理的艺术性及护士应具有的素质和技术。

二、自理理论在护理实践中的应用

奥瑞姆的自理理论被广泛应用在护理实践中,她将自理理论与护理程序有机地联系在一起,通过设计好的评估方法和工具评估患者的自理能力及自理缺陷,以帮助患者更好地达到自理。她将护理程序分为以下三步。

(一)评估患者的自理能力和自理需要

在这一步中,护士可以通过收集资料来确定病种存在哪些自理缺陷及引起自理缺陷的原因,评估患者的自理能力与自理需要,从而确定患者是否需要护理帮助。

1.收集资料

护士收集的资料包括患者的健康状况,患者对自身健康的认识,医师对患者健康的意见,患者的自理能力,患者的自理需要等。

2.分析与判断

在收集自理能力资料的基础上,确定以下问题:①患者的治疗性自理需要是什么;②为满足患者的治疗性自理需求,其在自理方面存在的缺陷有哪些;③如果有缺陷,由什么原因引起的;④患者在完成自理活动时具备的能力有哪些;⑤在未来一段时间内,患者参与自理时具备哪些潜在能力,如何制订护理目标。

(二)设计合适的护理系统

根据患者的自理需要和能力,在完全补偿系统、部分补偿系统和支持-教育系统中选择一个合适的护理系统,并依据患者智力性自理需求的内容制订出详细的护理计划,给患者提供生理和心理支持及适合于个人发展的环境,明确护士和患者的角色功能,以达到促进健康、恢复健康、提高自理能力的目的。

(三)实施护理措施

根据护理计划提供适当的护理措施,帮助和协调患者恢复和提高自理能力,满足患者的自理需求。

(蒋心怡)

第三节 适 应 理 论

卡利斯塔·罗伊是美国护理理论家,她提出了适应模式。罗伊对适应模式的研究始于1964年,她分析并创造性地运用了一般系统理论、行为系统模式、适应理论、压力与应激理论、压力与应对模式及人类基本需要理论的有关理论观点从而构建了罗伊适应模式。

一、适应理论概述

(一)罗伊适应模式的假设

该理论主要源于系统论、整体论、人性论和 Helson 适应理论的哲学观点;人是具有生物、心理和社会属性的有机整体,是一个适应系统。在系统与环境间存在着持续的信息、物质与能量的交换;人与环境间的互动可以引起自身内在或者外部的变化,而人在这变化环境中必须保持完整性,因此每个人都需要适应。

(二)罗伊适应模式的主要概念

1.刺激

来自外界环境或人体内部的可以引起反应的一个信息、物质或能量单位。

(1)主要刺激:指当时面对的需要立即适应的刺激,通常是影响人的一些最大的变化。

(2)相关刺激:所有内在的或外部的对当时情境有影响的刺激,这些刺激是可观察到的、可测量的,或是由本人主动诉说的。

(3)固有刺激:原有的,构成本人特征的刺激,这些刺激与当时的情境有一定关联,但不易观察到及客观测量到。如某患者因在室外高温下工作引起心肌缺氧,出现胸疼。其中主要刺激:心肌缺氧;相关刺激:高温、疼痛感、患者的年龄、体质量、血糖水平和冠状动脉的耐受程度等;固有刺激:吸烟史和与其职业有关的刺激。

2.适应水平

人对刺激以正常的努力进行适应性反应的范围。每个人的反应范围都是不同的;受各人应对机制的影响而不断变化。

(三)罗伊的适应模式

罗伊的适应模式是以人是一个整体性适应系统的理论观点为理论构架的。应用应对机制来说明人作为一个适应系统面临刺激时的内在控制过程。适应系统的内在控制过程,也就是应对机制,包括生理调节和心理调节。①生理调节:是遗传的,机体通过神经-化学物质-内分泌途径进行应答;②心理调节:则是后天习得的,机体通过感觉、加工、学习、判断和情感等复杂的过程进行应答。

生理调节和心理调节作用于效应器即生理功能、自我概念、角色功能以及相互依赖,形成四种相应的适应方式。①生理功能:氧合功能、营养、排泄、活动与休息、皮肤完整性、感觉、体液、电解质与酸碱平衡、神经与内分泌功能等;②自我概念:个人在特定时间内对自己的看法与感觉,包括躯体自我与个人自我两部分;③角色功能方面:描述个人在社会中所承担角色的履行情况,分为三级,一级角色与机体的生长发育有关,二级角色来源于一级角色,三级角色由二级角色衍生出来;④相互依赖:陈述个人与其重要关系人及社会支持系统间的相互关系。

罗伊认为护理是一门应用性学科,她通过促进人与环境的互动来增进个体或人群的整体性适应。强调护理的目标:①促进适应性反应:即应用护理程序促进人在生理功能、自我概念、角色功能及相互依赖这四个方面对健康有利的反应;②减少无效性反应:护理活动是以健康为目标,对作用于人的各种刺激加以控制以促进适应反应;扩展个体的适应范围,使个人能耐受较大范围的刺激。罗伊对健康的认识为处于和成为一个完整的和全面的人的状态和过程。人的完整性则表现为有能力达到生存、成长、繁衍、主宰和自我实现;健康也是人的功能处于对刺激的持续适应状态,健康是适应的一种反映。罗伊认为环境是围绕着和作用于人的和群体的发展和行为的所有情况、事实和影响。环境主要是来自人内部和环绕于人周围的一些刺激;环境中包含主要刺激、相关刺激和固有刺激。

二、罗伊适应模式在护理中的应用

罗伊的适应模式是目前各国护理工作者广泛运用的护理学说。它从整体观点出发,着重探讨了人作为一个适应系统面对环境中各种刺激的适应层面与适应过程。为增进有效适应护理应不失时机地对个体的适应问题以及引起问题产生的刺激因素加以判断和干预,从而促进人在生理功能、自我概念、角色功能与社会关系方面的整体性适应,提高健康水平。

适应模式一经提出便博得护理界广为关注和极大兴趣,广泛应用于护理教育、研究和临床护理中。在护理教育中,先后被多个国家用作护理本科课程,高级文凭课程的课程设置理论框架。应用该模式为框架课程设置模式有三个优点:使学生明确护理的目的就是要促进和改善不同健康或疾病状态下的人在生理功能、自我概念、角色功能和相互依赖四个方面的适应能力与适应方法;体现了有别于医学的护理学课程特色,便于分析护理学课程与医学课程的区别与联系;有利于学生验证理论和发展对理论价值的分析和洞悉能力。

在科研方面,适应模式被用于多个护理定性和定量研究的理论框架。例如,患者及其家属对急慢性疾病适应水平及适应方式的描述性研究,吸毒妇女在寻求帮助方面的适应性反应,手术患者家属的需求,丧偶的适应过程研究等。

在临床护理实践中,适应模式在国外已用于多种急、慢性患者的护理,包括哮喘、慢性阻塞性肺疾病、心肌梗死、肝病、肾病、癌症等,同时此模式也用于指导康复护理,家庭和社区护理。近年来,在我国也有相关的文献报道,应用适应模式对乳腺癌患者进行护理等。

根据适应模式,罗伊将护理的工作方法分为六个步骤:一级评估、二级评估、护理诊断、制订目标、护理干预和护理评价。

(一)一级评估

一级评估是指收集与生理功能、自我概念、角色功能和相互依赖四个方面有关的行为,又称为评估。通过一级评估,护士可以确定患者的行为是适应性反应还是无效性反应。

(二)二级评估

二级评估是对影响患者行为的三种刺激因素的评估,具体内容包括以下几点。

1.主要刺激

主要刺激是对当时引起反应的主要原因的评估。

2.相关刺激

相关刺激包括吸烟、药物、饮酒、生理功能、自我概念、角色功能、相互依赖、应对机制及方式、生理及心理压力、社交方式、文化背景及种族、信仰、社会文化经济环境、物理环境、家庭结构及功能等。

3.固有刺激

固有刺激包括遗传、性别、信仰、态度、生长发育的阶段、特性及社会文化方面的其他因素。通过二级评估,可以帮助护士明确引发患者无效性反应的原因。

(三)护理诊断

护理诊断是对个体适应状态的陈述或诊断,护士通过一级和二级评估,可明确患者的无效反应及其原因,进而推断出护理问题或护理诊断。

（四）制订目标

目标是对患者经过护理干预后达到的行为结果的陈述，包括短期目标和长期目标，制订目标时护士应注意一定以患者的行为反应为中心，尽可能与患者及其家属共同制订并尊重患者的选择，且制订可观察、可测量和可达到的目标。

（五）护理干预

干预是护理措施的制订和落实，罗伊认为护理干预可以通过控制或改变各种作用与适应系统的刺激，使其全部作用于个体适应范围内，控制刺激的方式有消除刺激，增强刺激，减弱刺激或改变刺激，干预也可着重于提高个体的应对能力，扩大适应的范围，尽量使全部刺激作用于适应范围以内，以促进适应性反应。

（六）护理评价

在此过程中，护士应将干预后患者的行为改变与目标行为相比较，既定的护理目标是否达到，衡量其中差异，找出未达到的原因，根据评价结果再调整，并进一步计划和采取措施。

（孙 欢）

第二章

护 理 管 理

第一节 护理组织管理

一、医院护理管理体系

二级和二级以上的医院应设护理部,实行院长(或副院长)领导下的护理部主任负责制。三级医院实行护理部主任科-护士长-护士长三级管理;二级医院实行总护士长-护士长二级管理。医院应当通过公开竞聘,选拔符合条件的护理人员从事各级护理管理工作。

三级护理管理组织结构:300 张病床以上有条件的三级医院设专职护理副院长,可兼任护理部主任,另设副主任 1~2 名,可设干事 1 名;500 张病床以上的三级医院设护理部主任 1 名,副主任 1~3 名,病区、门急诊、手术部根据工作任务及范围可设科护士长及护士长。

二级护理管理组织结构:二级医院设总护士长 1 名,可设干事 1 名。病房、门急诊、手术部、消毒供应中心设护士长。

护理部根据护理活动的要求设置相关委员会,如护理质量持续改进委员会(即质量管理组,包括门急诊组、病房组、危重症组、手术部组、消毒供应中心组、专科护理小组等)、教学及继续医学教育委员会、安全管理委员会、科研委员会等。各委员会要根据其工作特点制定职责范围、工作内容、工作程序及考核标准等。

二、护理部管理职能

护理管理职能是实现管理目标的重要保证,是通过护理管理者运用管理职能对管理对象施加影响和进行控制的过程。

(一)计划职能

计划是护理管理职能中最基本的职能,是管理的重要环节。计划能使决策具体化,使管理者在工作前有充分的准备。计划要通过科学的预测、权衡客观需要和主观可能,针对未来一段时间内要达到的目标和有待解决的问题去进行组织安排,制定实施方案,合理使用人力、财力、物力和时间,确保目标的完成和问题的解决。

(二)组织职能

组织是实施管理的手段,是为了实现目标,对人们的活动进行合理的分工和组合、合理的配备和使用资源。在管理中必须通过组织管理对管理中的各要素和人们在管理中的相互关系进行合理、有效地组织,才能保证计划的落实和目标的实现。组织工作主要有以下内容。

(1)按照目标要求合理地建立组织机构和人员配备。

(2)按照业务性质进行分工,确定各部门的职责范围。

(3)确定各级管理人员的职责和权力。

(4)为了保证目标实施和工作顺利进行,须制定有效的规章制度,包括考核、晋升、奖惩等制度。

(5)建立信息沟通渠道,及时反馈各部门的信息。

(6)对各级护理人员进行培训。

(三)领导职能

领导是一个对组织(或群体)内的部门或个人的行为施加影响,以引导实现组织目标的过程。领导的本质是处理人际关系,通过沟通联络等方式影响组织或群体中的每一个成员,促使大家统一认识,使他们自觉地和有信心地为实现组织目标而努力奋斗。领导者要为下属提供发挥自身潜能的机会,协调好组织成员的个人需要与组织效率之间的关系。

(四)控制职能

控制是对实现计划目标的各种活动及规定的标准进行检查、监督和调节。即发现偏差时及时采取有效的纠正措施,使工作按原定计划进行。各种活动是由各要素有机地组成并且有着极为复杂的内部联系和外部联系,尽管在制订计划时尽可能地做到全面、细致、周密的考虑,制定出切实可行的方案,但在管理过程中还会出现预料不到的情况,同时各种活动要素及其相互间也会存在一些事先预测不到的变异。因此,在计划实施的过程中,一旦发生偏差就需要通过控制职能进行调节,必要时可调整计划,确保目标的实现。控制的基本步骤如下。

1.确定标准

标准是衡量成效的依据,是体现各项工作计划方案的预期效果和达标依据。

2.衡量成效

将实际情况与预期目标相比较,通过检查获取大量信息,以了解计划执行的进度和目标实施过程中的偏差。

3.纠正偏差

偏差是指实际工作状态与目标标准的离度。纠正偏差主要是对已经或可能发生的偏差及时采取纠正和防范措施,如调整计划、修改指标、更换人员或改变措施等方法,以保证目标的实现。

(王红丽)

第二节 护理安全管理

一、护理风险管理与护理安全管理

医疗护理风险是一种职业风险。即从事医疗护理服务职业,具有一定的发生频率并由该职业者承受的风险。风险包括经济风险、政治风险、法律风险、人身风险。因此,现代医院管理者必须对风险因素进行安全管理及有效控制。

(一)护理风险管理与护理安全管理

1.护理风险与护理安全的概念

护理风险指患者在医疗护理过程中,由于风险因素直接或间接影响导致可能发生的一切不安全事件。除具有一般风险的特征外,尚具有风险水平高、风险客观性、不确定性、复杂性及风险后果严重等特征。

护理安全是服务质量的首要特征,是指在医疗服务过程中,既要保证患者的人身安全不因医疗护理失误或过失而受到危害,又要避免因发生事故和医源性纠纷而造成医院及当事人承受风险。

护理风险是与护理安全相并存的概念,二者是因果关系,即在医疗护理风险较低的情况下,医疗护理安全就会得到有效的保障。因此护理管理者首先要提高护理人员护理风险意识,才能确保护理安全。

2.护理风险管理与护理安全管理的概念

(1)护理风险管理是指对患者、医护人员、医疗护理技术、药物、环境、设备、制度、程序等不安全因素进行管理的活动。即采用护理风险管理程序的方法,有组织、有系统地消除或减少护理风险事件的发生及风险对患者和医院的危害及经济损失,以保障患者和医护人员的安全。

(2)护理安全管理是指为保证患者身心健康,对各种不安全因素进行有效控制。通过护理安全管理可以提高护理人员安全保护意识,最大限度地降低不良事件的发生率,是护理质量管理中的重要组成部分。

因此,安全管理强调的是减少事故及消除事故,而风险管理是为了最大限度地降低由于各种风险因素而造成的风险损失,其管理理念是提高护理风险防范意识,预防风险的发生。风险管理不仅包含了预测和预防不安全事件的发生,而且还延伸到保险、投资甚至政治风险等领域,以此达到保证患者及医护人员的人身安全。由于护理风险管理与安全管理的着重点不同,也就决定了它们控制方法的差异。

3.护理风险管理的理念

护理风险管理的理念即将发生不良事件后的消极管理变为事件发生前的前馈控制。瑞士奶酪模式已经用于临床风险的管控,其理论也被称为"累积行为效应"。该理论认为在一个组织中,事件的发生有4个层面(四片奶酪)的因素,包括组织的影响、不安全监管、不安全行为先兆、不安全的操作行为。每一片奶酪代表一层防御体系,每片奶酪上的孔洞代表防御体系中存在的漏洞和缺陷。这些孔的位置和大小都在不断变化,当每片奶酪上的孔排列在一条直线上时,风险就会穿过所有防御屏障上的孔,导致风险事件的发生。如果每个层面的防御屏障对其漏洞互相拦截,系统就不会因为单一的不安全行为导致风险事件的发生。因此,加强护理风险防范和管理则需要不断强化护理人员的风险防范意识,加强过程质量中各环节质量监管,人人强化质量第一、预防为主、及时发现安全问题,通过事前控制将可能发生的风险事件进行预警,防止不良事件的发生,保证患者安全。

(二)护理风险管理程序

护理风险管理程序是指对患者、工作人员、探视者等可能产生伤害的潜在风险进行识别、评估,采取正确行动的过程。

1.护理风险的识别

护理风险的识别是对潜在的和客观存在的各种护理风险进行系统地、连续地识别和归类,并分析产生护理风险事件原因的过程。常用的护理风险识别方法有以下几种。

（1）鼓励护理人员、护士长及时上报风险事件，掌握可能发生风险事件的信息，以利于进一步监控全院风险事件的动态，制定回避风险的措施，以杜绝类似事件的发生。

（2）通过常年积累的资料及数据分析掌握控制风险的规律，使管理者能抓住管理重点，如各类风险事件过程质量中的高发部门、高发时间、高发人群等，针对薄弱环节加强质量控制，规避风险事件。

（3）应用工作流程图，包括综合流程图及高风险部分的详细流程图，了解总体的医疗护理风险分布情况，全面综合地分析各个环节的风险，以预测临床风险。

（4）采用调查法，通过设计专用调查表调查重点人员，以掌握可能发生风险事件的信息。

2.护理风险的评估

护理风险的评估是在风险识别的基础上进行的。评估的重点是识别可能导致不良事件的潜在危险因素。即在明确可能出现的风险后，对风险发生的可能性及造成损失的严重性进行评估，对护理风险进行定量、定性地分析和描述并对风险危险程度进行排序，确定危险等级，为采取相应风险预防管理对策提供依据。

3.护理风险的控制

护理风险控制是护理风险管理的核心，是针对经过风险的识别衡量和评估之后的风险问题所应采取的相应措施，主要包括风险预防及风险处置两方面内容。

（1）风险预防：在风险识别和评估基础上，对风险事件出现前采取的防范措施，如长期进行风险教育、加强新护士规范化培训、举办医疗纠纷及医疗事故防范专题讲座等，强化护理人员的职业道德、风险意识及法律意识，进一步增强护理人员的责任感，加强护理风险监控。

（2）风险处置：包括风险滞留和风险转移两种方式。①风险滞留是将风险损伤的承担责任保留在医院内部，由医院自身承担风险。②风险转移是将风险责任转移给其他机构，最常见的风险控制方式如购买医疗风险保险，将风险转移至保险公司，达到对医护人员自身利益的保护。

4.护理风险的监测

护理风险的监测是对风险管理手段的效益性和适用性进行分析、检查、评估和修正。如通过调查问卷、护理质控检查、理论考试等方法获得的数据进行分析和总结，评价风险控制方案是否最佳，所达效果如何，以完善内控建设，进一步提高风险处理的能力并为下一个风险循环管理周期提供依据。

二、护理安全文化与护理行为风险管理

（一）安全文化概念

1.安全文化

早在 1986 年，国际原子能机构的国际和安全咨询组在前苏联切尔诺贝利核电站核泄漏事故报告中，首次提出"安全文化"，即实现安全的目标必须将安全文化渗透到所要进行的一切活动中，进一步树立了安全管理的新理念。

安全文化即借助一种文化氛围，将"以人为本"的理念渗透在安全管理的过程中，通过潜移默化的教育、影响塑造良好的安全素质，营造一种充满人性，互为尊重、关爱的人文氛围，使之形成一种安全高效的工作环境，以建立起安全可靠的保障体系。

2.护理安全文化

护理人员在护理实践中通过长期的安全文化教育和培养，进一步强化其质量意识、责任意

识、法规意识、风险意识,并通过潜移默化的渗透使外在教育与影响,自觉渗透到内心之中,变为内在信念,形成能够约束个人思想和行为,凝聚其道德规范、价值观念为准则的精神因素的总和,以此激发护士内在的潜能,将安全第一、预防为主的理念转化为自觉的行为,使其从"要我做"变为"我要做"的自律行为,保障护理安全。

(二)安全文化和安全法规在规范护理行为中的作用

2003年,由 Singer 等提出:安全文化可以理解为将希波格拉底的格言"无损于患者为先"整合到组织的每一个单元,注入每一个操作规程之中,就是将安全提升到最优先地位的一种行为。

安全行为的建立可受多种因素影响,包括内因及外因的作用,其中安全文化和安全法规、规章对安全行为的影响最为重要。

1.安全文化对安全行为的影响

安全文化是无形的制度,它是依赖于内在的约束机制,发挥作用的自律制度。因此,安全文化有助于员工建立并形成自觉的安全行为准则、安全目标及安全价值观,使护理人员在护理实践中,逐步认识到自己对社会所承担的责任,并将个人的价值观和维护生命与健康重任统一起来,建立关爱患者、关爱生命的情感及良好的慎独修养,以高度的敬业精神不断完善自我行为,更好地履行安全法规、规范、操作规程,规避风险的发生。

2.安全法规规章对安全行为的影响

安全法规规章均为由国家制定并强制实施的行为规范,护理制度、护理常规均是在长期的护理实践中总结的客观规律,是指导护理行为的准则。两者均为有型的、并依赖外在约束发挥作用的他律制度,使其逐步形成护理人员所遵循的工作规范,因此具有强制性的管理作用。

安全行为的产生既要依赖于安全、法规、规章、制度,又要依赖于安全文化,两者之间是互补的关系。因为任何有形的安全制度都无法深入到护理过程的细枝末节中,也无法完全调动护理人员的安全创造力,因此安全文化只有与安全法规相结合,才能达到规范安全护理行为的效果。

3.营造非惩罚的安全文化

构建安全文化首先需要护理管理者更新观念,积极倡导安全文化,建立不良事件自愿报告系统。安全文化的重要标志之一是针对"系统+无惩罚环境",调动护理人员积极性,主动报告不良事件,并不受惩罚,畅通护理缺陷的上报系统,使被动的事后分析模式转变为主动汇报潜在隐患,有利于尽早发现不安全因素,调动护理人员主动参与护理安全管理,从根源上分析原因,并对系统加以改进,使护理人员从发生事件中得到启示,以有效预防护理风险的发生。

(三)护理行为风险的防范措施

(1)建立健全风险管理组织,使其风险管理活动有系统、有计划、有目的、有程序,以此形成长效、稳固的风险管理体系,保证临床护理工作的有效监管及控制护理风险的发生。

(2)护理管理者应根据行业标准要求,制定并及时修订相关的工作制度、操作规范、操作流程及各项护理风险预案,抓好安全管理的环节,并在其预案制定的基础上,进一步完善事件发生后的应急处理措施,使护理风险降至最低水平。

(3)各级护理管理人员应加强质量改进意识,在牢固树立"预防为主、强化一线、持续改进"等原则的基础上,充分运用现代护理安全管理工具和方法,针对临床质量问题建立院内护理质量评价体系,以此发现问题,聚焦重点,把握要因,落实对策,促进临床护理质量的持续改进。

(4)合理配置护理人力资源,使护理人员数量与临床实际工作相匹配,并根据护士资质、专业水平、工作经历等,合理构建人员梯队,使护理人员最大限度地发挥专长,进一步增强责任心和竞争意识,减少和避免护理行为不安全因素的发生。

(5)加强护理专业技术培训和继续医学教育,护理管理者需要有计划、有目的的结合专业需求,组织护士业务学习,选送护理骨干参加专科护士培训或外出进修,不断更新知识,以适应护理学科的发展。

(6)护理人员在工作中,要建立良好的护患关系,加强与患者的沟通,及时将可能发生的风险因素告知患者及家属,并在进行特殊治疗、检查、高风险的护理操作时,要认真履行告知义务,征得患者及家属的同意,并执行知情同意的签字手续,以将职业风险化解到最低限度。

(7)构建安全文化,将安全文化视为一种管理思路,运用到护理管理工作中,使安全文化的理念不断渗透在护理行为中,培养和影响护理人员的安全管理的态度及信念,并使护理人员能够从法规的高度认识职业的责任、权利和义务,规范安全护理行为,以建立安全的保障体系。

三、患者安全目标管理规范

随着医疗领域高科技设备在临床的广泛应用和药品更新的不断加快,医疗过程中的不安全因素日益凸显出来。患者安全和医疗护理过程中潜在的风险已成为世界各国医院质量管理关注的焦点。因此患者安全目标的制定对于进一步加强医疗安全管理、强化患者安全意识是至关重要的。

(一)严格执行查对制度,正确识别患者身份

患者身份确认是指医护人员在医疗护理活动中,通过严格执行查对制度对患者的身份进行核实,使所执行的诊疗活动过程准确无误,保证每一位患者的安全。

(1)对门诊就诊和住院患者执行唯一标识(医保卡、新型农村合作医疗卡编号、身份证、病案号等)管理,制定准确确认患者身份的制度和规程,并在全院范围内统一实施。

(2)建立使用腕带作为识别标识的制度,作为操作前、用药前、输血前等诊疗活动时识别患者的一种有效手段。①住院患者应佩戴腕带,特别是对手术部、重症监护病房(ICU、CCU、SICU、RICU)、急诊抢救室、新生儿科/室、意识不清、抢救、输血、不同语言、交流障碍及无自主能力的重症患者使用腕带识别患者身份。②腕带标识清楚,须注明患者姓名、性别、出生年月日、病案号等信息,有条件的医院建议使用带有可扫描自动识别的条码腕带识别患者身份。对于传染病、药物过敏、精神病等特殊患者,应有明显的识别标识(腕带、床头卡等)。③腕带佩戴前护士应根据病历填写腕带信息,双人核对后逐一与患者或其家属进行再次核对,确认无误后方可佩戴。若腕带损坏或丢失时,仍需要双人按以上方法核对后立即补戴。④患者佩戴腕带应松紧适宜,保持皮肤完整、无损伤,手部血供良好。⑤患者出院时,须将腕带取下。

(3)职能部门应落实其督导职能并有记录。

(二)强化手术安全核查、手术风险评估制度及工作流程

(1)多部门共同合作制定与执行"手术部位识别标识制度""手术安全核查"与"手术风险评估制度"及其工作流程。

(2)择期手术患者在完成各项术前检查、病情和风险评估,以及履行知情同意手续后方可下达手术医嘱。

(3)手术医师应在术前对患者手术部位进行体表标识,并主动请患者参与认定,避免错误手术的发生。

(4)接患者时将手术患者确认单与病历核对,确认后,手术室工作人员、病房护士与手术患者或家属共同核对患者信息、手术部位及标识三方核对无误并签字,确认手术所需物品及药品均已备妥,方可接患者。

(5)认真执行安全核查制度,手术医师、麻醉医师、手术室护士应共同合作实施三步安全核查流程,并进行三方确认签字。①第一步:麻醉实施前,由麻醉医师主持,三方根据手术安全核查单的内容,依次核对患者身份(姓名、性别、年龄、病案号)、手术方式、知情同意情况、手术部位与标识、麻醉安全检查、皮肤是否完整、术野皮肤准备、静脉通道建立情况、患者过敏史、抗菌药物皮试结果、术前备血情况、假体、体内植入物、影像学资料等内容。局部麻醉患者由手术医师、巡回护士和手术患者共同核对。②第二步:手术开始前,由手术医师主持,三方共同核查患者身份(姓名、性别、年龄)、手术方式、手术部位与标识,并确认风险预警等内容。手术物品准备情况的核查由手术室护士执行并向手术医师和麻醉医师报告。准备切开皮肤前,手术医师、麻醉医师、巡回护士共同遵照"手术风险评估"制度规定的流程,实施再次核对患者身份、手术部位、手术名称等内容,并根据手术切口清洁程度、麻醉分级、手术持续时间判定手术风险分级并正确记录。③第三步:患者离开手术室前,由巡回护士主持,三方共同核查患者身份(姓名、性别、年龄)、实际手术方式,术中用药、输血的核查,清点手术用物,确认手术标本,检查皮肤完整性、动静脉通路、引流管,确认患者去向等内容。

(6)手术安全核查项目填写完整。

(三)加强医护人员之间有效沟通

1.建立规范化信息沟通程序,加强医疗环节交接制度

它包括医疗护理交接班、患者转诊转运交接、跨专业团队协作等。

2.规范医嘱开具、审核、执行与监管程序及处理流程

(1)正确执行医嘱:①在通常诊疗活动中医护人员之间应进行有效沟通,做到正确执行医嘱。对有疑问的医嘱护士应及时向医师查询,严防盲目执行,除抢救外不得使用口头或电话通知医嘱。②只有在对危重症患者紧急抢救的特殊情况下,对医师下达的口头医嘱护士应复诵,经医师确认后方可执行,并在执行时实施双人核对,操作后保留安瓿,经二人核对后方可弃去。抢救结束后督促医师即刻据实补记医嘱。③开具医嘱后,护士必须分别将医嘱打印或转抄至各类长期医嘱治疗单或执行单上,并由两人核对无误后在医嘱执行单上双人签名。④医嘱执行后,执行护士在医嘱执行单上的执行栏内注明执行时间并签名。

(2)患者"危急值"处理:护士在接获信息系统、电话或口头通知的患者"危急值"或其他重要的检验/检查结果时,必须规范、完整、准确地记录患者识别信息、检验结果/检查结果和报告者的信息(如姓名与电话),进行复述确认无误后及时向主管医师或值班医师报告,并做好记录。

3.严格执行护理查对制度

(1)严格执行服药、注射、输液查对制度:①执行药物治疗医嘱时要进行三查七对,即操作前、中、后分别核对床号、姓名、药名、剂量、浓度、时间、用法。②清点药品时和使用药品前,要检查药品质量、标签、有效期和批号,如不符合要求不得使用。

③给药前注意询问有无过敏史;使用麻、精、限、剧药时要经过反复核对;静脉给药要注意有无变质,瓶口有无松动、裂缝,给予多种药物时,要注意配伍禁忌。④摆药后必须经二人分次核对无误方可执行。

(2)严格执行输血查对制度:要求在取血时、输血前、输血时必须经双人核对无误,方可输入。输血时须注意观察,保证安全。

（3）严格执行医嘱查对制度：①开医嘱、处方或进行治疗时，应查对患者姓名、性别、床号、病案号。②医嘱下达后，办公室护士按要求处理并做到班班查对和签字。③对有疑问的医嘱必须与医师进行核实，确认无误后方可执行。④在紧急抢救的情况下，对医师下达的口头医嘱护士应清晰复诵，经医师确认后方可执行，并在执行时实施双人核对，操作后保留安瓿，经二人核对后方可弃去。抢救结束后督促医师即刻据实补记医嘱。⑤整理医嘱单后，须经第二人查对。⑥办公室护士及夜班护士每天各查对一次医嘱。⑦护士长每天查对，每周组织大查对。⑧建立医嘱查对登记本，办公室护士、夜班护士每天查对医嘱、护士长每周查对医嘱后应在登记本上记录医嘱核实情况并注明查对时间及查对者双签名。

（四）减少医院感染的风险

（1）严格执行手卫生规范，落实医院感染控制的基本要求。①按照手卫生规范正确配置有效、便捷的手卫生设备和设施，为执行手部卫生提供必需的保障与有效的监管措施。②医护人员在临床诊疗活动中，应严格遵循手卫生相关要求，尽可能降低医院内医疗相关感染的风险。③对医护人员提供手卫生培训，要求医护人员严格掌握手卫生指征，提高手卫生的依从性，正确执行六步洗手法，确保临床操作的安全性。

（2）医护人员在无菌操作过程中，应严格遵循无菌操作规范，确保临床操作的安全性。

（3）各临床科室应使用在有效期内的、合格的无菌医疗器械（器具、耗材）。

（4）有创操作的环境消毒，应当遵循医院感染控制的基本要求。

（5）各部门的医疗废物处理应当遵循医院感染控制的基本要求。

（五）提高用药安全

1.严格执行药品管理制度

（1）认真执行诊疗区药品管理规范。

（2）认真执行特殊药品管理制度/规范。①高浓度电解质（如超过0.9％的氯化钠溶液）、氯化钾溶液、磷化钾溶液、肌肉松弛剂、细胞毒化疗药等特殊药品必须单独存放，禁止与其他药品混合存放，且有醒目标识。②有麻醉药品、精神药品、放射性药品、医疗用毒性药品及药品类易制毒化学品等特殊药品的存放区域、标识和贮存方法的相关规定。③对包装相似、听似、看似药品、一品多规或多剂型药物的存放有明晰的"警示标识"，并且临床人员应具备识别能力。④药学部门应定期提供药物识别技能的培训与警示信息，规范药品名称与缩写标准。

2.严格执行服药、注射、输液安全用药原则

（1）转抄和执行医嘱均应严格执行核对程序，由转抄者或执行者签名。

（2）严格执行三查七对制度，保证患者身份识别的准确性。

（3）执行医嘱给药前认真评估患者病情，如发现患者不宜使用该药物时，应告知医师停止医嘱，保证患者安全。

（4）用药前仔细阅读药品说明书，开具与执行注射剂的医嘱时要注意药物的配伍禁忌，熟悉常用药物用量、给药途径、不良反应、处理方法等。

3.严格执行输液操作规程与安全管理制度

（1）医院应设有集中配置或病区配置的专用设施。

（2）护士应掌握配制药物的相关知识：静脉输液用药要合理按照输液加药顺序，分组摆药，双人核对；静脉输液时不可将两瓶以上液体以串联形式同时输入；评估患者并根据药物作用机制调节静脉输液速度，密切观察用药过程中输液反应，并制定其应急预案。

（3）药师应为医护人员、患者提供合理用药方法及用药不良反应的咨询。

（六）建立临床实验室"危急值"报告制度

危急值即某项危急值检验结果出现时，说明患者可能处于危险状态，此时临床医师如能及时得到检验信息，迅速给予患者有效的治疗措施，即可能抢救患者生命，否则失去最佳的抢救时机。

（1）医院应制定出适合本单位的"危急值"报告制度、流程及项目表。

（2）"危急值"报告应有可靠途径且医技部门（含临床实验室、病理、医学影像部门、电生理检查与内镜、血药浓度监测等）能为临床提供咨询服务。"危急值"报告重点对象是急诊科、手术室、重症监护病房及普通病房等部门的急危重症患者。

（3）对"危急值"报告的项目实行严格的质量控制，尤其是分析前对标本的质量控制措施，如建立标本采集、储存、运送、交接、处理的规定并认真落实。

（4）"危急值"项目可根据医院实际情况认定，至少应包括有血钙、血钾、血糖、血气、白细胞计数、血小板计数、凝血酶原时间、活化部分凝血活酶时间等，是表示危及生命的检验结果。

（七）防范与减少患者跌倒、坠床、压疮等事件发生

1.防范与减少患者跌倒、坠床等意外事件的发生

（1）有防范患者跌倒、坠床的相关制度，并体现多部门协作。

（2）对住院患者跌倒、坠床风险评估及根据病情、用药变化再评估，并在病历中记录。

（3）主动告知患者跌倒、坠床风险及防范措施并有记录。

（4）医院环境有防止跌倒安全措施，如走廊扶手、卫生间及地面防滑。

（5）对特殊患者，如儿童、老年人、孕妇、行动不便和残疾等患者，主动告知跌倒、坠床危险，采取适当措施防止跌倒、坠床等意外，如警示标识、语言提醒、搀扶或请人帮助、床栏等。

（6）建立并执行患者跌倒/坠床报告与伤情认定制度和程序。

2.防范与减少患者压疮发生

（1）建立压疮风险评估与报告制度和程序。

（2）认真实施有效的压疮防范制度与措施。

（3）制定压疮诊疗与护理规范实施措施，并对发生压疮案例有分析及改进措施。

（4）护理部建立对上报压疮的追踪、评估及评价系统。

（八）加强全员急救培训，保障安全救治

（1）建立全员急救技能培训机制，确定必备急救技能项目，并有相关组织培训机构。

（2）对过敏性休克、火灾、地震、溺水、中暑、电梯事故、气管异物、中毒等进行应急培训和演练，对相关人员进行高级生命支持的培训。

（3）医院建立院内抢救车及药品规范管理制度，在规定的地点部署并实施统一的管理。

（4）定期对员工急救技能及应急能力进行考评，建立考评标准及反馈机制。

（5）加强员工急救时自身防护意识及自身救护能力评估，保障员工安全。

四、护理不良事件的管理

不良事件是指在诊疗护理活动中，因违反医疗卫生法律、规章和护理规范、常规等造成的任何可能影响患者的诊疗结果，增加患者痛苦和负担并可能引发护理纠纷或事故的事件。医院应积极倡导、鼓励医护人员主动报告不良事件，通过对"错误"的识别能力和防范能力，使医院在质

量管理与持续改进活动过程中,提升保障患者安全的能力。

(一)护理不良事件的分级

护理不良事件按照事件的严重程度分为四个等级。

(1)Ⅰ级(警讯事件):非预期的死亡,或是非疾病自然进展过程中造成永久性功能丧失。

(2)Ⅱ级(不良后果事件):在疾病医疗过程中因诊疗活动而非疾病本身造成的患者机体与功能损害。

(3)Ⅲ级(未造成后果事件):虽然发生了错误事件,但未给患者机体与功能造成任何损害,或虽有轻微后果但不需任何处理可完全康复。

(4)Ⅳ级(临界错误事件):由于及时发现,错误事件在对患者实施之前被发现并得到纠正。

(二)护理不良事件的分类

1.药物事件

药物事件即给药过程相关的不良事件,如医嘱开立、配液、输液过程相关的不良事件。

2.输血事件

输血事件与输血过程相关的不良事件,如自医嘱开立、备血、输血过程相关的不良事件。

3.手术事件

手术事件即在术前、术中、术后过程中的不良事件。

4.医疗处置事件

医疗处置事件与医疗护理措施及治疗处置相关的不良事件。

5.院内非预期心跳、呼吸骤停事件

院内非预期心跳、呼吸骤停事件即发生在院内,非原疾病病程可预期的心脏呼吸骤停事件。

6.管路事件

任何管路滑脱、自拔、错接、阻塞、未正常开启等事件。

7.跌倒/坠床事件

因意外跌倒/坠床而造成不良事件。

8.组织损伤事件

因手术、卧床等因素而致压疮、烫伤、静脉注射因药物外渗而致组织损伤等不良事件。

9.检查、检验病理标本事件

与检查、检验等病理标本等过程相关的不良事件。

10.其他事件

除上述类型以外的导致患者损伤的事件。

(三)护理不良事件报告系统

1.报告护理不良事件的原则

根据所报告事件的种类可分为强制性报告系统和自愿报告系统两种。

(1)强制性报告系统:针对Ⅰ级警讯事件、Ⅱ级不良后果事件,即因不良事件造成患者严重伤害或死亡事件,要求必须遵循主动、及时上报原则,有助于分析事件原因,不良事件。

(2)自愿报告系统:针对Ⅲ级未造成后果事件、Ⅳ级临界错误事件鼓励自愿报告不良事件,遵循保密、非惩罚、自愿上报原则,充分体现了护理安全质量管理的人性化特点。

2.不良事件自愿报告系统的特点

(1)非惩罚性:报告者不用担心因为报告而受到责备和处罚。

(2)保密性:为患者、报告者和报告科室保密,不将有关上报信息泄露。

(3)独立性:报告系统应独立于任何有权处理报告者和组织的报告部门。

(4)时效性:上报事件应由临床专家及时分析,从而迅速提出改进建议,以为临床反馈准确而有指导价值的信息,有助于借鉴和防范相关事件的发生。

(5)系统性:能够针对系统将上报的不良事件进行深入分析,如对工作流程、管理体系、仪器、人、环境等问题提出改进建议,以避免事件再次发生。

(三)不良事件报告系统途径

1.匿名报告

发生事件的个人或他人通过电话、书面报告等形式报告至相关部门。

2.建立不良信息网络上报系统

通过网络上报系统使不良事件上报更为规范化、系统化,同时简化了上报流程。目前系统上报护理不良事件主要包括给药事件、管路滑脱、跌倒、坠床、压疮、药物外渗、组织损伤、输血错误、手术核查等,报告内容主要包括事件名称、性质、发生时间、发生部门、涉及人员、事件结果、原因分析、采取对策等,内容简洁,便于上报及汇总分析。

(四)SHEL 模式在不良事件分析中的应用

国外学者认为个体犯错误的背后大多存在某种产生错误的条件和环境,并主要由系统缺陷所造成,并非仅由个人的因素所致。个人仅是一系列环节中最后一道关口,因此采用多角度的临床事件系统分析有助于安全体系的完善。本节仅介绍 SHEL 模式事故分析法。

(1)S(soft)为软件部分:包括医疗、护理人员的业务素质和能力,具体包括医德素质、专业素质、技术素质、身体素质等。

(2)H(hard)为硬件部分:指医疗护理人员工作相关的设备、材料、工具等硬件。

(3)E(environment)为临床环境:是指医疗护理人员工作的环境。

(4)L(litigant)为当事人及他人:从管理者及他人的因素(患者的违医行为等)分析,找出管理者存在的问题。

应用 SHEL 模式对临床护理不良事件分析发现,不良事件容易发生在以人为中心的与硬件、软件、环境等相关作用的界面上。因此,从系统观分析其事件的发生,是由上述因素相互作用的结果,很少由单一因素形成。对于所发生的不良事件,应从管理者及他人因素中进行分析,从而发现管理环节存在的问题及护理质量管理体系的缺陷并加以改善。

(王红丽)

第三节　护理服务质量管理

一、优质护理服务管理

优质护理服务即深化"以患者为中心"的服务理念,紧紧围绕"改革护理模式、实施岗位管理、履行护理职责、提供优质护理服务、提高护理水平"的工作宗旨,充分调动临床广大护理工作者的积极性,以贴近患者、贴近临床、贴近社会为重点,进一步加强护理专业内涵建设,为人民群众提供全程、全面、优质的护理服务,保证医疗安全,改善患者就医体验,促进医患和谐,达到患者满意、社会满意、护士满意、政府满意。

(一)加强护理工作领导,加大支持保障力度

(1)医院要充分认识改善护理服务对于提高医疗服务质量和医院运行效率、促进医院健康可持续发展的重要意义。

(2)要切实加强对护理工作的领导,实行在护理副院长领导下的护理部主任-科护士长-护士长三级垂直管理体系,建立并落实岗位责任制。

(3)要建立人事、财务、医务、护理、后勤、药学等多部门联动机制,采取有效措施提高护士福利待遇,改善护士工作条件。建立医护合作机制,规范临床用药行为。

(二)加强护理人力配备,满足临床护理服务需求

(1)医院要高度重视护士人力资源的配备,优先保证临床护理岗位护士数量,并根据科室疾病特点和护理工作量,合理配置护士。

(2)医院可以聘用并合理配备一定数量、经过规范培训并取得相应资质的护理员,在责任护士的指导和监督下,对患者提供简单生活护理等。要求医院对护理员实施规范管理,严禁护理员代替护士从事治疗性护理专业技术工作,保证护理质量和医疗安全。

(三)加强护士规范培训,提升护理服务能力

医院要加强护士岗位规范化培训,完善以岗位需求为导向、以岗位胜任力为核心的护士规范培训机制,结合责任制整体护理要求,制订有针对性的培训内容,提高护士对患者的评估、病情观察、康复指导和护患沟通等能力。

(四)加强护理科学管理,充分调动护士工作积极性

(1)医院要按照开展护士岗位管理的有关要求,结合实际情况,科学设置护理岗位,明确护理岗位任职条件和工作职责。

(2)责任护士分管患者的原则:①在实施责任制整体护理的基础上,根据患者病情、护理难度和技术要求等要素,对责任护士进行合理分工,分层管理,体现能级对应、分层不分等。危重患者护理由年资高、专业能力强的高级责任护士担任,病情稳定的患者可由低年资护士负责。②责任护士分管患者应相对固定,每名责任护士分管患者数量平均为6~8人,在此基础上可根据患者病情及护士能力做适当调整。③责任护士在全面评估分管患者病情及自理能力基础上,侧重危重及自理能力缺陷患者的护理,兼顾其他患者,保证按需服务及患者安全。④兼顾临床需要和护士的意愿实施合理排班,减少交接班次数,以利于责任护士对患者提供全程、连续的护理服务。

(3)护理部应根据护理人员的工作数量、质量、患者满意度,结合护理岗位的护理难度、技术要求等要素,建立绩效考核制度及考核方案,并将考核结果与护理人员评优、晋升、奖金分配等结合,实现优劳优酬、多劳多得,调动护理人员的积极性。

(五)深化优质护理、改善护理服务

1.明确门(急)诊护理服务职责,创新服务形式

(1)医院要建立门(急)诊护理岗位责任制,明确并落实护理服务职责。

(2)优先安排临床护理经验丰富、专业能力强的护士承担分诊工作,做好分诊、咨询、解释和

答疑。

（3）对急、危重症患者要实行优先诊治及护送入院。

（4）对候诊、就诊患者要加强巡视，密切观察患者病情变化，给予及时、有效处置。

（5）要采取各种措施加强候诊、输液、换药、留观等期间的患者健康教育。

2.规范病房患者入、出院护理流程，改善服务面貌

（1）责任护士应当按照要求为患者提供入、出院护理服务，不得交由进修护士和实习护生代替完成。

（2）有条件的医院，应当明确专（兼）职人员为出院患者提供有针对性的延续性护理服务，保证护理服务连续性，满足患者需求。

3.落实病房责任制整体护理，规范护理行为

（1）强化病房落实责任制整体护理，根据患者的疾病特点，生理、心理和社会需求，规范提供身心整体护理。责任护士全面履行护理职责，为患者提供医学照顾。协助医师实施诊疗计划，密切观察患者病情，及时与医师沟通。对患者开展健康教育、康复指导，提供心理支持。采用评判性的思维方法提高护理质量及水平。责任护士根据重症患者需求制定护理计划或护理重点，护理措施落实到位。

（2）要严格落实护理分级制度，按照病情对患者实施全面评估，并予以必要的专业照护。

（3）根据患者病情及护理级别要求定时巡视患者，及时观察病情变化、用药及治疗后反应，发现问题及时与医师沟通，并采取有效措施。

（4）临床护理服务充分体现专科特色，丰富服务内涵，将基础护理与专科护理有机结合，保障患者安全，体现人文关怀。

（5）要求责任护士在具有专业能力的基础上，对患者实施科学、有效的个性化健康教育，注重用药、检查、手术前后注意事项及疾病相关知识等指导。

（6）中医类医院要广泛应用中医特色护理技术，优化中医护理方案，创新中医护理服务模式，增强中医护理服务能力，充分体现中医护理特色优势。

4.强化人文关怀意识，加强护患沟通

（1）护士要增强主动服务和人文关怀意识，深化"以患者为中心"的理念，尊重和保护患者隐私，给予患者悉心照护、关爱、心理支持和人文关怀。

（2）要加强与患者的沟通交流，关注患者的不适和诉求，并及时帮助解决。

（3）树立良好的护理服务形象，持续改善护理服务态度，杜绝态度不热情、解释没耐心、服务不到位等现象，防止护理纠纷的发生。

二、基础护理及危重护理质量管理

（一）基础护理质量管理要求

基础护理是指满足患者生理、心理和治疗需要的基本护理技能，是护理工作中最常用的，也是提高护理质量的重要保证。基础护理包括对床单位、皮肤、口腔、头发、各种导管、出入院等护理内容，其标准是患者达到清洁、整齐、舒适、安全。

（1）患者在住院期间，医护人员根据患者病情和生活自理能力进行综合评定，确定并实施不同级别的护理。分级护理与医嘱、病情、患者生活自理能力相符，标识明确。护理人员根据患者病情，正确实施基础护理和专科护理，如口腔护理、压疮护理、气道护理及管路护理等，操作过程

注意保护患者隐私。

（2）病室环境：保持病室环境清洁、整齐、安静、舒适、安全。室内温度保持在18～22 ℃，相对湿度保持在50％～60％为宜。病室定时通风，保证室内空气新鲜。保持床单位清洁、干燥、平整、美观、舒适，患者均穿患者服装。病室物品摆放整齐，床旁桌清洁，床上床下无杂物，患者通行安全。

（3）患者清洁与皮肤护理：做好患者生活护理，晨晚间护理质量合格，保证患者"三短"，即患者指（趾）甲、头发、胡须短，甲端光洁；"四无"，即床上无臭味、褥垫无潮湿、床单位无皱褶，皮肤无压疮；"六洁"，即患者面部、口腔、皮肤、手、足、会阴清洁。长期卧床患者，根据病情适时温水擦浴，头发每周清洗，如有异味或不适随时清洗，并梳理整齐。对于压疮高危患者采用定时翻身、垫软枕、体位垫、减压床垫、减压贴等方法做好压疮预防。

（4）卧位护理：根据病情取舒适体位，协助患者翻身、坐起或床上移动，进行有效咳嗽，有伤口时注意伤口保护，特殊患者根据病情需要保持功能位。

（5）管路护理：管路标识清晰，妥善固定，防止滑脱、扭曲、打折和受压，保持引流通畅，严密观察引流液颜色、性质及量，预防管路滑脱的发生。

（6）饮食护理：指导患者合理饮食，切实落实治疗饮食。保持进餐环境清洁，根据患者的需要协助患者进食、进水。

（7）排泄护理：协助卧床患者床上使用便器，注意会阴部皮肤清洁，有失禁的患者采取相应措施，如留置尿管或男患者采用尿套。导尿管及尿袋妥善固定，定期更换，及时观察尿液颜色、性状及量，及时倾倒尿液。

（8）睡眠护理：夜间拉好窗帘，定时熄灯，为患者创造良好的睡眠环境。

（9）巡视病房：护士根据护理级别巡视病房，严密观察患者病情、输液情况、有无输液反应等，了解患者需求，如有特殊情况及时给予相应处理。

（二）危重患者护理质量管理

危重患者是指病情严重，随时可能发生生命危险的患者。危重患者的护理是指用现代监测、护理手段解决危及患者生命和健康的各种问题。面对病情复杂的危重患者，高质量的护理是保证患者生命和健康的前提，也是反映医院护理水平的重要指标。危重患者护理质量在达到基础护理质量标准的同时，还应达到以下要求。

1.保证患者安全

（1）危重患者应进行各项高危评估，包括压疮、跌倒坠床、管道滑脱等评估并实施相应预防措施。

（2）危重或昏迷患者加床栏，防止坠床。

（3）抽搐患者使用牙垫。

（4）双眼不能闭合的患者，应采用生理盐水潮湿纱布遮盖。

（5）危重患者避免佩戴首饰，贵重物品应交与家属保存。

2.病情观察

（1）护士掌握患者姓名、诊断、病情、治疗、护理、饮食、职业、心理状态、家庭情况、社会关系等，汇报病例应层次清楚、简洁、重点突出。

（2）能运用护理程序密切观察患者病情变化，护理措施具体。准确记录生命体征，详细记录病情变化，即症状、与疾病相关的阴性及阳性体征、特殊检查、治疗性医嘱、出入量等。

（3）静脉输液通畅，根据患者病情、年龄及药物性质合理调整滴速，密切观察用药后反应，及时准确做好记录。

（4）管路标识清晰，妥善固定，防止滑脱、扭曲、打折和受压，保持引流通畅，严密观察引流液颜色、性质及量，预防管路滑脱的发生。

（5）保证患者呼吸道通畅，协助患者排痰，吸痰方法正确，符合操作规程。

（6）严格执行交接班制度和查对制度，对病情变化、抢救经过、用药情况等要做好详细交班并及时、准确记录危重症患者护理记录。

（王红丽）

第三章

护 理 程 序

第一节 概　　述

护理程序是一种系统而科学地安排护理活动的工作方法,目的是确认和解决护理对象对现存或潜在健康问题的反应。是指在护理服务活动中,通过一系列有目的、有计划、有步骤的行动,为护理对象提供生理、心理、社会、文化及发展的整体护理。

一、护理程序的特征

护理程序作为护理人员照顾护理对象的独特工作方法,具有以下几个方面的特征。

(一)个体性
根据患者的具体情况和需求设计护理活动,满足不同的需求。

(二)目标性
以识别及解决护理对象的健康问题,以及对健康问题的反应为特定目标,全面计划及组织护理活动。

(三)系统性
以系统论为理论框架,指导护理工作的各个步骤系统而有序地进行,每一项护理活动都是系统中的一个环节,保证了护理活动的连续性。

(四)连续性
不限于某特定时间,而是随着护理对象反应的变化随时进行。

(五)科学性
综合了现代护理学的理论观点和其他学科的相关理论,如控制论、需要论等学说为理论基础。

(六)互动性
在整个过程中,护理人员与护理对象、同事、医师及其他人员密切合作,以全面满足服务对象的需要。

(七)普遍性
护理程序适合在任何场所、为任何护理服务对象安排护理活动。

二、护理程序的理论基础

护理程序在现代护理理论基础上产生,通过一系列目标明确的护理活动为服务对象的健康服务,可作为框架运用到面向个体、家庭和社区的护理工作中。相关的理论基础主要包括系统论、需要层次论、生长发展理论、应激适应理论、沟通理论等,具体见表 3-1。

表 3-1　护理程序的理论基础与应用

理论	应用
一般系统理论	理论框架、思维方法、工作方法
需要层次论	指导分析资料、提出护理问题
生长发展理论	制订计划
应激适应理论	确定护理目标、评估实施效果
沟通理论	收集资料、实施计划、解决问题过程

三、护理程序的步骤

护理程序由评估、诊断、计划、实施和评价五个步骤组成,这五个步骤之间相互联系,互为影响(图 3-1)。

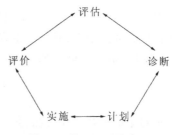

图 3-1　护理程序模式图

(1)护理评估:是护理程序的第一步,收集护理对象生理、心理、社会方面的健康资料并进行整理,以发现和确认服务对象的健康问题。

(2)护理诊断:在评估基础上确定护理诊断,以描述护理对象的健康问题。

(3)护理计划:对如何解决护理诊断涉及的健康问题作出决策,包括排列护理诊断顺序、确定预期目标、制定护理措施和书写护理计划。

(4)护理实施:按照护理计划执行护理措施的活动。

(5)护理评价:将护理对象对护理的反应与预期目标进行比较,根据预期目标达到与否评定护理计划实施后的效果。必要时,应重新评估服务对象的健康状况,引入护理程序的下一个循环。

（孙　欢）

第二节　护理评估

护理评估是有目的、有计划、有步骤地收集有关护理对象生理、心理、社会文化和经济等方面的资料,对此进行整理与分析,以判断服务对象的健康问题,为护理活动提供可靠的依据。具体包括收集资料、整理资料和分析资料三部分。

一、收集资料

(一)资料的来源

1.直接来源

护理对象本人,是第一资料来源也是主要来源。

2.间接来源

(1)护理对象的重要关系人,也就是社会支持性群体,包括亲属、关系亲密的朋友、同事等。

(2)医疗活动资料,如既往实验室报告、出院小结等健康记录。

(3)其他医护人员、放射医师、化验师、药剂师、营养师、康复师等。

(4)护理学及其他相关学科的文献等。

(二)资料的内容

在收集资料的过程中,各个医院均有自己设计的收集资料表,无论依据何种框架,基本内容主要包括一般资料、生活状况及自理程度、健康检查及心理社会状况等。

1.一般资料

包括患者姓名、性别、出生日期、出生地、职业、民族、婚姻、文化程度、住址等。

2.现在的健康状况

包括主诉、现病史、入院方式、医疗诊断及目前用药情况。目前的饮食、睡眠、排泄、活动、健康管理等日常生活形态。

3.既往健康状况

包括既往史、创伤史、手术史、家族史、有无过敏史、有无传染病史。既往的日常生活形态、烟酒嗜好,女性还包括月经史和婚育史。

4.护理体检

包括体温、脉搏、呼吸、血压、身高、体质量、生命体征、各系统的生理功能及有无疼痛、眩晕、麻木、瘙痒等,有无感觉(视觉、听觉、嗅觉、味觉、触觉)异常,有无思维活动、记忆能力障碍等认知感受形态。

5.实验室及其他辅助检查结果

包括最近进行的辅助检查的客观资料,如实验室检查、X线检查、病理检查等。

6.心理方面的资料

包括对疾病的认知和态度、康复的信心,病后情绪、心理感受、应对能力等变化。

7.社会方面的资料

包括就业状态、角色问题和社交状况;有无重大生活事件,支持系统状况等;有无宗教信仰;享受的医疗保健待遇等。

(三)资料的分类

1.按照资料的来源划分

包括主观资料和客观资料:主观资料指患者对自己健康问题的体验和认识。包括患者的知觉、情感、价值、信念、态度、对个人健康状态和生活状况的感知。主观资料的来源可以是患者本人,也可以是患者家属或对患者健康有重要影响的人。客观资料指检查者通过观察、会谈、体格检查和实验等方法得到或被检测出的有关患者健康状态的资料。客观资料获取是否全面和准确主要取决于检查者是否具有敏锐的观察能力及丰富的临床经验。

当护士收集到主观资料和客观资料后,应将两方面的资料加以比较和分析,可互相证实资料的准确性。

2.按照资料的时间划分

包括既往资料和现时资料:既往资料是指与服务对象过去健康状况有关的资料,包括既往病史、治疗史、过敏史等。现时资料是指与服务对象现在发生疾病有关的状况,如现在的体温、脉搏、呼吸、血压、睡眠状况等。

护士在收集资料时,需要将既往资料和现时资料结合起来分析。

(四)收集资料的方法

1.观察

观察是指护理人员运用视、触、叩、听、嗅等感官获得患者、家属及患者所处环境的信息并进行分析判断,是收集有关服务对象护理资料的重要方法之一。观察贯穿在整个评估过程中,可以与交谈同时进行。护士应及时、敏锐、连续地对服务对象进行观察,如患者出现面容痛苦、呈强迫体位,就提示患者有疼痛,由此进一步询问持续时间、部位、性质等。观察作为一种技能,护理人员在实践中需要不断培养和锻炼,以期得到发展和提高。

2.交谈

护患之间的交谈是一种有目的的医疗活动,使护理人员获得有关患者的资料和信息。一般可分为两种。①正式交谈:是指事先通知患者,有目的、有计划的交谈,如入院后的采集病史;②非正式交谈:是指护士在日常护理工作中与患者随意自然的交谈,不明确目的,不规定主题、时间,是一种"开放式交流",以便及时了解到服务对象的真实想法和心理反应。交谈时护士应注意沟通技巧的运用,对一些敏感性话题应注意保护患者的隐私。

3.护理体检

护理人员运用体检技能,为护理对象进行系统的身体评估,获取与护理有关的生命体征、身高、体质量等,以便收集与护理诊断、护理计划有关的患者方面的资料,及时了解病情变化和发现护理对象的健康问题。

4.阅读

包括查阅护理对象的医疗病历(门诊和住院)、各种护理记录及实验室和辅助检查结果,以及有关文献等。也可以用心理测量及评定量表对服务对象进行心理社会评估。

二、整理资料

为了避免遗漏和疏忽相关和有价值的资料,得到完整全面的资料,常依据某个护理理论模式设计评估表格,护理人员依据表格全面评估,整理资料。

(一)按戈登的功能性健康形态整理分类

1.健康感知-健康管理形态

指服务对象对自己健康状态的认识和维持健康的方法。

2.营养代谢形态

包括食物的利用和摄入情况。例如,营养、液体、组织完整性、体温调节及生长发育等的需求。

3.排泄形态

主要指肠道、膀胱的排泄状况。

4.活动-运动形态

包括运动、活动、休闲与娱乐状况。

5.睡眠-休息形态

指睡眠、休息以及精神放松的状况。

6.认知-感受形态

包括与认知有关的记忆、思维、解决问题和决策以及与感知有关的视、听、触、嗅等功能。

7.角色-关系形态

家庭关系、社会中角色任务及人际关系的互动情况。

8.自我感受-自我概念形态

指服务对象对于自我价值与情绪状态的信念与评价。

9.性-生殖形态

主要指性发育、生殖器官功能及对性的认识。

10.应对-压力耐受形态

指服务对象压力程度、应对与调节压力的状况。

11.价值-信念形态

指服务对象的思考与行为的价值取向和信念。

(二)按马斯洛需要层次进行整理分类

1.生理需要

体温39℃,心率为每分钟120次,呼吸为每分钟32次,腹痛等。

2.安全的需要

对医院环境不熟悉,夜间睡眠需开灯,手术前精神紧张,走路易摔倒等。

3.爱与归属的需要

患者害怕孤独,希望有亲友来探望等。

4.尊重与被尊重的需要

如患者说"我现在什么事都不能干了""你们应该征求我的意见"等。

5.自我实现的需要

担心住院会影响工作、学习,有病不能实现自己的理想等。

(三)按北美护理诊断协会的人类反应形态分类

1.交换

包括营养、排泄、呼吸、循环、体温、组织的完整性等。

2.沟通

主要指与人沟通交往的能力。

3.关系

指社交活动、角色作用和性生活形态。

4.价值

包括个人的价值观、信念、宗教信仰、人生观及精神状况。

5.选择

包括应对能力、判断能力及寻求健康所表现的行为。

6.移动

包括活动能力、休息、睡眠、娱乐及休闲状况，日常生活自理能力等。

7.知识

包括自我概念，感知和意念；包括对健康的认知能力、学习状况及思考过程。

8.感觉

包括个人的舒适、情感和情绪状况。

三、分析资料

（一）检查有无遗漏

将资料进行整理分类之后，应仔细检查有无遗漏，并及时补充，以保证资料的完整性及准确性。

（二）与正常值比较

收集资料的目的在于发现护理对象的健康问题。因此护士应掌握常用的正常值，将所收集到的资料与正常值进行比较，并在此基础上进行综合分析，以发现异常情况。

（三）评估危险因素

有些资料虽然目前还在正常范围，但是由于存在危险因素，若不及时采取预防措施，以后很可能会出现异常，损害服务对象的健康。因此，护士应及时收集资料评估这些危险因素。

护理评估通过收集服务对象的健康资料，对资料进行组织、核实和分析，确认服务对象对现存的或潜在的健康问题或生命过程的反应，为作出护理诊断和进一步制订护理计划奠定了基础。

四、资料的记录

（一）原则

书写全面、整洁、简练、流畅，客观资料运用医学术语，避免使用笼统、模糊的词，主观资料尽量引用护理对象的原话。

（二）记录格式

根据资料的分类方法，根据各医院，甚至各病区的特点自行设计，多采用表格式记录。与患者第一次见面收集到的资料记录称入院评估，要求详细、全面，是制订护理计划的依据，一般要求入院后 24 小时内完成。住院期间根据患者病情天数，每天或每班记录，反映患者的动态变化，用以指导护理计划的制订、实施、评价和修订。

（孙　欢）

第三节　护理诊断

护理诊断是护理程序的第二个步骤，是在评估的基础上对所收集的健康资料进行分析，从而确定服务对象的健康问题及引起健康问题的原因。护理诊断是一个人生命过程中的生理、心理、社会文化发展及精神方面健康状况或问题的一个简洁、明确的说明，这些问题都是属于护理职责范围之内,能够用护理的方法解决的问题。

一、护理诊断的概念

1990 年,北美护理诊断协会(NANDA)提出并通过了护理诊断的定义:护理诊断是关于个人、家庭、社区对现存或潜在的健康问题及生命过程反应的一种临床判断,是护士为达到预期的结果选择护理措施的基础,这些预期结果应能通过护理职能达到。

二、护理诊断的组成部分

护理诊断有四个组成部分:名称、定义、诊断依据和相关因素。

(一)名称

名称是对服务对象健康状况的概括性描述。应尽量使用 NANDA 认可的护理诊断名称,以有利于护士之间的交流和护理教学的规范。常用改变、受损、缺陷、无效或低效等特定描述语。例如,排便异常:便秘;有皮肤完整性受损的危险。

(二)定义

定义是对名称的一种清晰的、正确的表达,并以此与其他诊断相鉴别。一个诊断的成立必须符合其定义特征。有些护理诊断的名称虽然十分相似,但仍可从定义中发现彼此的差异。例如,"压力性尿失禁"的定义是"个人在腹内压增加时立即无意识地排尿的一种状态";"反射性尿失禁"的定义是"个体在没有要排泄或膀胱满胀的感觉下可以预见的不自觉地排尿的一种状态"。虽然两者都是尿失禁,但前者的原因是腹内压增高,后者的原因是无法抑制的膀胱收缩。因此,确定诊断时必须认真区别。

(三)诊断依据

诊断依据是作出护理诊断的临床判断标准。诊断依据常常是患者所具有的一组症状和体征,以及有关病史,也可以是危险因素。对于潜在的护理诊断,其诊断依据则是原因本身(危险因素)。

诊断依据依其在特定诊断中的重要程度分为主要依据和次要依据。

1.主要依据

主要依据是指形成某一特定诊断所应具有的一组症状和体征及有关病史,是诊断成立的必要条件。

2.次要依据

次要依据是指在形成诊断时,多数情况下会出现的症状、体征及病史,对诊断的形成起支持作用,是诊断成立的辅助条件。

例如,便秘的主要依据是"粪便干硬,每周排大便不到三次",次要依据是"肠鸣音减少,自述肛门部有压力和胀满感,排大便时极度费力并感到疼痛,可触到肠内嵌塞粪块,并感觉不能排空"。

(四)相关因素

相关因素是指造成服务对象健康状况改变或引起问题产生的情况。常见的相关因素包括以下几个方面。

1.病理生理方面的因素

指与病理生理改变有关的因素。例如,"体液过多"的相关因素可能是右心衰竭。

2.心理方面的因素

指与服务对象的心理状况有关的因素。例如,"活动无耐力"可能是由疾病后服务对象处于较严重的抑郁状态引起。

3.治疗方面的因素

指与治疗措施有关的因素(用药、手术创伤等)。例如,"语言沟通障碍"的相关因素可能是使用呼吸机时行气管插管。

4.情景方面的因素

指环境、情景等方面的因素(陌生环境、压力刺激等)。例如,"睡眠形态紊乱"可能与住院后环境改变有关。

5.年龄因素

指在生长发育或成熟过程中与年龄有关的因素。例如,婴儿、青少年、中年、老年各有不同的生理、心理特征。

三、护理诊断与合作性问题及医疗诊断的区别

(一)合作性问题——潜在并发症

在临床护理实践中,护士常遇到一些无法完全包含在 NANDA 制定的护理诊断中的问题,而这些问题也确实需要护士提供护理措施,因此,1983 年有学者提出了合作性问题的概念。它把护士需要解决的问题分为两类:一类经护士直接采取措施可以解决,属于护理诊断;另一类需要护士与其他健康保健人员尤其是医师共同合作解决,属于合作性问题。

合作性问题需要护士承担监测职责,以及时发现服务对象身体并发症的发生和情况的变化,但并非所有并发症都是合作性问题。有些可通过护理措施预防和处理,属于护理诊断;只有护士不能预防和独立处理的并发症才是合作性问题。合作性问题的陈述方式是"潜在并发症:×××
×"。例如,"潜在并发症:脑出血"。

(二)护理诊断与合作性问题及医疗诊断的区别

1.护理诊断与合作性问题的区别

护理诊断是护士独立采取措施能够解决的问题;合作性问题需要医师、护士共同干预处理,处理决定来自医护双方。对合作性问题,护理措施的重点是监测。

2.护理诊断与医疗诊断的区别

明确护理诊断和医疗诊断的区别对区分护理和医疗两个专业、确定各自的工作范畴和应负的法律责任非常重要。两者主要区别见表 3-2。

表 3-2　护理诊断与医疗诊断的区别

项目	护理诊断	医疗诊断
临床判断的对象	对个体、家庭、社会的健康问题/生命过程反应的一种临床判断	对个体病理生理变化的一种临床判断
描述的内容	描述的是个体对健康问题的反应	描述的是一种疾病
决策者	护士	医疗人员
职责范围	在护理职责范围内进行	在医疗职责范围内进行
适用范围	适用于个体、家庭、社会的健康问题	适用于个体的疾病
数量	往往有多个	一般情况下只有一个
是否变化	随病情的变化	一旦确诊不会改变

(孙　欢)

第四节　护理计划

制订护理计划是如何解决护理问题的一个决策过程,计划是对患者进行护理活动的指南,是针对护理诊断制定具体护理措施来预防、减轻或解决有关问题。其目的是为了确认护理对象的护理目标以及护士将要实施的护理措施,使患者得到合适的护理,保持护理工作的连续性,促进医护人员的交流和利于评价。制订计划包括四个步骤。

一、排列护理诊断的优先顺序

一般情况下,患者可以存在多个护理诊断,为了确定解决问题的优先顺序,根据问题的轻重缓急合理安排护理工作,需要对这些护理诊断包括合作性问题进行排序。

(一)排列护理诊断

一个患者可同时有多个护理问题,制订计划时应按其重要性和紧迫性排出主次,一般把威胁最大的问题放在首位,其他的依次排列,这样护士就可根据轻、重、缓、急有计划地进行工作,通常可按如下顺序排列。

1.首优问题

首优问题是指会威胁患者生命,需立即行动去解决的问题。如清理呼吸道无效、气体交换受阻等。

2.中优问题

中优问题是指虽不会威胁患者生命,但能导致身体上的不健康或情绪上变化的问题,如活动无耐力、皮肤完整性受损、便秘等。

3.次优问题

次优问题指人们在应对发展和生活中变化时所产生的问题。这些问题往往不是很紧急,如营养失调、知识缺乏等。

(二)排序时应该遵循的原则

(1)按马斯洛的人类基本需要层次论进行排列,优先解决生理需要。这是最常用的一种方法。生理需要是最低层次的需要,也是人类最重要的需要,一般来说,影响了生理需要满足的护理问题,对生理功能的平衡状态威胁最大的护理问题是需要优先解决的护理诊断。如与空气有关的"气体交换障碍""清理呼吸道无效"、与水有关的"体液不足"、与排泄有关的"尿失禁""潴留",等等。

具体的实施步骤可以按以下方法进行:首先列出患者的所有护理诊断,将每一诊断归入五个需要层次,然后由低到高排列出护理诊断的先后顺序。

(2)考虑患者的需求。马斯洛的理论为护理诊断的排列提供了一个普遍的原则,但由于护理对象的复杂性、个体性,相同的需求对不同的人,其重要性可能不同。因此,在无原则冲突的情况下,可与患者协商,尊重患者的意愿,考虑患者认为最重要的问题予以优先解决。

(3)现存的问题优先处理,但不要忽视潜在的和有危险的问题。有时它们常常也被列为首优问题而需立即采取措施或严密监测。

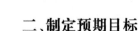
二、制定预期目标

预期目标是指通过护理干预,护士期望患者达到的健康状态或在行为上的改变。其目的是指导护理措施的制定。预期目标不是护理行为,但能指导护理行为,并作为对护理效果进行评价的标准。每一个护理诊断都要有相应的目标。

(一)预期目标的制定

1.目标的陈述公式

时间状语＋主语＋(条件状语)＋谓语＋行为标准。

(1)主语:是指患者或患者身体的任何一部分,如体温、体质量、皮肤等,有时在句子中省略了主语,但句子的逻辑主语一定是患者。

(2)谓语:指患者将要完成的行动,必须用行为动词来说明。

(3)行为标准:主语进行该行动所达到的程度。

(4)条件状语:指患者完成该行为时所处的特定条件。如"拄着拐杖"行走50 m。

(5)时间状语:是指主语应在何时达到目标中陈述的结果,即何时对目标进行评价,这一部分的重要性在于限定了评价时间,可以督促护士尽心尽力地帮助患者尽快达到目标,评价时间往往需要根据临床经验和患者的情况来确定。

2.预期目标的种类

根据实现目标所需时间的长短可将护理目标分为短期目标和长期目标两大类。

(1)短期目标:指在相对较短的时间内要达到的目标(一般指一周内),适合于病情变化快、住院时间短的患者。

(2)长期目标:是指需要相对较长时间才能实现的目标(一般指一周以上甚至数月)。

长期目标是需要较长时间才能实现的,范围广泛;短期目标则是具体达到长期目标的台阶或需要解决的主要矛盾。如下肢骨折患者,其长期目标是"三个月内恢复行走功能",短期目标分别为:"第一个月借助双拐行走""第二个月借助手杖行走""第三个月逐渐独立行走"。短期目标与长期目标互相配合、呼应。

(二)制定预期目标的注意事项

(1)目标的主语一定是患者或患者的一部分,而不能是护士。目标是期望患者接受护理后发生的改变,达到的结果,而不是护理行动本身或护理措施。

(2)一个目标中只能有一个行为动词。否则在评价时,如果患者只完成了一个行为动词的行为标准就无法判断目标是否实现。另外行为动词应可观察和测量,避免使用含糊的不明确的词语;可运用下列动词:描述、解释、执行、能、会、增加、减少等,不可使用含糊不清、不明确的词,如了解、掌握、好、坏、尚可等。

(3)目标陈述的行为标准应具体,以便于评价。有具体的检测标准、有时间限度、由护患双方共同制定。

(4)目标必须具有现实性和可行性,要在患者的能力范围之内,要考虑其身体心理状况、智力水平、既往经历及经济条件。目标完成期限的可行性,目标结果设定的可行性。患者认可,乐意接受。

(5)目标应在护理工作所能解决范围之内,并要注意医护协作,即与医嘱一致。

(6)目标陈述要针对护理诊断,一个护理诊断可有多个目标,但一个目标不能针对多个护理诊断。

（7）应让患者参与目标的制定，这样可使患者认识到对自己的健康负责不仅是医护人员的责任，也是患者的责任，护患双方应共同努力以保证目标的实现。

（8）关于潜在并发症的目标，潜在并发症是合作性问题，护理措施往往无法阻止其发生，护士的主要任务在于监测并发症的发生或发展。潜在并发症的目标陈述：护士能及时发现并发症的发生并积极配合处理，如"潜在并发症：心律失常"的目标是"护士能及时发现心律失常的发生并积极配合抢救"。

三、制定护理措施

护理措施是护士为帮助患者达到预定目标而制定的具体方法和内容，规定了解决健康问题的护理活动方式与步骤，是一份书面形式的护理计划，也可称为"护嘱"。

（一）护理措施的类型

护理措施可分为依赖性护理措施、协作性护理措施和独立性护理措施三类。

1.依赖性的护理措施

即来自医嘱的护理措施，它描述了贯彻医疗措施的行为。如医嘱"每晨测血压 1 次""每小时巡视患者 1 次"。

2.协作性护理措施

协作性护理措施是护士与其他健康保健人员相互合作采取的行动。如患者出现"营养失调：高于机体的需要量"的问题时，为帮助患者达到理想体质量的目标，需要和营养师一起协商、讨论，制定护理措施。

3.独立性护理措施

独立性护理措施是护士根据所收集的资料，凭借自己的知识、经验、能力，独立思考、判断后作出的决策，是在护理职责范围内。这类护理措施完全由护士设计并实施，不需要医嘱。如长期卧床患者存在的"有皮肤破损的危险"，护士每天定时给患者翻身、按摩受压部位皮肤、温水擦拭等措施都是独立性护理措施。

（二）护理措施的构成

完整的护理措施应包括护理观察措施、行动措施、教育措施三部分。

例如，护理诊断：胸痛：与心肌缺血、缺氧致心肌坏死有关。

护理目标：24 小时内患者主诉胸痛程度减轻。

制定护理措施如下。

1.观察措施

（1）观察疼痛的程度和缓解情况。

（2）观察患者心律、心率、血压的变化。

2.行动措施

（1）给予持续吸氧，2～4 L/min（依赖性护理措施）。

（2）遵医嘱持续静脉滴注硝酸甘油每分钟 15 滴（依赖性护理措施）。

（3）协助床上进食、洗漱、大小便（独立性护理措施）。

3.教育措施

（1）教育患者绝对卧床休息。

（2）保持情绪稳定。

（三）制定护理措施的注意事项

1.针对性

护理措施针对护理目标制定，一般一个护理目标可通过几项措施来实现，否则即使护理措施没有错误，也无法促使目标实现。

2.可行性

护理措施要切实可行，措施制定时要考虑：①患者的身心问题：这也是整体护理中所强调的要为患者制订个体化的方案。措施要符合患者的年龄、体力、病情、认知情况及患者自己对改变目前状况的愿望等。如对老年患者进行知识缺乏的健康教育时，让患者短时间内记忆很多教育内容是困难的。护理措施必须是患者乐于接受的。②护理人员的情况：护理人员的配备及专业技术、理论知识水平和应用能力等是否能胜任所制定的护理措施。③适当的医院设施、设备。

3.科学性

护理措施应基于科学的基础上，每项护理措施都应有措施依据，措施依据来自护理科学及相关学科的理论知识。禁止将没有科学依据的措施用于患者。护理措施的前提是一定要保证患者的安全。

4.一致性

护理措施不应与其他医务人员的措施相矛盾，否则容易使患者不知所措，并造成不信任感，甚至可能威胁患者安全。制定护理措施时应参阅其他医务人员的病历记录、医嘱，意见不一致时应共同协商，达成一致。

5.指导性

护理措施应具体，有指导性，不仅使护理同一患者的其他护士很容易地执行措施，也有利于患者。如对于体液过多需进食低盐饮食的患者，正确的护理措施：①观察患者的饮食是否符合低盐要求。②告诉患者和家属每天摄盐＜5 g。含钠多的食物除咸味食品外，还包括发面食品、碳酸饮料、罐头食品等。③教育患者及家属理解低盐饮食的重要性，等等。

不具有指导性的护理措施：①嘱患者每天摄盐量＜5 g。②嘱患者不要进食含钠多的食物。

四、护理计划成文

护理计划成文是将护理诊断、目标、护理措施以一定的格式记录下来而形成的护理文件。不仅为护理程序的下一步实施提供了指导，也有利于护士之间及护士与其他医务人员之间的交流。护理计划的书写格式，因不同的医院有各自具体的条件和要求，所以书写格式也是多种多样的。大致包括日期、护理诊断、目标、措施、效果评价几项内容，见表3-3。

表3-3　护理计划

日期	护理诊断	护理目标	护理措施	评价	停止日期	签名
2022-02-19	气体交换受阻	1.	1.			
		2.	2.			
			3.			
2022-02-22	焦虑	1.	1.			
		2.	2.			
			3.			

护理计划应体现个体差异性,一份护理计划只对一个患者的护理活动起作用。护理计划还应具有动态发展性,随着患者病情的变化、护理的效果而调整。

(孙 欢)

第五节 护 理 实 施

实施是为达到护理目标而将计划中各项措施付诸行动的过程。实施的质量如何与护士的专业知识、操作技能和人际沟通能力三方面的水平有关。实施过程中的情况应随时用文字记录下来。

实施过程包括实施前准备、实施和实施后记录三个部分,一般来讲,实施应发生于护理计划完成之后,但在某些特殊情况下,如遇到急诊患者或病情突变的住院患者,护士只能先在头脑中迅速形成一个初步的护理计划并立即采取紧急救护措施,事后再补上完整的护理计划。

一、实施前的准备

护士在执行护理计划之前,为了保证护理效果,应思考安排以下几个问题,即五个"W"。

(一)"谁去做"

对需要执行的护理措施进行分类和分工,确定护理措施是由护士做,还是辅助护士做;哪一级别或水平的护士做;是一个护士做,还是多个护士做。

(二)"做什么"

进一步熟悉和理解计划,执行者对计划中每一项措施的目的、要求、方法和时间安排应了如指掌,以确保措施的落实,并使护理行为与计划一致。此外,护士还应理解各项措施的理论基础,保证科学施护。

(三)"怎样做"

(1)分析所需要的护理知识和技术:护士必须分析实施这些措施所需要的护理知识和技术,如操作程序或仪器设备使用的方法,若有不足,则应复习有关书籍或资料,或向其他有关人员求教。

(2)明确可能会发生的并发症及其预防:某些护理措施的实施有可能对患者产生一定程度的损伤。护士必须充分预想可能发生的并发症,避免或减少对患者的损伤,保证患者的安全。

(3)如患者情绪不佳,合作性差,那么需要考虑如何使措施得以顺利进行。

(四)"何时做"

实施护理措施的时间选择和安排要恰当,护士应该根据患者的具体情况、要求等多方面因素来选择执行护理措施的时机。例如,健康教育的时间,应该选择在患者身体状况良好、情绪稳定的情况下进行以达到预期的效果。

(五)"何地做"

确定实施护理措施的场所,以保证措施的顺利实施。在健康教育时应选择相对安静的场所;对涉及患者隐私的操作,更应该注意选择环境。

二、实施

实施是护士运用操作技术、沟通技巧、观察能力、合作能力和应变能力去执行护理措施的过程。在实施阶段,护理的重点是落实已制定的措施,执行医嘱、护嘱,帮助患者达到护理目标,解决问题。在实施中必须注意既要按护理操作常规规范化地实施每一项措施,又要注意根据每个患者的生理、心理特征个性化地实施护理。

实施是评估、诊断和计划阶段的延续,需随时注意评估患者的病情及患者对护理措施的反应及效果,努力使护理措施满足患者的生理、心理需要、促进患者的康复。

三、实施后的记录

实施后,护士要对其所执行的各种护理措施及患者的反应进行完整、准确的文字记录,即护理病历中的护理病程记录,以反映护理效果,为评价做好准备。

记录可采用文字描述或填表,在相应项目上打"√"的方式。常见的记录格式有 PIO 记录方式,PIO 即由问题(problem,P)、措施(intervention,I)、结果(outcome,O)组成。"P"的序号要与护理诊断的序号一致并写明相关因素,可分别采用 PES、PE、SE 三种记录方式。"I"是指与 P 相对应的已实施的护理措施。即做了什么,但记录并非护理计划中所提出的全部护理措施的罗列。"O"是指实施护理措施后的结果。可出现两种情况:一种结果是当班问题已解决;另一种结果是当班问题部分解决或未解决,若措施适当,由下一班负责护士继续观察并记录;若措施不适宜,则由下一班负责护士重新修订并制定新的护理措施。

记录是一项很重要的工作,其意义在于:①可以记录患者住院期间接受护理照顾的全部经过;②有利于其他医护人员了解情况;③可作为护理质量评价的一个内容;④可为以后的护理工作提供资料;⑤是护士辛勤工作的最好证明。

(孙 欢)

第六节 护 理 评 价

评价是有计划地、系统地将患者的健康现状与确定的预期目标进行比较的过程。评价是护理程序的第五步,但实际上它贯穿于整个护理程序的各个步骤,如评估阶段,需评估资料收集是否完全,收集方法是否正确;诊断阶段,需评价诊断是否正确,有无遗漏,是否是以收集到的资料为依据;计划阶段,需评价护理诊断的顺序是否合适,目标是否可行,措施是否得当;实施阶段,需评价措施是否得到准确执行,执行效果如何等。评价虽然位于程序的最后一步,但并不意味着护理程序的结束,相反,通过评价发现新问题,重新修订计划,而使护理程序循环往复地进行下去。

评价包括以下几个步骤。

一、收集资料

收集有关患者目前健康状态的资料,资料涉及的内容与方法同第二节评估部分的相应内容。

二、评价目标是否实现

评价的方法是将患者目前健康状态的资料与计划阶段的预期目标相比较,以判断目标是否实现。经分析可得出三种结果:①目标已达到;②部分达到目标;③未能达到目标。

例:预定的目标为"一个月后患者拄着拐杖行走 50 m",一个月后评价结果如下。

患者能行走 50 m——目标达到。

患者能行走 30 m——目标部分达到。

患者不能行走——目标未达到。

三、重审护理计划

对护理计划的调整包括以下几种方式。

(一)停止

重审护理计划时,对目标已经达到,问题已经解决的,停止采取措施,但应进一步评估患者可能存在的其他问题。

(二)继续

问题依然存在,计划的措施适宜,则继续执行原计划。

(三)修订

对目标部分实现或目标未实现的原因要进行探讨和分析,并重审护理计划,对诊断、目标和措施中不适当的内容加以修改,应考虑下述问题:收集的资料是否准确和全面;护理问题是否确切;所定目标是否现实;护理措施设计是否得当以及执行是否有效,患者是否配合等。

护理程序作为一个开放系统,患者的健康状况是一个输入信息,通过评估、计划和实施,输出患者健康状况的信息,经过护理评价结果来证实计划是否正确。如果患者尚未达到健康目标,则需要重新收集资料、修改计划,直到患者达到预期的目标,护理程序才告停止。因此,护理程序是一个周而复始无限循环的系统工程(图 3-2)。

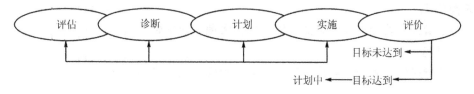

图 3-2 护理程序的循环过程

护理程序是一种系统的解决问题的程序,是护士为患者提供护理照顾的方法,应用护理程序可以保证护士给患者提供有计划、有目的、高质量、以患者为中心的整体护理。因此它不仅适用于医院临床护理、护理管理,同时它还适用于其他护理实践,如社区护理、家庭护理、大众健康教育等,是护理专业化的标志之一。

（孙 欢）

第四章

临床护理操作

第一节　无　菌　技　术

无菌技术是医疗护理操作中防止发生感染和交叉感染的一项重要的基本操作,执行无菌技术可以减少以至杜绝患者因诊断、治疗和护理所引起的意外感染。因此,医务人员必须加强无菌操作的观念,正确熟练地掌握无菌技术,严密遵守操作规程,以保证患者的安全,防止医源性感染。

一、相关概念

(一)无菌技术

无菌技术是指在医疗、护理操作过程中防止一切微生物侵入人体和防止无菌物品、无菌区域被污染的操作技术。

(二)无菌物品

无菌物品是指经过物理或化学方法灭菌后保持无菌状态的物品。

(三)非无菌区

非无菌区是指未经过灭菌处理或虽经过灭菌处理但又被污染的区域。

二、无菌技术操作原则

(一)环境清洁

操作区域要宽敞,无菌操作前 30 分钟通风,停止清扫工作,减少走动,防止尘埃飞扬。

(二)工作人员准备

修剪指甲,洗手,戴好帽子、口罩(4～8 小时更换,一次性的少于 4 小时更换),必要时穿无菌衣,戴无菌手套。

(三)物品妥善保管

(1)无菌物品与非无菌物品应分别放置。

(2)无菌物品须存放在无菌容器或无菌包内。

(3)无菌包外注明物名、时间,按有效期先后安放。

（4）未被污染下保存期7～14天。

（5）过期或受潮均应重新灭菌。

（四）取无菌物注意事项

（1）面向无菌区域，用无菌钳钳取，手臂须保持在腰部水平以上，注意不可跨越无菌区。

（2）无菌物品一经取出，即使未使用，也不可放回。

（3）未经消毒的用物不可触及无菌物品。

（五）操作时要保持无菌

不可面对无菌区讲话、咳嗽、打喷嚏，疑有无菌物品被污染，不可使用。

（六）一人一物

一套无菌物品仅供一人使用，防止交叉感染。

三、无菌技术基本操作

无菌技术及操作规程是根据科学原则制定的，任何一个环节都不可违反，每个医务人员都必须遵守，以保证患者的安全。

（一）取用无菌物持钳法

使用无菌物持钳取用和传递无菌物品，以维持无菌物品及无菌区的无菌状态。

1.类别

（1）三叉钳：夹取较重物品，如盆、盒、瓶、罐等，不能夹取细的物品。

（2）卵圆钳：夹取镊、剪、刀、治疗碗及盘等，不能夹取较重物品。

（3）镊子：夹取棉球、棉签、针、注射器等。

2.无菌持物钳（镊）的使用法

（1）无菌持物钳（镊）应浸泡在盛有消毒溶液的无菌广口容器内，液面需超过轴节以上2～3cm或镊子1/2处。容器底部应垫无菌纱布，容器口上加盖。每个容器内只能放一把无菌持物钳（镊）（图4-1）。

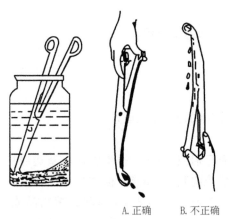

A. 正确　　B. 不正确

图4-1　无菌持物钳（镊）的使用

（2）取放无菌持物钳（镊）时，尖端闭合，不可触及容器口缘及溶液面以上的容器内壁。手指不可触摸浸泡部位。使用时保持尖端向下，不可倒转向上，以免消毒液倒流污染尖端。用后立即放回容器内，并将轴节打开。如取远处无菌物品时，无菌持物钳（镊）应连同容器移至无菌物品旁使用。

(3)无菌持物钳(镊)不能触碰未经灭菌的物品,也不可用于换药或消毒皮肤。如被污染或可疑污染时,应重新消毒灭菌。

(4)无菌持物钳(镊)及其浸泡容器,每周消毒灭菌1次,并更换消毒溶液及纱布。外科病室每周2次,手术室、门诊换药室或其他使用较多的部门,应每天灭菌1次。

(5)不能用无菌持物钳夹取油纱布,因黏于钳端的油污可形成保护层,影响消毒液渗透而降低消毒效果。

(二)无菌容器的使用法

无菌容器用以保存无菌物品,使其处于无菌状态以备使用(图4-2)。

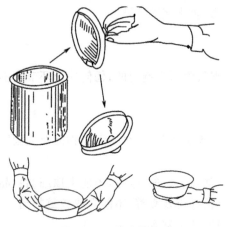

图4-2 无菌容器使用

(1)取无菌容器内的物品,打开时将盖内面(无菌面)向上置于稳妥处或内面向下拿在手中,手不可触及容器壁的内面,取后即将容器盖盖严,避免容器内无菌物品在空气中暴露过久。

(2)取无菌容器应托住容器底部,手指不可触及容器边缘及内面。

(三)取用无菌溶液法

目的是维持无菌溶液在无菌状态下使用。

1.核对

药名、剂量、浓度、有效期。

2.检查

有无裂缝、瓶盖有无松动、溶液的澄清度、质量。

3.倒用密封瓶溶液法

擦净瓶外灰尘,用启瓶器撬开铝盖,用双手拇指将橡胶塞边缘向上翻起,再用示指和中指套住橡胶塞拉出,先倒出少量溶液冲洗瓶口,倒液时标签朝上,倒后立即将橡胶塞塞好,常规消毒后将塞翻下,记录开瓶日期、时间,有效期24小时,不可将无菌物品或非无菌物品伸入无菌溶液内蘸取或直接接触瓶口倒液,以免污染瓶内的溶液,已倒出的溶液不可再倒回瓶内(图4-3)。

4.倒用烧瓶液法

先检查后解系带,倒液同密封法。

(四)无菌包使用法

目的是保持无菌包内无菌物品处于无菌状态,以备使用。

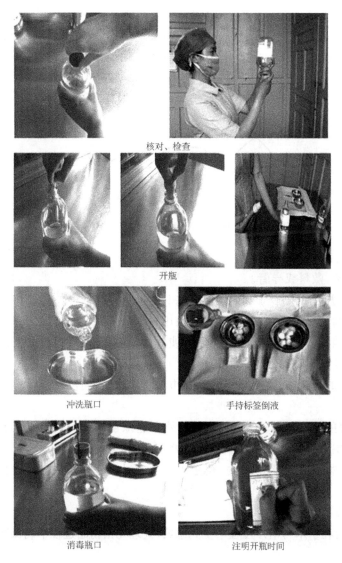

核对、检查

开瓶

冲洗瓶口　　　　　　　　　手持标签倒液

消毒瓶口　　　　　　　　　注明开瓶时间

图 4-3　无菌溶液的取用

1.包扎法

将物品放在包布中央,最后一角折盖后用化学指示胶带粘贴,封包胶带上可书写记录,或用带包扎"＋"。

2.开包法

(1)三查:名称、日期、化学指示胶带。

(2)撕开粘贴或解开系带,系带卷放在包布边下,先外角再两角,后内角,注意手不可触及内面,放在事先备好的无菌区域内,将包布按原折痕包起,将带以"一"字形包扎,记录,24 小时有效(图 4-4)。

3.小包打开法

托在手上打开,另一手将包布四角抓住,稳妥地将包内物品放入无菌区域内。

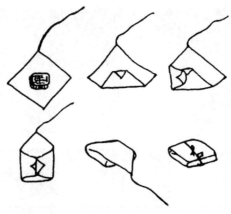

图 4-4　无菌包的使用

4.一次性无菌物品

注射器或输液条,敷料或导管。

(五)铺无菌盘法

目的是维持无菌物品处于无菌状态,以备使用。

将无菌治疗巾铺在清洁、干燥的治疗盘内,使其内面为无菌区,可放置无菌物品,以供治疗和护理操作使用。有效期限不超过 4 小时。

(1)无菌治疗巾的折叠法:将双层棉布治疗巾横折 2 次,再向内对折,将开口边分别向外翻折对齐。

(2)无菌治疗巾的铺法:手持治疗巾两开口外角呈双层展开,由远端向近端铺于治疗盘内。两手捏住治疗巾上层下边两外角向上呈扇形折叠三层,内面向外。

(3)取所需无菌物品放入无菌区内,覆盖上层无菌巾,使上、下层边缘对齐,多余部分向上反折。

(六)戴、脱无菌手套法

目的是防止患者在手术与治疗过程中受到感染,处理无菌物品过程中确保物品无菌(图 4-5)。

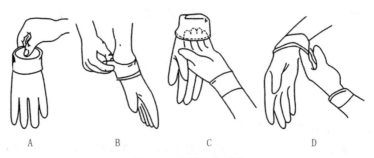

A　　　　　B　　　　　C　　　　　D

图 4-5　戴脱无菌手套

(1)洗净擦干双手,核对号码及日期。

(2)打开手套袋,取出滑石粉擦双手。

(3)掀起手套袋开口处,取出手套,对准戴上。

(4)双手调手套位置,扣套在工作衣袖外面。

(5)脱手套,外面翻转脱下。

(6)注意:①未戴手套的手不可触及手套的外面;②已戴手套的手不可触及未戴手套的手或另一手套内面;③发现手套有破洞立即更换。

(七)取用消毒棉签法

目的是保持无菌棉签处于无菌状态下使用。

1.无菌棉签使用法

(1)检查棉签有效作用期及包装的完整程度,有破损时不能使用。

(2)左手握棉签棍端,右手捏住塑料包装袋上部,依靠棉棍的支撑向后稍用力撕开前面的包装袋。

(3)将包装袋抽后折盖左手示指,以中指压住。

(4)右手拇指顶出所用棉签并取出。

2.复合碘医用消毒棉签使用法

(1)取复合碘医用消毒棉签1包,检查有效期,注明开启时间。

(2)将包内消毒棉签推至包的右下端,并分离1根留置包内左侧。

(3)左手拇、示指持复合碘医用消毒棉签包的窗口缘,右手拇指、示指捏住窗翼,揭开窗口。

(4)将窗翼拉向右下方,以左手拇指按压窗翼,固定窗盖。

(5)右手从包的后方将包左上角向后反折,夹于左手示指与中指之间,露出棉签手柄部。

(6)以右手取出棉签。

(7)松开左手拇指和中指,拇指顺势将窗口封好,放回盘内备用。

(蒋心怡)

第二节　皮内注射

一、目的

(1)进行药物过敏试验,以观察有无变态反应。

(2)预防接种。

(3)局部麻醉的起始步骤。

二、评估

(一)评估患者

(1)双人核对医嘱。

(2)核对患者床号、姓名、住院号和腕带(请患者自己说出床号和姓名)。

(3)评估患者病情、意识状态、配合能力、用药史、药物过敏史、不良反应史。

(4)向患者解释操作目的和过程,取得患者配合。

(5)查看注射部位皮肤情况(皮肤颜色,有无皮疹、感染和皮肤划痕阳性)。

(6)协助患者取舒适坐位或卧位。

(二)评估环境

安静整洁,宽敞明亮,必要时遮挡。

三、操作前准备

(一)人员准备

仪表整洁,符合要求。洗手,戴口罩。

(二)按医嘱配制药液

(1)操作台(治疗室):注射盘、无菌治疗巾、无菌镊子、1 mL 注射器、药液、安尔碘、75%乙醇、无菌棉签等。

(2)双人核对药液标签,药名、浓度、剂量、有效期、给药途径。

(3)检查瓶口有无松动、瓶身有无破裂、药液有无浑浊、沉淀、絮状物和变质。

(4)检查注射器、安尔碘、75%乙醇、无菌棉签、包装无破裂、是否在有效期内。

(5)按正规操作抽吸药液,并贴好标识,置于无菌盘内。

(6)再次核对皮试液,并签名。

(三)物品准备

治疗车上层放置无菌盘(内置已抽吸好的药液)、治疗盘(75%乙醇、无菌棉签)、备用(1 mL 注射器1 支、0.1%盐酸肾上腺素1 支,变态反应时用)、快速手消毒剂、注射单,以上物品符合要求,均在有效期内。治疗车下层放置生活垃圾桶、医疗废物桶、锐器盒。

四、操作程序

(1)携用物推车至患者床旁,核对床号、姓名、住院号、腕带和药物过敏史(请患者自己说出床号和姓名)。

(2)选择注射部位(过敏试验选择前臂掌侧下 1/3,预防接种选择上臂三角肌下缘,局部麻醉则选择麻醉处)。

(3)75%乙醇常规消毒皮肤。

(4)二次核对患者床号、姓名和药名。

(5)排尽空气,药液至所需刻度,且药液不能外溢。

(6)一手绷紧局部皮肤,一手持注射器,针头斜面向上,与皮肤呈 5°刺入皮内。

(7)待针头斜面完全进入皮内后,放平注射器,固定针栓并注入 0.1 mL 药液,使局部形成一个圆形隆起的皮丘(皮丘直径 5 mm,皮肤变白,毛孔变大)。

(8)迅速拔出针头,勿按揉和压迫注射部位。

(9)20 分钟后观察患者局部反应,做出判断。

(10)协助患者取舒适体位,整理床单位。

(11)快速手消毒剂消毒双手,签名。

(12)推车回治疗室,按医疗废物处理原则处理用物。

五、20 分钟后判断结果

(1)核对患者床号、姓名、住院号和腕带(请患者自己说出床号和姓名)。

(2)须经两人判断皮试结果,并将结果告知患者和家属。

(3)洗手,皮试结果记录在病历、护理记录单和病员一览表等处。阳性用红笔标记"＋",阴性用蓝色或黑笔标记"－"。

(4)如对结果有怀疑,应在另一侧前臂皮内注入 0.1 mL 生理盐水行对照试验。

六、皮内试验结果判断

(一)阴性

皮丘无改变,周围无红肿,并无自觉症状。

(二)阳性

局部皮丘隆起,局部出现红晕、硬块,直径大于 1 cm 或周围有伪足;或局部出现红晕,伴有小水疱者;或局部发痒为阳性。严重时可出现过敏性休克。观察反应的同时,应询问有无头晕、心慌、恶心、胸闷、气短、发麻等不适症状,如出现上述症状时不可使用青霉素。

七、注意事项

(1)皮试药液要现用现配,剂量准确。

(2)备好相应抢救设备与药物,及时处理变态反应。

(3)行皮试前,尤其行青霉素过敏试验前必须询问患者家族史、用药史和药物过敏史,如有药物过敏史者不可做试验。

(4)药物过敏试验时,患者体位要舒适,不可采取直立位。

(5)选择注射部位时应注意避开瘢痕和皮肤红晕处。

(6)皮肤试验时禁用碘剂消毒,对乙醇过敏者可用生理盐水消毒,避免反复用力涂擦局部皮肤。

(7)拔出针头后,注射部位不可用棉球按压揉擦,以免影响结果观察。

(8)进针角度以针尖斜面全部刺入皮内为宜,进针角度过大易将药液注入皮下,影响结果的观察和判断。

(9)如需对照实验,应用另一注射器和针头,抽吸无菌生理盐水,在另一前臂相同部位皮内注射 0.1 mL,观察 20 分钟进行对照。告知患者皮试后 20 分钟内不要离开病房。

(10)正确判断试验结果,对皮试结果阳性者,应在病历、床头或腕带、门诊病历和病员一览表上醒目标记,并将结果告知医师、患者和家属。

(11)特殊药物皮试,按要求观察结果。

(万会会)

第三节　皮　下　注　射

一、目的

(1)注入小剂量药物,用于不宜口服给药而需在一定时间内发生药效时。

(2)预防接种。

(3)局部供药,如局部麻醉用药。

二、评估

(一)评估患者

(1)双人核对医嘱。

(2)核对患者床号、姓名、住院号和腕带(请患者自己说出床号和姓名)。

(3)评估患者病情、意识状态、配合能力、用药史、药物过敏史、不良反应史等。

(4)向患者解释操作目的和过程,取得患者配合。

(5)查看注射部位皮肤情况(皮肤颜色,有无皮疹、感染)。

(6)协助患者取舒适坐位或卧位。

(二)评估环境

安静整洁,宽敞明亮,必要时遮挡。

三、操作前准备

(一)人员准备

仪表整洁,符合要求。洗手,戴口罩。

(二)按医嘱配制药液

(1)操作台上放置注射盘、纸巾、无菌治疗巾、无菌镊子、2 mL注射器、医嘱用药液、安尔碘、75%乙醇、无菌棉签。

(2)双人核对药液标签、药名、浓度、剂量、有效期、给药途径。

(3)检查瓶口有无松动、瓶身有无破裂、药液有无浑浊、沉淀、絮状物和变质。

(4)检查注射器、安尔碘、75%乙醇、无菌棉签等,包装无破裂,在有效期内。

(5)按正规操作抽吸药液,并贴好标识,置于无菌盘内。

(6)再次核对药液,记录时间并签名。

(三)物品准备

治疗车上层放置无菌盘(内置抽吸好的药液)、治疗盘(安尔碘、75%乙醇)、注射单、快速手消毒剂,以上物品符合要求,均在有效期内。治疗车下层放置生活垃圾桶、医疗废物桶、锐器盒。

四、操作程序

(1)携用物推车至患者床旁,核对床号、姓名、住院号和腕带(请患者自己说出床号和姓名)。

(2)根据注射目的选择注射部位(上臂三角肌下缘、两侧腹壁、后背、股前侧和外侧等)。

(3)常规消毒皮肤,待干。

(4)二次核对患者床号、姓名和药名。

(5)排尽空气;取干棉签夹于左手示指与中指之间。

(6)一手绷紧皮肤,另一手持注射器,示指固定针栓,针头斜面向上,与皮肤呈30°～40°(过瘦患者可捏起注射部位皮肤,并减少穿刺角度)快速刺入皮下,深度为针梗的1/2～2/3;松开紧绷皮肤的手,抽动活塞,如无回血,缓慢推注药液。

(7)注射毕用无菌干棉签轻压针刺处,快速拔针后按压片刻。

(8)再次核对患者床号、姓名和药名,注射器按要求放置。

(9)协助患者取舒适体位,整理床单位,并告知患者注意事项。

(10)快速手消毒剂消毒双手,记录时间并签名。

(11)推车回治疗室,按医疗废物处理原则处理用物。

(12)洗手,根据病情书写护理记录单。

五、注意事项

(1)遵医嘱和药品说明书使用药品。

(2)长期注射者应注意更换注射部位。

(3)注射中、注射后观察患者不良反应和用药效果。

(4)注射<1 mL 药液时须使用 1 mL 注射器,以保证注入药液剂量准确无误。

(5)持针时,右手示指固定针栓,但不可接触针梗,以免污染。

(6)针头刺入角度不宜超过 45°,以免刺入肌层。

(7)尽量避免应用对皮肤有刺激作用的药物做皮下注射。

(8)若注射胰岛素时,需告知患者进食时间。

(万会会)

第四节 肌 内 注 射

一、目的

注入药物,用于不宜或不能口服或静脉注射,且要求比皮下注射更快发生疗效时。

二、评估

(一)评估患者

(1)双人核对医嘱。

(2)核对患者床号、姓名、住院号和腕带(请患者自己说出床号和姓名)。

(3)评估患者病情、治疗情况、意识状态、用药史、药物过敏史、不良反应史、肢体活动能力和合作程度。

(4)向患者解释操作目的和过程,取得患者配合。

(5)查看注射部位皮肤情况(皮肤颜色,有无皮疹、感染和皮肤划痕阳性)。

(6)协助患者取舒适坐位或卧位。

(二)评估环境

安静整洁,宽敞明亮,必要时遮挡。

三、操作前准备

(一)人员准备

仪表整洁,符合要求。洗手,戴口罩。

（二）按医嘱配制药液

（1）操作台：注射盘、无菌盘、2 mL注射器、5 mL注射器、医嘱所用药液、安尔碘、无菌棉签。如注射用药为油剂或混悬液，需备较粗针头。

（2）双人核对药物标签、药名、浓度、剂量、有效期、给药途径。

（3）检查瓶口有无松动、瓶身有无破裂、药液有无浑浊、变质。

（4）检查无菌注射器、安尔碘、无菌棉签等，包装无破裂，在有效期内。

（5）按正规操作抽吸药液，并贴好标识，置于无菌盘内。

（6）再次核对药液，记录时间并签名。

（三）物品准备

治疗车上层放置无菌盘（内置抽吸好药液）、安尔碘、注射单、无菌棉签、快速手消毒剂，以上物品符合要求，均在有效期内。治疗车下层放置生活垃圾桶、医疗废物桶、锐器盒。

四、操作程序

（1）携用物推车至患者床旁，核对床号、姓名、住院号和腕带（请患者自己说出床号和姓名）。

（2）协助患者取舒适体位，暴露注射部位，注意保暖，保护患者隐私，必要时可遮挡。

（3）选择注射部位（臀大肌、臀中肌、臀小肌、股外侧和上臂三角肌）。

（4）常规消毒皮肤，待干。

（5）再次核对患者床号、姓名和药名。

（6）拿取药液并排尽空气，取干棉签，夹于左手示指与中指之间，以一手拇指和示指绷紧局部皮肤，另一手持注射器，中指固定针栓，将针头迅速垂直刺入，深度约为针梗的2/3。

（7）松开紧绷皮肤的手，抽动活塞。如无回血，缓慢注入药液，同时观察反应。

（8）注射毕，用无菌干棉签轻按进针处，快速拔针，按压片刻。

（9）再次核对患者床号、姓名和药名。

（10）协助患者取舒适体位，整理床单位，注射后观察用药反应。

（11）快速手消毒剂消毒双手，记录时间并签名。

（12）推车回治疗室，按医疗废物处理原则处理用物。

（13）洗手，根据病情书写护理记录单。

五、常用肌内注射定位方法

（一）臀大肌肌内注射定位法

注射时应避免损伤坐骨神经。

1.十字法

从臀裂顶点向左或右侧画一水平线，然后从髂嵴最高点作一垂线，将一侧臀部被划分为4个象限，其外上象限并避开内角为注射区。

2.联线法

从髂前上棘至尾骨作一连线，其外1/3处为注射部位。

（二）臀中肌、臀小肌肌内注射定位法

（1）以示指尖和中指尖分别置于髂前上棘和髂嵴下缘处，在髂嵴、示指、中指之间构成一个三角形区域，示指与中指构成的内角为注射部位。

(2)髂前上棘外侧三横指处(以患者手指的宽度为标准)。

(三)股外侧肌肌内注射定位法

在股中段外侧,一般成人可取髋关节下10 cm至膝关节的范围。此处大血管、神经干很少通过,且注射范围广,可供多次注射,尤适用于2岁以下的幼儿。

(四)上臂三角肌肌内注射定位法

取上臂外侧,肩峰下2～3横指处。此处肌肉较薄,只可作小剂量注射。

(五)体位准备

1.卧位

臀部肌内注射时,为使局部肌肉放松,减轻疼痛与不适,可采用以下姿势。

(1)侧卧位:上腿伸直,放松,下腿稍弯曲。

(2)俯卧位:足尖相对,足跟分开,头偏向一侧。

(3)仰卧位:常用于危重和不能翻身的患者,采用臀中肌、臀小肌肌内注射法较为方便。

2.坐位

为门诊患者接受注射时常用体位。可供上臂三角肌或臀部肌内注射时采用。

六、注意事项

(1)遵医嘱和药品说明书使用药品。

(2)药液要现用现配,在有效期内,剂量要准确。选择两种药物同时注射时,应注意配伍禁忌。

(3)注射时应做到"两快一慢"(进针、拔针快,推注药液慢)。

(4)选择合适的注射部位,避免刺伤神经和血管,无回血时方可注射。

(5)注射时切勿将针梗全部刺入,以防针梗从根部衔接处折断。若针头折断,应先稳定患者情绪,并嘱患者保持原位不动,固定局部组织,以防断针移位,同时尽快用无菌血管钳夹住断端取出;如断端全部埋入肌肉,应速请外科医师处理。

(6)对需长期注射者,应交替更换注射部位,并选择细长针头,以避免减少硬结的发生。如因长期多次注射出现局部硬结时,可采用热敷、理疗等方法予以处理。

(7)2岁以下婴幼儿不宜选用臀大肌肌内注射,因其臀大肌尚未发育好,注射时有损伤坐骨神经的危险,最好选择臀中肌和臀小肌肌内注射。

(万会会)

第五节 静 脉 注 射

一、目的

(1)所选用药物不宜口服、皮下、肌内注射,又需迅速发挥药效时。

(2)注入药物进行某些诊断性检查,如对肝、肾、胆囊等造影时需静脉注入造影剂。

二、评估

(一)评估患者

(1)双人核对医嘱。

(2)核对患者床号、姓名、住院号和腕带(请患者自己说出床号和姓名)。

(3)了解患者病情、意识状态、配合能力、药物过敏史、用药史。

(4)评估患者穿刺部位的皮肤状况、肢体活动能力、静脉充盈度和管壁弹性。选择合适静脉注射的部位,评估药物对血管的影响程度。

(5)向患者解释静脉注射的目的和方法,告知所注射药物的名称,取得患者配合。

(二)评估环境

安静整洁,宽敞明亮。

三、操作前准备

(一)人员准备

仪表整洁,符合要求。洗手,戴口罩。

(二)物品准备

1.操作台

治疗单、静脉注射所用药物、注射器。

2.按要求检查所需用物,符合要求方可使用

(1)双人核对药物名称、浓度、剂量、有效期、给药途径。

(2)检查药物的质量、标签,液体有无沉淀和变色,有无渗漏、浑浊和破损。

(3)检查注射器和无菌棉签的有效期、包装是否紧密无漏气,安尔碘的使用日期是否在有效期内。

3.配制药液

(1)安尔碘棉签消毒药物瓶口,掰开安瓿,瓶帽弃于锐器盒内。

(2)打开注射器,将外包装袋置于生活垃圾桶内,固定针头,回抽针栓,检查注射器,取下针帽置于生活垃圾桶内,抽取安瓿内药液,排气,置于无菌盘内。在注射器上贴上患者床号、姓名、药物名称、用药方法的标签。

(3)再次核对空安瓿和药物的名称、浓度、剂量、用药方法和时间。

4.备用物品

治疗车上层治疗盘内放置备用注射器一支、安尔碘、无菌棉签,无菌盘内放置配好的药液、垫巾。以上物品符合要求,均在有效期内。治疗车下层放置生活垃圾桶、医疗废物桶、锐器盒,含有效氯 250 mg/L 消毒液桶。

四、操作程序

(1)携用物推车至患者床旁,核对床号、姓名、住院号和腕带(请患者自己说出床号和姓名)。

(2)向患者说明静脉注射的方法、配合要点、注射药物的作用和不良反应。

(3)协助患者取舒适体位,充分暴露穿刺部位,放垫巾于穿刺部位下方。

(4)在穿刺部位上方 5~6 cm 处扎压脉带,末端向上,以防污染无菌区。

(5)安尔碘棉签消毒穿刺部位皮肤,以穿刺点为中心向外螺旋式旋转擦拭,直径>5 cm。

(6)再次核对患者床号、姓名和药名。

(7)嘱患者握拳,使静脉充盈,左手拇指固定静脉下端皮肤,右手持注射器与皮肤呈15°～30°自静脉上方或侧方刺入,见回血可再沿静脉进针少许。

(8)保留静脉通路者安尔碘棉签消毒静脉注射部位三通接口,以接口处为中心向外螺旋式旋转擦拭。

(9)静脉注射过程中,观察局部组织有无肿胀,严防药液渗漏,如出现渗漏立即拔出针头,按压局部,另行穿刺。

(10)拔针后,指导患者按压穿刺点3,勿揉,凝血功能差的患者适当延长按压时间。

(11)再次核对患者床号、姓名和药名。

(12)将压脉带与输液垫巾对折取出,输液垫巾置于生活垃圾桶内,压脉带放于含有效氯250 mg/L消毒液桶中。整理患者衣物和床单位,观察有无不良反应,并向患者讲明注射后注意事项。快速手消毒剂消毒双手,推车回治疗室,按医疗废物处理原则整理用物。

(13)洗手,在治疗单上签名并记录时间。按护理级别书写护理记录单。

五、注意事项

(1)严格执行查对制度,需双人核对医嘱。

(2)严格遵守无菌操作原则。

(3)了解注射目的、药物对血管的影响程度、给药途径、给药时间和药物过敏史。

(4)选择粗直、弹性好、易固定的静脉,避开关节和静脉瓣。常用的穿刺静脉为肘部浅静脉:贵要静脉、肘正中静脉、头静脉。小儿多采用头皮静脉。

(5)根据患者年龄、病情和药物性质掌握注入药物的速度,并随时听取患者主诉,观察病情变化。必要时使用微量注射泵。

(6)对需要长期注射者,应有计划地由小到大、由远心端到近心端选择静脉。

(7)根据药物特性和患者肝肾或心脏功能,采用合适的注射速度。随时听取患者主诉,观察体征和其病情变化。

(丁　洁)

第六节　氧　疗　法

一、目的

提高动脉血氧分压和动脉血氧饱和度,增加动脉血氧含量,纠正各种因素导致的缺氧状态,促进组织的新陈代谢,维持机体正常生命活动。

根据呼吸衰竭的类型及缺氧的严重程度,选择给氧方法和吸入氧分数。Ⅰ型呼吸衰竭:PaO_2在6.7～8.0 kPa(50～60 mmHg),$PaCO_2$<6.7 kPa(50 mmHg),应给予中流量(2～4 L/min)吸氧,吸入氧浓度(>35%)。Ⅱ型呼吸衰竭:PaO_2在5.3～6.7 kPa(40～50 mmHg),$PaCO_2$正常,间断给予高流量(4～6 L/min)高浓度(>50%),若PaO_2>9.3 kPa(70 mmHg),应

逐渐降低吸氧浓度,防止长期吸入高浓度氧引起中毒。

供氧装置分氧气筒和管道氧气装置两种。

给氧方法分鼻导管给氧、氧气面罩给氧及高压给氧。氧气面罩给氧适于长期使用氧气,患者严重缺氧、神志不清,病情较重者,氧气面罩吸入氧分数最高可达90%,但由于气流及无法及时喝水,常会造成口腔干燥、沟通及谈话受限。而双侧鼻导管给氧则没有这些问题。鼻导管给氧方法又分单侧鼻导管给氧法和双侧鼻导管给氧法。

吸氧方式的选择:严重缺氧但无二氧化碳潴留者,宜采用面罩吸氧(吸入氧分数最高可达90%);缺氧伴有二氧化碳潴留者可用双侧鼻导管吸氧方法。

二、准备

(一)用物准备

1.治疗盘外

氧气装置一套包括氧气筒(管道氧气装置)、氧气流量表装置、扳手、用氧记录单、笔、安全别针。

2.治疗盘内

橡胶管、湿化瓶、无菌容器内盛一次性双侧鼻导管或一次性吸氧面罩、消毒玻璃接管、无菌持物镊、无菌纱布缸、治疗碗内盛蒸馏水、弯盘、棉签、胶布、松节油。

3.氧气筒

氧气筒顶部有一总开关,控制氧气的进出。氧气筒颈部的侧面,有一气门与氧气表相连,是氧气自氧气瓶中输出的途径。

4.氧气流量表装置

由压力表、减压阀、安全阀、流量表和湿化瓶组成。压力表测量氧气筒内的压力。减压阀是一种自动弹簧装置,将氧气筒流出的氧压力减至$2\sim3\ kg/cm^2$($0.2\sim0.3\ MPa$),使流量平稳安全。当氧流量过大、压力过高时,安全阀内部活塞自行上推,过多的氧气由四周小孔流出,确保安全。流量表是测量每分钟氧气的流量,流量表内有浮标上端平面所指的刻度,可知氧气每分钟的流出量。湿化瓶内盛$1/3\sim1/2$蒸馏水、凉开水、20%~30%乙醇(急性肺水肿患者吸氧时用,可降低肺泡内泡沫的表面张力,使泡沫破裂,扩大气体和肺泡壁接触面积使气体易于弥散,改善气体交换功能),通气管浸入水中,湿化瓶出口与鼻导管或面罩相连,湿化氧气。

5.装表

把氧气放在氧气架上,打开总开关放出少量氧气,快速关上总开关,此为吹尘(为防止氧气瓶上灰尘吹入氧气表内)。然后将氧气表向后稍微倾斜置于气阀上,用手初步旋紧固定然后再用扳手旋紧螺帽,使氧气表立于氧气筒旁,按湿化瓶,打开氧气检查氧气装置是否漏气,氧气输出是否通畅后,关闭流量表开关,推至病床旁备用。

(二)患者、护理人员及环境准备

患者了解吸氧目的、方法、注意事项及配合要点。取舒适体位,调整情绪。护理人员应衣帽整齐,修剪指甲,洗手,戴口罩。环境安静、整洁、光线、温湿度适宜,远离火源。

三、操作步骤

(1)携用物至病床旁,再次核对患者。

(2)用湿棉签清洁患者双侧鼻腔,清除鼻腔分泌物。

(3)连接鼻导管及湿化瓶的出口。调节氧流量,轻度缺氧1～2 L/min,中度缺氧2～4 L/min,重度缺氧4～6 L/min,氧气筒内的氧气流量＝氧气筒容积(L)×压力表指示的压力(kg/cm)/1 kg/cm^2。

(4)鼻导管插入患者双侧鼻腔约1 cm,鼻导管环绕患者耳部向下放置,动作要轻柔,避免损伤黏膜、根据情况调整长度。

(5)停止用氧时,首先取下鼻导管(避免误操作引起肺组织损伤),安置患者于舒适体位。

(6)关流量表开关,关氧气筒总阀,再开流量表开关,放出余气,再关流量表开关,最后砌表(中心供氧装置,取下鼻导管后,直接关闭流量表开关)。

(7)处理用物,预防交叉感染。

(8)记录停止用氧时间及效果。

四、注意事项

(1)用氧时认真做好四防:防火、防震、防热、防油。

(2)禁用带油的手进行操作,氧气和螺旋口禁止上油。

(3)氧气筒内氧气不能用完,压力表指针应>0.5 MPa。

(4)防止灰尘进入氧气瓶,避免充氧时引起爆炸。

(5)长期、高浓度吸氧者观察患者有无胸骨后烧热感、干咳、恶心呕吐、烦躁及进行性呼吸困难加重等氧中毒现象。

(6)长期吸氧,吸氧浓度应<40%。氧气浓度与氧流量的关系:吸氧浓度(%)＝21＋4×氧气流量(L/min)。

(林月梅)

第七节　雾化吸入法

一、操作目的

(1)用于止咳平喘,帮助患者解除支气管痉挛。

(2)改善肺通气功能。

(3)湿化气道。

(4)预防和控制呼吸道感染。

二、操作流程

(一)评估

(1)患者的心理状态,合作程度。

(2)对氧气雾化吸入法的认识。

(3)环境整齐、安静,用氧安全的认识。

(二)准备

(1)按需备齐用物,根据医嘱备药。

（2）环境：四防（火、油、热、震）。

（3）查对、解释。

（三）雾化实施

（1）取坐位、半坐卧位。

（2）将氧气雾化吸入器与氧气连接，调节氧气流量（8～10 L/min），检查出雾情况。

（3）协助患者将喷气管含入口中并嘱其紧闭双唇做深慢呼吸。

（四）处理

（1）吸毕，取下雾化器，关闭氧气开关，擦净面部，询问感觉，采取舒适卧位。

（2）观察记录：雾化吸入的情况。

（3）用物：妥善清理，归原位。

三、操作关键环节提示

（1）每次雾化吸入时间不应超过 20 分钟，如用液体过多应计入液体总入量内。若盲目用量过大有引起肺水肿或水中毒的可能。

（2）有增加呼吸道阻力的可能。当雾化吸入完几小时后，呼吸困难反而加重，除警惕肺水肿外，还可能是由于气道分泌物液化膨胀阻塞加重的原因。

（3）预防呼吸道再感染。由于雾滴可带细菌入肺泡，故有可能继发革兰阴性杆菌感染，不但要加强口、鼻、咽的卫生护理，还要注意雾化器、室内空气和各种医疗器械的消毒。

（4）长期雾化吸入治疗的患者，所用雾化量必须适中。如果湿化过度，可致痰液增多，对危重患者神志不清或咳嗽反射减弱时，常可因痰不能及时咳出而使病情恶化甚至死亡。如果湿化不够，则很难达到治疗目的。

（5）注意防止药物吸收后引起的不良反应或毒性作用。

（6）过多长期使用生理盐水雾化吸入，会因过多的钠吸收而诱发或加重心力衰竭。

（7）雾化器应垂直拿，用面罩罩住口鼻或用口含嘴，在吸入的同时应做深吸气，使药液充分到达支气管和肺内。

（8）氧流量调至 4～5 L/min，请不要擅自调节氧流量，禁止在有氧环境附近吸烟或燃明火。

（9）雾化前半小时尽量不进食，避免雾化吸入过程中气雾刺激，引起呕吐。

（10）每次雾化完后要及时洗脸或用湿毛巾抹干净口鼻部留下的雾珠，防止残留雾滴刺激口鼻皮肤，以免引起皮肤过敏或受损。

（11）每次雾化完后要协助患者饮水或漱口，防止口腔黏膜二重感染。

（刘付盈）

第八节　机械吸痰法

一、目的

清除呼吸道分泌物，保持呼吸道通畅，预防并发症发生。适用于排痰无力、痰液黏稠、意识不清、危重、老年体弱及身体各脏器衰竭者。可通过患者口腔、鼻腔、气管插管或气管切开处进行负压吸引。

二、准备

(一)用物准备

治疗盘外:电动吸引器或中心吸引器,包括马达、偏心轮、气体过滤器、压力表、安全瓶、贮液瓶。开口器、舌钳、压舌板、电源插座等。

治疗盘内:带盖缸2只(1只盛消毒一次性吸痰管若干根、1只盛有消毒液的盐水瓶)、消毒玻璃接管、治疗碗2个(1只内盛无菌生理盐水、1只内盛消毒液用于消毒玻璃接管)、弯盘、消毒纱布、无菌弯血管钳一把、消毒镊子一把、棉签一包、液状石蜡、冰硼散等,急救箱1个备用。

(二)患者、护理人员及环境准备

患者取舒适体位,稳定情绪,了解吸痰目的、方法、注意事项及配合要点。护理人员应衣帽整齐,修剪指甲,洗手,戴口罩。环境安静、整洁、光线、温湿度适宜。

三、操作步骤

(1)携用物至病床旁,接通电源,打开开关,调节负压,检查吸引器性能。

(2)检查患者口腔(昏迷患者可借助压舌板及开口器)、鼻腔,有无义齿,如有应先取下活动义齿,患者头部转向一侧,面向操作者。

(3)连接吸痰管,先吸少量生理盐水。用于检查吸痰管是否通畅,并润滑吸痰管前端。

(4)一手反折吸痰管末端,另一手持无菌弯血管钳或无菌镊子夹取吸痰管前端,插入口咽部10~15 cm(过深可触及支气管处,易堵塞呼吸道)后,放松吸痰管末端,先吸口咽部分泌物,再吸气管内分泌物。吸痰时采上下左右旋转向上提吸痰管的方法,有利于呼吸道分泌物吸出,避免损伤呼吸道黏膜。每次吸引时间少于15秒,防止缺氧。

(5)吸痰管拔出后,用生理盐水抽吸。防止分泌物堵塞吸痰管。

(6)观察患者呼吸道是否畅通及面部、呼吸、心率、血压等情况,以及吸出液的色、质、量。

(7)协助患者擦净面部分泌物,整理床单位,取舒适体位。

(8)处理用物,吸痰管玻璃接头清洁后,放入盛有消毒液的治疗碗中浸泡,或清洁后,置低温消毒箱内消毒备。

(9)洗手,观察并记录治疗效果与反应。

四、注意事项

(1)严格无菌操作,吸痰管应即吸即弃。

(2)吸痰动作应轻柔,以防呼吸道黏膜损伤。

(3)痰液黏稠者可配合叩击、雾化吸入,提高治疗效果。

(4)储液瓶内的液体不得超过2/3。

(5)每次吸痰时间不超过15秒,以免缺氧。

(6)两次吸痰间隔不少于30分钟。

(7)气管隆嵴处不宜反复刺激,避免引起咳嗽反射。

(张洪燕)

第九节 气管插管护理

一、概述

气管插管是指将特制的气管导管,通过口腔或鼻腔插入患者气管内,能迅速解除上呼吸道梗阻,进行有效的机械通气,为气道通畅、通气供氧、呼吸道吸引和防止误吸等提供最佳条件,是一种气管内麻醉和抢救患者的技术。

二、病情观察与评估

(1)监测生命体征,观察呼吸频率、动度及血氧饱和度变化。

(2)观察患者意识、面色、口唇及甲床有无发绀。

(3)评估有无喉头水肿,气道急性炎症等插管禁忌证。

(4)评估年龄、体质量,选择与患者匹配的气管导管型号。

(5)评估患者有无因躁动导致意外拔管的危险。

三、护理措施

(一)插管前准备

1.抢救药品

盐酸肾上腺素、阿托品、镇静剂(常用丙泊酚)等。

2.用物准备

合适型号的导管、喉镜、牙垫、连接好管道的呼吸机、氧气设备、吸痰器、简易呼吸器等。

3.抢救人员

符合资质的医师至少1名、护士2名。

(二)插管时的护理配合

(1)评估患者意识、耐受程度;约束四肢,避免抓扯;遵医嘱使用镇静剂。

(2)判断插管成功的指标:呼气时导管口有气流,人工辅助通气时胸廓对称起伏,能闻及双肺呼吸音。

(3)妥善固定导管:选择适当牙垫或气管导管固定器固定导管。

(4)监测气囊压力:维持压力 $2.5\sim3.0$ kPa($25\sim30$ cmH$_2$O)为宜,避免误吸或气管黏膜的损伤。

(三)插管后护理

(1)体位:床头抬高 $15°\sim30°$,保持患者头后仰,减轻气管插管对咽、喉的压迫。

(2)每班观察、记录插管长度并交接,成人经口为(22 ± 2)cm,儿童为($12+$年龄$\div2$)cm,经鼻插管时增加 2 cm。

(3)保持呼吸道通畅,按需吸痰,观察痰液颜色、量及黏稠度。痰液黏稠者持续气道湿化或遵医嘱雾化吸入。

（4）口腔护理：经口气管插管口腔护理由2人配合进行，1人固定气管插管，1人做口腔护理。口腔护理前吸净插管内及口鼻腔分泌物。

（5）防止非计划拔管：遵医嘱适当约束和镇静。使用呼吸机的患者更换体位时，专人负责管路固定，避免气管插管过度牵拉移位发生脱管。

（四）拔管护理

拔管前吸净口腔及气道内分泌物，气囊放气后拔管。密切观察患者呼吸频率、动度及氧饱和度。

四、健康指导

（1）告知患者及家属气管插管的目的及配合要点。

（2）告知家属行保护性约束的目的及意义。

（3）指导并鼓励患者进行有效咳嗽，做深呼吸，以及早拔管。

（4）指导患者在插管期间通过写字板、图片、宣教卡等方式进行有效沟通。

（伍结娴）

第十节　气管切开套管护理

一、概述

气管切开术是临床常用的急救手术之一，方法是在颈部切开皮肤及气管，将套管插入气管，以迅速解除呼吸道梗阻或下呼吸道分泌物潴留所致的呼吸困难。可经套管吸痰、给氧、进行人工通气，从而改善患者呼吸及氧合。

二、病情观察与评估

（1）监测生命体征，观察呼吸频率、呼吸动度及血氧饱和度情况。

（2）观察患者意识、面色、口唇及甲床有无发绀。

（3）评估气管套管位置、颈带松紧度、气囊压力。

（4）评估患者有无因躁动导致意外拔管的危险。

三、护理措施

（一）术前准备

（1）药品准备：利多卡因、盐酸肾上腺素、阿托品。

（2）用物准备：合适型号的导管、氧气设备、吸痰器、简易呼吸器等。

（3）抢救人员：符合资质的医师至少1名、护士2名。

（二）术中护理配合

（1）体位：去枕平卧，肩部垫软枕，使头部正中后仰，保持颈部过伸。

（2）气管前壁暴露后，协助医师拔除经口或鼻的气管插管。

（3）密切观察患者面色、口唇及肢端颜色、血氧饱和度。

（三）术后护理

（1）体位：床头抬高 $30°\sim45°$。

（2）妥善固定：系带牢固固定气管切开套管，松紧度以能伸进系带一小指为宜，防止套管脱出。

（3）保持气道通畅：按需吸痰，观察痰液颜色、量、黏稠度，导管口覆盖双层湿润无菌纱布。痰液黏稠时给予雾化吸入或持续气道湿化。

（4）切口护理：观察切口有无渗血、发红，切口及周围皮肤用 0.5％碘伏或 2％氯己定消毒，每天 2 次，无菌开口纱或高吸收性敷料保护切口，保持敷料清洁干燥。

（5）内套管护理：金属气管内套管每天清洁消毒 2 次，清洁消毒顺序为清水洗净→碘伏浸泡30 分钟或煮沸消毒→0.9％氯化钠注射液冲洗。

（6）口腔护理：2～6 小时 1 次，保持口腔清洁无异味。

（7）并发症观察：观察气管切口周围有无肿胀，出现皮下捻发音，可用头皮针穿刺皮下排气，嘱患者勿用力咳嗽，以免加重皮下气肿。

（8）心理护理：患者经气管切开后不能发音，指导患者采用手势、写字板、图片、文字宣教卡等方式进行沟通，满足其需求。

（四）拔管

首先试堵管，第一天封住 1/3，第二天封住 1/2，第三天全堵。堵管期间，严密观察呼吸变化，如堵管 24～48 小时后呼吸平稳、发音好、咳嗽排痰功能佳可考虑拔管。拔管后密切观察患者呼吸及氧饱和度变化。

四、健康指导

（1）告知患者及家属气管切开的目的及配合要点。

（2）指导并鼓励患者进行深呼吸及有效咳嗽排痰。

（3）教会患者有效的沟通方法。

（王红丽）

第十一节　导　尿　术

一、目的

（1）为尿潴留患者解除痛苦；使尿失禁患者保持会阴清洁干燥。

（2）收集无菌尿标本，做细菌培养。

（3）避免盆腔手术时误伤膀胱，为危重、休克患者正确记录尿量，测尿比重提供依据。

（4）检查膀胱功能，测膀胱容量、压力及残余尿量。

（5）鉴别尿闭和尿潴留，以明确肾功能不全或排尿功能障碍。

（6）诊断及治疗膀胱和尿道的疾病，如进行膀胱造影或对膀胱肿瘤患者进行化学治疗（以下简称化疗)等。

二、准备

(一)物品准备

治疗盘内:橡皮圈 1 个,别针 1 枚,备皮用物 1 套,一次性无菌导尿包一套(治疗碗两个、弯盘、双腔气囊导尿管根据年龄选不同型号尿管,弯血管钳一把、镊子一把、小药杯内置棉球若干个,液状石蜡棉球瓶一个,洞巾一块)。弯盘一个,一次性手套一双,治疗碗一个(内盛棉球若干个),弯血管钳一把、镊子两把、无菌手套一双,常用消毒溶液:0.1%苯扎溴铵(新洁尔灭)、0.1%洗必泰等,无菌持物钳及容器一套,男患者导尿另备无菌纱布 2 块。

治疗盘外:小橡胶单和治疗巾一套(或一次性治疗巾),便盆及便盆巾。

(二)患者、护理人员及环境准备

患者了解导尿目的、方法、注意事项及配合要点。取仰卧屈膝位,调整情绪,指导或协助患者清洗外阴,备便盆。护理人员应衣帽整齐,修剪指甲,洗手,戴口罩。环境安静、整洁、光线、温湿度适宜,关闭门窗,备屏风或隔帘。

三、评估

(1)评估患者病情、治疗情况、意识、心理状态及合作度。

(2)患者排尿功能异常的程度,膀胱充盈度及会阴部皮肤、黏膜的完整性。

(3)向患者解释导尿的目的、方法、注意事项及配合要点。

四、操作步骤

将用物推至患者处,核对患者床号、姓名,向患者解释导尿的目的、方法、注意事项及配合要点。消除患者紧张和窘迫的心理,以取得合作。

(1)用屏风或隔帘遮挡患者,保护患者的隐私,使患者精神放松。

(2)帮助患者清洗外阴部,减少逆行尿路感染的机会。

(3)检查导尿包的日期,是否严密干燥,确保物品无菌性,防止尿路感染。

(4)根据男女性尿道解剖特点执行不同的导尿术。

(一)男性患者导尿术操作步骤

(1)操作者位于患者右侧,帮助患者取仰卧屈膝位,脱去对侧裤腿,盖在近侧腿上,对侧下肢和上身用盖被盖好,两腿略外展,暴露外阴部。

(2)将一次性橡胶单和治疗巾垫于患者臀下,弯盘放于患者臀部,治疗碗内盛棉球若干个。

(3)左手戴手套,用纱布裹住阴茎前 1/3,将阴茎提起,另一手持镊子夹消毒棉球按顺序消毒,阴茎后 2/3 部-阴阜-阴囊暴露面。

(4)用无菌纱布包裹消毒过的阴茎后 2/3 部-阴阜-阴囊暴露面,消毒阴茎前 1/3,并将包皮向后推,换另一把镊子夹消毒棉球消毒尿道口,向外螺旋式擦拭龟头-冠状沟-尿道口数次,包皮和冠状沟易藏污,应彻底消毒,预防感染。污棉球置于弯盘内移至床尾。

(5)在患者两腿间打开无菌导尿包,用持物钳夹浸消毒液的棉球于药杯内。

(6)戴无菌手套,铺洞巾,使洞巾与包布内面形成无菌区域。嘱患者勿移动肢体保持体位,以免污染无菌区。

(7)按操作顺序排列好用物,用镊子取液状石蜡棉球,润滑导尿管前端。

(8)左手用纱布裹住阴茎并提起,使之与腹壁呈60°,使耻骨前弯消失,便于插管。将包皮向后推,右手用镊子夹取浸消毒液的棉球,按顺序消毒尿道口、螺旋消毒龟头、冠状沟、尿道口数遍,每个棉球只可用一次,禁止重复使用,确保消毒部位不受污染,污棉球置于弯盘内,右手将弯盘移至靠近床尾无菌区域边沿,便于操作。

(9)左手固定阴茎,右手将治疗碗置于洞巾口旁,男性尿道长而且又有三个狭窄处,当插管受阻时,应稍停片刻嘱患者深呼吸,减轻尿道括约肌紧张,再徐徐插入导尿管,切忌用力过猛而损伤尿道。

(10)用另一只血管钳夹持导尿管前端,对准尿道口轻轻插入20~22 cm,见尿液流出后,再插入约2 cm,将尿液引流入治疗碗(第一次放尿不超过1 000 mL,防止大量放尿,腹腔内压力急剧下降,血液大量滞留腹腔血管内,血压下降虚脱及膀胱内压突然降低,导致膀胱黏膜急剧充血,发生血尿)。

(11)治疗碗内尿液盛2/3满后,可用血管钳夹住导尿管末端,将尿液导入便器内,再打开导尿管继续放尿。注意询问患者的感觉,观察患者的反应。

(12)导尿毕,夹住导尿管末端,轻轻拔出导尿管,避免损伤尿道黏膜。撤下洞巾,擦净外阴,脱去手套置弯盘内,撤出臀部一次性橡胶单和治疗巾置治疗车下层。协助患者穿好裤子,整理床单位。

(13)整理用物。

(14)洗手,记录。

(二)女性患者导尿术操作步骤

(1)操作者位于患者右侧,帮助患者取仰卧屈膝位,脱去对侧裤腿,盖在近侧腿上,对侧下肢和上身用盖被盖好,两腿略外展,暴露外阴部。

(2)将一次性橡胶单和治疗巾垫于患者臀下,弯盘放于患者臀部,治疗碗内盛棉球若干个。

(3)左手戴手套,右手持血管钳夹取消毒棉球做外阴初步消毒,按由外向内,自上而下,依次消毒阴阜、两侧大阴唇。

(4)左手分开大阴唇,换另一把镊子按顺序消毒大小阴唇之间-小阴唇-尿道口-自尿道口至肛门,减少逆行感染的机会。污棉球置于弯盘内,消毒完毕,脱下手套置于治疗碗内,污物放置治疗车下层。

(5)在患者两腿间打开无菌导尿包,用持物钳夹浸消毒液的棉球于药杯内。

(6)戴无菌手套,铺洞巾,使洞巾与包布内面形成无菌区域。嘱患者勿移动肢体保持体位,以免污染无菌区。

(7)按操作顺序排列好用物,用镊子取液状石蜡棉球,润滑导尿管前端。

(8)左手拇指、食指分开并固定小阴唇,右手持弯持物钳夹取消毒棉球,按由内向外,自上而下顺序消毒尿道口、两侧小阴唇、尿道口,尿道口处要重复消毒一次,污棉球及弯血管钳置于弯盘内,右手将弯盘移至靠近床尾无菌区域边沿,便于操作。

(9)右手将无菌治疗碗移至洞巾旁,嘱患者张口呼吸,用另一只弯血管钳夹持导尿管对准导尿口轻轻插入尿道4~6 cm,见尿液后再插入1~2 cm。

(10)左手松开小阴唇,下移固定导尿管,将尿液引入治疗碗。注意询问患者的感觉,观察患者的反应。

(11)导尿毕,夹住导管末端,轻轻拔出导尿管,避免损伤尿道黏膜。撤下洞巾,擦净外阴,脱去手套置弯盘内,撤出臀部一次性橡胶单和治疗巾置治疗车下层。协助患者穿好裤子,整理床单位。

(12)整理用物。

(13)洗手,记录。

五、注意事项

(1)向患者及其家属解释留置导尿管的目的和护理方法,使其认识到预防泌尿系统感染的重要性,并主动参与护理。

(2)保持引流通畅,避免导尿管扭曲堵塞,造成引流不畅。

(3)防止泌尿系统逆行感染。

(4)患者每天摄入足够的液体,每天尿量维持在 2 000 mL 以上,达到自然冲洗尿路的目的,以减少尿路感染和结石的发生。

(5)保持尿道口清洁,女患者用消毒棉球擦拭外阴及尿道口,如分泌物过多,可用 0.02% 高锰酸钾溶液冲洗,再用消毒棉球擦拭外阴及尿道口。男患者用消毒棉球擦拭尿道口、阴茎头及包皮,1~2 次/天。

(6)每周定时更换集尿袋 1 次,定时排空集尿袋,并记录尿量。

(7)每月定时更换导尿管 1 次。

(8)采用间歇性夹管方式,训练膀胱反射功能。关闭导尿管,每 4 小时开放 1 次,使膀胱定时充盈和排空,促进膀胱功能的回复。

(9)离床活动时,应用胶布将导尿管远端固定在大腿上,集尿袋不得超过膀胱高度,防止尿液逆流。

(10)协助患者更换体位,倾听患者主诉,并观察尿液性状、颜色和量,尿常规每周检查一次,若发现尿液浑浊、沉淀、有结晶,应做膀胱冲洗。

(慕翠珍)

第十二节 生命体征观察与护理

生命体征是体温、脉搏、呼吸及血压的总称,是机体生命活动的客观反映,是评价生命活动状态的重要依据,也是护士评估患者身心状态的基本资料。

正常情况下,生命体征在一定范围内相对稳定,相互之间保持内在联系;当机体患病时,生命体征可发生不同程度的变化。护士通过对生命体征的观察,可以了解机体重要脏器的功能状态,了解疾病的发生、发展、转归,并为疾病预防、诊断、治疗和护理提供依据;同时,可以发现患者现存的或潜在的健康问题,以正确制订护理计划。因此,生命体征的测量及护理是临床护理工作的重要内容之一,也是护士应掌握的基本技能。

一、体温

体温由三大营养物质氧化分解而产生。50%以上迅速转化为热能,50%贮存于 ATP 内,供机体利用,最终仍转化为热能散发到体外。正常人体的温度是由大脑皮质和丘脑下部体温调节中枢所调节(下丘脑前区为散热中枢,下丘脑后区为产热中枢),并通过神经、体液因素调节产热和散热过程,保持产热与散热的动态平衡,所以正常人有相对恒定的体温。

(一)正常体温及生理性变化

1.正常体温

通常说的体温是指机体内部的温度,即胸腔、腹腔、中枢神经的温度,又称体核温度,较高且稳定。皮肤温度称体壳温度。临床上通常用口温、肛温、腋温来代替体温。在这 3 个部位测得的温度接近身体内部的温度,且测量较为方便。3 个部位测得的温度略有不同,口腔温度居中,直肠温度较高,腋下温度较低。同时在 3 个部位进行测量,其温度差一般不超过 1 ℃。这是由于血液在不断地流动,将热量很快地由温度较高处带往温度较低处,因而机体各部的温度一般差异不大。

体温的正常值不是一个具体的点,而是一个范围。机体各部位由于代谢率的不同,温度略有差异,常以口腔、直肠、腋下的平均温度为标准,个体体温可以较正常的平均温度增减 0.3~0.6 ℃,健康成人的平均温度波动范围见表 4-1。

表 4-1　健康成人不同部位温度的波动范围

部位	波动范围
口腔	36.2~37.0 ℃
直肠	36.5~37.5 ℃
腋窝	36.0~36.7 ℃

2.生理性变化

人的体温在一些因素的影响下,会出现生理性的变化,但这种体温的变化,往往是在正常范围内或是一闪而过的。

(1)时间:人的体温 24 小时内的变动在 0.5~1.5 ℃,一般清晨 2~6 时体温最低,下午 2~8 时体温最高。这种昼夜的节律波动,可能与人体活动代谢的相应周期性变化有关。如长期从事夜间工作的人员,可出现夜间体温上升、日间体温下降的现象。

(2)年龄:新生儿因体温调节中枢尚未发育完全,调节体温的能力差,体温易受环境温度影响而变化;儿童由于代谢率高,体温可略高于成人;老年人代谢率较低,血液循环变慢,加上活动量减少,因此体温偏低。

(3)性别:一般来说,女性比男性有较厚的皮下脂肪层,维持体热能力强,故女性体温较男性高约0.3 ℃。并且女性的基础体温随月经周期出现规律变化,即月经来潮后逐渐下降,至排卵后,体温又逐渐上升。这种体温的规律性变化与血中孕激素及其代谢产物的变化相吻合。

(4)环境温度:在寒冷或炎热的环境下,机体的散热受到明显的抑制或加强,体温可暂时性的降低或升高。另外,气流、个体暴露的范围大小亦影响个体的体温。

(5)活动:任何需要耗力的活动,都使肌肉代谢增强、产热增加,可以使体温暂时性上升1~2 ℃。

(6)饮食:进食的冷热可以暂时性地影响口腔温度,进食后,由于食物的特殊动力作用,可以使体温暂时性地升高 0.3 ℃左右。

另外,强烈的情绪反应、冷热的应用以及个体的体温调节机制都对体温有影响,在测量体温的过程中要加以注意并能够做出解释。

3.产热与散热

(1)产热过程:机体产热过程是细胞新陈代谢的过程。人体通过化学方式产热,即食物氧化、骨骼肌运动、交感神经兴奋、甲状腺素分泌增多,以及体温升高均可提高新陈代谢率,而增加产热量。

(2)散热过程:机体通过物理方式进行散热。机体大部分的热量通过皮肤的辐射、传导、对流、蒸发来散热;一小部分的热量通过呼吸、尿、粪便而散发于体外。

当外界温度等于或高于皮肤温度时,蒸发就是人体唯一的散热形式。

1)辐射:是热由一个物体表面通过电磁波的形式传至另一个与它不接触物体表面的一种形式。在低温环境中,它是主要的散热方式,安静时的辐射散热所占的百分比较大,可达总热量的60％。其散热量的多少与所接触物质的导热性能、接触面积和温差大小有关。

2)传导:是机体的热量直接传给同它接触的温度较低的物体的一种散热方法。

3)对流:是传导散热的特殊形式。是指通过气体或液体的流动来交换热量的一种散热方法。

4)蒸发:由液态转变不气态,同时带走大量热量的一种散热方法。

(二)异常体温的观察

人体最高的耐受热为 40.6～41.4 ℃,低于 34 ℃或高于 43 ℃,则极少存活。升高超过41 ℃,可引起永久性的脑损伤;高热持续在 42 ℃以上 24 小时常导致休克及严重并发症。所以对于体温过高或过低者应密切观察病情变化,不能有丝毫的松懈。

1.体温过高

体温过高又称发热,是由于各种原因使下丘脑体温调节中枢的调定点上移,产热增加而散热减少,导致体温升高超过正常范围。

(1)原因:①感染性如病毒、细菌、真菌、螺旋体、立克次体、支原体、寄生虫等感染引起的发热,最多见。②非感染性如无菌性坏死物质的吸收引起的吸收热、变态反应性发热等。

(2)以口腔温度为例,按照发热的高低将发热分为如下几类。低热:37.5～37.9 ℃。中等热:38.0～38.9 ℃。高热:39.0～40.9 ℃。超高热:41 ℃及以上。

(3)发热过程:发热的过程常依疾病在体内的发展情况而定,一般分为 3 个阶段。①体温上升期:特点是产热大于散热。主要表现:皮肤苍白、干燥无汗,患者畏寒、疲乏,体温升高,有时伴寒战。方式:骤升和渐升。骤升指体温在数小时内升至高峰,如肺炎球菌导致的肺炎;渐升指体温在数小时内逐渐上升,数天内达到高峰,如伤寒。②高热持续期:特点是产热和散热在较高水平上趋于平衡。主要表现:体温居高不下,皮肤潮红,呼吸加深加快,脉搏增快并有头痛、食欲缺乏、恶心、呕吐、口干、尿量减少等症状,甚至惊厥、谵妄。③体温下降期:特点是散热增加,产热趋于正常,体温逐渐恢复至正常水平。主要表现:大量出汗、皮肤潮湿、温度降低。老年人易出现血压下降、脉搏细速、四肢厥冷等循环衰竭的症状。方式:骤降和渐降。骤降指体温在数小时内降至正常,如大叶性肺炎、疟疾;渐降指体温在数天内降至正常,如伤寒、风湿热。

(4)热型:将不同时间测得的体温绘制在体温单上,互相连接就构成体温曲线。各种体温曲线形状称为热型。有些发热性疾病有特殊的热型,通过观察体温曲线可协助诊断。但需注意,药物的应用可使热型变得不典型。常见的热型如下。①稽留热:体温持续在 39～40 ℃,达数天或数周,24 小时波动范围不超过 1 ℃。常见于大叶性肺炎、伤寒等急性感染性疾病的极期。②弛张热:体温多在 39 ℃以上,24 小时体温波动幅度可超过 2 ℃,但最低温度仍高于正常水平。常见于化脓性感染、败血症、浸润性肺结核等疾病。③间歇热:体温骤然升高达高峰后,持续数小时又迅速降至正常,经过一天或数天间歇后,体温又突然升高,如此有规律地反复发作,常见于疟疾。④不规则热:发热不规律,持续时间不定。常见于流行性感冒、肿瘤等疾病引起的发热。

2.体温过低

体温过低是指由于各种原因引起的产热减少或散热增加,导致体温低于正常范围,称为体温过低。当体温低于 35 ℃时,称为体温不升。体温过低的原因如下。

(1)体温调节中枢发育未成熟:如早产儿、新生儿。

(2)疾病或创伤:见于失血性休克、极度衰竭等患者。

(3)药物中毒。

(三)体温异常的护理

1.体温过高

降温措施有物理降温、药物降温及针刺降温。

(1)观察病情:加强对生命体征的观察,定时测量体温,一般每天测温 4 次,高热患者应每 4 小时测温 1 次,待体温恢复正常 3 天后,改为每天 1～2 次,同时观察脉搏、呼吸、血压、意识状态的变化;及时了解有关各种检查结果及治疗护理后病情好转还是恶化。

(2)饮食护理:①补充高蛋白、高热量、高维生素、易消化的流质或半流质饮食,如粥、鸡蛋羹、面片汤、青菜、新鲜果汁等。②多饮水,每天补充液量 3 000 mL,必要时给予静脉滴注,以保证入量。

由于高热时,热量消耗增加,全身代谢率加快,蛋白质、维生素的消耗量增加,水分丢失增多,同时消化液分泌减少,胃肠蠕动减弱,所以宜及时补充水分和营养。

(3)使患者舒适:①安置舒适的体位让患者卧床休息,同时调整室温和避免噪声。②口腔护理:每天早、晚刷牙,饭前、饭后漱口,不能自理者,可行特殊口腔护理。由于发热患者唾液分泌减少,口腔黏膜干燥,机体抵抗力下降,极易引起口腔炎、口腔溃疡,因此口腔护理可预防口腔及咽部细菌繁殖。③皮肤护理:发热患者退热期出汗较多,此时应及时擦干汗液并更换衣裤和床单等,以保持皮肤的清洁和干燥,防止皮肤继发性感染。

(4)心理调护:注意患者的心理状态,对体温的变化给予合理的解释,以缓解患者紧张和焦虑的情绪。

2.体温过低

(1)保暖:①给患者加盖衣被、毛毯、电热毯等或放置热水袋,注意小儿、老人、昏迷者,热水袋温度不宜过高,以防烫伤。②暖箱:适用于体重低于 2 500 g,胎龄不足 35 周的早产儿、低体重儿。

(2)给予热饮。

(3)监测生命体征:每小时测体温 1 次,直至恢复正常且保持稳定,同时观察脉搏、呼吸、血压、意识的变化。

(4)设法提高室温:以 22～24 ℃为宜。

(5)积极宣教:教会患者避免导致体温过低的因素。

(四)测量体温的技术

1.体温计的种类及构造

(1)水银体温计:水银体温计又称玻璃体温计,是最常用的最普通的体温计。它是一种外标刻度为红线的真空玻璃毛细管。其刻度范围为 35～42 ℃,每小格 0.1 ℃,在 37 ℃刻度处以红线标记,以示醒目。体温计一端贮存水银,当水银遇热膨胀后沿毛细管上升;因毛细管下端和水银槽之间有一凹陷,所以水银柱遇冷不致下降,以便检视温度。

根据测量部位的不同可将体温计分为口表、肛表、腋表。口表的水银端呈圆柱形,较细长;肛表的水银端呈梨形,较粗短,适合插入肛门;腋表的水银端呈扁平鸭嘴形。临床上口表可代替腋表使用。

(2)其他:如电子体温计、感温胶片、可弃式化学体温计等。

2.测体温的方法

(1)目的:通过测量体温,了解患者的一般情况及疾病的发生,发展规律,为诊断、预防、治疗提供依据。

(2)用物准备:①测温盘内备体温计(水银柱甩至 35 ℃以下)、秒表、纱布、笔、记录本。②若测肛温,另备润滑油、棉签、手套、卫生纸、屏风。

(3)操作步骤:①洗手、戴口罩,备齐用物,携至床旁。②核对患者并解释目的。③协助患者取舒适卧位。④测体温:根据病情选择合适的测温方法。测腋温:擦干汗液,将体温计放在患者腋窝,紧贴皮肤屈肘臂过胸,夹紧体温计。测量 10 分钟后,取出体温计用纱布擦拭。测口温法:嘱患者张口,将口表汞柱端放于舌下热窝。嘱患者闭嘴用鼻呼吸,勿用牙咬体温计。测量时间 3～5 分钟。嘱患者张口,取出口表,用纱布擦拭。测肛温法:协助患者取合适卧位,露出臀部。润滑肛表前端,戴手套用手垫卫生纸分开臀部,轻轻插入肛表 3～4 cm。测量时间 3～5 分钟。用卫生纸擦拭肛表。检视读数,放体温计盒内,记录。⑤整理床单位。⑥洗手,绘制体温于体温单上。⑦消毒用过的体温计。

(4)注意事项:①测温前应注意有无影响体温波动的因素存在,如 30 分钟内有无进食、剧烈活动、冷热敷、坐浴等。②体温值如与病情不符,应重复测量。③腋下有创伤、手术或消瘦夹不紧体温计者不宜测腋温;腹泻、肛门手术、心肌梗死的患者禁测肛温;精神异常、昏迷、婴幼儿等不能合作者及口鼻疾病或张口呼吸者禁测口温;进热食或面颊部热敷者,应间隔 30 分钟后再测口温。④对小儿、重症患者测温时,护士应守护在旁。⑤测口温时,如不慎咬破体温计,应:立即清除玻璃碎屑,以免损伤口腔黏膜;口服蛋清或牛奶,以保护消化道黏膜并延缓汞的吸收;病情允许者,进粗纤维食物,以加快汞的排出。

3.体温计的消毒与检查

(1)体温计的消毒:为防止测体温引起的交叉感染,保证体温计清洁,用过的体温计应消毒。先将体温计分类浸泡于含氯消毒液内 30 分钟后取出,再用冷开水冲洗擦干,放入清洁容器中备用。集体测温后的体温计,用后全部浸泡于消毒液中。①5 分钟后取出清水冲净,擦干后放入另一消毒液容器中进行第二次浸泡,半小时后取出清水冲净,擦干后放入清洁容器中备用。②消毒液的容器及清洁体温计的容器每周进行 2 次高压蒸汽灭菌消毒,消毒液每天更换 1 次,若有污染随时消毒。③传染病患者应设专人体温计,单独消毒。

(2)体温计的检查:在使用新的体温计前,或定期消毒体温计后,应对体温计进行校对,以检查其准确性。将全部体温计的水银柱甩至 35 ℃以下,同一时间放入已测好的 40 ℃水内,3 分钟后取出检视。若体温计之间相差0.2 ℃以上或体温计上有裂痕者,取出不用。

二、脉搏

(一)正常脉搏及生理性变化

1.正常脉搏

随着心脏节律性收缩和舒张,动脉内的压力也发生周期性的波动,这种周期性的压力变化可引起动脉血管发生扩张与回缩的搏动,这种搏动在浅表的动脉可触摸到,临床简称为脉搏。正常人的脉搏节律均匀、规则,间隔时间相等,每搏强弱相同且有一定的弹性,每分钟搏动的次数为60~100次(即脉率)。脉搏通常与心率一致,是心率的指标。

2.生理性变化

脉率受许多生理性因素影响而发生一定范围的波动。

(1)年龄:一般新生儿、幼儿的脉率较成人快。

(2)性别:同龄女性比男性快。

(3)情绪:兴奋、恐惧、发怒时脉率增快,忧郁时则慢。

(4)活动:一般人运动、进食后脉率会加快;休息、禁食则相反。

(5)药物:兴奋剂可使脉搏增快,镇静剂、洋地黄类药物可使脉搏减慢。

(二)异常脉搏的观察

1.脉率异常

(1)速脉:成人脉率在安静状态下大于 100 次/分,又称为心动过速。见于高热、甲状腺功能亢进(甲亢,由于代谢率增加而使脉率增快)、贫血或失血等患者。正常人可有窦性心动过速,为一过性的生理现象。

(2)缓脉:成人脉率在安静状态下低于 60 次/分,又称心动过缓。颅内压增高、病窦综合征、二度以上房室传导阻滞,或服用某些药物如地高辛、普尼拉明、利血平、普萘洛尔等可出现缓脉。正常人可有生理性窦性心动过缓,多见于运动员。

2.脉律异常

脉搏的搏动不规则,间隔时间时长时短,称为脉律异常。

(1)间歇脉:在一系列正常均匀的脉搏中出现一次提前而较弱的脉搏,其后有一较正常延长的间歇(即代偿性间歇),亦称期前收缩。见于各种心脏病或洋地黄中毒的患者;正常人在过度疲劳、精神兴奋、体位改变时也偶尔出现间歇脉。

(2)脉搏短绌:同一单位时间内脉率少于心率。绌脉是由于心肌收缩力强弱不等,有些心排血量少的搏动可发出心音,但不能引起周围血管搏动,导致脉率少于心率。特点:脉律完全不规则,心率快慢不一,心音强弱不等。多见于心房纤颤者。

3.强弱异常

(1)洪脉:当心排血量增加,血管充盈度和脉压较大时,脉搏强大有力,称洪脉。见于高热、甲状腺功能亢进、主动脉关闭不全等患者;运动后、情绪激动时也常触到洪脉。

(2)细脉:当心排血量减少,动脉充盈度降低时,脉搏细弱无力,扪之如细丝,称细脉或丝脉。见于大出血、主动脉瓣狭窄和休克、全身衰竭的患者,是一种危险的脉象。

(3)交替脉:节律正常而强弱交替时出现的脉搏,称为交替脉。交替脉是左心衰竭的重要体征。常见于高血压性心脏病、急性心肌梗死、主动脉关闭不全等患者。

(4)水冲脉：脉搏骤起骤落，有如洪水冲涌，故名水冲脉，主要见于主动脉关闭不全、动脉导管未闭、甲亢、严重贫血患者，检查方法是将患者前臂抬高过头，检查者用手紧握患者手腕掌面，可明显感知。

(5)奇脉：在吸气时脉搏明显减弱或消失为奇脉。其产生主要与吸气时，左心室的搏出量减少有关。常见于心包腔积液、缩窄性心包炎等患者，是心包压塞的重要体征之一。

4.动脉壁异常

由于动脉壁弹性减弱，动脉变得迂曲不光滑，有条索感，如按在琴弦上，多见于动脉硬化的患者。

(三)测量脉搏的技术

1.部位

临床上常在靠近骨骼的动脉测量脉搏。最常用最方便的是桡动脉，患者也乐于接受。其次为颞动脉、颈动脉、肱动脉、腘动脉、足背动脉和股动脉等。如怀疑患者心搏骤停或休克时，应选择大动脉为诊脉点，如颈动脉、股动脉。

2.测脉搏的方法

(1)目的：通过测量脉搏，可间接了解心脏的情况，观察相关疾病发生、发展规律，为诊断、治疗提供依据。

(2)准备：治疗盘内备带秒钟的表、笔、记录本及听诊器。

(3)操作步骤：①洗手、戴口罩，备齐用物，携至床旁。②核对患者，解释目的。③协助患者取坐位或半坐卧位，手臂放在舒适位置，腕部伸展。④以示指、中指、无名指的指端按在桡动脉表面，压力大小以能清楚地触及脉搏为宜，注意脉律，强弱动脉壁的弹性。⑤一般情况下所测得的数值乘以2，心脏病患者、脉率异常者、危重患者则应以1分钟记录。⑥协助患者取舒适体位。⑦将脉搏绘制在体温单上。

(4)注意事项：①诊脉前患者应保持安静，剧烈运动后应休息20分钟后再测。②偏瘫患者应选择健侧肢体测量。③脉搏细、弱难以测量时，用听诊器测心率。④脉搏短细的患者，应由2名护士同时测量，一人听心率，另一人测脉率，一人发出"开始""停止"的口令，记数1分钟，以分数式记录：心率/脉率，若心率每分钟120次，脉率90次，即应写成120/90次/分。

三、呼吸

(一)正常呼吸及生理变化

1.正常呼吸的观察

在安静状态下，正常成人的呼吸频率为16～20次/分。正常呼吸表现为节律规则，均匀无声且不费力。

2.生理性变化

(1)年龄：一般年龄越小，呼吸频率越快，小儿比成年人稍快，老年人稍慢。

(2)性别：同龄的女性呼吸频率比男性稍快。

(3)运动：运动后呼吸加深加快，休息和睡眠时减慢。

(4)情绪：强烈的情绪变化会刺激呼吸中枢，导致呼吸加快或屏气。如恐惧、愤怒、紧张等都可引起呼吸加快。

(5)其他：环境温度过高或海拔增加，均会使呼吸加深加快，呼吸的频率和深浅度还可受意识控制。

(二)异常呼吸的评估及护理

1.异常呼吸的评估

(1)频率异常。①呼吸过速:在安静状态下,成人呼吸频率超过24次/分,称为呼吸过速或气促。见于高热、疼痛、甲亢、缺氧等患者,因血液中二氧化碳积聚,血氧不足,可刺激呼吸中枢,使呼吸加快。发热时,体温每升高1℃,每分钟呼吸增加3～4次。②呼吸过缓:在安静状态下,成人呼吸频率少于10次/分,称为呼吸过缓。常见于呼吸中枢抑制的疾病,如颅内压增高、麻醉剂及安眠药过量等患者。

(2)节律异常。

1)潮式呼吸:又称陈-施呼吸是一种周期性的呼吸异常,周期为0.5～2.0分钟,需观察较长时间才能发现。特点表现为开始时呼吸浅慢,以后逐渐加深加快,又逐渐由深快变为浅慢,然后呼吸暂停5～30秒后,再重复上述状态的呼吸,如此周而复始,呼吸运动呈潮水涨落样,故称潮式呼吸(图4-6)。发生机制:当呼吸中枢兴奋性减弱或高度缺氧时,呼吸减弱至暂停,血中二氧化碳增高到一定程度时,通过颈动脉和主动脉的化学感受器反射性地刺激呼吸中枢,使呼吸恢复。随着呼吸的由弱到强,二氧化碳不断排出,使其分压降低,呼吸中枢又失去有效的刺激,呼吸再次减弱至暂停,从而形成了周期性呼吸。常见于中枢神经系统疾病,如脑炎、颅内压增高、酸中毒、巴比妥中毒等患者。

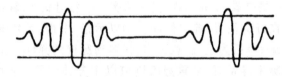

图 4-6　潮式呼吸

2)间断呼吸:又称毕奥呼吸,表现为呼吸和呼吸暂停现象交替出现的呼吸。特点是有规律地呼吸几次后,突然暂停呼吸,间隔时间长短不同,随后又开始呼吸,然后反复交替出现(图4-7)。其发生机制同潮式呼吸,是呼吸中枢兴奋性显著降低的表现,但比潮式呼吸更为严重,多在呼吸停止前出现,预后不佳。常见于颅内病变、呼吸中枢衰竭等患者。

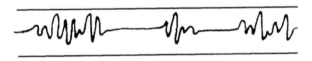

图 4-7　间断呼吸

(3)深浅度异常。①深度呼吸:又称库斯莫呼吸,是一种深而规则的大呼吸。见于尿毒症、糖尿病等引起的代谢性酸中毒等患者。②浮浅性呼吸:是一种浅表而不规则的呼吸。有时呈叹息样,见于呼吸肌麻痹或濒死的患者。

(4)音响异常。①蝉鸣样呼吸:吸气时有一种高音调的音响,声音似蝉鸣,称为蝉鸣样呼吸。其发生机制多由于声带附近有阻塞,使空气进入发生困难所致。见于喉头水肿、痉挛、喉头有异物等患者。②鼾声呼吸:呼气时发出粗糙的呼声。其发生机制由于气管或支气管内有较多的分泌物蓄积,多见于深昏迷等患者。

(5)呼吸困难是指呼吸频率、节律和深浅度都有异常。呼吸困难的患者主观上表现空气不足、呼吸费力;客观上表现用力呼吸、张口耸肩、鼻翼翕动、发绀,辅助呼吸肌也参与呼吸运动,在呼吸频率、节律、深浅度上出现异常改变,根据临床表现可分为如下3种。

1)吸气性呼吸困难:是由于上呼吸道部分梗阻,使得气体进入肺部不畅,肺内负压极度增高所致,患者感觉吸气费力,吸气时间显著长于呼气时间,辅助呼吸肌收缩增强,出现明显的三凹征(胸骨上窝、锁骨上窝和肋间隙及腹上角凹陷)。多见于喉头水肿或气管、喉头有异物等患者。

2)呼气性呼吸困难:是由于下呼吸道部分梗阻,使得气体呼出肺部不畅所致,患者呼气费力,呼气时间显著长于吸气时间,多见于支气管哮喘和阻塞性肺气肿患者。

3)混合性呼吸困难:呼气和吸气均感费力,呼吸的频率加快而表浅。多见于重症肺炎、大片肺不张或肺纤维化的患者。

(6)形态异常。①胸式呼吸渐弱,腹式呼吸增强:正常女性以胸式呼吸为主。当胸部或肺有疾病或手术时均使胸式呼吸渐弱,腹式呼吸增强。②腹式呼吸渐弱,胸式呼吸增强:正常男性及儿童以腹式呼吸为主。当有腹部疾病时,如腹膜炎、腹部巨大肿瘤、大量腹水等,使膈肌下降,腹式呼吸渐弱,胸式呼吸增强。

2.异常呼吸的护理

(1)观察:密切观察呼吸状态及相关症状、体征的变化。

(2)吸氧:酌情给予氧气吸入,必要时可用呼吸机辅助呼吸。

(3)心理护理:根据患者的反应,有针对性地对患者做好患者的心理护理,合理解释及安慰患者,以消除患者的紧张、恐惧心理,有安全感,主动配合治疗和护理。

(4)卧床休息:调节室内温度和湿度,保持空气清新,禁止吸烟;根据病情安置舒适体位,以保证患者的休息,减少耗氧量。

(5)保持呼吸道通畅:及时清除呼吸道分泌物,必要时给予吸痰。

(6)给药治疗:根据医嘱给约治疗,注意观察疗效及不良反应。

(7)健康教育:讲解有效咳嗽和正确呼吸方法,指导患者戒烟。

(三)呼吸测量技术

1.目的

(1)测量患者每分钟的呼吸次数。

(2)协助临床诊断,为预防、治疗、护理提供依据。

(3)观察呼吸的变化,了解患者疾病的发生、发展规律。

2.评估

(1)患者的病情、治疗情况及合作程度。

(2)患者在30分钟内有无活动、情绪激动等影响呼吸的因素存在。

3.操作前准备

(1)用物准备:有秒针的表、记录本和笔。

(2)患者准备:情绪稳定,保持自然的呼吸状态。

(3)护士准备:着装整洁,修剪指甲,洗手,戴口罩。

(4)环境准备:安静、整洁、光线充足。

4.操作步骤

操作步骤见表4-2。

表 4-2　呼吸测量技术操作步骤

流程	步骤	要点说明
1.核对	携用物到床旁,核对床号、姓名	*确定患者
2.取体位	测量脉搏后,护士仍保持诊脉手势	*分散患者的注意力
3.测量呼吸	(1)观察患者胸部或腹部的起伏(一起一伏为一次呼吸),一般情况测 30 秒,将所测数值乘以 2 即为呼吸频率,如患者呼吸不规则或婴儿应测 1 分钟 (2)如患者呼吸微弱不易观察时,可用少许棉花放于患者鼻孔前,观察棉花纤维被吹动的次数,计数 1 分钟	*男性多为腹式呼吸,女性多为胸式呼吸,同时应观察呼吸的节律、深浅度、音响及呼吸困难的症状
4.记录	记录呼吸值:次/分,洗手	

5.注意事项

测量患者呼吸时,患者应处于自然呼吸的状态,以保证测量数值的准确性。

四、血压

血压是指血液在血管内流动时对血管壁的侧压力。一般指动脉血压,如无特别注明均指肱动脉的血压。当心脏收缩时,主动脉压急剧升高,至收缩中期达最高值,此时的动脉血压称收缩压。当心室舒张时,主动脉压下降,至心舒末期达动脉血压的最低值,此时的动脉血压称舒张压。

(一)正常血压及生理性变化

1.正常血压

在安静状态下,正常成人的血压范围为:(12.0～18.5)/(8.0～11.9)kPa,脉压为 4.0～5.3 kPa。

血压的计量单位,过去多用 mmHg(毫米汞柱),后改用国际统一单位 kPa(千帕斯卡)。目前仍用 mmHg(毫米汞柱)。两者换算公式:1 kPa=7.5 mmHg、1 mmHg=0.133 kPa。

2.生理性变化

在各种生理情况下,动脉血压可发生各种变化,影响血压的生理因素有以下几种。

(1)年龄:随着年龄的增长血压逐渐增高,以收缩压增高较显著。儿童血压的计算公式:

$$收缩压=80+年龄\times2$$
$$舒张压=收缩压\times2/3$$

(2)性别:青春期前的男女血压差别不显著。成年男子的血压比女性高 0.7 kPa(5 mmHg);绝经期后的女性血压又逐渐升高,与男性差不多。

(3)昼夜和睡眠:血压在上午 8～10 小时达全天最高峰,之后逐渐降低;午饭后又逐渐升高,下午 4～6 小时出现全天次高值,然后又逐渐降低;至入睡后 2 小时,血压降至全天最低值;早晨醒来又迅速升高。睡眠欠佳时,血压稍增高。

(4)环境:寒冷时血管收缩,血压升高;气温高时血管扩张,血压下降。

(5)部位:一般右上肢血压常高于左上肢,下肢血压高于上肢。

(6)情绪:紧张、恐惧、兴奋及疼痛均可引起血压增高。

(7)体重:血压正常的人发生高血压的危险性与体重增加呈正比。

(8)其他:吸烟、劳累、饮酒、药物等都对血压有一定的影响。

(二)异常血压的观察

1.高血压

目前基本上采用1999年世界卫生组织(WHO)和国际抗高血压联盟(ISH)高血压治疗指南的高血压定义:在未服抗高血压药的情况下,成人收缩压≥18.7 kPa(140 mmHg)和/或舒张压≥12.0 kPa(90 mmHg)者。95%的患者为病因不明的原发性高血压,多见于动脉硬化、肾炎、颅内压增高等,最易受损的部位是心、脑、肾、视网膜。

2.低血压

一般认为血压低于正常范围且有明显的血容量不足表现如脉搏细速、心悸、头晕等,即可诊断为低血压。常见于休克、大出血等。

3.脉压异常

脉压增大多见于主动脉瓣关闭不全、主动脉硬化等;脉压减小多见于心包积液、缩窄性心包炎等。

(三)血压的测量

1.血压计的种类和构造

(1)水银血压计:分立式和台式两种,其基本结构都包括输气球、调节空气的阀门、袖带、能充水银的玻璃管、水银槽几部分。袖带的长度和宽度应符合标准:宽度比被测肢体的直径宽20%,长度应能包绕整个肢体。充水银的玻璃管上标有刻度,范围为0～40.0 kPa(30～300 mmHg),每小格表示0.3 kPa(2 mmHg);玻璃管上端和大气相通,下端和水银槽相通。当输气球送入空气后,水银由玻璃管底部上升,水银柱顶端的中央凸起可指出压力的刻度。水银血压计测得的数值相当准确。

(2)弹簧表式血压计:由一袖带与有刻度[2.7～4.0 kPa(20～30 mmHg)]的圆盘表相连而成,表上的指针指示压力。此种血压计携带方便,但欠准确。

(3)电子血压计:袖带内有一换能器,可将信号经数字处理,在显示屏上直接显示收缩压、舒张压和脉搏的数值。此种血压计操作方便,清晰直观,不需听诊器,使用方便、简单,但欠准确。

2.测血压的方法

(1)目的:通过测量血压,了解循环系统的功能状况,为诊断、治疗提供依据。

(2)准备:听诊器、血压计、记录纸、笔。

(3)操作步骤:①测量前,让患者休息片刻,以消除活动或紧张因素对血压的影响;检查血压计,如袖带的宽窄是否适合患者、玻璃管有无裂缝、橡胶管和输气球是否漏气等。②向患者解释,以取得合作。患者取坐位或仰卧,被侧肢体的肘臂伸直、掌心向上,肱动脉与心脏在同一水平。坐位时,肱动脉平第4软骨;卧位时,肱动脉平腋中线。如手臂低于心脏水平,血压会偏高;手臂高于心脏水平,血压会偏低。③放平血压计于上臂旁,打开水银槽开关,将袖带平整地缠于上臂中部,袖带的松紧以能放入一指为宜,袖带下缘距肘窝2～3 cm。如测下肢血压,袖带下缘距腘窝3～5 cm,将听诊器胸件置于腘动脉搏动处,记录时注明下肢血压。④戴上听诊器,关闭输气球气门,触及肱动脉搏动。易地听诊器胸件放在肱动脉搏动最明显的地方,但勿塞入袖带内,以一手稍加固定。⑤挤压输气球囊打气至肱动脉搏动音消失,水银柱又升高2.7～4.0 kPa(20～30 mmHg)后,以每秒0.5 kPa(4 mmHg)左右的速度放气,使水银柱缓慢下降,视线与水银柱所指刻度平行。⑥在听诊器中听到第一声动脉音时,水银柱所指刻度即为收缩压;当搏动音突然变弱或消失时,水银柱所指的刻度即为舒张压。当变音与消失音之间有差异时,或危重者应记录两个读数。⑦测量后,驱尽袖带内的空气,解开袖带。安置患者于舒适卧位。⑧将血压计右倾45°,关闭气门,气球放在固定的位置,以免压碎玻璃管;关闭血压计盒盖。⑨用分数式,即收缩压/舒张压 mmHg 记录测得的血压值,如 14.7/9.3 kPa(110/70 mmHg)。

(4)注意事项:①测血压前,要求安静休息 20～30 分钟,如运动、情绪激动、吸烟、进食等可导致血压偏高。②血压计要定期检查和校正,以保证其准确性,切勿倒置或震动。③打气不可过猛、过高,如水银柱里出现气泡,应调节或检修,不可带着气泡测量。④降至"0",稍等片刻再行第二次测量。⑤对偏瘫、一侧肢体外伤或手术后患者,应在健侧手臂上测量。⑥排除影响血压值的外界因素,如袖带太窄、袖带过松、放气速度太慢测得的血压值偏高,反之则血压值偏低。⑦长期测血压应做到四定,即定部位、定体位、定血压计、定时间。

(蒋心怡)

第十三节　休息与睡眠护理

休息与睡眠是人类最基本的生理需要。良好的休息和睡眠如同充分的营养和适度的运动一样,对保持和促进健康起着重要作用。作为护士,必须了解睡眠的分期、影响睡眠的因素及患者的睡眠习惯,切实解决患者的睡眠问题,帮助患者达到可能的最佳睡眠状态。

一、休息

休息是指在一段时间内,通过相对地减少机体活动,使身心放松,处于一种没有紧张和焦虑的松弛状态。休息包括身体和心理两方面的放松,通过休息,可以减轻疲劳和缓解精神紧张。

(一)休息的意义和方式

1.休息的意义

对健康人来说,充足的休息是维持机体身心健康的必要条件;对患者来说,充足的休息是促进疾病康复的重要措施。休息对维护健康具有重要的意义,具体表现:①休息可以减轻或消除疲劳,缓解精神紧张和压力。②休息可以维持机体生理调节的规律性。③休息可以促进机体正常的生长发育。④休息可以减少能量的消耗。⑤休息可以促进蛋白质的合成及组织修复。

2.休息的方式

休息的方式是因人而异的,取决于个体的年龄、健康状况、工作性质和生活方式等因素。对不同的人而言,休息有着不同的含义。例如,对从事脑力劳动的人而言,他的休息方式可以是散步、打球、游泳等;而对于从事这些活动的运动员来讲,他的休息反而是读书、看报、听音乐。无论采取何种方式,只要达到缓解疲劳、减轻压力、促进身心舒适和精力恢复的目的,就是有效的休息。在休息的各种形式中,睡眠是最常见也是最重要的一种。

(二)休息的条件

要想得到充足的休息,应满足以下三个条件,即充足的睡眠、生理上的舒适和心理上的放松。

1.充足的睡眠

休息的最基本的先决条件是充足的睡眠。充足的睡眠可以促进个体精力和体力的恢复。虽然每个人所需要的睡眠时间有较大的区别,但都有最低限度的睡眠时数,满足了一定的睡眠时数,才能得到充足的休息。护理人员要尽量使患者有足够的睡眠时间和建立良好的睡眠习惯。

2.生理上的舒适

生理上的舒适也就是身体放松,是保证有效休息的前提。因此,在休息之前必须将患者身体上的不适降至最低程度。护理人员应为患者提供各种舒适服务,包括祛除或控制疼痛、提供舒适的体位或姿势、协助患者搞好个人卫生、保持适宜的温湿度、调节睡眠时所需的光线等。

3.心理上的放松

要得到良好的休息,必须有效地控制和减少紧张和焦虑,心理上才能得到放松。患者由于生病、住院时个体无法满足社会上、职业上或个人角色在义务上的需要,加之住院时对医院环境及医务人员感到陌生,对自身疾病的担忧等,常常会出现紧张和焦虑。因此,护理人员应耐心与患者沟通,恰当地运用知识和技能,提供及时、准确的服务,尽量满足患者的各种需要,才能帮助患者减少紧张和焦虑。

二、睡眠

睡眠是各种休息中最自然、最重要的方式。人的一生中有 1/3 的时间要用在睡眠上。任何人都需要睡眠,通过睡眠可以使人的精力和体力得到恢复,可以保持良好的觉醒状态,这样人才能精力充沛地从事劳动或其他活动。睡眠对于维持人的健康,尤其是促进疾病的康复,具有重要的意义。

(一)睡眠的定义

现代医学界普遍认为睡眠是一种主动过程,是一种知觉的特殊状态。睡眠时,人脑并没有停止工作,只是换了模式,虽然对周围环境的反应能力降低,但并未完全消失。通过睡眠,人的精力和体力得到恢复,睡眠后可保持良好的觉醒状态。

由此,可将睡眠定义为周期性发生的持续一定时间的知觉的特殊状态,具有不同的时相,睡眠时可相对地不做出反应。

(二)睡眠原理

睡眠是与较长时间的觉醒交替循环的生理过程。目前认为,睡眠由睡眠中枢控制。睡眠中枢位于脑干尾端,它向上传导冲动,作用于大脑皮质(也称上行抑制系统),与控制觉醒状态的脑干网状结构上行激动系统的作用相拮抗,引起睡眠和脑电波同步化,从而调节睡眠与觉醒的相互转化。

(三)睡眠分期

通过脑电图(EEG)测量大脑皮质的电活动,眼电图(EOG)测量眼睛的运动,肌电图(EMG)测量肌肉的状况,发现睡眠的不同阶段脑、眼睛、肌肉的活动处于不同的水平。正常的睡眠周期可分为两个相互交替的不同时相状态,即慢波睡眠和快波睡眠。成人进入睡眠后,首先是慢波睡眠,持续 80～120 分钟后转入快波睡眠,维持 20～30 分钟后,又转入慢波睡眠。整个睡眠过程中有四或五次交替,越接近睡眠的后期,快波睡眠持续时间越长。两种睡眠时相状态均可直接转为觉醒状态,但在觉醒状态下,一般只能进入慢波睡眠,而不能进入快波睡眠。

1.慢波睡眠(slow wave sleep,SWS)

脑电波呈现同步化慢波时相,伴有慢眼球运动,肌肉松弛但仍有一定张力,亦称正相睡眠(orthodox sleep,OS)或非快速眼球运动睡眠(non-rapid eye movement sleep,NREM sleep)。在这段睡眠期间,大脑的活动下降到最低,使得人体能够得到完全的舒缓。此阶段又可分为四期。

（1）第Ⅰ期：为入睡期，是所有睡眠时相中睡得最浅的一期，常被认为是清醒与睡眠的过渡阶段，仅维持几分钟，很容易被唤醒。此期眼球有着缓慢的运动，生理活动开始减少，同时生命体征和新陈代谢逐渐减缓，在此阶段的人们仍然认为自己是清醒的。

（2）第Ⅱ期：为浅睡期。此阶段的人们已经进入无意识阶段，不过仍可听到声音，仍然容易被唤醒。此期持续10～20分钟，眼球不再运动，机体功能继续变慢，肌肉逐渐放松，脑电图偶尔会产生较快的宽大的梭状波。

（3）第Ⅲ期：为中度睡眠期。持续15～30分钟。此期肌肉完全放松，心搏缓慢，血压下降，但仍保持正常，难以唤醒并且身体很少移动，脑电图显示梭状波与δ波（大而低频的慢波）交替出现。

（4）第Ⅳ期：为深度睡眠期。持续15～30分钟。全身松弛，无任何活动，极难唤醒，生命体征比觉醒时明显下降，体内生长激素大量分泌，人体组织愈合加快，遗尿和梦游可能发生，脑电波为慢而高的δ波。

2.快波睡眠（fast wave sleep，FWS）

快波睡眠亦称异相睡眠（paradoxical sleep，PS）或快速眼球运动睡眠（rapid eye movement sleep，REM sleep）。此期的睡眠特点是眼球转动很快，脑电波活跃，与觉醒时很难区分。其表现与慢波睡眠相比，是各种感觉功能进一步减退，唤醒阈值提高，极难唤醒，同时骨骼肌张力消失，肌肉几乎完全松弛。此外，这一阶段还会有间断的阵发性表现，如眼球快速运动、部分躯体抽动，同时有心排血量增加、血压上升、心率加快、呼吸加快而不规则等交感神经兴奋的表现。多数在醒来后能够回忆的生动、逼真的梦境都是在此期发生的。

睡眠中的一些时相对人体具有特殊的意义，如在NREM第Ⅳ期的睡眠中，机体会释放大量的生长激素来修复和更新上皮细胞和某些特殊细胞，如脑细胞，故慢波睡眠有利于促进生长和体力的恢复。而REM睡眠则对于学习记忆和精力恢复似乎很重要。因为在快波睡眠中，脑耗氧量增加，脑血流量增多，且脑内蛋白质合成加快，有利于建立新的突触联系，可加快幼儿神经系统成熟。同时快波睡眠对保持精神和情绪上的平衡最为重要。因为这一时期的梦境都是生动的、充满感情色彩的，此梦境可减轻、缓解精神压力，使人将忧虑的事情从记忆中消除。非快速眼球运动睡眠与快速眼球运动睡眠的比较见表4-3。

表4-3 非快速眼球运动睡眠与快速眼球运动睡眠的比较

项目	非快速眼球运动睡眠	快速眼球运动睡眠
脑电图	（1）第Ⅰ期：低电压α节律8～12次/秒 （2）第Ⅱ期：宽大的梭状波14～16次/秒 （3）第Ⅲ期：梭状波与δ波交替 （4）第Ⅳ期：慢而高的δ波1～2次/秒	去同步化快波
眼球运动	慢的眼球转动或没有	阵发性的眼球快速运动
生理变化	（1）呼吸、心率减慢且规则 （2）血压、体温下降 （3）肌肉渐松弛 （4）感觉功能减退	（1）感觉功能进一步减退 （2）肌张力进一步减弱 （3）有间断的阵发性表现：心排血量增加，血压升高，呼吸加快且不规则，心率加快
合成代谢	人体组织愈合加快	脑内蛋白质合成加快

续表

项目	非快速眼球运动睡眠	快速眼球运动睡眠
生长激素	分泌增加	分泌减少
其他	第Ⅳ期发生夜尿和梦游	做梦且为充满感情色彩、稀奇古怪的梦
恢复	有利于个体体力的恢复	有利于个体精力的恢复

(四)睡眠周期

对大多数成人而言,睡眠是每24小时循环一次的周期性程序。一旦入睡,成人平均每晚经历4～6个完整的睡眠周期,每个睡眠周期由不同的睡眠时相构成,分别是NREM睡眠的4个时相和REM睡眠,持续60～120分钟,平均为90分钟。睡眠周期各时相按一定的顺序重复出现。这一模式总是从NREM第Ⅰ期开始,依次经过第Ⅱ期、第Ⅲ期、第Ⅳ期之后,返回NREM的第Ⅲ期然后到第Ⅱ期,再进入REM期,当REM期完成后,再回到NREM的第Ⅱ期(图4-8),如此周而复始。在睡眠时相周期的任一阶段醒而复睡时,都需要从头开始依次经过各期。

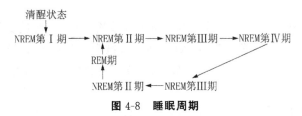

图 4-8 睡眠周期

在睡眠周期中,每一时相所占的时间比例随睡眠的进行而有所改变。一般刚入睡时,个体进入睡眠周期约90分钟后才进入REM睡眠,随睡眠周期的进展,NREM第Ⅲ、Ⅳ时相缩短,REM阶段时间延长。在最后一个睡眠周期中,REM睡眠可达到60分钟。因此,大部分NREM睡眠发生在上半夜,REM睡眠则多在下半夜。

(五)影响睡眠的因素

1.生理因素

(1)年龄:通常人睡眠的需要量与其年龄成反比,但有个体差异。新生儿期每天睡眠时间最长,可达16～20小时,成人7～8小时。

(2)疲劳:适度的疲劳,有助于入睡,但过度的精力耗竭反而会使入睡发生困难。

(3)昼夜节律:"睡眠-觉醒"周期具有生物钟式的节律性,如果长时间频繁地夜间工作或航空时差,就会造成该节律失调,从而影响入睡及睡眠质量。

(4)内分泌变化:妇女月经前期和月经期常出现嗜睡现象,绝经期妇女常失眠,与内分泌变化有关。

(5)寝前习惯:睡前的一些行为习惯,如看报纸杂志、听音乐、喝牛奶、洗热水澡或泡脚等,如果突然改变或被阻碍进行时,可能使睡眠发生障碍。

(6)食物因素:含有较多L-色氨酸的食物,如肉类、乳制品和豆类都能促进入睡,缩短入睡时间,是天然的催眠剂;少量饮酒能促进放松和睡眠,但大量饮酒会干扰睡眠,使睡眠变浅;含有咖啡因的浓茶、咖啡及可乐饮用后使人兴奋,即使入睡也容易中途醒来,且总睡眠时间缩短。

2.病理因素

(1)疾病影响:几乎所有疾病都会影响睡眠。如各种原因引起的疼痛未能及时缓解时严重影响睡眠,精神分裂症、强迫性神经症等患者常处于过度觉醒状态。生病的人需要更多时间的睡眠来促进机体康复,却往往因为多种症状困扰或特殊的治疗限制而无法获得正常的睡眠。

(2)身体不适:身体的舒适是获得休息与安睡的先决条件,饥饿、腹胀、呼吸困难、憋闷、身体不洁、皮肤瘙痒、体位不适等都是常见的影响睡眠的原因。

3.环境因素

睡眠环境影响睡眠状况,适宜的温湿度、安静、整洁、舒适、空气清新的环境常可增进睡眠,反之则会对睡眠产生干扰。

4.心理因素

焦虑不安、强烈的情绪反应(如恐惧、悲哀、激动、喜悦)、家庭或人际关系紧张等常常影响患者的睡眠。

5.其他

食物摄入多少、体育锻炼情况、某些药物等也会影响睡眠形态。

(六)促进睡眠的护理措施

1.增进舒适

人们在感觉舒适和放松时才能入睡。为了使患者放松,对于一些遭受病痛折磨的患者采用有效镇痛的方法;做好就寝前的晚间护理,如协助患者洗漱、排便;帮助患者处于正确的睡眠姿势,妥善安置身体各部位的导管、引流管,以及牵引、固定等特殊治疗措施。

2.环境控制

人们睡眠时需要的环境条件包括适宜的室温和通风、最低限度的声音、舒适的床和适当的照明。一般冬季室温 18~22 ℃、夏季 25 ℃左右,湿度以 50%~60%为宜;根据患者需要,睡前开窗通风,清除病房内异味,使空气清新;保持病区尽可能地安静,尽量减少晚间交谈;提供清洁、干燥的卧具和舒适的枕头、被服;夜间调节住院单元的灯光。

3.重视心理护理

多与患者沟通交流,找出影响患者休息与睡眠的心理社会因素,通过鼓励倾诉、正确指导,消除患者紧张和焦虑情绪,恢复平静、稳定的状态,提高休息和睡眠质量。

4.建立休息和睡眠周期

针对患者的不同情况,帮助患者建立适宜的休息和睡眠周期。患者入院后,原有的休息和睡眠规律被打乱,护士应在患者醒时进行评估、治疗和常规护理工作,避免因一些非必需任务而唤醒患者,同时鼓励患者合理安排日间活动,适当锻炼。

5.尊重患者的睡眠习惯

病情允许的情况下,护理人员应尽可能根据患者就寝前的一些个人习惯,选择如提供温热饮料,允许短时间的阅读、听音乐,协助沐浴或泡脚等方式促进睡眠。

6.健康教育

使患者了解睡眠对健康与康复的重要作用,心、身放松的重要意义和一些促进睡眠的常用技巧。与患者一起讨论有关休息和睡眠的知识,分析困扰患者睡眠的因素,针对具体情况给予相应指导,帮助患者建立有规律的生活方式,养成良好的睡眠习惯。

(蒋心怡)

第十四节 患者安全送检与转运

一、适应证

需要外出完成各种检查、治疗的患者。

二、禁忌证

(1)心跳呼吸停止。

(2)有紧急插管指征,但未插管的。

(3)血液流动学极其不稳定,但未使用药物。

三、操作方法

(一)操作前护理

(1)观察病情变化:危重患者送检或转运过程中护士全程陪同,尽量站在患者的头侧,随时严密观察患者的生命体征变化,重视患者的主诉,及时发现问题及时处理。

(2)保持呼吸道通畅。

(3)保持各种管道通畅,固定良好防止脱出。

(4)保暖和安全:注意全身保暖,特别是冬天防止受凉。搬运患者时,注意动作轻稳,协调一致,防止平车、轮椅撞门、墙等物品,确保患者安全、舒适。

(5)护送人员将患者运送到相关检查科室后,与检查科室的医护人员进行交接,告知患者的病情、生命体征、用药情况、特殊治疗措施、患者的心理状态等,按检查要求协助共同安置患者,摆放检查体位,固定各种管道。

(二)评估准备

1.评估患者

(1)评估患者的病情、生命体征等是否适合外出检查或转运。危重患者外出应与医师一同护送。

(2)环境评估。选择无雨天外出;紧急情况下做好防雨措施。

2.医师护士准备

确认检查项目、时间,迁入病区的护士做好迎接患者的准备。

3.用物准备

平车(轮椅)必要时备简易呼吸器、急救药品等。

(三)操作过程

(1)轮椅或平车置患者床前,再次三查八对并解释。

(2)协助患者穿衣,戴好口罩帽子。

(3)安置患者至轮椅或平车,有导管者妥善固定,冬天需做好保暖工作。

(4)安排一名护工推车,与一名医师一起护送患者,途中密切观察患者病情变化。

(5)外出检查检查过程中观察患者病情变化,出现异常及时处理。检查结束护送患者返回病房,安置舒适体位。

(6)转运与新迁入病区护士交接患者的病情、生命体征、用药情况、特殊治疗等。交接结束携用物返回病房。

四、注意事项

(1)向患者及其家属解释检查的目的、注意事项,取得患者及家属的同意。

(2)对于外出检查的患者,护士与医师必须一起评估患者的病情,有无潜在危险因素,途中可能出现的潜在性安全隐患,医师是否必须一起同行等。

(3)如果患者生命体征不稳定,而又必须进行诊断性检查及治疗时,医师必须向患者及家属告知外出检查过程中可能出现的病情变化及所存在的风险,待患者及家属签字同意后,医师、护士才能共同陪同患者外出检查。

(蒋心怡)

第五章

重症护理

第一节 休 克

休克是人体在各种病因打击下引起的以有效循环血量急剧减少,组织器官的氧和血液灌流不足,末梢循环障碍为特点的一种病理综合征。

目前休克分为低血容量性休克、感染性休克、创伤性休克、心源性休克、神经源性休克和过敏性休克六类。在外科中常见的是低血容量性休克、感染性休克和创伤性休克。

一、特级护理

对休克患者 24 小时专人护理,制订护理计划,在实施过程中根据患者休克的不同阶段和病情变化,及时修改护理计划。随时做好重症护理记录。

二、严密观察病情变化

除至少每 15～30 分钟为患者测量脉搏、呼吸、血压外,还应观察以下变化。

(一)意识和表情

休克患者的神态改变如烦躁、淡漠、恐惧,昏迷是全身组织器官血液灌注不足的一种表现,应将患者仰卧位,头及躯干部抬高20°～30°,下肢抬高 15°～20°,防止膈肌及腹腔脏器上移,影响心肺功能,并可增加回心血量,改善脑血流灌注量。

(二)皮肤色泽及温度

休克时患者面色及口唇苍白,皮肤湿冷,四肢发凉,皮肤出现出血点或瘀斑,可能为休克已进入弥散性血管内凝血阶段。

(三)血压、脉压及中心静脉压

休克时一般血压常低于 10.7/6.7 kPa(80/50 mmHg),脉压<4.0 kPa(30 mmHg)。因其是反应血容量最可靠的方法,对心功能差的患者,可放置 Swan-Ganz 导管,监测右房压、肺动脉压、肺毛细血管嵌压及心排血量,以了解患者的血容量及心功能情况。

(四)脉搏及心率

休克患者脉搏增快,随着病情发展,脉搏减速或出现心律不齐,甚至脉搏摸不到。

(五)呼吸频率和深度

注意呼吸的次数和节律,如呼吸增快、变浅,不规则为病情恶化,当呼吸每分钟增至 30 次以上或下降至 8 次以下,为病情危重。

(六)体温

休克患者体温一般偏低,感染性休克的患者,体温可突然升高至 40 ℃以上,或骤降至常温以下,均反映病情危重。

(七)瞳孔

观察双侧瞳孔的大小,对光反射情况,如双侧瞳孔散大,对光反射消失,说明脑缺氧和患者病情严重。

(八)尿量及尿比重

休克患者应留置导尿管,每小时测尿量一次,如尿量每小时少于 30 mL,尿比重增高,说明血容量不足;每小时尿量在 30 mL 以上,说明休克有好转。若输入相当量的液体后尿量仍不足平均每小时 30 mL,则应监测尿比重和血肌酐,同时注意尿沉渣的血细胞、球型等。疑有急性肾小球坏死者,更应监测血钠、尿钠和尿肌酐,以便了解肾脏的损害情况。

三、补充血容量注意输液速度

休克主要是全身组织、器官血液灌注不足引起。护士应在血压及血流动力学监测下调节输液速度。当中心静脉压低于正常值(6~12 cmH$_2$O)时,应加快输液速度;高于正常值时,说明液体输入过多、过快,应减慢输液速度,防止肺水肿及心肺功能衰竭。

四、保持呼吸道通畅

休克(尤其是创伤性休克)有呼吸反常现象,应随时注意清除患者口腔及鼻腔的分泌物,以保持呼吸道通畅,同时给予 O$_2$ 吸入。昏迷患者口腔内应放置通气管,并注意听诊肺部,监测动脉血气分析,以便及时发现缺 O$_2$ 或通气不足。吸 O$_2$ 浓度一般为 40％~50％,每分钟 6~8 L 的流量。

五、应用血管活性药物的护理

(一)从低浓度慢速开始

休克患者应用血管活性药,应从低浓度慢速开始,每 5 分钟监测血压 1 次,待血压平稳后改为每 15~30 分钟监测 1 次。并按等量浓度严格掌握输液滴数,使血压维持在稳定状态。

(二)严防液体外渗

静脉滴入升压药时,严防液体外渗,造成局部组织坏死。出现液体外渗时,应立即更换输液部位,外渗部位应用 0.25％普鲁卡因做血管周围组织封闭。

六、预防并发症的护理

(一)防止坠床

对神志不清、烦躁不安的患者,应固定输液肢体,并加床挡防止坠床,必要时将四肢以约束带固定于床旁。

(二)口腔感染

休克、神志不清的患者,由于唾液分泌少容易发生口腔感染,床旁应备口腔护理包。根据口腔 PH 选择口腔护理液,每天做 4 次口腔护理,保持口腔清洁,神志不清的患者做口腔护理时,要认真检查黏膜有无异常。

(三)肺部感染

休克、神志不清的患者由于平卧位,活动受限,易发生坠积性肺炎。因此,应每天 4 次雾化吸入,定时听诊双肺部以了解肺部情况,必要时给予吸痰。

(四)压疮

休克患者由于血液在组织灌注不足,加之受压部位循环不良,极易发生压疮。因此,应保持皮肤护理,保持皮肤清洁、干燥、卧位舒适,定时翻身,按摩受压部位及骨突处,检查皮肤有无损伤,并严格接班。

(韩丽丽)

第二节　溶血危象

溶血危象是指在慢性溶血病程中突然出现严重的急性溶血,或具有潜在溶血因素的患者在某些诱因作用下突然发生大量血管外或血管内溶血,溶血危象是一严重威胁患者生命的综合征,若不及时救治常可危及生命。

一、病因与诱因

(一)病因

1.红细胞结构和功能异常

如遗传性椭圆或球形红细胞增多、口形红细胞增多症、自体免疫性溶血性贫血等。

2.血红蛋白病

海洋性贫血、不稳定血红蛋白病、血红蛋白结构异常等。

3.红细胞酶缺乏

6-磷酸葡萄糖脱氢酶缺乏症、丙酮酸激酶缺乏症。

4.其他

血型不合输血、药物性溶血等。

(二)诱因

常见诱因有感染、外科手术、创伤、妊娠、过度疲劳、大量饮酒、情绪波动、服酸性药物及食物等。

二、发病机制

本病的发病机制尚不十分明确。正常红细胞平均寿命有 100～120 天,当红细胞平均寿命短于 20 天时,将出现溶血性贫血,根据红细胞的破坏部位又分为血管内溶血和血管外溶血。大量溶血使血浆中游离血红蛋白急骤增加而发生血红蛋白血症,当游离血红蛋白大于 0.70～1.49 g/L 时,溶血 12 小时后可发生黄疸,并通过肾排泄而出现血红蛋白尿,大量血红蛋白刺激和沉淀可使肾血管痉挛和肾小管梗阻,以至肾小管坏死,发生急性肾衰竭。另外,大量红细胞破坏可引起严重贫血,甚至发生心功能不全、休克、昏迷,部分溶血危象患者可继发急性骨髓功能障碍,即再生障碍性危象。

三、临床表现

(一)寒战与发热
大部分患者先有寒战、面色苍白、四肢发凉,继之体温可达 40 ℃。

(二)四肢、腰背疼痛
患者多有全身及腰背酸痛,伴有腹痛,或伴明显肌紧张。溶血严重者可继发少尿、无尿及急性肾衰竭,还可出现恶心、呕吐、腹胀等消化道症状。

(三)血压下降
血型不合所致的溶血危象中,血压下降不易被纠正,这与抗原、抗体反应所致的过敏性休克、血管舒缩功能失调有关,骤然大量溶血还可导致高钾血症、心律失常,甚至心脏停搏。

(四)出血倾向与凝血障碍
大量红细胞破坏可以消耗血液内的凝血物质,导致明显出血倾向,部分患者常因感染、休克、肾衰竭、电解质紊乱而并发 DIC。

(五)贫血加重、黄疸加深
原有贫血突然加重,全身乏力,心悸气短,危象发生 12 小时后可见全身皮肤、黏膜黄染急剧加深。

(六)肝、脾明显肿大
溶血危象时,患者的肝脾均明显肿大,尤以脾大为著,常与贫血及黄疸程度成正比。另外,因大量溶血,胆红素排泄过多,在胆道沉积,易并发胆结石。

四、实验室及其他检查

(一)红细胞破坏增加
血清间接胆红素增高,尿中尿胆原增加。血浆游离血红蛋白含量增高,血清结合球蛋白降低或消失,出现高铁血红素清蛋白血症、血红蛋白尿(尿可呈淡红色、棕色)、含铁血黄素尿,红细胞寿命缩短。

(二)红细胞系代偿增生的表现
网织红细胞增加,骨髓幼红细胞增生,周围血液中出现幼红细胞。

五、治疗要点

(一)治疗原则
迅速终止溶血,消除血红蛋白血症,纠正重度贫血,防治急性肾衰竭和其他并发症。

(二)治疗措施
1.去除病因

查寻有无变应原或药物,去除一切可能的诱因和病因,控制感染。接受输血者出现溶血可疑症状时,应立即停止输血。

2.控制溶血

输入 500~1 000 mL 右旋糖酐或羧甲淀粉,阻止血红蛋白尿的发作,适用于伴有感染、外伤、输血反应和腹痛危象者。急性溶血可经服用或静脉滴注 5％碳酸氢钠而减轻;肾上腺皮质激素主要用于自身免疫而致的获得性溶血性贫血的溶血危象;重症者可选用地塞米松或氢化可的松静脉快速给药,病情稳定后改用泼尼松口服;必要时可选用硫唑嘌呤、环孢素等免疫抑制剂。

3.输血、纠正贫血

当大量溶血造成严重贫血时,输血是抢救患者生命的关键措施之一,但要根据原发病的不同采用成分输血,如病情危急且无分离洗涤红细胞的条件,可在输血前用大量糖皮质激素。

4.防治急性肾衰竭

纠正血容量后,尽早应用 25％甘露醇 250 mL,于 15~30 分钟内快速滴注,使尿量维持在 100 mL/h 以上,24 小时尿量应达 1 500~2 400 mL,适量给予 5％碳酸氢钠还可以碱化尿液,防止肾小管机械阻塞。已发生急性肾衰竭者按急性肾衰竭处理。

六、护理措施

(一)紧急护理措施

发生溶血危象时,立即使患者卧床,抬高床头以利肺扩张及气体交换,输血的患者立即停止输血,同时将余血、患者血标本和尿标本送检,并给予吸氧,建立静脉通道,迅速按医嘱用药。

(二)严密观察病情

严密观察生命体征、意识的变化,注意尿色、尿量的变化,观察有无黄疸或贫血加重,及时了解化验结果。输血时注意严格执行规章制度,输血速度应缓慢,并密切观察患者反应。使用糖皮质激素期间注意避免感染,使用环磷酰胺者指导其多饮水以防出血性膀胱炎等,使用硫唑嘌呤、环孢素等免疫抑制剂时,必须密切观察药物的不良反应。

(三)一般护理

(1)嘱患者卧床休息,保持呼吸道通畅。对寒战或发热者,护理时注意保暖和降温,对躁动者注意保护其安全。

(2)做好生活护理,保持病房安静、舒适,避免各种精神因素刺激。

(3)给予心理护理,减轻患者恐惧、不安情绪,使其积极配合治疗。

(四)健康宣教

慢性溶血患者应该注意休息,防止劳累,清淡饮食,随季节加减衣物,预防感染,可减少溶血危象的发生;保持情绪稳定,可减少并发症,促进疾病康复。

(韩丽丽)

第三节 急性心肌梗死

急性心肌梗死(acute myocardial infarction,AMI)是急性心肌缺血性坏死,是在冠状动脉病变的基础上,发生冠状动脉血供急剧减少或中断,使相应的心肌发生严重而持久地急性缺血所致。病因通常是在冠状动脉样硬化病变的基础上继发血栓形成。非动脉粥样硬化所导致的心肌梗死可由感染性心内膜炎、血栓脱落、主动脉夹层形成、动脉炎等引起。

本病在欧美常见，20 世纪 50 年代美国本病病死率大于 3‰，20 世纪 70 年代以后降到 2‰ 以下。美国 35～84 岁人群中，男性年发病率为 71‰，女性年发病率为 22‰；每年约有 80 万人发生心肌梗死，45 万人发生心肌再梗死。在我国，本病远不如欧美多见，70 年代和 80 年代北京、河北、哈尔滨、黑龙江、上海、广州等省市年发病率仅为 0.2‰～0.6‰，其中以华北地区最高。

一、病因和发病机制

急性心肌梗死绝大多数（90％以上）是由冠状动脉粥样硬化所致。由于冠状动脉有弥漫而广泛的粥样硬化病变，使管腔有 75％ 以上的狭窄，侧支循环尚未充分建立，在此基础上，一旦因为管腔内血栓形成、劳力、情绪激动、休克、外科手术或血压剧升等诱因而导致血供进一步急剧减少或中断，使心肌发生严重而持久的急性缺血达 1 小时以上，即可发生心肌梗死。

冠状动脉闭塞约 0.5 小时后，心肌开始坏死，1 小时后心肌凝固性坏死，心肌间质发生充血、水肿、炎性细胞浸润，以后坏死心肌逐渐溶解，形成肌溶灶，随后渐有肉芽组织形成，1～2 周后坏死组织开始吸收，逐渐纤维化，在 6～8 周形成瘢痕而愈合，即为陈旧性心肌梗死。坏死心肌波及心包可引起心包炎；心肌全层坏死，可产生心室壁破裂，游离壁破裂或室间隔穿孔，也可引起乳头肌断裂；若仅有心内膜下心肌坏死，在心室腔压力的冲击下，外膜下层向外膨出，形成室壁膨胀瘤，造成室壁运动障碍甚至矛盾运动，严重影响左心室射血功能。冠状动脉可有一支或几支闭塞而引起所供血区部位的梗死。

急性心肌梗死时，心脏收缩力减弱，顺应性减低，心肌收缩不协调，心排血量下降，严重时发生泵衰竭、心源性休克及各种心律失常，病死率高。

二、病理生理

主要出现左心室舒张和收缩功能障碍的一些血流动力学变化，其严重度和持续时间取决于梗死的部位、程度和范围。当心脏收缩力减弱、顺应性减低、心肌收缩不协调时，左心室压力曲线最大上升速度（dp/dt）减低，左心室舒张期末压增高、舒张和收缩末期容量增多。射血分数减低，心搏血量和心排血量下降，心率增快或有心律失常，血压下降，静脉血氧含量降低。心室重构出现心壁厚度改变、心脏扩大和心力衰竭（先左心衰竭然后全心衰竭），可发生心源性休克。右心室梗死在心肌梗死患者中少见，其主要病理生理改变是右心衰竭的血流动力学变化，右心房压力增高，高于左心室舒张期末压，心排血量减低，血压下降。

急性心肌梗死引起的心力衰竭称为泵衰竭，按 Killip 分级法可分为：Ⅰ级，尚无明显心力衰竭；Ⅱ级，有左心衰竭，肺部啰音出现范围小于 50％ 肺野；Ⅲ级，有急性肺水肿，全肺闻及大、小、干、湿啰音；Ⅳ级，有心源性休克等不同程度或阶段的血流动力学变化。心源性休克是泵衰竭的严重阶段，但如兼有肺水肿和心源性休克则情况最严重。

三、临床表现

（一）病史

发病前常有明显诱因，如精神紧张、情绪激动、过度体力活动、饱餐、高脂饮食、糖尿病未得到控制、感染、手术、大出血、休克等，少数在睡眠中发病。约有半数的患者过去有高血压及心绞痛史，部分患者则无明确病史及先兆表现，首次发病即是急性心肌梗死。

(二)症状

1.先兆症状

急性心肌梗死多突然发病,少数患者起病症状轻微。1/2～2/3的患者起病前1～2天至1～2周或更长时间有先兆症状,其中最常见的是稳定性心绞痛转变为不稳定型;或既往无心绞痛,突然出现心绞痛,且发作频繁,程度较重,用硝酸甘油难以缓解,持续时间较长。急性心肌梗死多伴恶心、呕吐、血压剧烈波动,心电图显示ST段一时性明显上升或降低,T波倒置或增高。这些先兆症状如诊断及时,治疗得当,半数以上患者可免于发生心肌梗死;即使发生,症状也较轻,预后较好。

2.胸痛

胸痛为最早出现且突出的症状。其性质和部位多与心绞痛相似,但常发生于安静或睡眠时,程度更为剧烈,呈难以忍受的压榨、窒息,甚至"濒死感",伴有大汗淋漓及烦躁不安,持续时间可长达1～2小时甚至10小时以上,或时重时轻达数天之久。疼痛用硝酸甘油无法缓解,需用麻醉性镇痛药才能减轻;疼痛部位多在胸骨后,但范围较为广泛,常波及整个心前区,约10%的病例波及剑突下及上腹部或颈、背部,偶尔到下颌、咽部及牙齿处;约25%病例无明显的疼痛,多见于老年、糖尿病(由于感觉迟钝)或神志不清患者,或有急性循环衰竭者,疼痛被其他严重症状所掩盖。15%～20%的病例在急性期无症状。

3.心律失常

心律失常见于75%～95%的患者,多发生于起病后1～2天内,而以24小时内最多见。经心电图观察可发现各种心律失常,可伴乏力、头晕、晕厥等症状,且为急性期引起死亡的主要原因之一。其中最严重的心律失常是室性异位心律(包括频发性期前收缩、阵发性心动过速和颤动)。频发(>5次/分)、多源、成对出现或R波落在T波上的室性期前收缩可能为心室颤动的先兆。房室传导阻滞和束支传导阻滞也较多见,严重者可出现完全性房室传导阻滞。室上性心律失常则较少见,多发生于心力衰竭患者。前壁心肌梗死易发生室性心律失常,下壁(膈面)梗死易发生房室传导阻滞。

4.心力衰竭

主要是急性左心衰竭,发生率为32%～48%,为心肌梗死后收缩力减弱或不协调所致,可出现呼吸困难、咳嗽、烦躁及发绀等症状,严重时两肺满布湿啰音,形成肺水肿,进一步则导致右心衰竭;右心室心肌梗死者可一开始就出现右心衰竭,并伴血压下降。

5.低血压和休克

仅于疼痛剧烈时血压下降,未必是休克。但如疼痛缓解而收缩压仍低于10.7 kPa(80 mmHg),且伴有烦躁不安、大汗淋漓、脉搏细快、尿量减少(<20 mL/h)、神志恍惚甚至晕厥时,则为休克,主要为心源性,是由于心肌广泛坏死、心排血量急剧下降所致。而神经反射引起的血管扩张尚属次要,有些患者还有血容量不足的因素参与。

6.胃肠道症状

疼痛剧烈时,伴有频繁的恶心呕吐、上腹胀痛、肠胀气等,与迷走神经张力增高有关。

7.全身症状

主要是发热,一般在发病后1～3天出现,体温38 ℃左右,持续约1周。

(三)体征

(1)约半数患者心浊音界轻度至中度增大,有心力衰竭时较显著。

(2)心率多增快,少数可减慢。

(3)心尖区第一心音减弱,有时伴有第三或第四心音奔马律。

(4)10%～20%的患者在病后 2～3 天出现心包摩擦音,多数在几天内又消失,由坏死波及心包面引起的反应性纤维蛋白性心包炎所致。

(5)心尖区可出现粗糙的收缩期杂音或收缩中晚期喀喇音,为二尖瓣乳头肌功能失调或断裂所致。

(6)可听到各种心律失常的心音改变。

(7)常见血压下降到正常以下(病前高血压者血压可降至正常),且可能不再恢复到起病前水平。

(8)还可伴有休克、心力衰竭的相应体征。

(四)并发症

心肌梗死除可并发心力衰竭及心律失常外,还可有下列并发症。

1.动脉栓塞

主要为左室壁血栓脱落所引起,根据栓塞的部位,可能产生脑部或其他部位的相应症状,常在起病后 1～2 周发生。

2.心室壁瘤

梗死部位在心脏内压的作用下,显著膨出。心电图常示持久的 ST 段抬高。

3.心肌破裂

少见。常在发病一周内出现,患者常突发心力衰竭甚至休克,造成死亡。

4.乳头肌功能不全

乳头肌功能不全的病变可分为坏死性与纤维性两种,在发生心肌梗死后,心尖区突然出现响亮的全收缩期杂音,第一心音减低。

5.心肌梗死后综合征

发生率约 10%,于心肌梗死后数周至数月内出现,可反复发生,表现为发热、胸痛、心包炎、胸膜炎或肺炎等症状、体征,可能为机体对坏死物质的变态反应。

四、诊断要点

(一)诊断标准

诊断 AMI 必须至少具备以下标准中的两条。

(1)缺血性胸痛的临床病史,疼痛常持续 30 分钟以上。

(2)心电图的特征性改变和动态演变。

(3)心肌坏死的血清心肌标记物浓度升高和动态变化。

(二)诊断步骤

对疑为 AMI 的患者,应争取在 10 分钟内完成诊断。

(1)临床检查(问清缺血性胸痛病史,如疼痛性质、部位、持续时间、缓解方式、伴随症状;查明心、肺、血管等的体征)。

(2)描记 18 导联心电图(常规 12 导联加 $V_7 \sim V_9$,$V_{3R} \sim V_{5R}$),并立即进行分析、判断。

(3)进行简明的临床鉴别诊断后迅速做出初步诊断(老年人突发原因不明的休克、心衰、上腹部疼痛伴胃肠道症状、严重心律失常或较重而持续性的胸痛或胸闷,应慎重考虑有无发生本病的可能)。

(4)对病情做出基本评价并确定即刻处理方案。

(5)继之尽快进行相关的诊断性检查和监测,如血清心肌标记物浓度的检测,结合缺血性胸痛的临床病史、心电图的特征性改变,做出 AMI 的最终诊断。此外,尚应进行血常规、血脂、血糖、凝血时间、电解质等检测,二维超声心动图检查,床旁心电监护等。

(三)危险性评估

(1)伴下列任一项者,如高龄(>70 岁)、既往有心肌梗死史、心房颤动、前壁心肌梗死、心源性休克、急性肺水肿或持续低血压等,可确定为高危患者。

(2)病死率随心电图 ST 段抬高的导联数的增加而增加。

(3)血清心肌标记物浓度与心肌损害范围呈正相关,可助评估梗死面积和患者预后。

五、鉴别诊断

(一)不稳定型心绞痛

疼痛的性质、部位与心肌梗死相似,但发作持续时间短、次数频繁、含服硝酸甘油有效。心电图的改变及酶学检查是与心肌梗死区别的主要依据。

(二)急性肺动脉栓塞

大块的栓塞可引起胸痛、呼吸困难、咯血、休克,但多出现右心负荷急剧增加的表现,如心室增大、P_2 亢进、分裂和心衰体征,但没有心肌梗死时的典型心电图改变和血清心肌酶的变化。

(三)主动脉夹层

该病也具有剧烈的胸痛,有时出现休克,其疼痛常为撕裂样,一开始即达高峰,多放射至背部、腹部、腰部及下肢,两上肢的血压和脉搏常不一致是本病的重要体征,可出现主动脉瓣关闭不全的体征,心电图和血清心肌酶学检查无 AMI 时的变化,X 线和超声检查可出现主动脉明显增宽。

(四)急腹症

急性胆囊炎、胆石症、急性坏死性胰腺炎、溃疡病穿孔等常出现上腹痛及休克的表现,但应有相应的腹部体征,心电图及影像、酶学检查有助于鉴别。

(五)急性心包炎

尤其是非特异性急性心包炎,也可出现严重胸痛、心电图 ST 段抬高,但该病发病前常有上呼吸道感染,呼吸和咳嗽时疼痛加重,早期即有心包摩擦音,无心电图的演变及酶学异常。

六、处理

(一)治疗原则

改善冠状动脉血液供给,减少心肌耗氧,保护心脏功能,挽救因缺血而濒死的心肌,防止梗死面积扩大,缩小心肌缺血范围,及时发现、处理、防治严重心律失常、泵衰竭和各种并发症,防止猝死。

(二)院前急救

流行病学调查发现,50%的患者在发病后 1 小时内在院外猝死,死因主要是可救治的心律失常。因此,院前急救的重点是尽可能缩短患者就诊延误的时间和院前检查、处理、转运所用的时间;尽量帮助患者安全、迅速地被转送到医院;尽可能及时地给予相关急救措施,如嘱患者停止任何主动性活动和运动、舌下含化硝酸甘油、高流量吸氧、镇静止痛(吗啡或哌替啶),必要时静脉注射或滴注利多卡因,或给予除颤治疗和心肺复苏;对缓慢性心律失常患者给予阿托品肌内注射或静脉注射;及时将患者情况告知急救中心或医院,在严密观察、治疗下迅速将患者送至医院。

(三)住院治疗

急诊室医师应力争在10~20分钟内完成病史、临床检数记录18导联心电图,尽快明确诊断。对ST段抬高者应在30分钟内收住冠心病监护病房(CCU)并开始溶栓,或在90分钟内开始行急诊经皮冠状动脉腔内血管成形术(PTCA)治疗。

1.休息

嘱患者卧床休息,保持环境安静,减少探视,防止不良刺激。

2.监测

在冠心病监护室进行5~7天心电图、血压和呼吸的监测,必要时进行床旁血流动力学监测,以便于观察病情和指导治疗。

3.护理

第一周完全卧床,加强护理,进食、漱洗、大小便、翻身等都需要别人帮助;第2周可从床上坐起;第3~4周可逐步离床和室内缓步走动。但病重或有并发症者,卧床时间宜适当延长。食物以易消化的流质或半流质为主,病情稳定后逐渐改为软食,便秘3天者可服轻泻剂或用甘油栓等,必须防止用力大便造成病情突变,焦虑、不安患者可用地西泮等镇静剂,禁止吸烟。

4.吸氧

在急性心肌梗死早期,即便未合并有左侧心力衰竭或肺疾病,也常有不同程度的动脉低氧血症。其原因可能是细支气管周围水肿,使小气道狭窄,小气道阻力增加,气流量降低,局部换气量减少,特别是两肺底部最为明显。有些患者虽未测出动脉低氧血症,但由于肺间质液体增加,肺顺应性一过性降低,而有气短症状。因此,应给予吸氧,通常在发病早期用鼻塞给氧24~48小时,3~5 L/min,有利于氧气被运送到心肌,可减轻气短、疼痛或焦虑症状。严重左侧心力衰竭、肺水肿和并有机械并发症的患者,多伴有严重低氧血症,需面罩加压给氧或气管插管并机械通气。

5.补充血容量

心肌梗死患者,由于发病后出汗,呕吐或进食少,以及应用利尿药等因素,会发生血容量不足和血液浓缩,从而加重缺血和血栓形成,有心肌梗死面积扩大的危险。因此,如每天摄入量不足,应适当补液,以保持出入量的平衡。

6.缓解疼痛

发生AMI时,剧烈胸痛使患者交感神经过度兴奋,产生心动过速、血压升高和心肌收缩力增强,从而增加心肌耗氧量。并易诱发快速性室性心律失常,应迅速给予有效镇痛药。本病早期难以区分坏死心肌疼痛和可逆性心肌缺血疼痛,二者常混杂在一起,应先予含服硝酸甘油,随后静脉滴注硝酸甘油,如疼痛不能迅速缓解,应即用强的镇痛药,吗啡和派替啶最为常用。吗啡是解除急性心肌梗死后疼痛最有效的药物,其作用于中枢阿片受体而发挥镇痛作用,还可以阻滞中枢交感神经冲动的传出,导致外周动、静脉扩张,从而降低心脏前后负荷及心肌耗氧量,通过镇痛,减轻疼痛引起的应激反应,使心率减慢。吗啡一次给药后10~20分钟发挥镇痛作用,1~2小时作用最强,持续4~6小时;通常静脉注射吗啡5~10 mg,必要时每1~2小时重复1次,总量不宜超过15 mg。吗啡治疗剂量时即可发生不良反应,随剂量增加,发生率增加,不良反应有恶心、呕吐、低血压和呼吸抑制,其他不良反应有眩晕,嗜睡,表情淡漠,注意力分散等,一旦出现呼吸抑制,可每隔3分钟静脉注射纳洛酮,有拮抗吗啡的作用,剂量为 0.4 mg,总量不超过 1.2 mg,一般用药后呼吸抑制症状可很快消除,必要时采用人工辅助呼吸。哌替啶有消除迷走神经作用和镇痛作用,其血流动力学作用与吗啡相似,75 mg 哌替啶相当于 10 mg 吗啡,不良反应有心动过速和呕吐,但较吗啡轻,可用阿托品 0.5 mg 对抗之;临床上可肌内注射 25～75 mg,必要时 2～3 小时重复,若过量则出现麻醉作用和呼吸抑制,当引起呼吸抑制时,也可应用纳洛酮治疗。对重度烦躁者可应用冬眠疗法,即经肌内注射哌替啶 25 mg、异丙嗪 12.5 mg,必要时 4～6 小时重复一次。

中药可用复方丹参滴丸,麝香保心丸口服,或 16 mL 复方丹参注射液加入 250～500 mL 5% 的葡萄糖溶液中静脉滴注。

(四)再灌注心肌

起病 3～6 小时内,使闭塞的冠状动脉再通,心肌得到再灌注,濒临坏死的心肌可得以存活或使坏死范围缩小,预后改善,是一种积极的治疗措施。

1.急诊溶栓治疗

溶栓治疗是 20 世纪 80 年代初兴起的一项新技术,其治疗原理是针对急性心肌梗死发病的基础,即冠状动脉血栓性闭塞。凝血酶原在异常刺激下被激活,形成凝血酶,使纤维蛋白原转化为纤维蛋白,然后与其他有形成分如红细胞、血小板一起形成血栓。机体内存在一个纤维蛋白溶解系统,由纤维蛋白溶解原和内源性或外源性激活物组成。在激活物的作用下,纤维蛋白溶酶原被激活,形成纤维蛋白溶酶,它可以溶解稳定的纤维蛋白血栓,还可以降解纤维蛋白原,促使纤维蛋白裂解、使血栓溶解,但是纤维蛋白溶酶的半衰期很短,要想获得持续的溶栓效果,只能依靠连续输入外源性补给激活物的办法。现在临床常用的纤溶激活物有两大类,一类为非选择性纤溶剂,如链激酶、尿激酶,它们除了激活与血栓相关的纤维蛋白溶酶原外,还激活循环中的纤溶酶原,导致全身的纤溶状态,因此可以引起出血并发症;另一类为选择性纤溶剂,有重组组织型纤溶酶原激活剂(αt-Pa)、单链尿激酶型纤溶酶原激活剂(SCUPA)及乙酰纤溶酶原-链激酶激活剂复合物(APSAC),它们选择性地激活与血栓有关的纤溶酶原,而对循环中的纤溶酶原仅有中度作用,这样可以避免或减少出血并发症的发生。

(1)溶栓疗法的适应证如下。

1)持续性胸痛超过 0.5 小时,含服硝酸甘油片后症状不能缓解。

2)相邻两个或更多导联 ST 段抬高 0.2 mV 以上。

3)发病 12 小时内,或发病虽超过 6 小时,但患者仍有严重胸痛,并且 ST 段抬高的导联有 R 波。

(2)溶栓治疗的禁忌证如下。

1)近 10 天内施行过外科手术者,包括活检、胸腔或腹腔穿刺和心脏体外按压术等。

2)10 天内进行过动脉穿刺术者。

3)颅内病变,包括出血、梗死或肿瘤等。

4)有明显出血或潜在的出血性病变,如溃疡性结肠炎、胃十二指肠溃疡或有空洞形成的肺部病变。

5)有出血性或脑栓死倾向的疾病,如各种出血性疾病、肝肾疾病、心房纤颤、感染性心内膜炎、收缩压高于 24.0 kPa(180 mmHg),舒张压高于 14.7 kPa(110 mmHg)等。

6)妊娠期或分娩后前 10 天。

7)在半年至1年内进行过链激酶治疗者。

8)年龄大于65岁。因为高龄患者行溶栓疗法引起颅内出血者多,而且冠脉再通率低于中年患者。①链激酶(streptokinase,SK):SK是C类乙型链球菌产生的酶,在体内将前活化素转变为活化素,后者将纤溶酶原转变为纤溶酶,有抗原性,用前需做皮肤过敏试验。SK静脉滴注常用量为50～150万单位加入100 mL 5%的葡萄糖溶液内,在60分钟内滴完,后每小时给予10万单位,滴注24小时。治疗前0.5小时肌内注射异丙嗪25 mg,加少量(2.5～5.0 mg)地塞米松同时滴注可减少变态反应的发生。用药前后须进行凝血方面的化验检查,用量大时尤应注意出血倾向。冠脉内注射时先做冠脉造影,经导管向闭塞的冠状动脉内注入硝酸甘油0.2～0.5 mg,后注入SK 2万单位,继之每分钟2 000～4 000 U,再通后,继续用2 000单位/分的SK 30～60分钟。患者胸痛突然消失,ST段恢复正常,心肌酶峰值提前出现为再通征象,可每分钟注入1次造影剂观察是否再通。②尿激酶(Urokinase,UK):作用于纤溶酶原使之转变为纤溶酶。本品无抗原性,作用较SK弱。150～200万单位静脉滴注,30分钟滴完。冠状动脉内应用时每分钟6 000 U,持续1小时以上至溶栓后再维持0.5～1.0小时。③组织型重组纤维蛋白溶酶原激活剂(rt-PA):本品对血凝块有选择性,故疗效高于SK;冠脉内滴注0.375 mg/kg,持续45分钟;静脉滴注用量为0.75 mg/kg,持续90分钟。

9)其他制剂还有单链尿激酶型纤维蛋白溶酶原激活剂(SCUPA),异化纤维蛋白溶酶原链激酶激活剂复合物(APSAC)等。

(3)文献资料显示,用药2～3小时的开通率,rt-PA为65%～80%,SK为65%～75%,UK为50%～68%,APSAC为68%～70%。究竟选用哪一种溶栓剂,不能根据以上数据武断地选择,而应根据患者的病变范围、部位、年龄、起病时间的长短以及经济情况等因素选择。比较而言,如患者年龄小于45岁、大面积前壁AMI、两小时内到达医院、无高血压,应首选rt-PA;如果年龄大于70岁、下壁AMI、有高血压,应选SK或UK。由于APSAC的半衰期最长(70～120分钟),因此可在患者家中或救护车上行一次性快速静脉注射;rt-PA的半衰期最短(3～4分钟),需静脉持续滴注90～180分钟;SK的半衰期为18分钟,给药持续时间为60分钟;UK半衰期为40分钟,给药时间为30分钟。SK与APSAC可引起低血压和变态反应,UK与rt-PA无这些不良反应。rt-PA需要联合肝素使用,SK、UK、APSAC除具有纤溶作用外,还有明显的抗凝作用,不需要积极使用静脉肝素。另外,rt-PA价格较贵,SK、UK较低廉。以上这些因素在临床选用溶栓剂时都应予以考虑。

(4)溶栓治疗的并发症。

1)出血。①轻度出血:皮肤、黏膜、肉眼及显微镜下血尿、或小量咯血、呕血等(穿刺或注射部位少量瘀斑不作为并发症)。②重度出血:大量咯血或消化道大出血,腹膜后出血等引起失血性休克或低血压,需要输血者。③危及生命部位的出血:颅内、蛛网膜下腔、纵隔内或心包出血。

2)再灌注心律失常,注意其对血流动力学的影响。

3)一过性低血压及其他的变态反应。

4)已证实有效的抗凝治疗可加速血管再通,有助于保持血管通畅。今后的研究应着重于改进治疗方法或使用特异性溶栓剂,以减少纤维蛋白分解、防止促凝血活动和纤溶酶原偷窃;研制合理的联合使用的药物和方法。

2.经皮腔内冠状动脉成形术(PTCA)

(1)直接PTCA(direct PTCA):急性心肌梗死发病后直接做PTCA。指征:静脉溶栓治疗有禁忌证者;合并心源性休克者;诊断不明患者,如急性心肌梗死病史不典型或左束支传导阻滞(LBBB)者;有条件在发病后数小时内行 PTCA 者。

(2)补救性 PTCA(rescue PTCA):在发病 24 小时内,静脉溶栓治疗失败,患者胸痛症状不缓解时,行补救性 PTCA,以挽救存活的心肌,限制梗死面积进一步扩大。

(3)半择期 PTCA(semi-elective PTCA):溶栓成功患者在梗死后 7～10 天内,有心肌缺血指征或冠脉再闭塞者。

(4)择期 PTCA(elective PTCA):在急性心肌梗死后 4～6 周,运动试验、动态心电图、^{201}Tl 运动心肌断层显像等证实有心肌缺血者。

(5)冠状动脉旁路移植术(CABG):适用于溶栓疗法及 PTCA 无效,而仍有持续性心肌缺血者;急性心肌梗死合并有左房室瓣关闭不全或室间隔穿孔等机械性障碍需要手术矫正和修补,须同时进行 CABG;多支冠状动脉狭窄或左冠状动脉主干狭窄者。

(五)缩小梗死面积

AMI 是心肌氧供/氧需严重失衡的表现,纠正这种失衡,就能挽救濒死的心肌,限制梗死的扩大,有效地减少并发症和改善患者的预后。控制心律失常、适当补充血容量和治疗心力衰竭均有利于减少梗死区,目前多主张采用以下几种用药方案。

1.扩血管药物

扩血管药物必须应用于梗死初期的发展阶段,即起病后 4～6 小时之内。一般首选硝酸甘油静脉滴注或异山梨酯舌下含化,也可在皮肤上用硝酸甘油贴片或软膏。使用时应注意:静脉给药时,最好有血流动力学监测,当肺动脉楔嵌压小于 2.0 kPa(15 mmHg),动脉压正常或增高时,其疗效较好,反之,则可使病情恶化;应从小剂量开始,在应用过程中保持肺动脉楔压不低于 2.0 kPa(15 mmHg)/2.0～2.4 kPa(15～18 mmHg),且动脉压不低于正常低限,以保证必需的冠状动脉灌注。

2.β受体阻滞剂

大量临床资料表明,在 AMI 发生后的 4～12 小时内,给普萘洛安、阿普洛尔、美托洛尔等药治疗(最好是早期静脉内给药),常能明显降低患者的最高血清酶(CPK,CK-MB 等)水平,提示有限制梗死范围扩大的作用。但因这些药的负性肌力、负性频率作用,临床应用时,当心率低于每分钟 60 次,收缩压小于等于 14.7 kPa(110 mmHg)时,有心衰及下壁心梗者应慎用。

3.右旋糖酐-40 及复方丹参等活血化瘀药物

一般可选用右旋糖酐-40 每天静脉滴注 250～500 mL,7～14 天为 1 个疗程。在右旋糖酐-40 内加入活血化瘀药物,如血栓通 4～6 mL、川芎嗪 80～160 mg 或复方丹参注射液 12～30 mL,疗效更佳。心功能不全者慎用右旋糖酐-40。

4.极化液(GIK)

可减少心肌坏死,加速缺血心肌的恢复。但近几年,因其效果不显著,已趋向不用,仅用于 AMI 伴有低血容量者。其他改善心肌代谢的药物有维生素 C(3～4 g)、辅酶 A(50～100 U)、肌苷(0.2～0.6 g)、维生素 B$_6$(50～100 mg),每天静脉滴注一次。

5.其他

有人提出用大量激素(氢化可的松 150 mg/kg)或透明质酸酶(每次 500 U/kg,每 6 小时 1 次,每天 4 次),或用钙拮抗剂(尼可地平 20 mg,每 4 小时 1 次)治疗 AMI,但对此分歧较大,尚无统一结论。

(六)严密观察,及时处理并发症

1.左心功能不全

因病理生理改变的程度不同,左心功能不全可表现为轻度肺淤血、急性左心衰(肺水肿)、心源性休克。

(1)急性左心衰(肺水肿):可选用吗啡、利尿剂(呋塞米等)、硝酸甘油(静脉滴注),尽早口服ACEI制剂(以短效制剂为宜);肺水肿合并严重高血压时应静脉滴注硝普钠,由小剂量(10 μg/min)开始,据血压变化逐渐调整剂量;伴严重低氧血症者可行人工机械通气治疗;在AMI发病24小时内不主张使用洋地黄制剂。

(2)心源性休克:在严重低血压时应静脉滴注多巴胺5~15 μg/(kg·min),一旦血压升至12.0 kPa(90 mmHg)以上,则可同时静脉滴注多巴酚丁胺3~10 μg/(kg·min),以减少多巴胺用量;如血压不升应使用大剂量[≥15 μg/(kg·min)]多巴胺;大剂量多巴胺无效时,可静脉滴注去甲肾上腺素2~8 μg/min;轻度低血压时,可用多巴胺或与多巴酚丁胺合用;药物治疗无效者,应使用主动脉内球囊反搏(IABP);AMI合并心源性休克时提倡行PTCA再灌注治疗;可酌情选用独参汤、参附汤、生脉散等中药。

2.抗心律失常

约有90%以上急性心肌梗死患者出现心律失常,绝大多数发生在梗死后72小时内,不论是快速性还是缓慢性心律失常,对急性心肌梗死患者均可引起严重后果。因此,要求医护人员及早发现心律失常,特别是严重的心律失常前驱症状,并给予积极的治疗。

(1)对出现室性期前收缩的急性心肌梗死患者,应行严密心电监护及处理。频发的室性期前收缩或室速,应以利多卡因50~100 mg静脉注射,无效时间隔5~10分钟重复,控制后以每分钟1~3 mg静脉滴注维持,情况稳定后可改为口服;美西律150~200 mg,普鲁卡因胺250~500 mg,溴苄胺100~200 mg等,6小时维持1次。

(2)对已发生室颤应立即行心肺复苏术者,在进行心脏按压和人工呼吸的同时尽快实行电除颤,一般首次即采取较大能量(200~300 J),争取一次成功。

(3)对窦性心动过缓,如心率小于每分钟50次,或心率在每分钟50~60次但合并低血压或室性心律失常者,可静脉注射阿托品0.3~0.5 mg,无效时间隔5~10分钟重复,但总量不超过2 mg。也可以氨茶碱0.25 g或异丙基肾上腺素1 mg分别加入300~500 mL液体中静脉滴注,但这些药物可能会增加心肌氧耗或诱发室性心律失常,故均应慎用。以上治疗无效,症状严重时,可采用临时起搏措施。

(4)对房室传导阻滞一度和二度患者,可应用肾上腺皮质激素、阿托品、异丙肾上腺素治疗,但应注意其不良反应。对三度及二度Ⅱ型者宜行临时心脏起搏。

(5)对室上性快速心律失常者,可选用β阻滞剂、洋地黄类(24小时内尽量不用)、维拉帕米、胺碘酮、奎尼丁、普鲁卡因胺等治疗,对阵发性室上性心律失常、房颤及房扑者,药物治疗无效时,可考虑直流同步电转复或人工心脏起搏器复律。

3.机械性并发症的处理

(1)心室游离壁破裂的处理。心室游离壁破裂可引起急性心包填塞,导致突然死亡,临床表现为电-机械分离或心脏停搏,常因难以即时救治而死亡。对亚急性心脏破裂者,应积极争取冠状动脉造影后行手术修补及血管重建术。

(2)室间隔穿孔的处理。室间隔穿孔伴血流动力学失代偿者,提倡在血管扩张剂和利尿剂治疗及主动脉球囊反搏术(IABP)支持下,早期或急诊手术治疗。如穿孔较小,无充血性心衰,血流动力学稳定,可保守治疗,6周后择期手术。

(3)急性二尖瓣关闭不全的处理。急性乳头肌断裂时突发左心衰和/或低血压,主张用血管扩张剂、利尿剂及 IABP 治疗,在血流动力学稳定的情况下行急诊手术。对左心室扩大或乳头肌功能不全者,应积极应用药物治疗心衰,改善心肌缺血并行血管重建术。

(七)恢复期处理

住院3~4周后,如患者病情稳定,体力增进,可考虑出院。近年主张出院前做症状限制性运动负荷心电图、放射性核素和/或超声显像检查,如显示心肌缺血或心功能较差,宜行冠状动脉造影检查,考虑行进一步处理。心室晚电位检查有助于预测发生严重室性心律失常的可能性。

七、护理

(一)护理评估

1.病史

发病前常有明显诱因,如精神紧张、情绪激动、过度体力活动、饱餐、高脂饮食、糖尿病未控制、感染、手术、大出血、休克等,少数在睡眠中发病,约有半数以上的患者过去有高血压及心绞痛史,部分患者则无明确病史及先兆表现,首次发病即是急性心肌梗死。

2.身体状况

(1)先兆。约半数以上患者在梗死前数天至数周,有乏力、胸部不适、活动时心悸、气急、心绞痛等症状,最突出的症状为心绞痛发作频繁,持续时间较长,疼痛较剧烈,甚至伴恶心、呕吐、大汗、心动过缓,硝酸甘油疗效差等,称为梗前先兆。存在梗前先兆的患者应警惕近期发生心肌梗死的可能,要及时住院治疗。

(2)症状。急性心肌梗死的临床表现与梗死的大小、部位、发展速度及原来心脏的功能情况等有关。①疼痛:是最常见的起始症状。典型的疼痛部位和性质与心绞痛相似,但疼痛更剧烈,诱因多不明显,持续时间较长,多在 30 分钟以上,也可达数小时或数天,休息和含服硝酸甘油多不能缓解。患者常烦躁不安、出汗、恐惧,或有濒死感。老年人、糖尿病患者以及脱水、休克患者常无疼痛。少数患者以休克、急性心力衰竭、突然晕厥为始发症状。部分患者的疼痛位于上腹部,或放射至下颌、颈部、背部上方,易被误诊,应与相关疾病鉴别。②全身症状:有发热和心动过速等。发热由坏死物质吸收所引起,一般在疼痛后24~48小时出现,体温一般在 38 ℃左右,持续约一周。③胃肠道症状:频繁,常伴有早期恶心、呕吐、肠胀气和消化不良,特别是下后壁梗死,重症者可发生呃逆。④心律失常:见于 75%~95% 的患者,以发病 24 小时内最多见,可伴心悸、乏力、头晕、晕厥等症状。其中以室性心律失常居多,可出现室性期前收缩、室性心动过速、心室颤动或加速性心室自主心律。如出现频发的、成对的、多源的和 R 落在 T 的室性期前收缩或室性心动过速,常为心室颤动的先兆,室颤是急性心肌梗死早期的主要死因。室上性心律失常则较少,多发生在心力衰竭者中。缓慢型心律失常中以房室传导阻滞最为常见,束支传导阻滞和窦性心动过缓也较多见。⑤低血压和休克:见于 20%~30% 的患者。疼痛期的血压下降未必是休克,若疼痛缓解后收缩压仍低于 10.7 kPa(80 mmHg),伴有烦躁不安、面色苍白、皮肤湿冷、大汗淋漓、脉细而快、少尿、精神迟钝甚或昏迷,则为休克。休克多在起病后数小时至一周内发生,主要是心源性,为心肌收缩力减弱、心排血量急剧下降所致,尚有血容量不足、严重心律失常、周围血管舒缩功能障碍和酸中毒等因素参与。⑥心力衰竭:主要为急性左心衰竭。可在发病最初的几天内发生,或在疼痛、休克好转阶段出现,是因为心肌梗死后心脏收缩力显著减弱或不协调所致,患者可突然出现呼吸困难、咳泡沫痰、发绀等症状,严重时可发生急性肺水肿,也可继而出现全心衰竭,并伴血压下降。

(3)体征。①一般情况:患者常焦虑不安或感到恐惧,手抚胸部,面色苍白,皮肤潮湿,呼吸增快,如左心功能不全时患者呼吸困难,常采半卧位或咯粉红色泡沫痰;发生休克时四肢厥冷,皮肤有蓝色斑纹。多数患者于发病第二天体温升高,一般在 38 ℃左右,不超过 39℃,一周内退至正常。②心脏:心脏浊音界可轻至中度增大;心率增快或减慢;可有各种心律失常;心尖部第一心音常减弱,可出现第三或第四音奔马律;一般听不到心脏杂音,二尖瓣乳头肌功能不全或腱索断裂时心尖部可听到明显的收缩期杂音;室间隔穿孔时,胸骨左缘可闻及响亮的全收缩期杂音;发生严重的左心衰竭时,心尖部也可闻及收缩期杂音;1%~20%的患者可在发病 1~3 天内出现心包摩擦音,持续数天,少数可持续 1 周以上。③肺部:发病早期,肺底可闻及少数湿啰音,常在 1~2 天内消失,啰音持续存在或增多常提示左心衰竭。

3.实验室及其他检查

(1)心电图:可起到定性、定位、定期的作用。透壁性心肌梗死的典型改变是出现异常、持久宽而深的 Q 波或 QS 波。损伤型 ST 段的抬高,弓背向上与 T 波融合形成单向曲线,于起病数小时之后出现,数天至数周回到基线;起病数小时内 T 波异常增高,数天至两周左右变为平坦,继而倒置。但有 5%~15% 的病例心电图表现不典型,其原因包括小灶梗死、多处或对应性梗死、再发梗死、心内膜下梗死以及伴室内传导阻滞、心室肥厚或预激综合征等。以上情况可不出现坏死性 Q 波,只表现为 QRS 波群高度、ST 段、T 波的动态改变。另外,右心心肌梗死、真后壁和局限性高侧壁心肌梗死的常规导联中不显示梗死图形,应加做特殊导联以明确诊断。

(2)心向量图:当心电图不能明确诊断为心肌梗死时,往往可通过心向量图得到证实。

(3)超声心动:超声心动图并不能用来诊断急性心肌梗死,但对探查心肌梗死的各种并发症极有价值,尤其是室间隔穿孔破裂、乳头肌或腱索断裂或功能不全造成的二尖瓣关闭不全、脱垂、室壁瘤和心包积液。

(4)放射性核素检查:放射性核素心肌显影及心室造影中 ^{99m}Tc 及 ^{131}I 等形成热点成像或 ^{201}Ti、^{42}K 等形成冷点成像,先是 ST 段普通压低,继而 T 波倒置。成像可判断梗死的部位和范围。用门电路控制 γ 闪烁照相法进行放射性核素血池显像,可观察壁动作及测定心室功能。

(5)心室晚电位(LPs):心肌梗死时 LPs 阳性率 28%~58%,其出现不似陈旧性心梗稳定,但与室速与室颤有关,阳性者应进行心电监护及有效治疗。

(6)磁共振成像(MRI 技术):易获得清晰的空间隔像,故对发现间隔段运动障碍、间隔心肌梗死并发症较其他方法优越。

(7)实验室检查。①血常规:白细胞计数上升,达 $(10\sim20)\times10^9$/L,中性粒细胞增至 75%~90%。②红细胞沉降率增快;C 反应蛋白(CRP)增高可持续 1~3 周。③血清酶学检查:心肌细胞内含有大量的酶,心肌细胞受损时这些酶进入血液,测定血中心肌酶谱对诊断及估计心肌损害程度有十分重要的价值。常用的有血清肌酸磷酸激酶(CPK),发病 4~6 小时在血中出现,24 小时达峰值,后很快下降,2~3 天消失;乳酸脱氢酶(LDH),在起病 8~10 小时后升高,2~3 天达到高峰时间,持续 1~2 周恢复正常。其中 CPK 的同工酶 CPK-MB 和 LDH 的同工酶 CDH,诊断的特异性最高,其增高程度还能准确地反映梗死的范围。④肌红蛋白测定:血清肌红蛋白升高出现时间比 CPK 略早,在 2 小时左右,多数 24 小时内即恢复正常;尿肌红蛋白在发病后 5～40 小时开始排泄,平均持续时间达 83 小时。

(二)护理目标

(1)患者疼痛减轻。

(2)患者能遵医嘱服药,了解治疗的重要性。

(3)患者的活动量增加、心率正常。

(4)患者的生命体征维持在正常范围。

(5)患者看起来放松。

(三)护理措施

1.一般护理

(1)安置患者于冠心病监护病房(CCU),连续监测心电图、血压、呼吸 5～7 天,对行漂浮导管检查者做好相应护理,询问患者有无心悸、胸闷、胸痛、气短、乏力、头晕等不适。

(2)病室保持安静、舒适,限制探视,有计划地护理患者,减少对患者的干扰,保证患者充足的休息和睡眠时间,防止任何不良刺激。据病情安置患者于半卧位或平卧位,如无并发症,24 小时内可在床上活动肢体。无并发症者可在床上坐起,逐渐过渡到坐在床边或椅子上,每次 20 分钟,每天 3～5 次,鼓励患者深呼吸;第 1～2 周后开始在室内走动,逐步过渡到室外行走;第 3～4 周可试着上下楼梯或出院。病情严重或有并发症者应适当延长卧床时间。

(3)向患者介绍本病知识和监护室的环境,关心、尊重、鼓励、安慰患者,以和善的态度回答患者提出的问题,帮助其树立战胜疾病的信心。

(4)给予患者低钠、低脂、低胆固醇、无刺激、易消化的饮食,少量多餐,避免进食过饱。

(5)对于心肌梗死患者,由于卧床休息、消化功能减退、哌替啶或吗啡等止痛药物的应用,使胃肠功能和膀胱收缩被抑制,易发生便秘和尿潴留。对比,应予以足够的重视,酌情给予轻泻剂,嘱患者排便时勿屏气,避免增加心脏负担和导致附壁血栓脱落,排便不畅时宜加用开塞露,对 5 天无大便者可行保留灌肠或给低压盐水灌肠;对排尿不畅者,可采用物理或诱导法协助排尿,必要时行导尿。

(6)吸氧:氧治疗可改善低氧血症,有利于心肌梗死的康复。急性期给患者高流量吸氧,持续 48 小时,氧流量在每分钟 3～5 L,病情变化时可延长吸氧时间,待疼痛减轻,休克解除,可降低氧流量,应注意鼻导管的通畅,24 小时更换一次。如果合并急性左心衰竭,出现重度低氧血症时,病死率较高,可采用加压吸氧或酒精除泡沫吸氧。

(7)防止血栓性静脉炎或深部静脉血栓形成:血栓性静脉炎表现为受累静脉局部红、肿、痛,可延伸呈条索状,多因反复静脉穿刺输液和多种药物输注所致。所以行静脉穿刺时应严格无菌操作,若患者感觉输液局部皮肤疼痛或红肿,应及时更换穿刺部位,并予以热敷或理疗。下肢静脉血栓形成一般在血栓较大引起阻塞时才出现患肢肤色改变、皮肤温度升高和可凹性水肿,应注意每天协助患者做被动下肢活动 2～3 次,注意下肢皮肤温度和颜色的变化,避免选用下肢静脉输液。

2.病情观察与护理

急性心肌梗死系危重疾病,应早期发现危及患者生命的先兆表现,如能得到及时处理,可使病情转危为安,故需严密观察以下情况。

(1)血压。开始发病时应 0.5～1.0 小时测量一次血压,随血压恢复逐步减少测量次数至每天4～6次,血压基本稳定后每天测量 1～2 次。若收缩压在 12.0 kPa(90 mmHg)以下,脉压减小,且音调低落,要注意患者的神志状态、脉搏、面色、皮肤色泽及尿量等,判断是否有心源性休克的发生。此时,在通知医师的同时,应对休克者采取抗休克措施,如补充血容量,应用升压药、血管扩张剂以及纠正酸中毒,避免脑缺氧,保护肾功能等,有条件者应准备好中心静脉压测定装置或漂浮导管,调节正确输液量及液体滴速。

(2)心率、心律。在冠心病监护病房(CCU)进行连续的心电、呼吸监测,在心电监测示波屏上,应注意观察心率及心律变化,及时检出可能作为恶性心动过速先兆的任何室性期前收缩,以及室颤或完全性房室传导阻滞、严重的窦性心动过缓、房性心律失常等。①每分钟5次以上;②呈二、三联律;③多元性期前收缩;④室性期前收缩的R波落在前一次主搏的T波之上。当室性期前收缩有以上①~④的特征时,为转变阵发性室性心动过速及心室颤动的先兆,易造成心脏骤停。遇上述情况,在立即通知医师的同时,需应用相应的抗心律失常药物,并准备好除颤器和人工心脏起搏器,协同医师进行抢救处理。

(3)胸痛。急性心肌梗死患者常伴有持续剧烈的胸痛,因此,应注意观察患者的胸痛程度,因剧烈胸痛可导致低血压,加重心肌缺氧,扩大梗死面积,引起心力衰竭、休克及心律失常。常用的给药方案有罂粟碱肌内注射或静脉滴注,硝酸甘油0.6 mg含服,疼痛较重者可用哌替啶或吗啡。在护理中应注意可能出现的药物不良反应,同时注意观察血压、尿量、呼吸及一般状态,确保用药的安全。

(4)呼吸急促。注意观察患者的呼吸状态,对有呼吸急促的患者应注意观察其血压、皮肤黏膜的血循环情况、肺部体征的变化以及血流动力学和尿量的变化,当发现患者有呼吸急促、不能平卧、烦躁不安、咳嗽、咯泡沫样血痰时,立即取半坐位,给予吸氧,准备好快速强心、利尿剂,配合医师按急性心力衰竭处理。

(5)体温。急性心肌梗死患者可有低热,体温在37~38.5 ℃,多持续3天左右,如体温持续升高,一周后仍不下降,应疑有继发肺部或其他部位感染,及时向医师报告。

(6)意识变化。如发现患者意识恍惚,烦躁不安,应注意观察血流动力学及尿量的变化。警惕心源性休克的发生。

(7)器官栓塞。在急性心肌梗死第一、二周内,注意观察组织或脏器有无发生栓塞,因左心室内附壁血栓可脱落,而引起脑、肾、四肢、肠系膜等动脉栓塞,若发现栓塞应及时向医师报告。

(8)心室膨胀瘤。在心肌梗死恢复过程中,心电图表现虽有好转,但患者仍有顽固性心力衰竭或心绞痛发作,应疑有心室膨胀瘤的发生,这是由于在心肌梗死区愈合过程中,心肌被结缔组织所替代,成为无收缩力的薄弱纤维瘢痕区,该区内受心腔内的压力而向外呈囊状膨出,造成心室膨胀瘤,应配合医师进行X线检查以确诊。

(9)心肌梗死后综合征。需注意在急性心肌梗死后2周、数月甚至2年内,可并发心肌梗死后综合征,表现为肺炎、胸膜炎和心包炎征象,同时也有发热、胸痛、血沉和白细胞升高现象,酷似急性心肌梗死的再发,这是由坏死心肌引起机体自身免疫变态反应所致。如心肌梗死的特征性心电图变化有好转现象,但患者有上述表现时,应做好X线检查的准备,配合医师做出鉴别诊断。因本病应用激素治疗效果良好,但若因误诊而用抗凝药物,可导致心腔内出血而发生急性心包填塞,故应严密观察病情,在确诊为本病后,应向患者及家属做好解释工作,解除其顾虑,必要时给患者应用镇痛及镇静剂;做好休息、饮食等生活护理。

(四)健康教育

(1)注意劳逸结合,根据心功能进行适当的康复锻炼。

（2）避免紧张、劳累、情绪激动、饱餐、便秘等诱发因素。

（3）节制饮食，禁忌烟酒、咖啡、刺激性食物，多吃蔬菜、蛋白质类食物，少食动物脂肪、胆固醇含量较高的食物。

（4）按医嘱服药，随身常备硝酸甘油等扩张冠状动脉的药物，定期复查。

（5）指导患者及家属在病情突变时采取简易应急措施。

（韩丽丽）

第四节　心源性猝死

一、疾病概述

（一）概念和特点

心源性猝死（sudden cardiac death，SCD）是指由心脏原因引起的急性症状发作后，以意识突然丧失为特征的自然死亡。世界卫生组织将发病后立即或 24 小时以内的死亡定义为猝死，2007 年美国心脏病学学会（ACC）在会议上将发病 1 小时内死亡定义为猝死。

据统计，全世界每年有数百万人因心源性猝死丧生，占死亡人数的 15%～20%。美国每年有约 30 万人发生心源性猝死，占全部心血管病死亡人数的 50% 以上，心源性猝死是 20～60 岁男性的首位死因。在我国，心源性猝死也居死亡原因的首位，虽然没有大规模的临床流行病学研究，但心源性猝死的比例在逐年增高，且随年龄增加发病率也逐渐增高，老年人心源性猝死的概率高达 80%～90%。

男性较女性心源性猝死的发病率高，美国弗雷明汉（Framingham）随访心源性猝死 20 年，男性发病率为女性的 3.8 倍；北京市的流行病学资料显示，心源性猝死的男性年平均发病率为 0.105‰，女性为 0.036‰。

（二）相关病理生理

冠状动脉粥样硬化是最常见的病理表现，病理研究显示，心源性猝死患者急性冠状动脉内血栓形成的发生率为 15%～64%。陈旧性心梗也是心源性猝死的病理表现，这类患者也可见心肌肥厚、冠状动脉痉挛、心电不稳与传导障碍等病理改变。

心律失常是导致心源性猝死的重要原因，通常包括致命性快速心律失常、严重缓慢性心律失常和心室停顿。致命性快速心律失常导致冠状动脉血管事件、心肌损伤、心肌代谢异常和/或自主神经张力改变等因素相互作用，从而引起一系列病理生理变化，引发心源性猝死，但其最终的作用机制仍无定论。严重缓慢性心律失常和心室停顿的电生理机制是当窦房结和/或房室结功能异常时，次级自律细胞不能承担起心脏的起搏功能，常见于病变弥漫累及心内膜下浦肯野纤维的严重心脏疾病。

非心律失常导致的心源性猝死较少，常由心脏破裂、心脏流入和流出道的急性阻塞、急性心脏压塞等原因导致。心肌电机械分离是指心肌细胞有电兴奋的节律活动，而无心肌细胞的机械收缩，是心源性猝死较少见的原因之一。

(三)病因与危险因素

1.基本病因

绝大多数心源性猝死发生在有器质性心脏病的患者。布劳沃德(Braunward)认为心源性猝死的病因有 10 大类：①冠状动脉疾病；②心肌肥厚；③心肌病和心力衰竭；④心肌炎症、浸润、肿瘤及退行性变；⑤瓣膜疾病；⑥先天性心脏病；⑦心脏电生理异常；⑧中枢神经及神经体液影响的心电不稳；⑨婴儿猝死综合征及儿童猝死；⑩其他。

(1)冠状动脉疾病：主要包括冠心病及其引起的冠状动脉栓塞或痉挛等。而另一些较少见的疾病，如先天性冠状动脉异常、冠状动脉栓塞、冠状动脉炎、冠状动脉机械性阻塞等都是引起心源性猝死的原因。

(2)心肌问题和心力衰竭：心肌问题引起的心源性猝死常在剧烈运动时发生，其机制是心肌电生理异常。由于慢性心力衰竭患者射血分数较低，常常引发猝死。

(3)瓣膜疾病：在瓣膜病中最易引发猝死的是主动脉瓣狭窄，瓣膜狭窄引起心肌突发性、大面积的缺血而导致猝死。梅毒性主动脉炎、主动脉扩张导致主动脉瓣关闭不全时引起的猝死也不少见。

(4)电生理异常及传导系统的障碍：心传导系统异常、长 QT 间期综合征、不明或未确定原因的室颤等都是引起心源性猝死的病因。

2.主要危险因素

(1)年龄：从年龄关系而言，心源性猝死有两个高峰期，即出生后至 6 个月内及 45～75 岁之间。成年人心源性猝死的发病率随着年龄增长而增长，而老年人是成年人心源性猝死的主要人群。随着年龄的增长，高血压、高血脂、心律失常、糖尿病、冠心病和肥胖的发生率增加，这些危险因素促进了心源性猝死的发生。

(2)冠心病和高血压：在西方国家，约 80% 的心源性猝死是由冠心病及其并发症引起的。冠心病患者发生心肌梗死后，左室射血分数降低是心源性猝死的主要因素。高血压是冠心病的主要危险因素，且这两种疾病在临床上常常并存。高血压患者左室肥厚，维持血压的应激能力受损，交感神经控制能力下降，易出现快速心律失常而引发猝死。

(3)急性心功能不全和心律失常：急性心功能不全患者心脏机械功能恶化时，可出现心肌电活动紊乱，引发心力衰竭患者发生猝死。临床上，几乎都是由心律失常恶化引发的心源性猝死。

(4)抑郁：其机制可能是抑郁患者交感或副交感神经调节失衡，导致心脏的电调节失调。

(5)时间：美国 Framingham 随访 38 年的资料显示，猝死发生以 7～10 时和 16～20 时为两个高峰期，这可能与此时生活、工作紧张，交感神经兴奋，诱发冠状动脉痉挛，导致心律失常有关。

(四)临床表现

心源性猝死可分为四个临床时期：前驱期、终末事件期、心脏骤停期与生物学死亡期。

1.前驱期

前驱症状表现形式多样，具有突发性和不可测性，如在猝死前数天或数月，有些患者可出现胸痛、气促、疲乏、心悸等非特异性症状，但也可无任何前驱症状，突发心脏骤停。

2.终末事件期

终末事件期是指心血管状态出现急剧变化后到心脏骤停发生前的一段时间，时间从瞬间到 1 小时不等。心源性猝死所定义时间多指该时期持续的时间。其典型表现包括严重胸痛、急性呼吸困难、突发心悸或眩晕等。在猝死前常有心电活动改变，其中以致命性快速心律失常和室性异位搏动为主因的室颤猝死者,常先有室性心动过速,少部分以循环衰竭为死亡原因。

3.心脏骤停期

心脏骤停后脑血流急剧减少,患者出现意识丧失,伴有局部或全身的抽搐。心脏骤停刚发生时可出现叹息样或短促痉挛性呼吸,随后呼吸停止伴发绀,皮肤苍白或发绀,瞳孔散大,脉搏消失,二便失禁。

4.生物学死亡期

从心脏骤停至生物学死亡的时间长短取决于原发病的性质和复苏开始时间。心脏骤停后4~6分钟脑部出现不可逆性损害,随后经数分钟发展至生物学死亡。心脏骤停后立即实施心肺复苏和除颤是避免发生生物学死亡的关键。

(五)急救方法

1.识别心脏骤停

在最短时间内判断患者是否发生心脏骤停。

2.呼救

在不影响实施救治的同时,设法通知急救医疗系统。

3.初级心肺复苏

初级心肺复苏即基础生命活动支持,包括人工胸外按压、开放气道和人工呼吸,被简称CBA。如果具备自动电除颤仪(AED),应联合应用心肺复苏和电除颤。

4.高级心肺复苏

高级心肺复苏即高级生命支持,是在基础生命支持的基础上,应用辅助设备、特殊技术等建立更为有效的通气和血运循环,主要措施包括气管插管、电除颤转复心律、建立静脉通道并给药维护循环等。在这一救治阶段应给予心电、血压、血氧饱和度及呼气末二氧化碳分压监测,必要时还需进行有创血流动力学监测,如动脉血气分析、动脉压、中心动脉压、肺动脉压、肺动脉楔压等。早期电除颤对于救治心脏骤停至关重要,且越早进行越好。心肺复苏的首选药物是肾上腺素,每3~5分钟重复静脉推注1 mg,可逐渐增加剂量到5 mg。低血压时可使用去甲肾上腺素、多巴胺、多巴酚丁胺等,抗心律失常常用药物有胺碘酮、利多卡因、β受体阻滞剂等。

5.复苏后处理

处理原则是维护有效循环和呼吸功能,特别是维持脑灌注,预防再次发生心脏骤停,维护水电解质和酸碱平衡,防治脑水肿、急性肾衰竭和继发感染等,其重点是脑复苏、提高营养补充。

(六)预防

1.识别高危人群、采用相应预防措施

对高危人群,针对其心脏基础疾病采用相应的预防措施能减少心源性猝死的发生率,如对冠心病患者采用减轻心肌缺血、预防心梗或缩小梗死范围等措施;对急性心梗、心梗后充血性心衰的患者应用β受体阻滞剂;对充血性心衰患者应用血管紧张素转换酶抑制剂。

2.抗心律失常

胺碘酮在心源性猝死的二级预防中优于传统的Ⅰ类抗心律失常药物。抗心律失常的外科手术治疗对部分药物治疗效果欠佳的患者有一定的预防心源性猝死的作用。近年研究证明,埋藏式心脏复律除颤器(implantable cardioverter defibrillator,ICD)能改善一些高危患者的预后。

3.健康知识和心肺复苏技能的普及

高危人群应尽量避免独居,对其及家属进行相关健康知识和心肺复苏技能普及。

二、护理评估

(一)一般评估

(1)识别心脏骤停:当发现无反应或突然倒地的患者时,首先观察其对刺激的反应,并判断患者有无呼吸和大动脉搏动。判断心脏骤停的指标包括:意识突然丧失或伴有短阵抽搐;呼吸断续,喘息,随后呼吸停止;皮肤苍白或明显发绀,瞳孔散大,大小便失禁;颈、股动脉搏动消失;心音消失。

(2)患者主诉:胸痛、气促、疲乏、心悸等前驱症状。

(3)相关记录:记录心脏骤停和复苏成功的时间。

(4)复苏过程中须持续监测血压、血氧饱和度,必要时进行有创血流动力学监测。

(二)身体评估

1.头颈部

轻拍肩部呼叫,观察患者反应、瞳孔变化情况,气道内是否有异物。手指于胸锁乳突肌内侧沟中检测颈总动脉搏动(耗时不超过 10 秒)。

2.胸部

视诊患者胸廓起伏,感受其呼吸情况,听诊其呼吸音判断自主呼吸恢复情况。

3.其他

观察全身皮肤颜色及肢体活动情况,触诊全身皮肤温、湿度等。

(三)心理、社会评估

患者复苏后应评估其心理反应与需求,家庭及社会支持情况,引导患者正确配合疾病的治疗与护理。

(四)辅助检查结果评估

(1)心电图:显示心室颤动或心电停止。

(2)各项生化检查情况和动脉血气分析结果。

(五)常用药物治疗效果的评估

1.血管升压药的评估要点

(1)用药剂量、用药速度、用药方法(静脉滴注、注射泵/输液泵泵入)的评估与记录。

(2)血压的评估:患者意识是否恢复,血压是否上升到目标值,尿量、肤色和肢端温度的改变等。

2.抗心律失常药的评估要点

(1)持续监测心电,观察心律和心率的变化,评估药物疗效。

(2)不良反应的评估:应观察用药后是否发生不良反应,如使用胺碘酮可能引起窦性心动过缓、低血压等现象,使用利多卡因可能引起感觉异常、窦房结抑制、房室传导阻滞等。

三、主要护理诊断/问题

(一)循环障碍

循环障碍与心脏收缩障碍有关。

(二)清理呼吸道无效

清理呼吸道无效与微循环障碍、缺氧和呼吸形态改变有关。

（三）潜在并发症

脑水肿、感染、胸骨骨折等。

四、护理措施

（一）快速识别心脏骤停，及时进行心肺复苏和除颤

心源性猝死抢救成功的关键是快速识别心脏骤停和启动急救系统，尽早进行心肺复苏和复律治疗。快速识别是进行心肺复苏的基础，而及时行心肺复苏和尽早除颤是避免发生生物学死亡的关键。

（二）合理饮食

多摄入水果、蔬菜和黑鱼等易消化的清淡食物，可通过改善心律变异性来预防心源性猝死。

（三）用药护理

应严格按医嘱用药，并注意观察常用药的疗效和毒副作用，发现问题及时处理等。

（四）心理护理

复苏后部分患者会有明显的恐惧和焦虑心理，应帮助患者正确评估所面对的情况，鼓励患者积极参与治疗和护理计划的制订，使之了解心源性猝死的高危因素和救治方法。帮助患者建立良好有效的社会支持系统，帮助患者克服恐惧和焦虑的情绪。

（五）健康教育

1.高危人群

对高危人群，如冠心病患者，应教会患者及家属心源性猝死早期出现的症状和体征，使其能做到早发现、早诊断、早干预。教会家属基本救治方法和技能，嘱患者外出时随身携带急救物品，记清救助电话，以方便得到及时救助。

2.用药原则

按时、正确服用相关药物，让患者了解常用药物不良反应及自我观察要点。

五、急救效果的评估

（1）患者意识清醒。

（2）患者恢复自主呼吸和心跳。

（3）患者瞳孔缩小。

（4）患者大动脉搏动恢复。

（韩丽丽）

第五节　重症哮喘

支气管哮喘（简称哮喘）是常见的慢性呼吸道疾病之一，近年来，其患病率在全球范围内有逐年增加的趋势，参照全球哮喘防治创议（GINA）和我国 2008 年版支气管哮喘防治指南，将定义重新修订为哮喘是由多种细胞包括气道的炎性细胞和结构细胞（如嗜酸性粒细胞、肥大细胞、T 淋巴细胞、中性粒细胞、平滑肌细胞、气道上皮细胞等）和细胞组分参与的气道慢性炎症性疾病。这种慢性炎症导致气道高反应性,通常出现广泛多变的可逆性气流受限,并引起反复发作性的喘息、气急、胸闷或咳嗽等症状,常在夜间和/或清晨发作、加剧,多数患者可自行缓解或经治疗缓解。如果哮喘急性发作,虽经积极吸入糖皮质激素($\leqslant 1\ 000\ \mu g/d$)和应用长效 β_2 受体激动药或茶碱类药物治疗数小时,病情不缓解或继续恶化;或哮喘呈暴发性发作,哮喘发作后短时间内即进入危重状态,则称为重症哮喘。如病情不能得到有效控制,可迅速发展为呼吸衰竭而危及生命,故需住院治疗。

一、病因和发病机制

(一)病因

哮喘的病因还不十分清楚,目前认为同时受遗传因素和环境因素的双重影响。

(二)发病机制

哮喘的发病机制不完全清楚,可能是免疫-炎症反应、神经机制和气道高反应性及其之间的相互作用。重症哮喘目前已经基本明确的发病因素主要有以下几种。

1.诱发因素的持续存在

诱发因素的持续存在使机体持续地产生抗原-抗体反应,发生气道炎症、气道高反应性和支气管痉挛,在此基础上,支气管黏膜充血水肿、大量黏液分泌并形成黏液栓,阻塞气道。

2.呼吸道感染

细菌、病毒及支原体等的感染可引起支气管黏膜充血肿胀及分泌物增加,加重气道阻塞;某些微生物及其代谢产物还可以作为抗原引起免疫-炎症反应,使气道高反应性加重。

3.糖皮质激素使用不当

长期使用糖皮质激素常常伴有下丘脑-垂体-肾上腺皮质轴功能抑制,突然减量或停用,可造成体内糖皮质激素水平的突然降低,造成哮喘的恶化。

4.脱水、痰液黏稠、电解质紊乱

哮喘急性发作时,呼吸道丢失水分增加、多汗造成机体脱水,痰液黏稠不易咳出而阻塞大小气道,加重呼吸困难,同时由于低氧血症可使无氧酵解增加,酸性代谢产物增加,合并代谢性酸中毒,使病情进一步加重。

5.精神心理因素

许多学者提出心理社会因素通过对中枢神经、内分泌和免疫系统的作用而导致哮喘发作,是使支气管哮喘发病率和病死率升高的一个重要因素。

二、病理生理

重症哮喘的支气管黏膜充血水肿、分泌物增多甚至形成黏液栓,以及气道平滑肌的痉挛导致呼吸道阻力在吸气和呼气时均明显升高,小气道阻塞,肺泡过度充气,肺内残气量增加,加重吸气肌肉的负荷,降低肺的顺应性,内源性呼气末正压(PEEPi)增大,导致吸气功耗增大。小气道阻塞,肺泡过度充气,相应区域毛细血管的灌注减低,引起肺泡通气/血流(V/Q)比例的失调,患者常出现低氧血症,多数患者表现为过度通气,通常 $PaCO_2$ 降低,若 $PaCO_2$ 正常或升高,应警惕呼吸衰竭的可能性或是否已经发生了呼吸衰竭。重症哮喘患者,若气道阻塞不迅速解除,潮气量将进行性下降,最终将会发生呼吸衰竭。哮喘发作持续不缓解,也可能出现血液循环的紊乱。

三、临床表现

(一)症状

重症哮喘患者常出现极度严重的呼气性呼吸困难、被迫采取坐位或端坐呼吸,干咳或咳大量白色泡沫痰,不能讲话、紧张、焦虑、恐惧、大汗淋漓。

(二)体征

患者常出现呼吸浅快,呼吸频率增快(>30/分),可有三凹征,呼气期两肺满布哮鸣音,也可哮鸣音不出现,即所谓的"寂静胸",心率增快(>120/分),可有血压下降,部分患者出现奇脉、胸腹反常运动、意识障碍,甚至昏迷。

四、实验室检查和其他检查

(一)痰液检查

哮喘患者痰涂片显微镜下可见到较多嗜酸性粒细胞、脱落的上皮细胞。

(二)呼吸功能检查

哮喘发作时,呼气流速指标均显著下降,第 1 秒钟用力呼气容积(FEV_1)、第 1 秒钟用力呼气容积占用力肺活量比值($FEV_1/FVC\%$,即 1 秒率)及呼气峰值流速(PEF)均减少。肺容量指标可见用力肺活量减少、残气量增加、功能残气量和肺总量增加,残气占肺总量百分比增高。大多数成人哮喘患者呼气峰值流速<50%预计值则提示重症发作,呼气峰值流速<33%预计值提示危重或致命性发作,需做血气分析检查以监测病情。

(三)血气分析

由于气道阻塞且通气分布不均,通气/血流比例失衡,大多数重症哮喘患者有低氧血症,$PaO_2<8.0$ kPa(60 mmHg),少数患者 $PaO_2<6.0$ kPa(45 mmHg),过度通气可使 $PaCO_2$ 降低,pH 上升,表现为呼吸性碱中毒;若病情进一步发展,气道阻塞严重,可有缺氧及 CO_2 潴留,$PaCO_2$ 上升,血 pH 下降,出现呼吸性酸中毒;若缺氧明显,可合并代谢性酸中毒。$PaCO_2$ 正常往往是哮喘恶化的指标,高碳酸血症是哮喘危重的表现,需给予足够的重视。

(四)胸部 X 线检查

早期哮喘发作时可见两肺透亮度增强,呈过度充气状态,并发呼吸道感染时可见肺纹理增加及炎性浸润阴影。重症哮喘要注意气胸、纵隔气肿及肺不张等并发症的存在。

(五)心电图检查

重症哮喘患者心电图常表现为窦性心动过速、电轴右偏、偶见肺性 P 波。

五、诊断

(一)哮喘的诊断标准

(1)反复发作喘息、气急、胸闷或咳嗽,多与接触变应原、冷空气、物理、化学性刺激及病毒性上呼吸道感染、运动等有关。

(2)发作时双肺可闻及散在或弥漫性,以呼气相为主的哮鸣音,呼气相延长。

(3)上述症状和体征可经治疗缓解或自行缓解。

(4)除去其他疾病所引起的喘息、气急、胸闷和咳嗽。

(5)临床表现不典型者(如无明显喘息或体征),应至少具备以下 1 项试验阳性:①支气管激发试验或运动激发试验阳性。②支气管舒张试验阳性,第1秒用呼气容积增加≥12%,且第1秒用呼气容积增加绝对值≥200 mL。③呼气峰值流速日内(或2周)变异率≥20%。

符合(1)~(4)条或(4)~(5)条者,可以诊断为哮喘。

(二)哮喘的分期及分级

根据临床表现,哮喘可分为急性发作期、慢性持续期和临床缓解期。急性发作是指喘息、气促、咳嗽、胸闷等症状突然发生,或原有症状急剧加重,常有呼吸困难,以呼气流量降低为其特征,常因接触变应原、刺激物或呼吸道感染诱发。哮喘急性发作时病情严重程度可分为轻度、中度、重度、危重四级(表5-1)。

表 5-1　哮喘急性发作时病情严重程度的分级

临床特点	轻度	中度	重度	危重
气短	步行、上楼时	稍事活动	休息时	
体位	可平卧	喜坐位	端坐呼吸	
谈话方式	连续成句	常有中断	仅能说出字和词	不能说话
精神状态	可有焦虑或尚安静	时有焦虑或烦躁	常有焦虑、烦躁	嗜睡、意识模糊
出汗	无	有	大汗淋漓	
呼吸频率(次/分)	轻度增加	增加	>30	
辅助呼吸肌活动及三凹征	常无	可有	常有	胸腹矛盾运动
哮鸣音	散在,呼气末期	响亮、弥漫	响亮、弥漫	减弱、甚至消失
脉率(次/分)	<100	100~120	>120	脉率变慢或不规则
奇脉(深吸气时收缩压下降,mmHg)	无,<10	可有,10~25	常有,>25	无
使用 β_2 受体激动药后呼气峰值流速占预计值或个人最佳值%	>80%	60%~80%	<60%或<100 L/min 或作用时间<2 小时	
PaO_2(吸空气,mmHg)	正常	≥60	<60	<60
$PaCO_2$(mmHg)	<45	≤45	>45	>45
SaO_2(吸空气,%)	>95	91~95	≤90	≤90
pH				降低

注:1 mmHg=0.133 kPa。

六、鉴别诊断

(一)左侧心力衰竭引起的喘息样呼吸困难

(1)患者多有高血压、冠状动脉粥样硬化性心脏病、风湿性心脏病和二尖瓣狭窄等病史和体征。

(2)阵发性咳嗽,咳大量粉红色泡沫痰,两肺可闻及广泛的湿啰音和哮鸣音,左心界扩大,心率增快,心尖部可闻及奔马律。

(3)胸部 X 线及心电图检查符合左心病变。

(4)鉴别困难时,可雾化吸入 β_2 受体激动药或静脉注射氨茶碱缓解症状后,进一步检查,忌用肾上腺素或吗啡,以免造成危险。

(二)慢性阻塞性肺疾病

(1)中老年人多见,起病缓慢、病程较长,多有长期吸烟或接触有害气体的病史。

(2)慢性咳嗽、咳痰,晨间咳嗽明显,气短或呼吸困难逐渐加重。有肺气肿体征,两肺可闻及湿啰音。

(3)慢性阻塞性肺疾病急性加重期和哮喘区分有时十分困难,用支气管扩张药和口服或吸入激素做治疗性试验可能有所帮助。慢性阻塞性肺疾病也可与哮喘合并同时存在。

(三)上气道阻塞

(1)呼吸道异物者有异物吸入史。

(2)中央型支气管肺癌、气管支气管结核、复发性多软骨炎等气道疾病,多有相应的临床病史。

(3)上气道阻塞一般出现吸气性呼吸困难。

(4)胸部 X 线摄片、CT、痰液细胞学或支气管镜检查有助于诊断。

(5)平喘药物治疗效果不佳。

此外,应和变态反应性肺浸润、自发性气胸等相鉴别。

七、急诊处理

哮喘急性发作的治疗取决于发作的严重程度及对治疗的反应。对于具有哮喘相关死亡高危因素的患者,应给予高度重视。高危患者:①曾经有过气管插管和机械通气的濒于致死性哮喘的病史。②在过去 1 年中因为哮喘而住院或看急诊。③正在使用或最近刚刚停用口服糖皮质激素。④目前未使用吸入糖皮质激素。⑤过分依赖速效 β_2 受体激动药,特别是每月使用沙丁胺醇(或等效药物)超过 1 支的患者。⑥有心理疾病或社会心理问题,包括使用镇静药。⑦有对哮喘治疗不依从的历史。

(一)轻度和部分中度急性发作哮喘患者可在家庭中或社区中治疗

治疗措施主要为重复吸入速效 β_2 受体激动药,在第 1 小时每次吸入沙丁胺醇 $100\sim200\ \mu g$ 或特布他林 $250\sim500\ \mu g$,必要时每 20 分钟重复 1 次,随后根据治疗反应,轻度调整为 $3\sim4$ 小时再用 $2\sim4$ 喷,中度 $1\sim2$ 小时用 $6\sim10$ 喷。如果对吸入性 β_2 受体激动药反应良好(呼吸困难显著缓解,呼气峰值流速占预计值>80%或个人最佳值,且疗效维持 $3\sim4$ 小时),通常不需要使用其他药物。如果治疗反应不完全,尤其是在控制性治疗的基础上发生的急性发作,应尽早口服糖皮质激素(泼尼松龙 $0.5\sim1.0\ mg/kg$ 或等效剂量的其他激素),必要时到医院就诊。

(二)部分中度和所有重度急性发作均应到急诊室或医院治疗

1.联合雾化吸入 β_2 受体激动药和抗胆碱能药物

β_2 受体激动药通过对气道平滑肌和肥大细胞等细胞膜表面的 β_2 受体的作用,舒张气道平滑肌、减少肥大细胞脱颗粒和介质的释放等,缓解哮喘症状。重症哮喘时应重复使用速效 β_2 受体激动药,推荐初始治疗时连续雾化给药,随后根据需要间断给药(6/天)。雾化吸入抗胆碱药物,如溴化异丙托品(常用剂量为 $50\sim125\ \mu g$,$3\sim4$/天)、溴化氧托品等可阻断节后迷走神经传出支,通过降低迷走神经张力而舒张支气管,与 β_2 受体激动药联合使用具有协同、互补作用,能够取得更好的支气管舒张作用。

2.静脉使用糖皮质激素

糖皮质激素是最有效的控制气道炎症的药物,重度哮喘发作时应尽早静脉使用糖皮质激素,

特别是对吸入速效 β_2 受体激动药初始治疗反应不完全或疗效不能维持者。如静脉及时给予琥珀酸氢化可的松(400～1 000 mg/d)或甲泼尼龙(80～160 mg/d),分次给药,待病情得到控制和缓解后,改为口服给药(如静脉使用激素 2～3 天,继之以口服激素 3～5 天),静脉给药和口服给药的序贯疗法有可能减少激素用量和不良反应。

3.静脉使用茶碱类药物

茶碱具有舒张支气管平滑肌作用,并具有强心、利尿、扩张冠状动脉、兴奋呼吸中枢和呼吸肌等作用。临床上在治疗重症哮喘时静脉使用茶碱作为症状缓解药,静脉注射氨茶碱[首次剂量为 4～6 mg/kg,注射速度不宜超过 0.25 mg/(kg·min),静脉滴注维持剂量为 0.6～0.8 mg/(kg·h)],茶碱可引起心律失常、血压下降,甚至死亡,其有效、安全的血药浓度范围应在 6～15 μg/mL,在有条件的情况下应监测其血药浓度,及时调整浓度和滴速。发热、妊娠、抗结核治疗可以降低茶碱的血药浓度;而肝疾病、充血性心力衰竭,以及合用西咪替丁(甲氰咪胍)、喹诺酮类、大环内酯类药物等可影响茶碱代谢而使其排泄减慢,增加茶碱的毒性作用,应引起重视,并酌情调整剂量。

4.静脉使用 β_2 受体激动药

平喘作用较为迅速,但因全身不良反应的发生率较高,国内较少使用。

5.氧疗

使 $SaO_2 \geqslant 90\%$,吸氧浓度一般 30% 左右,必要时增加至 50%,如有严重的呼吸性酸中毒和肺性脑病,吸氧浓度应控制在 30% 以下。

6.气管插管机械通气

重度和危重哮喘急性发作经过氧疗、全身应用糖皮质激素、β_2 受体激动药等治疗,临床症状和肺功能无改善,甚至继续恶化,应及时给予机械通气治疗,其指征主要包括意识改变、呼吸肌疲劳、$PaCO_2 \geqslant 6.0$ kPa(45 mmHg)等。可先采用经鼻(面)罩无创机械通气,若无效应及早行气管插管机械通气。哮喘急性发作机械通气需要较高的吸气压,可使用适当水平的呼气末正压治疗。如果需要过高的气道峰压和平台压才能维持正常通气容积,可试用允许性高碳酸血症通气策略以减少呼吸机相关肺损伤。

八、急救护理

(一)护理目标

(1)及早发现哮喘先兆,保障最佳治疗时机,终止发作。

(2)尽快解除呼吸道阻塞,纠正缺氧,挽救患者生命。

(3)减轻患者身体、心理的不适及痛苦。

(4)提高患者的活动能力,提高生活质量。

(5)健康指导,提高自护能力,减少复发,维护肺功能。

(二)护理措施

(1)院前急救时的护理:①首先做好出诊前的评估。接到出诊联系电话时询问患者的基本情况,做出预测评估及相应的准备。除备常规急救药外,需备短效的糖皮质激素及 β_2 受体激动剂(气雾剂)、氨茶碱等。做好机械通气的准备,救护车上的呼吸机调好参数,准备吸氧面罩。②到达现场后,迅速评估病情及周围环境,判断是否有诱发因素。简单询问相关病史,评估病情。立即监测生命体征、意识状态的情况,发生呼吸、心搏骤停时立即配合医师进行心肺复苏,建立人工气道进行机械辅助通气。尽快解除呼吸道阻塞,及时纠正缺氧是抢救患者的关键。给予氧气吸入,面罩或者用高频呼吸机通气吸氧。遵医嘱立即帮助患者吸入糖皮质激素和 β_2 受体激动剂定量气雾剂,氨茶碱缓慢静脉滴注,肾上腺素 0.25～0.50 mg 皮下注射,30 分钟后可重复 1 次。迅速建立静脉通道。固定好吸氧、输液管,保持通畅。重症哮喘病情危急,严重缺氧导致极其恐惧、烦躁,护士要鼓励患者,端坐体位做好固定,扣紧安全带,锁定担架平车与救护车定位把手,并在旁扶持。运送途中,密切监护患者的呼吸频率及节律、血氧饱和度、血压、心率、意识的变化,观察用药反应。

(2)到达医院后,帮助患者取坐位或半卧位,放移动托板,使其身体伏于其上,利于通气和减少疲劳。立即连接吸氧装置,调好氧流量。检查静脉通道是否通畅。备吸痰器、气管插管、呼吸机、抢救药物、除颤器。连接监护仪,监测呼吸、心电、血压等生命体征。观察患者的意识、呼吸频率、哮鸣音高低变化。一般哮喘发作时,两肺布满高调哮鸣音,但重危哮喘患者,因呼吸肌疲劳和小气道广泛痉挛,使肺内气体流速减慢,哮鸣音微弱,出现"沉默胸",提示病情危重。护士对病情变化要有预见性,发现异常及时报告医师处理。

(3)迅速收集病史、以往药物服用情况,评估哮喘程度。如果哮喘发作经数小时积极治疗后病情仍不能控制,或急剧进展,即为重症哮喘,此时病情不稳定,可危及生命,需要加强监护、治疗。

(4)确保气道通畅维护有效排痰、保持呼吸道通畅是急重症哮喘的护理重点。①哮喘发作时,支气管黏膜充血水肿,腺体分泌亢进,合并感染更重,产生大量痰液。而此时患者因呼吸急促、喘息,呼吸道水分丢失,致使痰液黏稠不易咳出,大量黏痰形成痰栓阻塞气管、支气管,导致严重气道阻塞,加上气道痉挛,气道内压力明显增加,加重喘息及感染。因此必须注意补充水分、湿化气道,积极排痰,保持呼吸道通畅。②按时协助患者翻身、叩背,加强体位引流;雾化吸入,湿化气道,稀释痰液,防止痰栓形成。采用小雾量、短时间、间歇雾化方式,湿化时密切观察患者呼吸状态,发现喘息加重、血氧饱和度下降等异常立即停止雾化。床边备吸痰器,防止痰液松解后大量涌出导致窒息。吸痰时动作轻柔、准确,吸力和深度适当,尽量减少刺激并达到有效吸引。每次吸痰时间不超过 15 秒,该过程中注意观察患者的面色、呼吸、血氧饱和度、血压及心率的变化。严格无菌操作,避免交叉感染。

(5)吸氧治疗的护理:①给氧方式、浓度和流量根据病情及血气分析结果予以调节。一般给予鼻导管吸氧,氧流量 4～6 L/min;有二氧化碳潴留时,氧流量 2～4 L/min;出现低氧血症时改用面罩吸氧,氧流量 6～10 L/min。经过吸氧和药物治疗病情不缓解,低氧血症和二氧化碳潴留加剧时进行气管插管呼吸机辅助通气。此时应做好呼吸机和气道管理,防止医源性感染,及时有效地吸痰和湿化气道。气管插管患者吸痰前后均应吸入纯氧 3～5 分钟。②吸氧治疗时,观察呼吸窘迫有无缓解,意识状况,末梢皮肤黏膜颜色、湿度等,定时监测血气分析。高浓度吸氧(＞60％)持续 6 小时以上时应注意有无烦躁、情绪激动、呼吸困难加重等中毒症状。

(6)药物治疗的护理:终止哮喘持续发作的药物根据其作用机制可分为具有抗感染作用的和有缓解症状作用的两大类。给药途径包括吸入、静脉和口服。①吸入给药的护理吸入的药物局部抗炎作用强,直接作用于呼吸道,所需剂量较小,全身性不良反应较少。剂型有气雾剂、干粉和溶液。护士指导患者正确吸入药物。先嘱患者将气呼尽,然后开始深吸气,同时喷出药液,吸气后屏气数秒,再慢慢呼出。吸入给药有口咽部局部的不良反应,包括声音嘶哑、咽部不适和念珠菌感染,吸药后让患者及时用清水含漱口咽部。密切观察与用药效果和不良反应,严格掌握吸入剂量。②静脉给药的护理经静脉用药有糖皮质激素、茶碱类及β受体激动剂。护士要熟练掌握常用静脉注射平喘药物的药理学、药代动力学、药物的不良反应、使用方法及注意事项,严格执行医嘱的用药剂量、浓度和给药速度,合理安排输液顺序。保持静脉通路畅通,药液无外渗,确保药液在规定时间内输入。观察治疗反应,监测呼吸频率、节律、血氧饱和度、心率、心律和哮喘症状的变化等。应用拟肾上腺素和茶碱类药物时应注意观察有无心律失常、心动过速、血压升高、肌肉震颤、抽搐、恶心、呕吐等不良反应,严格控制输入速度,及时反馈病情变化,供医师及时调整医嘱,保持药物剂量适当;应用大剂量糖皮质激素类药物应观察是否有消化道出血或水钠潴留、低钾性碱中毒等表现,发现后及时通知医师处理。③口服给药重度哮喘吸入大剂量激素治疗无效的患者应早期口服糖皮质激素,一般使用半衰期较短的糖皮质激素,如泼尼松、泼尼松龙或甲基泼尼松龙等。每次服药护士应协助,看患者服下,防止漏服或服用时间不恰当。正确的服用方法是每天或隔天清晨顿服,以减少外源性激素对脑垂体-肾上腺轴的抑制作用。

(7)并发症的观察和护理:重危哮喘患者主要并发症是气胸、皮下气肿、纵隔气肿、心律失常、心功能不全等,发生时间主要在发病48小时内,尤其是前24小时。在入院早期要特别注意观察,尤应注意应用呼吸机治疗者及入院前有肺气肿和/或肺心病的重症哮喘患者。①气胸气胸是发生率最高的并发症。气胸发生的征象是清醒患者突感呼吸困难加重、胸痛、烦躁不安,血氧饱和度降低。由于胸内压升高,使用呼吸机时机器报警。护士此时要注意观察有无气管移位,血流动力学是否稳定等,并立即报告医师处理。②皮下气肿一般发生在颈胸部,重者可累及到腹部。表现为颈胸部肿胀,触诊有握雪感或捻发感。单纯皮下气肿一般对患者影响较轻,但是皮下气肿多来自气胸或纵隔气肿,如处理不及时可危及生命。③纵隔气肿纵隔气肿是最严重的并发症,可直接影响到循环系统,导致血压下降、心律失常,甚至心搏骤停,短时间内导致患者死亡。发现皮下气肿,同时有血压、心律的明显改变,应考虑到纵隔气肿的可能,立即报告医师急救处理。④心律失常患者存在的低氧及高碳酸血症、氨茶碱过量、电解质紊乱、胸部并发症等,均可导致各种早搏、快速心房纤颤、室上速等心律失常。发现新出现的心律失常或原有心律失常加重,要针对性地观察是否存在上述原因,做出相应的护理并报告医师处理。

(8)出入量管理:急重症哮喘发作时因张口呼吸、大量出汗等原因容易导致脱水、痰液黏稠不易咳出,必须严格出入量管理,为治疗提供准确依据。监测尿量,必要时留置导尿,准确记录24小时出入量及每小时尿量,观察出汗情况、皮肤弹性,若尿量少于30 mL/h,应通知医师处理。神志清醒者,鼓励饮水。对口服不足及神志不清者,经静脉补充水分,一般每天补液2 500~3 000 mL,根据患者的心功能状态调整滴速,避免诱发心力衰竭、急性肺水肿。在补充水分的同时应严密监测血清电解质,及时补充纠正,保持酸碱平衡。

(9)基础护理:哮喘发作时,患者生活不能自理,护士要做好各项基础护理。尽量维护患者的舒适感。①保持病室空气新鲜流通,温度(18~22 ℃)、湿度(50%~60%)适宜,避免寒冷、潮湿、异味。注意保暖,避免受凉感冒。室内不摆放花草,整理床铺时防止尘埃飞扬。护理操作尽量集中进行,保障患者休息。②帮助患者取舒适的半卧位和坐位,适当用靠垫等维持,减轻患者体力。

每天 3 次进行常规口腔、鼻腔清洁护理,有利于呼吸道通畅,预防感染并发症。口唇干燥时涂石蜡油。③保持床铺清洁、干燥、平整。对意识障碍加强皮肤护理,保持皮肤清洁、干燥,及时擦干汗液,更换衣服,每 2 小时翻身 1 次,避免局部皮肤长期受压。协助床上排泄,提供安全空间,尊重患者,及时清理污物并清洗会阴。

(10)安全护理:为意识不清、烦躁的患者提供保护性措施,使用床档,防止坠床摔伤。哮喘发作时,患者常采取强迫坐位,给予舒适的支撑物,如移动餐桌、升降架等。哮喘缓解后,协助患者侧卧位休息。

(11)饮食护理:给予高热量、高维生素、易消化的流质食物,病情好转后改半流质、普通饮食。避免产气、辛辣、刺激性食物及容易引起过敏的食物,如鱼、虾等。

(12)心理护理:严重缺氧时患者异常痛苦,有窒息和濒死感,患者均存在不同程度的焦虑、烦躁或恐惧,后者诱发或加重哮喘,形成恶性循环。护士应主动与患者沟通,提供细致护理,给患者精神安慰及心理支持,说明良好的情绪能促进缓解哮喘,帮助患者控制情绪。

(13)健康教育:为了有效控制哮喘发作、防止病情恶化,必需提高患者的自我护理能力,并且鼓励亲属参与教育计划,使其准确了解患者的需求,能提供更合适的帮助。患者经历自我处理成功的体验后会增加控制哮喘的信心,改善生活质量,提高治疗依从性。具体内容主要有:哮喘相关知识,包括支气管哮喘的诱因、前驱症状、发作时的简单处理、用药等;自我护理技能的培养,包括气雾剂的使用、正确使用峰流速仪监测、合理安排日常生活和定期复查等。

指导环境控制识别致敏源和刺激物,如宠物、花粉、油漆、皮毛、灰尘、吸烟、刺激性气体等,尽量减少与之接触。居室或工作学习的场所要保持清洁,常通风。

呼吸训练指导患者正确的腹式呼吸法、轻咳排痰法及缩唇式呼吸等,保证哮喘发作时能有效地呼吸。

病情监护指导指导患者自我检测病情,每天用袖珍式峰流速仪监测最大呼出气流速,并进行评定和记录。急性发作前的征兆有:使用短效 β 受体激动剂次数增加、早晨呼气峰流速下降、夜间苏醒次数增加或不能入睡,夜间症状严重等。一旦有上述征象,及时复诊。嘱患者随身携带止喘气雾剂,一出现哮喘先兆时立即吸入,同时保持平静。通过指导患者及照护者掌握哮喘急性发作的先兆和处理常识,把握好急性加重前的治疗时间窗,一旦发生时能采取正确的方式进行自救和就医,避免病情恶化或争取抢救时间。

指导患者严格遵医嘱服药指导患者应在医师指导下坚持长期、规则、按时服药,向患者及照护者讲明各种药物的不良反应及服用时注意事项,指导其加强病情观察。如疗效不佳或出现严重不良反应时立即与医师联系,不能随意更改药物种类、增减剂量或擅自停药。

指导患者适当锻炼,保持情绪稳定在缓解期可做医疗体操、呼吸训练、太极拳等,戒烟,减少对气道的刺激。避免情绪激动、精神紧张和过度疲劳,保持愉快情绪。

指导个人卫生和营养细菌和病毒感染是哮喘发作的常见诱因。哮喘患者应注意与流感者隔离,定期注射流感疫苗,预防呼吸道感染。保持良好的营养状态,增强抗感染的能力。胃肠道反流可诱发哮喘发作,睡前 3 小时禁饮食、抬高枕头可预防。

(蒋心怡)

第六节　重　症　肺　炎

肺炎是指终末气道、肺泡和肺间质的炎症,可由病原微生物、理化因素、免疫损伤、过敏及药物所致。细菌性肺炎是最常见的肺炎,也是最常见的感染性疾病之一。

目前肺炎按患病环境分成社区获得性肺炎和医院获得性肺炎,CAP 是指在医院外罹患的感染性肺实质炎症,包括具有明确潜伏期的病原体感染而在入院后平均潜伏期内发病的肺炎。HAP 亦称医院内肺炎,是指患者入院时不存在,也不处于潜伏期,而于入院 48 小时后在医院(包括老年护理院、康复院等)内发生的肺炎。HAP 还包括呼吸机相关性肺炎和卫生保健相关性肺炎。CAP 和 HAP 年发病率分别约为 12/1 000 人口和 5/1 000～10/1 000 住院患者,近年发病率有增加的趋势。肺炎病死率门诊肺炎患者＜5％,住院患者平均为 12％,入住重症监护病房(ICU)者约 40％。发病率和病死率高的原因与社会人口老龄化、吸烟、伴有基础疾病和免疫功能低下有关,如慢性阻塞性肺病、心力衰竭、肿瘤、糖尿病、尿毒症、神经疾病、药瘾、嗜酒、艾滋病、久病体衰、大型手术、应用免疫抑制剂和器官移植等。此外,亦与病原体变迁、耐药菌增加、HAP 发病率增加、病原学诊断困难、不合理使用抗生素和部分人群贫困化加剧等有关。

重症肺炎至今仍无普遍认同的定义,需入住 ICU 者可认为是重症肺炎。目前一般认为,如果肺炎患者的病情严重到需要通气支持(急性呼吸衰竭、严重气体交换障碍伴高碳酸血症或持续低氧血症)、循环支持(血流动力学障碍、外周低灌注)及加强监护治疗(肺炎引起的脓毒症或基础疾病所致的其他器官功能障碍)时可称为重症肺炎。

一、病因和发病机制

正常的呼吸道免疫防御机制(支气管内黏液-纤毛运载系统、肺泡巨噬细胞等细胞防御的完整性等)使气管隆凸以下的呼吸道保持无菌。是否发生肺炎决定于两个因素:病原体和宿主因素。如果病原体数量多,毒力强和/或宿主呼吸道局部和全身免疫防御系统损害,即可发生肺炎。病原体可通过下列途径引起社区获得性肺炎:①空气吸入。②血行播散。③邻近感染部位蔓延。④上呼吸道定植菌的误吸。医院获得性肺炎还可通过误吸胃肠道的定植菌(胃食管反流)和通过人工气道吸入环境中的致病菌引起。病原体直接抵达下呼吸道后,孳生繁殖,引起肺泡毛细血管充血、水肿,肺泡内纤维蛋白渗出及细胞浸润。

二、诊断

(一)临床表现特点

1.社区获得性肺炎

(1)新近出现的咳嗽、咳痰或原有呼吸道疾病症状加重,并出现脓性痰,伴或不伴胸痛。

(2)发热。

(3)肺实变体征和/或闻及湿性啰音。

(4)白细胞＞$10×10^9$/L 或＜$4×10^9$/L,伴或不伴细胞核左移。

(5)胸部 X 线检查显示片状、斑片状浸润性阴影或间质性改变,伴或不伴胸腔积液。

以上 1~4 项中任何 1 项加第 5 项,排除非感染性疾病可做出诊断。CAP 常见病原体为肺炎链球菌、支原体、衣原体、流感嗜血杆菌和呼吸病毒(甲、乙型流感病毒、腺病毒、呼吸合胞病毒和副流感病毒)等。

2.医院获得性肺炎

住院患者 X 线检查出现新的或进展的肺部浸润影加上下列 3 个临床症候中的 2 个或以上可以诊断为肺炎。

(1)发热超过 38 ℃。

(2)血白细胞增多或减少。

(3)脓性气道分泌物。

HAP 的临床表现、实验室和影像学检查特异性低,应注意与肺不张、心力衰竭和肺水肿、基础疾病肺侵犯、药物性肺损伤、肺栓塞和急性呼吸窘迫综合征等相鉴别。无感染高危因素患者的常见病原体依次为肺炎链球菌、流感嗜血杆菌、金黄色葡萄球菌、大肠埃希菌、肺炎克雷伯菌等;有感染高危因素患者为金黄色葡萄球菌、铜绿假单胞菌、肠杆菌属、肺炎克雷伯菌等。

(二)重症肺炎的诊断标准

不同国家制定的重症肺炎的诊断标准有所不同,各有优缺点,但一般均注重对客观生命体征、肺部病变范围、器官灌注和氧合状态的评估,临床医师可根据具体情况选用。以下列出目前常用的几项诊断标准。

1.中华医学会呼吸病学分会 2006 年颁布的重症肺炎诊断标准

(1)意识障碍。

(2)呼吸频率≥30 次/分。

(3)PaO_2<8.0 kPa(60 mmHg)、氧合指数(PaO_2/FiO_2)<40.0 kPa(300 mmHg),需行机械通气治疗。

(4)动脉收缩压<12.0 kPa(90 mmHg)。

(5)并发脓毒性休克。

(6)X 线胸片显示双侧或多肺叶受累,或入院 48 小时内病变扩大≥50%。

(7)少尿:尿量<20 mL/h,或<80 mL/4 h,或急性肾衰竭需要透析治疗。

符合 1 项或以上者可诊断为重症肺炎。

2.美国感染病学会(IDSA)和美国胸科学会(ATS)2007 年新修订的诊断标准

具有 1 项主要标准或 3 项或以上次要标准可认为是重症肺炎,需要入住 ICU。

(1)主要标准:①需要有创通气治疗。②脓毒性休克需要血管收缩剂。

(2)次要标准:①呼吸频率≥30 次/分。②PaO_2/FiO_2≤250。③多叶肺浸润。④意识障碍/定向障碍。⑤尿毒症(BUN≥7.14 mmol/L)。⑥白细胞减少(白细胞<4×10^9/L)。⑦血小板减少(血小板<10 万×10^9/L)。⑧低体温(<36 ℃)。⑨低血压需要紧急的液体复苏。

说明:①其他指标也可认为是次要标准,包括低血糖(非糖尿病患者)、急性酒精中毒/酒精戒断、低钠血症、不能解释的代谢性酸中毒或乳酸升高、肝硬化或无脾。②需要无创通气也可等同于次要标准的①和②。③白细胞减少仅系感染引起。

3.英国胸科学会(BTS)2001 年制定的 CURB(confusion,urea,respiratory rate and blood pressure,CURB)标准

(1)标准一:存在以下 4 项核心标准的 2 项或以上即可诊断为重症肺炎。①新出现的意识障碍。②尿素氮(BUN)＞7 mmol/L。③呼吸频率≥30 次/分。④收缩压＜12.0 kPa(90 mmHg)或舒张压≤8.0 kPa(60 mmHg)。

CURB 标准比较简单、实用,应用起来较为方便。

(2)标准二:①存在以上 4 项核心标准中的 1 项且存在以下 2 项附加标准时须考虑有重症倾向。附加标准包括 PaO_2＜8.0 kPa(60 mmHg)/SaO_2＜92％(任何 FiO_2),胸片提示双侧或多叶肺炎。②不存在核心标准但存在 2 项附加标准并同时存在以下 2 项基础情况时也须考虑有重症倾向。基础情况包括年龄≥50 岁,存在慢性基础疾病。

如存在标准二中①②两种有重症倾向的情况时需结合临床进行进一步评判。在①情况下需至少 12 小时后进行一次再评估。

(3)CURB-65 即改良的 CURB 标准,标准在符合下列 5 项诊断标准中的 3 项或以上时即考虑为重症肺炎,需考虑收入 ICU 治疗:①新出现的意识障碍。②BUN＞7 mmol/L。③呼吸频率≥30 次/分。④收缩压＜12.0 kPa(90 mmHg)或舒张压≤8.0 kPa(60 mmHg)。⑤年龄≥65 岁。

(三)严重度评价

评价肺炎病情的严重程度对于决定在门诊或入院治疗甚或 ICU 治疗至关重要。肺炎临床的严重性决定于三个主要因素:局部炎症程度,肺部炎症的播散和全身炎症反应。除此之外,患者如有下列其他危险因素会增加肺炎的严重度和死亡危险。

1.病史

年龄＞65 岁;存在基础疾病或相关因素,如慢性阻塞性肺疾病(COPD)、糖尿病、充血性心力衰竭、慢性肾功能不全、慢性肝病、一年内住过院、疑有误吸、神志异常、脾切除术后状态、长期嗜酒或营养不良。

2.体征

呼吸频率＞30 次/分;脉搏≥120 次/分;血压＜12.0/8.0 kPa(90/60 mmHg);体温≥40 ℃或≤35 ℃;意识障碍;存在肺外感染病灶如败血症、脑膜炎。

3.实验室和影像学异常

白细胞＞$20×10^9$/L 或＜$4×10^9$/L,或中性粒细胞计数＜$1×10^9$/L;呼吸空气时 PaO_2＜8.0 kPa(60 mmHg)、PaO_2/FiO_2＜40.0 kPa(300 mmHg),或 $PaCO_2$＞6.7 kPa(50 mmHg);血肌酐＞106 μmol/L 或 BUN＞7.1 mmol/L;血红蛋白＜90 g/L 或血细胞比容＜30％;血浆清蛋白＜25 g/L;败血症或弥漫性血管内凝血(DIC)的证据,如血培养阳性、代谢性酸中毒、凝血酶原时间和部分凝血活酶时间延长、血小板减少;X 线胸片病变累及一个肺叶以上、出现空洞、病灶迅速扩散或出现胸腔积液。

为使临床医师更精确地做出入院或门诊治疗的决策,近几年用评分方法作为定量的方法在临床上得到了广泛的应用。PORT(肺炎患者预后研究小组,pneumonia outcomes research team)评分系统(表 5-2)是目前常用的评价社区获得性肺炎(community acquired pneumonia,CAP)严重度及判断是否必须住院的评价方法,其也可用于预测 CAP 患者的病死率。其预测死亡风险分级如下。1～2 级:≤70 分,病死率 0.1％～0.6％;3 级:71～90 分,病死率 0.9％;4 级:91～130 分,病死率 9.3％;5 级:＞130 分,病死率 27.0％。PORT 评分系统因可以避免过度评价肺炎的严重度而被推荐使用,即其可保证一些没必要住院的患者在院外治疗。

表 5-2 PORT 评分系统

危险因素	分值
人口统计特征	
男性	年龄(岁)
女性	年龄(岁)−10
疗养院居住	＋10
合并症	
肿瘤性疾病	＋30
肝脏疾病	＋20
充血性心力衰竭	＋10
脑血管疾病	＋10
肾脏疾病	＋10
体格检查	
神志改变	＋20
呼吸频率＞30 次/分	＋20
收缩血压＜12.0 kPa(90 mmHg)	＋20
体温＜35 ℃或＞40 ℃	＋15
脉率＞125 次/分	＋10
实验室和放射学检查	
pH＜7.35	＋30
BUN＞11 mmol/L(30 mg/dL)	＋20
Na^+＜130 mmol/L	＋20
葡萄糖＞14 mmol/L(250 mg/dL)	＋10
血细胞比容＜30%	＋10
PaO_2＜8.0 kPa(60 mmHg)	＋10
胸腔积液	＋10

为避免评价 CAP 肺炎患者的严重度不足,可使用改良的 BTS 重症肺炎标准:呼吸频率≥30 次/分,舒张压≤8.0 kPa(60 mmHg),BUN＞6.8 mmol/L,意识障碍。四个因素中存在两个可确定患者的死亡风险更高。此标准因简单易用,且能较准确地确定 CAP 的预后而被广泛应用。

临床肺部感染积分(clinical pulmonary infection score,CPIS)(表 5-3)则主要用于医院获得性肺炎(hospital acquired pneumonia,HAP)包括呼吸机相关性肺炎(ventilator-associated pneumonia,VAP)的诊断和严重度判断,也可用于监测治疗效果。此积分从 0~12 分,积分 6 分时一般认为有肺炎。

三、治疗

(一)临床监测

1.体征监测

监测重症肺炎的体征是一项简单、易行和有效的方法,患者往往有呼吸频率和心率加快、发绀、肺部病变部位湿啰音等。目前多数指南都把呼吸频率加快(≥30次/分)作为重症肺炎诊断的主要或次要标准。意识状态也是监测的重点,神志模糊、意识不清或昏迷提示重症肺炎可能性。

表5-3　临床肺部感染积分评分表

参数	标准	分值
体温	≥36.5 ℃,≤38.4 ℃	0
	≥38.5～38.9 ℃	1
	≥39.0 ℃,或≤36.0℃	2
白细胞计数(×10^9)	≥4.0,≤11.0	0
	<4.0,>11.0	1
	杆状核白细胞	2
气管分泌物	<14+吸引	0
	≥14+吸引	1
	脓性分泌物	2
氧合指数(PaO_2/FiO_2)	>240或急性呼吸窘迫综合征	0
	≤240	2
胸部X线	无渗出	0
	弥漫性渗出	1
	局部渗出	2
半定量气管吸出物培养 (0,1+,2+,3+)	病原菌≤1+或无生长	0
	病原菌≥1+	1
	革兰染色发现与培养相同的病原菌	2

2.氧合状态和代谢监测

PaO_2、PaO_2/FiO_2、pH、混合静脉血氧分压(PvO_2)、胃张力测定、血乳酸测定等都可对患者的氧合状态进行评估。单次的动脉血气分析一般仅反映患者瞬间的氧合情况;重症患者或有病情明显变化者应进行系列血气分析或持续动脉血气监测。

3.胸部影像学监测

重症肺炎患者应进行系列X线胸片监测,主要目的是及时了解患者的肺部病变是进展还是好转,是否合并有胸腔积液、气胸,是否发展为肺脓肿、急性呼吸窘迫综合征(acute respiratory distress syndrome,ARDS)等。检查的频度应根据患者的病情而定,如要了解病变短期内是否增大,一般每48小时进行一次检查评价;如患者临床情况突然恶化(呼吸窘迫、严重低氧血症等),在不能排除合并气胸或进展至ARDS时,应短期内复查;而当患者病情明显好转及稳定时,一般可14天后复查。

4.血流动力学监测

重症肺炎患者常伴有脓毒症,可引起血流动力学的改变,故应密切监测患者的血压和尿量。这2项指标比较简单、易行,且非常可靠,应作为常规监测的指标。中心静脉压的监测可用于指导临床补液量和补液速度。部分重症肺炎患者可并发中毒性心肌炎或ARDS,如临床上难于区分时应考虑行漂浮导管检查。

5.器官功能监测

包括脑功能、心功能、肾功能、胃肠功能、血液系统功能等,进行相应的血液生化和功能检查。一旦发现异常,要积极处理,注意防止多器官功能障碍综合征的发生。

6.血液监测

包括外周血白细胞计数、C反应蛋白、降钙素原、血培养等。

(二)抗生素治疗

经验性联合应用抗生素治疗重症肺炎的理论依据是:联合应用能够覆盖可能的微生物并预防耐药的发生。对于铜绿假单胞菌肺炎,联用β内酰胺类和氨基糖苷类具有潜在的协同作用,优于单药治疗;然而氨基糖苷类抗生素的抗菌谱窄,毒性大,特别是对于老年患者,其肾损害的发生率比较高。临床应用氨基糖苷类时要注意其为浓度依赖性抗生素,一般要用足够剂量、提高峰药浓度以提高疗效,同时也应避免与毒性相关的谷浓度的升高。在监测药物的峰浓度时,庆大霉素和妥布霉素>7 μg/mL,或阿米卡星>28 μg/mL的效果较好。氨基糖苷类的另一个不足是对支气管分泌物的渗透性较差,仅能达到血药浓度的40%。此外,肺炎患者的支气管分泌物pH较低,在这种环境下许多抗生素活性都降低。因此,有时联合应用氨基糖苷类抗生素并不能增加疗效,反而增加了肾毒性。

目前对于重症肺炎,抗生素的单药治疗也已得到临床医师的重视。新的头孢菌素、碳青霉烯类、其他β内酰胺类和氟喹诺酮类抗生素由于抗菌效力强、广谱,并且耐细菌β内酰胺酶,故可用于单药治疗。即使对于重症HAP,只要不是耐多药的病原体,如铜绿假单胞菌、不动杆菌和耐甲氧西林金黄色葡萄球菌(MRSA)等,仍可考虑抗生素的单药治疗。对重症VAP有效的抗生素一般包括亚胺培南、美罗培南、头孢吡肟和哌拉西林/他唑巴坦。对于重症肺炎患者来说,临床上的初始治疗常联用多种抗生素,在获得细菌培养结果后,如果没有高度耐药的病原体就可以考虑转为针对性的单药治疗。

临床上一般认为不适合单药治疗的情况:①可能感染革兰阳性、革兰阴性菌和非典型病原体的重症CAP。②怀疑铜绿假单胞菌或肺炎克雷伯菌的菌血症。③可能是金黄色葡萄球菌和铜绿假单胞菌感染的HAP。三代头孢菌素不应用于单药治疗,因其在治疗中易诱导肠杆菌属细菌产生β内酰胺酶而导致耐药发生。

对于重症VAP患者,如果为高度耐药病原体所致的感染则联合治疗是必要的。目前有以下三种联合用药方案。①β内酰胺类联合氨基糖苷类:在抗铜绿假单胞菌上有协同作用,但也应注意前面提到的氨基糖苷类的毒性作用。②2个β内酰胺类联合使用:因这种用法会诱导出对两种药同时耐药的细菌,故虽然有过成功治疗的报道,仍不推荐使用。③β内酰胺类联合氟喹诺酮类:虽然没有抗菌协同作用,但也没有潜在的拮抗作用;氟喹诺酮类对呼吸道分泌物穿透性很好,对其疗效有潜在的正面影响。

对于铜绿假单胞菌所致的重症肺炎,联合治疗往往是必要的。抗假单胞菌的β内酰胺类抗生素包括青霉素类的哌拉西林、阿洛西林、氨苄西林、替卡西林、阿莫西林;第三代头孢菌素类的头孢他啶、头孢哌酮;第四代头孢菌素类的头孢吡肟;碳青霉烯类的亚胺培南、美罗培南;单酰胺类的氨曲南(可用于青霉素类过敏的患者);β内酰胺类/β内酰胺酶抑制剂复合剂的替卡西林/克拉维酸钾、哌拉西林/他唑巴坦。其他的抗假单胞菌抗生素还有氟喹诺酮类和氨基糖苷类。

1.重症CAP的抗生素治疗

重症CAP患者的初始治疗应针对肺炎链球菌(包括耐药肺炎链球菌)、流感嗜血杆菌、军团菌和其他非典型病原体,在某些有危险因素的患者还有可能为肠道革兰阴性菌属包括铜绿假单胞菌的感染。无铜绿假单胞菌感染危险因素的 CAP 患者可使用 β 内酰胺类联合大环内酯类或氟喹诺酮类(如左氧氟沙星、加替沙星、莫西沙星等)。因目前为止还没有确立单药治疗重症 CAP 的方法,所以很难确定其安全性、有效性(特别是并发脑膜炎的肺炎)或用药剂量。可用于重症 CAP 并经验性覆盖耐药肺炎链球菌的 β 内酰胺类抗生素有头孢曲松、头孢噻肟、亚胺培南、美罗培南、头孢吡肟、氨苄西林/舒巴坦或哌拉西林/他唑巴坦。目前高达 40% 的肺炎链球菌对青霉素或其他抗生素耐药,其机制不是 β 内酰胺酶介导而是青霉素结合蛋白的改变。虽然不少 β 内酰胺类和氟喹诺酮类抗生素对这些病原体有效,但对耐药肺炎链球菌肺炎并发脑膜炎的患者应使用万古霉素治疗。如果患者有假单胞菌感染的危险因素(如支气管扩张、长期使用抗生素、长期使用糖皮质激素)应联合使用抗假单胞菌抗生素并应覆盖非典型病原体,如环丙沙星加抗假单胞菌 β 内酰胺类,或抗假胞菌 β 内酰胺类加氨基糖苷类加大环内酯类或氟喹诺酮类。

临床上选取任何治疗方案都应根据当地抗生素耐药的情况、流行病学和细菌培养及实验室结果进行调整。关于抗生素的治疗疗程目前也很少有资料可供参考,应考虑感染的严重程度、菌血症、多器官功能衰竭、持续性全身炎症反应和损伤等。一般来说,根据疾病的严重程度和宿主免疫抑制的状态,肺炎链球菌肺炎疗程为 7~10 天,军团菌肺炎的疗程需要 14~21 天。ICU 的大多数治疗都是通过静脉途径的,但近期的研究表明只要病情稳定、没有发热,即使在危重患者,3 天静脉给药后亦可转为口服治疗,即序贯或转换治疗。转换为口服治疗的药物可选择氟喹诺酮类,因其生物利用度高,口服治疗也可达到同静脉给药一样的血药浓度。

由于嗜肺军团菌在重症 CAP 的相对重要性,应特别注意其治疗方案。虽然目前有很多体外有抗军团菌活性的药物,但在治疗效果上仍缺少前瞻性、随机对照研究的资料。回顾性的资料和长期临床经验支持使用红霉素 4 g/d 治疗住院的军团菌肺炎患者。在多肺叶病变、器官功能衰竭或严重免疫抑制的患者,在治疗的前 3~5 天应加用利福平。其他大环内酯类(克拉霉素和阿齐霉素)也有效。除上述之外可供选择的药物有氟喹诺酮类(环丙沙星、左氧氟沙星、加替沙星、莫西沙星)或多西环素。氟喹诺酮类在治疗军团菌肺炎的动物模型中特别有效。

2.重症 HAP 的抗生素治疗

HAP 应根据患者的情况和最可能的病原体而采取个体化治疗。对于早发的(住院 4 天内起病者)重症肺炎患者而没有特殊病原体感染危险因素者,应针对"常见病原体"治疗。这些病原体包括肺炎链球菌、流感嗜血杆菌、甲氧西林敏感的金黄色葡萄球菌和非耐药的革兰阴性细菌。抗生素可选择第二代、第三代、第四代头孢菌素、β 内酰胺类/β 内酰胺酶抑制剂复合剂、氟喹诺酮类或联用克林霉素和氨曲南。

对于任何时间起病、有特殊病原体感染危险因素的轻中症肺炎患者,有感染"常见病原体"和其他病原体危险者,应评估危险因素来指导治疗。如果有近期腹部手术或明确的误吸史,应注意厌氧菌,可在主要抗生素基础上加用克林霉素或单用 β 内酰胺类/β 内酰胺酶抑制剂复合剂;如果患者有昏迷或有头部创伤、肾衰竭或糖尿病史,应注意金黄色葡萄球菌感染,需针对性选择有效的抗生素;如果患者起病前使用过大剂量的糖皮质激素、或近期有抗生素使用史、或长期 ICU 住院史,即使患者的 HAP 并不严重,也应经验性治疗耐药病原体。治疗方法是联用两种抗假单胞菌抗生素,如果气管抽吸物革兰染色见阳性球菌还需加用万古霉素(或可使用利奈唑胺或奎奴普丁/达福普汀)。所有的患者,特别是气管插管的 ICU 患者,经验性用药必须持续到痰培养结果出来之后。如果无铜绿假单胞菌或其他耐药革兰阴性细菌感染,则可根据药敏情况使用单一药物治疗。非耐药病原体的重症 HAP 患者可用任何以下单一药物治疗：亚胺培南、美罗培南、哌拉西林/他唑巴坦或头孢吡肟。

ICU 中 HAP 的治疗也应根据当地抗生素敏感情况，以及当地经验和对某些抗生素的偏爱而调整。每个 ICU 都有它自己的微生物药敏情况，而且这种情况随时间而变化，因而有必要经常更新经验用药的策略。经验用药中另一个需要考虑的是"抗生素轮换"策略，它是指标准经验治疗过程中有意更改抗生素使细菌暴露于不同的抗生素从而减少抗生素耐药的选择性压力，达到减少耐药病原体感染发生率的目的。"抗生素轮换"策略目前仍在研究之中，还有不少问题未能明确，包括每个用药循环应该持续多久？应用什么药物进行循环？这种方法在内科和外科患者的有效性分别有多高？循环药物是否应该针对革兰阳性细菌同时也针对革兰阴性细菌等。

在某些患者中，雾化吸入这种局部治疗可用以弥补全身用药的不足。氨基糖苷类雾化吸入可能有一定的益处，但只用于革兰阴性细菌肺炎全身治疗无效者。多黏菌素雾化吸入也可用于耐药铜绿假单胞菌的感染。

对于初始经验治疗失败的患者，应该考虑其他感染性或非感染性的诊断，包括肺曲霉感染。对持续发热并有持续或进展性肺部浸润的患者可经验性使用两性霉素 B。虽然传统上应使用开放肺活检来确定其最终诊断，但临床上是否活检仍应个体化。临床上还应注意其他的非感染性肺部浸润的可能性。

(三)支持治疗

支持治疗主要包括液体补充、血流动力学、通气和营养支持，起到稳定患者状态的作用，而更直接的治疗仍需要针对患者的基础病因。流行病学证据显示，营养不良影响肺炎的发病和危重患者的预后。同样，临床资料也支持肠内营养可以预防肺炎的发生，特别是对于创伤的患者。对于严重脓毒症和多器官功能衰竭的分解代谢旺盛的重症肺炎患者，在起病 48 小时后应开始经肠内途径进行营养支持，一般把导管插入到空肠进行喂养以避免误吸；如果使用胃内喂养，最好是维持患者半卧体位以减少误吸的风险。

(四)胸部理疗

拍背、体位引流和振动可以促进黏痰排出的效果尚未被证实。胸部理疗广泛应用的局限在于：①其有效性未被证实，特别是不能减少患者的住院时间。②费用高，需要专人使用。③有时引起 PaO_2 的下降。目前的经验是胸部理疗对于脓痰过多（>30 mL/d）或严重呼吸肌疲劳不能有效咳嗽的患者是最为有用的，如对囊性纤维化、COPD 和支气管扩张的患者。

使用自动化病床的侧翻疗法，有时加以振动叩击，是一种有效地预防外科创伤及内科患者肺炎的方法，但其地位仍不确切。

(五)促进痰液排出

雾化和湿化可降低痰的黏度，因而可改善不能有效咳嗽患者的排痰，然而雾化产生的大多水蒸气都沉积在上呼吸道并引起咳嗽，一般并不影响痰的流体特性。目前很少有数据支持湿化能特异性地促进细菌清除或肺炎吸收的观点。乙酰半胱氨酸能破坏痰液的二硫键，有时也用于肺炎患者的治疗，但由于其刺激性，因而在临床应用上受到一定限制。痰中的 DNA 增加了痰液黏度，重组的 DNA 酶能裂解 DNA，已证实在囊性纤维化患者中有助于改善症状和肺功能，但对肺炎患者其价值尚未被证实。支气管舒张药也能促进黏液排出和纤毛运动频率，对 COPD 合并肺炎的患者有效。

四、急救护理

(一)护理目标

(1)维持生命体征稳定,降低病死率。

(2)维持呼吸道通畅,促进有效咳嗽、排痰。

(3)维持正常体温,减轻高热伴随症状,增加患者舒适感。

(4)供给足够营养和液体。

(5)预防传染和继发感染。

(二)护理措施

1.病情监护

重症肺炎患者病情危重、变化快,特别是高龄及合并严重基础疾病患者,需要严密监护病情变化,包括持续监护心电、血压、呼吸、血氧饱和度,监测意识、尿量、血气分析结果、肾功能、电解质、血糖变化。任何异常变化均应及时报告医师,早期处理。同时床边备好吸引装置、吸氧装置、气管插管和气管切开等抢救用品及抢救药物等。

2.维持呼吸功能的护理

(1)密切观察患者的呼吸情况,监护呼吸频率、节律、呼吸音、血氧饱和度。出现呼吸急促、呼吸困难,口唇、指(趾)末梢发绀,低氧血症(血氧饱和度<80%),双肺呼吸音减弱,必须及时给予鼻导管或面罩有效吸氧,根据病情变化调节氧浓度和流量。面罩呼吸机加压吸氧时,注意保持密闭,对于面颊部极度消瘦的患者,在颊部与面罩之间用脱脂棉垫衬托,避免漏气影响氧疗效果和皮肤压迫。意识清楚的患者嘱其用鼻呼吸,脱面罩间歇时间不易过长。鼓励患者多饮水,减少张口呼吸和说话。

(2)常规及无创呼吸机加压吸氧不能改善缺氧时,采取气管插管呼吸机辅助通气。机械通气需要患者较好的配合,事先向患者简明讲解呼吸机原理、保持自主呼吸与呼吸机同步的配合方法、注意事项等。指导患者使用简单的身体语言表达需要,如用动腿、眨眼、动手指表示口渴、翻身、不适等或写字表达。机械通气期间严格做好护理,每天更换呼吸管道,浸泡消毒后再用环氧乙烷灭菌;严格按无菌技术操作规程吸痰。护理操作特别是给患者翻身时,注意呼吸机管道水平面保持一定倾斜度,使其低于患者呼吸道,集水瓶应在呼吸环路的最低位,并及时检查倾倒管道内、集水瓶内冷凝水,避免其反流入气道。根据症状、血气分析、血氧饱和度调整吸入氧浓度,力求在最低氧浓度下达到最佳的氧疗效果,争取尽快撤除呼吸机。

(3)保持呼吸道通畅,及时清除呼吸道分泌物。

遵医嘱给予雾化吸入每天2次,有效湿化呼吸道。正确使用雾化吸入,雾化液用生理盐水配制,温度在35℃左右。使喷雾器保持竖直向上,并根据患者的姿势调整角度和位置,吸入过程护士必须在场严密观察病情,如出现呼吸困难、口周发绀,应停止吸入,立即吸痰、吸氧,不能缓解时通知医师。症状缓解后继续吸入。每次雾化后,协助患者翻身、拍背。拍背时五指并拢成空心掌,由上而下,由外向内,有节律地轻拍背部。通过振动,使小气道分泌物松动易于进入较大气道,有利于排痰及改善肺通、换气功能。每次治疗结束后,雾化器内余液应全部倾倒,重新更换灭菌蒸馏水;雾化器连接管及面罩用0.5%三氯异氰尿酸(健之素)消毒液浸泡30分钟,用清水冲净后晾干备用。

指导患者定时有效咳嗽,病情允许时使患者取坐位,先深呼吸,轻咳数次将痰液集中后,用力咳出,也可促使肺膨胀。协助患者勤翻身,改变体位,每2小时拍背体疗1次。对呼吸无力、衰竭的患者,用手指压在胸骨切迹上方刺激气管,促使患者咳嗽排痰。

老年人、衰弱的患者,咳嗽反射受抑制者,呼吸防御机制受损,不能有效地将呼吸道分泌物排出时,应按需要吸痰。用一次性吸痰管,检查导管通畅后,在无负压情况下将吸痰管轻轻插入10～15 cm,退出1～2 cm,以便游离导管尖端,然后打开负压,边旋转边退出。有黏液或分泌物处稍停。每次吸痰时间应少于15秒。吸痰时,同一根吸痰管应先吸气道内分泌物,再吸鼻腔内分泌物,不能重复进入气道。

(4)研究表明,患者俯卧位发生吸入性肺炎的概率比左侧卧位和仰卧位患者低,定时帮助患者取该体位。进食时抬高床头30°～45°,减少胃液反流误吸机会。

3.合并感染性休克的护理

发生休克时,患者取去枕平卧位,下肢抬高20°～30°,增加回心血量和脑部血流量。保持静脉通道畅通,积极补充血容量,根据心功能、皮肤弹性、血压、脉搏、尿量及中心静脉压情况调节输液速度,防止肺水肿。加强抗感染,使用血管活性药物时,用药浓度、单位时间用量,严格遵医嘱,动态观察病情,及时反馈,为治疗方案的调整提供依据。体温不升者给予棉被保暖,避免使用热水袋、电热毯等加温措施。

4.合并急性肾衰竭的护理

少尿期准确记录出入量,留置导尿,记录每小时尿量,严密观察肾功能及电解质变化,根据医嘱严格控制补液量及补液速度。高血钾是急性肾衰竭患者常见死亡原因之一,此期避免摄入含钾高的食物;多尿期应注意补充水分,保持水、电解质平衡。尿量小于20 mL/h或小于80 mL/24 h的急性肾衰竭者需要血液透析治疗。

5.发热的护理

高热时帮助降低体温,减轻高热伴随症状,增加患者舒适感。每2小时监测体温1次。密切观察发热规律、特点及伴随症状,及时报告医师对症处理;寒战时注意保暖,高热给予物理降温,冷毛巾敷前额,冰袋置于腋下、腹股沟等处,或温水、乙醇擦浴。物理降温效果差时,遵医嘱给予退热剂。降温期间要注意随时更换汗湿的衣被,防止受凉,鼓励患者多饮水,保证机体需要,防止肾血流灌注不足,诱发急性肾功能不全。加强口腔护理。

6.预防传染及继发感染

(1)采取呼吸道隔离措施,切断传播途经。单人单室,避免交叉感染。严格遵守各种消毒、隔离制度及无菌技术操作规程,医护人员操作前后应洗手,特别是接触呼吸道分泌物和护理气管切开、插管患者前后要彻底流水洗手,并采取戴口罩、手套等隔离手段。开窗通风保持病房空气流通,每天定时紫外线空气消毒30～60分钟,加强病房内物品的消毒,所有医疗器械和物品特别是呼吸治疗器械定时严格消毒、灭菌。控制陪护及探视人员流动,实行无陪人管理。对特殊感染、耐药菌株感染及易感人群应严格隔离,及时通报。

(2)加强呼吸道管理。气管切开患者更换内套管前,必须充分吸引气囊周围分泌物,以免含菌的渗出液漏入呼吸道诱发肺炎。患者取半坐位以减少误吸危险。尽可能缩短人工气道留置和机械通气时间。

(3)患者分泌物、痰液存放于黄色医疗垃圾袋中焚烧处理,定期将呼吸机集水瓶内液体倒入装有0.5%健之素消毒液的容器中集中消毒处理。

7.营养支持治疗的护理

营养支持是重要的辅助治疗。重症肺炎患者防御功能减退,体温升高使代谢率增加,机体需要增加免疫球蛋白、补体、内脏蛋白的合成,支持巨噬细胞、淋巴细胞活力及酶活性。提供重症肺炎患者高蛋白、高热量、富含维生素、易消化的流质或半流质饮食,尽量符合患者口味,少食多餐。有时需要鼻饲营养液,必要时胃肠外应用免疫调节剂,如免疫球蛋白、血浆、清蛋白和氨基酸等营养物质以提高抵抗力,增强抗感染效果。

8.舒适护理

为保证患者舒适,重视做好基础护理。重症肺炎急性期患者要卧床休息,安排好治疗、护理时间,尽量减少打扰,保证休息。帮助患者维持舒服的治疗体位。保持病室清洁、安静,空气新鲜。室温保持在 22～24 ℃,使用空气湿化器保持空气相对湿度为 60％～70％。保持床铺干燥、平整。保持口腔清洁。

9.采集痰标本的护理干预

痰标本是最常用的下呼吸道病原学标本,其检验结果是选择抗生素治疗的确切依据,正确采集痰标本非常重要。准确的采样是经气管采集法,但患者有一定痛苦,不易被接受。临床一般采用自然咳痰法。采集痰标本应注意必须在抗生素治疗前采集新鲜、深咳后的痰,迅速送检,避免标本受到口咽处正常细菌群的污染,以保证细菌培养结果准确性。具体方法是:嘱患者先将唾液吐出、漱口,并指导或辅助患者深吸气后咳嗽,咳出肺部深处痰液,留取标本。收集痰液后应在30 分钟内送检。经气管插管收集痰标本时,可使用一次性痰液收集器。用无菌镊夹持吸痰管插入气管深部,注意勿污染吸痰管。留痰过程注意无菌操作。

10.心理护理

评估患者的心理状态,采取有针对性的护理。患者病情重,呼吸困难、发热、咳嗽等明显不适,导致患者烦躁和恐惧,加压通气、气管插管、机械通气患者尤其明显,上述情绪加重呼吸困难。护士要鼓励患者倾诉,多与其交流,语言交流困难时,用文字或体态语言主动沟通,尽量消除其紧张恐惧心理。了解患者的经济状况及家庭成员情况,帮助患者寻求更多支持和帮助。及时向患者及家属解释,介绍病情和治疗方案,使其信任和理解治疗、护理的作用,增加安全感,保持情绪稳定。

11.健康教育

出院前指导患者坚持呼吸功能锻炼,做深呼吸运动,增强体质。减少去公共场所的次数,预防感冒。上呼吸道感染急性期外出戴口罩。居室保持良好的通风,保持空气清新。均衡膳食,增加机体抵抗力,戒烟,避免劳累。

（蒋心怡）

第六章

呼吸内科护理

第一节　慢性支气管炎

慢性支气管炎是由于感染或非感染因素引起气管、支气管黏膜及其周围组织的慢性非特异性炎症。临床以咳嗽、咳痰或伴有喘息反复发作为特征,每年持续 3 个月以上,且连续 2 年以上。

一、病因和发病机制

慢性支气管炎的病因极为复杂,迄今尚有许多因素不够明确,往往是多种因素长期相互作用的综合结果。

(一)感染

病毒、支原体和细菌感染是本病急性发作的主要原因。病毒感染以流感病毒、鼻病毒、腺病毒和呼吸道合胞病毒常见;细菌感染以肺炎链球菌、流感嗜血杆菌和卡他莫拉菌及葡萄球菌常见。

(二)大气污染

化学气体如氯气、二氧化氮、二氧化硫等刺激性烟雾,空气中的粉尘等均可刺激支气管黏膜,使呼吸道清除功能受损,为细菌入侵创造条件。

(三)吸烟

吸烟为本病发病的主要因素。吸烟时间的长短与吸烟量决定发病率的高低,吸烟者的患病率较不吸烟者高 2~8 倍。

(四)过敏因素

喘息型支气管患者,多有过敏史。患者痰中嗜酸性粒细胞和组胺的含量及血中 IgE 明显高于正常。此类患者实际上应属慢性支气管炎合并哮喘。

(五)其他因素

气候变化,特别是寒冷空气对慢支的病情加重有密切关系。自主神经功能失调,副交感神经功能亢进,老年人肾上腺皮质功能减退,慢性支气管炎的发病率增加。维生素 C 缺乏、维生素 A 缺乏者,易患慢性支气管炎。

二、临床表现

(一)症状

患者常在寒冷季节发病,出现咳嗽、咳痰,尤以晨起显著,白天多于夜间。病毒感染痰液为白色黏液泡沫状,继发细菌感染,痰液转为黄色或黄绿色黏液脓性,偶可带血。慢性支气管炎反复发作后,支气管黏膜的迷走神经感受器反应性增高,副交感神经功能亢进,可出现过敏现象而发生喘息。

(二)体征

早期多无体征。急性发作期可有肺底部闻及干、湿性啰音。喘息型支气管炎在咳嗽或深吸气后可闻及哮鸣音,发作时有广泛哮鸣音。

(三)并发症

(1)阻塞性肺气肿:为慢性支气管炎最常见的并发症。

(2)支气管肺炎:慢性支气管炎蔓延至支气管周围肺组织中,患者表现寒战、发热、咳嗽加剧、痰量增多且呈脓性;白细胞总数及中性粒细胞增多;X线胸片显示双下肺野有斑点状或小片阴影。

(3)支气管扩张症。

三、诊断

(一)辅助检查

1.血常规

白细胞总数及中性粒细胞数可升高。

2.胸部X线

单纯型慢性支气管炎,X线片检查阴性或仅见双下肺纹理增多、增粗、模糊、呈条索状或网状。继发感染时为支气管周围炎症改变,表现为不规则斑点状阴影,重叠于肺纹理之上。

3.肺功能检查

早期病变多在小气道,常规肺功能检查多无异常。

(二)诊断要点

凡咳嗽、咳痰或伴有喘息,每年发作持续3个月,连续2年或2年以上者,并排除其他心肺疾病(如肺结核、肺尘埃沉着病、支气管哮喘、支气管扩张症、肺癌、肺脓肿、心脏病、心功能不全等)、慢性鼻咽疾病后,即可诊断。如每年发病不足3个月,但有明确的客观检查依据(如胸部X线片、肺功能等)亦可诊断。

(三)鉴别诊断

1.支气管扩张

多于儿童或青年期发病,常继发于麻疹、肺炎或百日咳后,并有咳嗽、咳痰反复发作的病史,合并感染时痰量增多,并呈脓性或伴有发热,病程中常反复咯血。在肺下部周围可闻及不易消散的湿性啰音。晚期重症患者可出现杵状指(趾)。胸部X线片上可见双肺下野纹理粗乱或呈卷发状。薄层高分辨CT(HRCT)检查有助于确诊。

2.肺结核

活动性肺结核患者多有午后低热、消瘦、乏力、盗汗等中毒症状。咳嗽痰量不多,常有咯血。

老年肺结核的中毒症状多不明显,常被慢性支气管炎的症状所掩盖而误诊。胸部 X 线片上可发现结核病灶,部分患者痰结核菌检查可获阳性。

3.支气管哮喘

支气管哮喘常为特质性患者或有过敏性疾病家族史,多于幼年发病。一般无慢性咳嗽、咳痰史。哮喘多突然发作,且有季节性,血和痰中嗜酸性粒细胞常增多,治疗后可迅速缓解。发作时双肺布满哮鸣音,呼气延长,缓解后可消失,且无症状,但气道反应性仍增高。慢性支气管炎合并哮喘的患者,病史中咳嗽、咳痰多发生在喘息之前,迁延不愈较长时间后伴有喘息,且咳嗽、咳痰的症状多较喘息更为突出,平喘药物疗效不如哮喘等可资鉴别。

4.肺癌

肺癌多发生于 40 岁以上男性,并有多年吸烟史的患者,刺激性咳嗽常伴痰中带血和胸痛。X 线胸片检查肺部常有块影或反复发作的阻塞性肺炎。痰脱落细胞及支气管镜等检查,可明确诊断。

5.慢性肺间质纤维化

慢性咳嗽,咳少量黏液性非脓性痰,进行性呼吸困难,双肺底可闻及爆裂音(Velcro 啰音),严重者发绀并有杵状指。X 线胸片见中下肺野及肺周边部纹理增多紊乱呈网状结构,其间见弥漫性细小斑点阴影。肺功能检查呈限制性通气功能障碍,弥散功能减低,PaO_2 下降。肺活检是确诊的手段。

四、治疗

(一)急性发作期及慢性迁延期的治疗

以控制感染、祛痰、镇咳为主,同时解痉平喘。

1.抗感染药物

及时、有效、足量,感染控制后及时停用,以免产生细菌耐药或二重感染。一般患者可按常见致病菌用药。可选用青霉素 G 80 万 U 肌内注射;复方磺胺甲噁唑(SMZ),每次 2 片,2 次/天;阿莫西林 2～4 g/d,3～4 次口服;氨苄西林 2～4 g/d,分 4 次口服;头孢氨苄 2～4 g/d 或头孢拉定 1～2 g/d,分 4 次口服;头孢呋辛 2 g/d 或头孢克洛 0.5～1.0 g/d,分 2～3 次口服。亦可选择新一代大环内酯类抗生素,如罗红霉素,0.3 g/d,2 次口服。抗菌治疗疗程一般 7～10 天,反复感染病例可适当延长。严重感染时,可选用氨苄西林、环丙沙星、氧氟沙星、阿米卡星、奈替米星或头孢菌素类联合静脉滴注给药。

2.祛痰镇咳药

刺激性干咳者不宜单用镇咳药物,否则痰液不易咳出。可给盐酸溴环己胺醇 30 mg 或羧甲基半胱氨酸 500 mg,3 次/天,口服。乙酰半胱氨酸(富露施)及氯化铵甘草合剂均有一定的疗效。α-糜蛋白酶雾化吸入亦有消炎祛痰的作用。

3.解痉平喘

解痉平喘主要为解除支气管痉挛,利于痰液排出。常用药物为氨茶碱每次 0.1～0.2 g,每 8 小时 1 次口服;丙卡特罗 50 mg,2 次/天;特布他林 2.5 mg,2～3 次/天。慢性支气管炎有可逆性气道阻塞者应常规应用支气管舒张剂,如异丙托溴铵(异丙阿托品)气雾剂、特布他林等吸入治疗。阵发性咳嗽常伴不同程度的支气管痉挛,应用支气管扩张药后可改善症状,并有利于痰液的排出。

(二)缓解期的治疗

应以增强体质、提高机体抗病能力和预防发作为主。

(三)中药治疗

采取扶正固本原则,按肺、脾、肾的虚实辨证施治。

五、护理措施

(一)常规护理

1.环境

保持室内空气新鲜、流通,安静,舒适,温湿度适宜。

2.休息

急性发作期应卧床休息,取半卧位。

3.给氧

持续低流量吸氧。

4.饮食

给予高热量、高蛋白、高维生素、易消化饮食。

(二)专科护理

1.解除气道阻塞,改善肺泡通气

及时清除痰液,神志清醒患者应鼓励咳嗽,痰稠不易咳出时,给予雾化吸入或雾化泵药物喷入,减少局部淤血水肿,以利痰液排出。危重体弱患者,定时更换体位,叩击背部,使痰易于咳出,餐前应给予胸部叩击或胸壁震荡。方法:患者取侧卧位,护士两手手指并拢,手背隆起,指关节微屈,自肺底由下向上,由外向内叩拍胸壁,震动气管,边拍边鼓励患者咳嗽,以促进痰液的排出,每侧肺叶叩击 3～5 分钟。对神志不清者,可进行机械吸痰,需注意无菌操作,抽吸压力要适当,动作轻柔,每次抽吸时间不超过 15 秒,以免加重缺氧。

2.合理用氧,减轻呼吸困难

根据缺氧和二氧化碳潴留的程度不同,合理用氧,一般给予低流量、低浓度、持续吸氧,如病情需要提高氧浓度,应辅以呼吸兴奋剂刺激通气或使用呼吸机改善通气,吸氧后如呼吸困难缓解、呼吸频率减慢、节律正常、血压上升、心率减慢、心律正常、发绀减轻、皮肤转暖、神志转清、尿量增加等,表示氧疗有效。若呼吸过缓,意识障碍加深,需考虑二氧化碳潴留加重,必要时采取增加通气量措施。

（张敏丽）

第二节　支气管扩张

一、疾病概述

(一)概念和特点

支气管扩张是由于急、慢性呼吸道感染和支气管阻塞后,反复发生支气管炎症,致使支气管组织结构病理性破坏,引起的支气管异常和持久性扩张。临床上以慢性咳嗽、大量脓痰和/或反复咯血为特征,患者多有童年麻疹、百日咳或支气管肺炎等病史。

(二)相关病理生理

支气管扩张的主要病因是支气管-肺组织感染和支气管阻塞,两者相互影响,促使支气管扩张的发生和发展。支气管扩张发生于有软骨的支气管近端分支,主要分为柱状、囊状和不规则扩张 3 种类型,腔内含有多量分泌物并容易积存。呼吸道相关疾病损伤气道清除机制和防御功能,使其清除分泌物的能力下降,易发生感染和炎症;细菌反复感染使气道内因充满包含炎性介质和病原菌的黏稠液体而逐渐扩大、形成瘢痕和扭曲;炎症可导致支气管壁血管增生,并伴有支气管动脉和肺动脉终末支的扩张和吻合,形成小血管瘤而易导致咯血。病变支气管反复炎症,使周围结缔组织和肺组织纤维化,最终引起肺的通气和换气功能障碍。继发于支气管肺组织感染病变的支气管扩张多见于下肺,尤以左下肺多见。继发于肺结核则多见于上肺叶。

(三)病因与诱因

1.支气管-肺组织感染

支气管扩张与扁桃体炎、鼻窦炎、百日咳、麻疹、支气管肺炎、肺结核等呼吸道感染密切相关,引起感染的常见病原体为铜绿假单胞菌、流感嗜血杆菌、卡他莫拉菌、肺炎克雷伯菌、金黄色葡萄球菌、非结核分枝杆菌、腺病毒和流感病毒等。婴幼儿期支气管-肺组织感染是支气管扩张最常见的病因。

2.支气管阻塞

异物、肿瘤、外源性压迫等可使支气管阻塞导致肺不张,胸腔负压直接牵拉支气管管壁导致支气管扩张。

3.支气管先天性发育缺损与遗传因素

支气管先天性发育缺损与遗传因素也可形成支气管扩张,可能与软骨发育不全或弹性纤维不足导致局部管壁薄弱或弹性较差有关。部分遗传性 α-抗胰蛋白酶缺乏者也可伴有支气管扩张。

4.其他全身性疾病

支气管扩张可能与机体免疫功能失调有关,目前已发现类风湿关节炎、溃疡性结肠炎、克罗恩病、系统性红斑狼疮等疾病同时伴有支气管扩张。

(四)临床表现

1.症状

(1)慢性咳嗽、大量脓痰:咳嗽多为阵发性,与体位改变有关,晨起及晚上临睡时咳嗽和咳痰尤多。严重程度可用痰量估计:轻度每天少于 10 mL,中度每天 10～150 mL,重度每天多于 150 mL。感染急性发作时,黄绿色脓痰量每天可达数百毫升,将痰液放置后可出现分层的特征,即上层为泡沫,下悬脓性成分;中层为浑浊黏液;下层为坏死组织沉淀物。合并厌氧菌感染时,痰和呼气具有臭味。

(2)咯血:反复咯血为本病的特点,可为痰中带血或大量咯血。少量咯血每天少于 100 mL,中量咯血每天 100～500 mL,大量咯血每天多于 500 mL 或一次咯血量＞300 mL。咯血量有时与病情严重程度、病变范围不一致。部分病变发生在上叶的"干性支气管扩张"患者以反复咯血为唯一症状。

(3)反复肺部感染:由于扩张的支气管清除分泌物的功能丧失,引流差,易反复发生感染,其特点是同一肺段反复发生肺炎并迁延不愈。

(4)慢性感染中毒症状：可出现发热、乏力、食欲减退、消瘦、贫血等，儿童可影响发育。

2.体征

早期或病变轻者无异常肺部体征，病变严重或继发感染时，可在病变部位尤其下肺部闻及固定而持久的局限性粗湿啰音，有时可闻及哮鸣音，部分患者伴有杵状指（趾）。

（五）辅助检查

1.影像学检查

胸部 X 线检查：囊状支气管扩张的气道表现为显著的囊腔，腔内可存在气液平面，纵切面可显示"双轨征"，横切面显示"环形阴影"，并可见气道壁增厚。胸部 CT 检查：可在横断面上清楚地显示扩张的支气管。高分辨 CT 进一步提高了诊断敏感性，成为支气管扩张症的主要诊断方法。

2.纤维支气管镜检查

有助于发现患者的出血部位或阻塞原因。还可局部灌洗，取灌洗液做细菌学和细胞学检查。

（六）治疗原则

保持引流通畅，处理咯血，控制感染，必要时手术治疗。

1.保持引流通畅，改善气流受限

清除气道分泌物、保持气道通畅能减少继发感染和减轻全身中毒症状，如应用祛痰药物（盐酸氨溴索、溴己新、α-糜蛋白酶）等稀释痰液，痰液黏稠时可加用雾化吸入。应用振动、拍背、体位引流等方法促进气道分泌物的清除。应用支气管舒张剂可改善气流受限，伴有气道高反应及可逆性气流受限的患者疗效明显。如体位引流排痰效果不理想，可用纤维支气管镜吸痰法，以保持呼吸道通畅。

2.控制感染

急性感染期的主要治疗措施。应根据症状、体征、痰液性状，必要时根据痰培养及药物敏感试验选择有效的抗生素。常用阿莫西林、头孢类抗生素、氨基糖苷类等药物，重症患者尤其是铜绿假单胞菌感染者，常需第三代头孢菌素加氨基糖苷类药联合静脉用药。如有厌氧菌混合感染，加用甲硝唑或替硝唑等。

3.外科治疗

保守治疗不能缓解的反复大咯血且病变局限者，可考虑手术治疗。经充分的内科治疗后仍反复发作且病变为局限性支气管扩张，可通过外科手术切除病变组织。

二、护理评估

（一）一般评估

1.患者的主诉

有无胸闷、气促、心悸、疲倦、乏力等症状。

2.生命体征

严密观察呼吸的频率、节律、深浅和音响，患者呼吸可正常或增快，感染严重时或合并咯血可伴随不同程度的呼吸困难和发绀。患者体温正常或偏高，感染严重时可为高热。

3.咳嗽咳痰情况

观察咳嗽咳痰的发作时间、频率、持续时间、伴随的症状和影响因素等，患者反复继发肺部感染，支气管引流不畅，痰不易咳出时可导致咳嗽加剧，大量脓痰咳出后，患者感觉轻松，体温下降，精神改善。重点观察痰液的量、颜色、性质、气味和与体位的关系，痰液静置后的分层现象，记录

24 小时痰液排出量。注意患者是否出现面色苍白、出冷汗、烦躁不安等出血的症状,观察咯血的颜色、性质及量。

4.其他

血气分析、血氧饱和度、体重、体位等记录结果。

(二)身体评估

1.头颈部

患者的意识状态,面部颜色(贫血),皮肤黏膜有无脱水、是否粗糙干燥;呼吸困难和缺氧的程度(有无气促、口唇有无发绀、血氧饱和度数值等)。

2.胸部

检查胸廓的弹性,有无胸廓的挤压痛,两肺呼吸运动是否一致。病变部位可闻及固定而持久的局限性粗湿啰音或哮鸣音。

3.其他

患者有无杵状指(趾)。

(三)心理-社会评估

询问健康史,发病原因、病程进展时间及以往所患疾病对支气管扩张的影响,评估患者对支气管扩张的认识;另外,患者常因慢性咳嗽、咳痰或痰量多、有异味等症状产生恐惧或焦虑的心理,并缺乏治愈的信心。

(四)辅助检查阳性结果评估

血氧饱和度的数值,血气分析结果报告,胸部 CT 检查明确的病变部位。

(五)常用药物治疗效果的评估

抗生素使用后咳嗽咳痰症状有无减轻,原有增高的血白细胞计数有无回降至正常范围,核左移情况有无得到纠正。

三、主要护理诊断/问题

(一)清理呼吸道无效

清理呼吸道无效与大量脓痰滞留呼吸道有关。

(二)有窒息的危险

窒息与大咯血有关。

(三)营养失调

营养低于机体需要量与慢性感染导致机体消耗有关。

(四)焦虑

焦虑与疾病迁延、个体健康受到威胁有关。

(五)活动无耐力

活动无耐力与营养不良、贫血等有关。

四、护理措施

(一)环境

保持室内空气新鲜、无臭味,定期开窗换气使空气流通,维持适宜的温湿度,注意保暖。

(二)休息和活动

休息能减少肺活动度,避免因活动诱发咯血。小量咯血者以静卧休息为主,大量咯血患者应绝对卧床休息,尽量避免搬动。取患侧卧位,可减少患侧胸部的活动度,既防止病灶向健侧扩散,同时有利于健侧肺的通气功能。缓解期患者可适当进行户外活动,但要避免过度劳累。

(三)饮食护理

提供高热量、高蛋白质、富含维生素、易消化的饮食,多进食含铁食物有利于纠正贫血,饮食中富含维生素 A、C、E 等(如新鲜蔬菜、水果),以提高支气管黏膜的抗病能力。大量咯血者应禁食,小量咯血者宜进少量温、凉流质饮食,避免冰冷食物诱发咳嗽或加重咯血,少食多餐。为痰液稀释利于排痰,鼓励患者多饮水,每天不少于 2 000 mL。指导患者在咳痰后及进食前后漱口,以祛除口臭,促进食欲。

(四)病情观察

严密观察病情,正确记录每天痰量及痰的性质,留好痰标本。有咯血者备好吸痰和吸氧设备。

(五)用药护理

遵医嘱使用抗生素、祛痰剂和支气管舒张剂,指导患者进行有效咳嗽,辅以叩背,及时排出痰液。指导患者掌握药物的疗效、剂量、用法和不良反应。

(六)体位引流的护理

体位引流是利用重力作用促使呼吸道分泌物流入气管、支气管排出体外的方法,其效果与需引流部位所对应的体位有关。体位引流的护理措施如下。

(1)体位引流由康复科医师执行,引流前向患者说明体位引流的目的、操作过程和注意事项,消除顾虑,取得合作。

(2)操作前测量生命体征,听诊肺部明确病变部位。引流前15分钟遵医嘱给予支气管舒张剂(有条件可使用雾化器或手按定量吸入器)。备好排痰用纸巾或一次性容器。

(3)根据病变部位、病情和患者经验选择合适体位(自觉有利于咳痰的体位)。引流体位的选择取决于分泌物潴留的部位和患者的耐受程度,原则上抬高病灶部位的位置,使引流支气管开口向下,有利于潴留的分泌物随重力作用流入支气管和气管排出。首先引流上叶,然后引流下叶后基底段。如果患者不能耐受,应及时调整姿势。头部外伤、胸部创伤、咯血、严重心血管疾病和病情状况不稳定者,不宜采用头低位进行体位引流。

(4)引流时鼓励患者做腹式深呼吸,辅以胸部叩击或震荡,指导患者进行有效咳嗽等措施,以提高引流效果。

(5)引流时间视病变部位、病情和患者身体状况而定,一般每天 1～3 次,每次 15～20 分钟。在空腹或饭前一个半小时前进行,早晨清醒后立即进行效果最好。咯血时不宜进行体位引流。

(6)引流过程应有护士或家人协助,注意观察患者反应,如出现咯血、面色苍白、出冷汗、头晕、发绀、脉搏细弱、呼吸困难等情况,应立即停止引流。

(7)体位引流结束后,协助患者采取舒适体位休息,给予清水或漱口液漱口。记录痰液的性质、量及颜色,复查生命体征和肺部呼吸音及啰音的变化,评价体位引流的效果。

(七)窒息的抢救配合

(1)对大咯血及意识不清的患者,应在病床旁备好急救器械。

(2)一旦患者出现窒息征象,应立即取头低脚高 45°俯卧位,面向一侧,轻拍背部,迅速排出在气道和口咽部的血块,或直接刺激咽部以咯出血块。嘱患者不要屏气,以免诱发喉头痉挛。必要时用吸痰管进行负压吸引,以解除呼吸道阻塞。

(3)给予高浓度吸氧,做好气管插管或气管切开的准备与配合工作。

(4)咯血后为患者漱口,擦净血迹,防止因口咽部异物刺激引起剧烈咳嗽而诱发咯血,及时清理患者咯出的血块及污染的衣物、被褥,安慰患者,以助于稳定情绪,增加安全感,避免因精神过度紧张而加重病情。对精神极度紧张、咳嗽剧烈的患者,可按医嘱给予小剂量镇静剂或镇咳剂。

(5)密切观察咯血的量、颜色、性质及出血的速度,观察生命体征及意识状态的变化,有无胸闷、气促、呼吸困难、发绀、面色苍白、出冷汗、烦躁不安等窒息征象;有无阻塞性肺不张、肺部感染及休克等并发症的表现。

(6)用药护理:①垂体后叶素可收缩小动脉,减少肺血流量,从而减轻咯血。但也能引起子宫、肠道平滑肌收缩和冠状动脉收缩,故冠心病、高血压患者及孕妇忌用。静脉滴注时速度勿过快,以免引起恶心、便意、心悸、面色苍白等不良反应。②年老体弱、肺功能不全者在应用镇静剂和镇咳药后,应注意观察呼吸中枢和咳嗽反射受抑制情况,以早期发现因呼吸抑制导致的呼吸衰竭和不能咯出血块而发生窒息。

(八)心理护理

护士应以亲切的态度多与患者交谈,讲明支气管扩张反复发作的原因和治疗进展,帮助患者树立战胜疾病的信心,解除焦虑不安心理。呼吸困难患者应根据其病情采用恰当的沟通方式,及时了解病情,安慰患者。

(九)健康教育

(1)预防感冒等呼吸道感染,吸烟患者戒烟。不要滥用抗生素和止咳药。

(2)疾病知识指导:帮助患者和家属正确认识和对待疾病,了解疾病的发生、发展与治疗、护理过程,与患者及家属共同制订长期防治计划。

(3)保健知识的宣教:学会自我监测病情,一旦发现症状加重,应及时就诊。指导掌握有效咳嗽、胸部叩击、雾化吸入及体位引流的排痰方法,长期坚持,以控制病情的发展。

(4)生活指导:讲明加强营养对机体康复的作用,使患者能主动摄取必需的营养素,以增加机体抗病能力。鼓励患者参加体育锻炼,建立良好的生活习惯,劳逸结合,消除紧张心理,防止病情进一步恶化。

(5)及时到医院就诊的指标:体温过高,痰量明显增加;出现胸闷、气促、呼吸困难、发绀、面色苍白、出冷汗、烦躁不安等症状;咯血。

五、护理效果评估

(1)呼吸道保持通畅,痰易咳出,痰量减少或消失,血氧饱和度、动脉血气分析值在正常范围。

(2)肺部湿啰音或哮鸣音减轻或消失。

(3)患者体重增加,无并发症(咯血等)发生。

(张敏丽)

第三节　间质性肺疾病

间质性肺疾病(interstitial lung disease,ILD)是一组肺间质的炎症性疾病,是主要累及肺间质、肺泡和/或细支气管的一组肺部弥漫性疾病。除细支气管以上的各级支气管外,ILD几乎累及所有肺组织。由于细支气管和肺泡壁纤维化,使肺顺应性下降,肺容量减少和限制性通气功能障碍,细支气管的炎症及肺小血管闭塞引起通气/血流比例失调和弥散功能降低,最终发生低氧血症和呼吸衰竭。

一、病因与病理生理

(一)病因

1.职业/环境

无机粉尘包括二氧化硅、石棉、滑石、铍、煤、铝、铁等引起的尘肺;有机粉尘吸入导致的外源性过敏性肺泡炎(如霉草、蘑菇肺、蔗尘、饲鸽肺等)。

2.药物

抗肿瘤药物(博莱霉素、甲氨蝶呤等),心血管药物(胺碘酮等),抗癫痫药(苯妥英钠等),其他药物(呋喃妥因、口服避孕药、口服降糖药等)。

3.其他

治疗诱发:放射线照射、氧中毒等治疗因素。感染:结核、病毒、细菌、真菌、卡氏肺孢子菌、寄生虫等感染。恶性肿瘤:癌性淋巴管炎、肺泡细胞癌、转移性肺癌等。

4.病因不明

结缔组织病相关的肺间质病包括类风湿关节炎、全身性硬化症、系统性红斑狼疮、多发性肌炎、皮肌炎、干燥综合征、混合性结缔组织病、强直性脊柱炎等。遗传性疾病相关的肺间质病包括家族性肺纤维化、结节性硬化病、神经纤维瘤病等。

(二)病理生理

肺泡结构的破坏,纤维化伴蜂窝肺形成。早期主要是炎性细胞渗出,晚期是成纤维细胞和胶原纤维增生,逐渐形成纤维化,气腔变形扩张成囊状大小从1厘米至数厘米,称之为蜂窝肺。

二、临床表现

(一)咳嗽、咳痰

初期仅有咳嗽,多以干咳为主,个别病例有少量白痰或白色泡沫痰,部分患者痰中带血,但大咯血非常少见。

(二)气促、发绀

气促是最常见的首诊症状,多为隐袭性,在较剧烈活动时开始,渐进性加重,常伴浅快呼吸,很多患者伴有明显的易疲劳感,偶有胸痛、严重时出现胸闷,呼吸困难。病情进一步加重可出现发绀,并可发展为肺心病。

(三)发热

急性感染时可有发热。

三、诊断要点

(一)胸部X线

检查可见双肺弥漫性网状、结节状阴影。双肺底部网状形提示间质水肿或纤维化,随病情发展,出现粗网状影,至病变晚期可出现环状条纹影。结节大小、形状和边缘可各不相同,为肺内肉芽肿和肺血管炎。

（二）肺功能检查

间质性肺疾病常为限制性通气功能障碍，如肺活量和肺总量减少，残气量随病情进展而减低。第1秒用力呼气量与用力肺活量之比值升高，流量容积曲线呈限制性描图。间质纤维组织增生，弥散距离增加，弥散功能降低，肺顺应性差，中晚期出现通气与血流比例失调，因而出现低氧血症，并引起通气代偿性增加所致的低碳酸血症。间质性肺病在X线影像未出现异常之前，即有弥散功能降低和运动负荷时发生低氧血症。肺功能检查对评价呼吸功能损害的性质和程度，以及治疗效果有帮助。

四、治疗要点

（一）首要的治疗

祛除诱因。有部分患者在脱离病因及诱因后，可自然缓解，不需要应用激素治疗。

（二）主要的治疗

抗感染、抗纤维化、抗氧化剂、抗蛋白酶、抗凝剂、细胞因子拮抗剂、基因治疗及肺移植等。

（三）最常用、有效的治疗

应用糖皮质激素和免疫抑制剂，以及应用干预肺间质纤维化形成的药物。

（四）氧疗

给予氧气吸入，必要时应用无创呼吸机辅助通气。

五、护理

（一）护理评估

（1）评估患者的病情、意识、呼吸状况、合作程度及缺氧程度。

（2）评估患者的咳痰能力、影响咳痰的因素、痰液的黏稠度及气道通畅情况。

（3）评估肺部呼吸音情况。

（二）氧疗护理

（1）护士必须掌握给氧的方法（如持续或间歇给氧和给氧的流量），正确安装氧气装置。

（2）了解肺功能检查和血气分析的临床意义，发现异常及时通知医师。

（3）用氧的过程中严密观察病情，密切观察患者的呼吸、神志、氧饱和度及缺氧程度改善情况等。

（三）用药护理

（1）嘱患者按时服用护胃药。避免粗糙过硬饮食。观察大便色、质，询问有无腹痛等情况。

（2）使用激素时必须规律、足量、全程服用药物，不能擅自停药或减量。劳逸结合，少去公共场所，以免交叉感染。

（3）建议补钙，预防骨质疏松，注意饮食中补充蛋白质，控制脂肪与糖分的摄入。注意血压及血糖的改变，定期、定时监测血压及血糖。

（四）健康指导

（1）注意保暖，随季节的变更加减衣服，预防感冒，少去公共场所，如有不适及时就医。

（2）适当锻炼，如慢走、上下楼等，以提高抗病能力。进行呼吸功能锻炼以改善通气功能。

（3）劝告患者戒烟。

（4）指导有效的咳嗽、排痰。间质性肺病的患者常有咳嗽，一般情况下为刺激性干咳，合并肺部感染时，有咳痰，因此有效的咳嗽能促进痰液的排出，保持呼吸道通畅。

（5）使用激素时必须规律、足量、全程服用药物，不能擅自停药或减量。

（张敏丽）

第四节　慢性阻塞性肺疾病

一、概述

（一）疾病概念

慢性阻塞性肺疾病（chronic obstructive pulmonary disease，COPD）是一组气流受限为特征的肺部疾病，气流受限不完全可逆，呈进行性发展，但是可以预防和治疗的疾病。COPD 主要累及肺部，但也可以引起肺外各器官的损害。

COPD 是呼吸系统疾病中的常见病和多发病，患病率和病死率均居高不下。近年来对我国 7 个地区 20 245 名成年人进行调查，COPD 的患病率占 40 岁以上人群的 8.2%。因肺功能进行性减退，严重影响患者的劳动力和生活质量。

（二）相关病理生理

慢性支气管炎并发肺气肿时，视其严重程度可引起一系列病理生理改变。早期病变局限于细小气道，仅闭合容积增大，反映肺组织弹性阻力及小气道阻力的动态肺顺应性降低。病变累及大气道时，肺通气功能障碍，最大通气量降低。随着病情的发展，肺组织弹性日益减退，肺泡持续扩大，回缩障碍，则残气量及残气量占肺总量的百分比增加。肺气肿加重导致大量肺泡周围的毛细血管受膨胀肺泡的挤压而退化，致使肺毛细血管大量减少，肺泡间的血流量减少，此时肺泡虽有通气，但肺泡壁无血液灌流，导致生理无效腔气量增大；也有部分肺区虽有血液灌流，但肺泡通气不良，不能参与气体交换。如此，肺泡及毛细血管大量丧失，弥散面积减少，产生通气与血流比例失调，导致换气功能发生障碍。通气和换气功能障碍可引起缺氧和二氧化碳潴留，发生不同程度的低氧血症和高碳酸血症，最终出现呼吸功能衰竭。

（三）病因与诱因

确切的病因不清楚。但认为与肺部对香烟烟雾等有害气体或有害颗粒的异常炎症反应有关。这些反应存在个体易感因素和环境因素的互相作用。

（1）吸烟：为重要的发病因素，吸烟者慢性支气管炎的患病率比不吸烟者高 2～8 倍，烟龄越长，吸烟量越大，COPD 患病率越高。

（2）职业粉尘和化学物质：接触职业粉尘及化学物质，如烟雾、变应原、工业废气及室内空气污染等，浓度过高或时间过长时，均可能产生与吸烟类似的 COPD。

（3）空气污染：大气中的有害气体如二氧化硫、二氧化氮、氯气等可损伤气道黏膜上皮，使纤毛清除功能下降，黏液分泌增加，为细菌感染增加条件。

（4）感染因素：与慢性支气管炎类似，感染亦是 COPD 发生发展的重要因素之一。

（5）蛋白酶-抗蛋白酶失衡。

（6）炎症机制。

（7）其他：自主神经功能失调、营养不良、气温变化等都有可能参与COPD的发生、发展。

（四）临床表现

起病缓慢、病程较长。主要症状如下。

1.慢性咳嗽

随病程发展可终身不愈。常晨间咳嗽明显，夜间有阵咳或排痰。

2.咳痰

一般为白色黏液或浆液性泡沫性痰，偶可带血丝，清晨排痰较多。急性发作期痰量增多，可有脓性痰。

3.气短或呼吸困难

早期在劳力时出现，后逐渐加重，以致在日常活动甚至休息时也感到气短，是COPD的标志性症状。

4.喘息和胸闷

部分患者特别是重度患者或急性加重时出现喘息。

5.其他

晚期患者有体重下降、食欲减退等。

6.COPD病程分期

COPD的病程可以根据患者的症状和体征的变化分为：①急性加重期：是指在疾病发展过程中，短期内出现咳嗽、咳痰、气促和/或喘息加重、痰量增多，呈脓性或黏液脓性痰，可伴发热等症状。②稳定期：指患者咳嗽、咳痰、气促等症状稳定或较轻。

7.并发症

（1）慢性呼吸衰竭：常在COPD急性加重时发生，其症状明显加重，发生低氧血症和/或高碳酸血症，可具有缺氧和二氧化碳潴留的临床表现。

（2）自发性气胸：如有突然加重的呼吸困难，并伴有明显的发绀，患侧肺部叩诊为鼓音，听诊呼吸音减弱或消失，应考虑并发自发性气胸，通过X线检查可以确诊。

（3）慢性肺源性心脏病：由于COPD肺病变引起肺血管床减少及缺氧致肺动脉痉挛、血管重塑，导致肺动脉高压、右心室肥厚扩大，最终发生右心功能不全。

（五）辅助检验

1.肺功能检查

肺功能检查是判断气流受限的主要客观指标，对COPD诊断、严重程度评价、疾病进展、预后及治疗反应等有重要意义。

（1）第一秒用力呼气容积占用力肺活量百分比（FEV_1/FVC）是评价气流受限的一项敏感指标。

（2）第一秒用力呼气容积占预计值百分比（FEV_1/预计值）是评估COPD严重程度的良好指标，其变异性小，易于操作。

（3）吸入支气管舒张药后$FEV_1/FVC<70\%$及$FEV_1<80\%$预计值者，可确定为不能完全可逆的气流受限。

2.胸部X线检查

COPD早期胸片可无变化，以后可出现肺纹理增粗、紊乱等非特异性改变，也可出现肺气肿改变。X线胸片改变对COPD诊断特异性不高,主要作为确定肺部并发症及与其他肺疾病鉴别之用。

3.胸部CT检查

CT检查不应作为COPD的常规检查。高分辨CT对有疑问病例的鉴别诊断有一定意义。

4.血气分析

对确定发生低氧血症、高碳酸血症、酸碱平衡失调,以及判断呼吸衰竭的类型有重要价值。

5.其他

COPD合并细菌感染时,外周血白细胞计数增高,核左移。痰培养可能查出病原菌;常见病原菌为肺炎链球菌、流感嗜血杆菌、卡他莫拉菌、肺炎克雷伯菌等。

(六)治疗原则

1.缓解期治疗原则

减轻症状,阻止COPD病情发展,缓解或阻止肺功能下降,改善COPD患者的活动能力,提高其生活质量,降低病死率。

2.急性加重期治疗原则

控制感染、抗炎、平喘、解痉,纠正呼吸衰竭与右心衰竭。

(七)缓解期药物治疗

1.支气管舒张药

包括短期按需应用以暂时缓解症状,以及长期规则应用以减轻症状。

(1)β_2肾上腺素受体激动剂:主要有沙丁胺醇气雾剂,每次100~200 μg(1~2喷),定量吸入,疗效持续4~5小时,每24小时不超过8~12喷。特布他林气雾剂亦有同样作用,可缓解症状,尚有沙美特罗、福莫特罗等长效β_2肾上腺素受体激动剂,每天仅需吸入2次。

(2)抗胆碱能药:COPD常用的药物,主要品种为异丙托溴铵气雾剂,定量吸入,起效较沙丁胺醇慢,持续6~8小时,每次40~80 mg,每天3~4次。长效抗胆碱能药有噻托溴铵选择性作用于M_1、M_3受体,每次吸入18 μg,每天1次。

(3)茶碱类:茶碱缓释或控释片,0.2 g,每12小时1次;氨茶碱,0.1 g,每天3次。

2.祛痰药

对痰不易咳出者可应用。常用药物有盐酸氨溴索,30 mg,每天3次,N-乙酰半胱氨酸0.2 g,每天3次,或羧甲司坦0.5 g,每天3次。稀化黏素0.5 g,每天3次。

3.糖皮质激素

对重度和极重度患者(Ⅲ级和Ⅳ级),反复加重的患者,长期吸入糖皮质激素与长效β_2肾上腺素受体激动剂联合制剂,可增加运动耐量、减少急性加重发作频率、提高生活质量,甚至有些患者的肺功能得到改善。

4.长期家庭氧疗(LTOT)

对COPD慢性呼吸衰竭者可提高生活质量和生存率。对血流动力学、运动能力、肺生理和精神状态均会产生有益的影响。LTOT指征:①PaO_2≤7.3 kPa(55 mmHg)或SaO_2≤88%,有或没有高碳酸血症。②$PaO_2$7.3~8.0 kPa(55~60 mmHg),或SaO_2<89%,并有肺动脉高压、心力衰竭水肿或红细胞增多症(血细胞比容>0.55)。一般用鼻导管吸氧,氧流量为1.0~2.0 L/min,吸氧时间10~15 h/d。目的是使患者在静息状态下,达到PaO_2≥8.0 kPa(60 mmHg)和/或使SaO_2升至90%。

(八)急性发作期药物治疗

1.支气管舒张药

药物同稳定期。有严重喘息症状者可给予较大剂量雾化吸入治疗,如应用沙丁胺醇 500 μg 或异丙托溴铵 500 μg,或沙丁胺醇 1 000 μg 加异丙托溴铵 250～500 μg,通过小型雾化器给患者吸入治疗以缓解症状。

2.抗生素

应根据患者所在地常见病原菌类型及药物敏感情况积极选用抗生素治疗。如给予 β 内酰胺类/β 内酰胺酶抑制剂;第二代头孢菌素、大环内酯类或喹诺酮类。如果找到确切的病原菌,根据药敏结果选用抗生素。

3.糖皮质激素

对需住院治疗的急性加重期患者可考虑口服泼尼松龙 30～40 mg/d,也可静脉给予甲泼尼龙 40～80 mg,每天 1 次。连续 5～7 天。

4.祛痰剂

溴己新 8～16 mg,每天 3 次;盐酸氨溴索 30 mg,每天 3 次,酌情选用。

5.吸氧

低流量吸氧。

二、护理评估

(一)一般评估

1.生命体征

急性加重期时合并感染患者可有体温升高;呼吸频率常达每分钟 30～40 次。

2.患者主诉

有无慢性咳嗽、咳痰、气短、喘息和胸闷等症状。

3.相关记录

体温、呼吸、心率、皮肤、饮食、出入量、体重等记录结果。

(二)身体评估

1.视诊

胸廓前后径增大,肋间隙增宽,剑突下胸骨下角增宽,称为桶状胸。部分患者呼吸变浅,频率增快,严重者可有缩唇呼吸等。

2.触诊

双侧语颤减弱。

3.叩诊

肺部过清音,心浊音界缩小,肺下界和肝浊音界下降。

4.听诊

两肺呼吸音减弱,呼气延长,部分患者可闻及湿啰音和/或干啰音。

(三)心理-社会评估

患者在疾病治疗过程中的心理反应与需求、家庭及社会支持情况,引导患者正确配合疾病的治疗与护理。

（四）辅助检查结果评估

1.肺功能检查

吸入支气管舒张药后 $FEV_1/FVC<70\%$ 及 $FEV_1<80\%$ 预计值者,可确定为不能完全可逆的气流受限。

2.血气分析

对确定发生低氧血症、高碳酸血症、酸碱平衡失调,以及判断呼吸衰竭的类型有重要价值。

3.痰培养

痰培养可能查出病原菌。

（五）COPD 常用药效果的评估

1.应用支气管扩张剂的评估要点

(1)用药剂量/天、用药的方法(雾化吸入法、口服、静脉滴注)的评估与记录。

(2)评估急性发作时,是否能正确使用定量吸入器(MDI),用药后呼吸困难是否得到缓解。

(3)评估患者是否掌握常用三种雾化吸入器的正确使用方法:定量吸入器(MDI)、都保干粉吸入器、准纳器。并注意用后漱口。

2.应用抗生素的评估要点

参照其他相关章节。

三、主要护理诊断/问题

（一）气体交换受损
气体交换受损与气道阻塞、通气不足、呼吸肌疲劳、分泌物过多和肺泡呼吸面积减少有关。

（二）清理呼吸道无效
清理呼吸道无效与分泌物增多而黏稠、气道湿度减低和无效咳嗽有关。

（三）焦虑
焦虑与健康状况改变、病情危重、经济状况有关。

四、护理措施

（一）休息与活动
中度以上 COPD 急性加重期患者应卧床休息,协助患者采取舒适体位,极重度患者宜采取身体前倾坐位,视病情增加适当的活动,以患者不感到疲劳、不加重病情为宜。

（二）病情观察
观察咳嗽、咳痰及呼吸困难的程度,观察血压、心率,监测动脉血气和水、电解质、酸碱平衡情况。

（三）控制感染
遵医嘱给予抗感染治疗,有效地控制呼吸道感染。

（四）合理用氧
采用低流量持续给氧,流量 $1\sim2$ L/min。提倡长期家庭氧疗,每天氧疗时间在 15 小时以上。

（五）用药护理
遵医嘱应用抗生素、支气管舒张药和祛痰药,注意观察疗效及不良反应。

(六)呼吸功能训练

指导患者正确进行缩唇呼吸和腹式呼吸训练。

1.缩唇呼吸

呼气时将口唇缩成吹笛子状,气体经缩窄的口唇缓慢呼出。作用:提高支气管内压,防止呼气时小气道过早陷闭,以利肺泡气体排出。

2.腹式呼吸

患者可取立位、平卧位、半卧位,两手分别放于前胸部和上腹部。用鼻缓慢吸气,膈肌最大程度下降,腹部松弛,腹部凸出,手感到腹部向上抬起;经口呼气,呼气时腹肌收缩,膈肌松弛,膈肌随腹腔内压增加而上抬,推动肺部气体排出,手感到下降。

3.缩唇呼吸和腹式呼吸训练

每天训练 3～4 次,每次重复 8～10 次。

(七)保持呼吸道通畅

(1)痰多黏稠、难以咳出的患者需要多饮水,以达到稀释痰液的目的。

(2)遵医嘱每天进行氧气或超声雾化吸入。

(3)护士或家属协助给予胸部叩击和体位引流。

(4)指导有效咳嗽。尽可能加深吸气,以增加或达到必要的吸气容量;吸气后要有短暂的闭气,以使气体在肺内得到最大的分布,稍后关闭声门,可进一步增强气道中的压力,而后增加胸内压即增高肺泡内压力,这是使呼气时产生高气流的重要措施;最后声门开放,肺内冲出的高速气流使分泌物从口中喷出。

(5)必要时给予机械吸痰或纤支镜吸痰。

(八)减轻焦虑

护士与家属共同帮助患者去除焦虑产生的原因;与家属、患者共同制订和实施康复计划;指导患者放松技巧。但要向家属与患者强调镇静安眠药对该病的危害,会抑制呼吸中枢,加重低氧血症和高碳酸血症。需慎用或不用。

(九)健康指导

1.疾病预防指导

戒烟是预防 COPD 的重要措施,避免粉尘和刺激性气体的吸入;避免和呼吸道感染患者接触,在呼吸道传染病流行期间,尽量避免去人群密集的公共场所;指导患者要根据气候变化及时增减衣物,避免受凉感冒。

制订个体化锻炼计划:增强体质,按患者情况坚持全身有氧运动;坚持进行腹式呼吸及缩唇呼吸训练。

2.饮食指导

重视缓解期营养摄入,改善营养状况。应制订高热量、高蛋白、高维生素饮食计划。

3.家庭氧疗的指导

护士应指导患者和家属做到:①了解氧疗的目的、必要性及注意事项。②注意安全:供氧装置周围严禁烟火,防止氧气燃烧爆炸。③氧疗装置定期更换、清洁、消毒。

4.就诊指标

(1)患者咳嗽、咳痰症状加重。

(2)原有的喘息症状加重,或出现呼吸困难伴或不伴皮肤、口唇、甲床发绀。

(3)咳出脓性或黏液脓性痰,伴发热。

(4)突发明显的胸痛,咳嗽时明显加重。

(5)出现下垂部位水肿,如下肢等。

五、护理效果评估

(1)患者自觉症状好转(咳嗽、咳痰、呼吸困难减轻)。

(2)患者体温降至正常,生命体征稳定。

(3)患者能学会缩唇呼吸与腹式呼吸,学会有效咳嗽。

(4)患者能掌握3种常用支气管扩张剂气雾剂的使用方法和注意事项。

(5)患者能掌握家庭氧疗的方法与使用注意事项。

(6)患者情绪稳定。

(张敏丽)

第五节 肺 脓 肿

肺脓肿是由多种病原菌引起肺实质坏死的肺部化脓性感染。早期为肺组织的化脓性炎症,继而坏死、液化,由肉芽组织包绕形成脓肿。高热、咳嗽和咳大量脓臭痰为其临床特征。本病可见于任何年龄,青壮年男性及年老体弱有基础疾病者多见。自抗生素广泛应用以来,发病率有明显降低。

一、护理评估

(一)病因及发病机制

急性肺脓肿的主要病原体是细菌,常为上呼吸道、口腔的定植菌,包括需氧、厌氧和兼性厌氧菌。厌氧菌感染占主要地位,较重要的厌氧菌有核粒梭形杆菌、消化球菌等。常见的需氧和兼性厌氧菌为金黄色葡萄球菌、化脓链球菌(A组溶血性链球菌)、肺炎克雷伯菌和铜绿假单胞菌等。免疫力低下者,如接受化疗、白血病或艾滋病患者其病原菌也可为真菌。根据不同病因和感染途径,肺脓肿可分为以下三种类型。

1.吸入性肺脓肿

吸入性肺脓肿是临床上最多见的类型,病原体经口、鼻、咽吸入致病,误吸为最主要的发病原因。正常情况下,吸入物可由呼吸道迅速清除,但当受凉、劳累等诱因导致全身或局部免疫力下降时,在有意识障碍,如全身麻醉或气管插管、醉酒、脑血管意外时,吸入的病原菌即可致病。此外,也可由上呼吸道的慢性化脓性病灶,如扁桃体炎、鼻窦炎、牙槽脓肿等脓性分泌物经气管被吸入肺内致病。吸入性肺脓肿发病部位与解剖结构有关,常为单发性,由于右主支气管较陡直,且管径较粗大,因而右侧多发。病原体多为厌氧菌。

2.继发性肺脓肿

继发性肺脓肿可继发于:①某些肺部疾病如细菌性肺炎、支气管扩张、空洞型肺结核、支气管肺癌、支气管囊肿等感染。②支气管异物堵塞也是肺脓肿尤其是小儿肺脓肿发生的重要因素。

③邻近器官的化脓性病变蔓延至肺,如食管穿孔感染、膈下脓肿、肾周围脓肿及脊柱脓肿等波及肺组织引起肺脓肿。阿米巴肝脓肿可穿破膈肌至右肺下叶,形成阿米巴肺脓肿。

3.血源性肺脓肿

因皮肤外伤感染、痈、疖、骨髓炎、静脉吸毒、感染性心内膜炎等肺外感染病灶的细菌或脓毒性栓子经血行播散至肺部引起小血管栓塞,产生化脓性炎症、组织坏死导致肺脓肿。金黄色葡萄球菌、表皮葡萄球菌及链球菌为常见致病菌。

（二）病理

肺脓肿早期为含致病菌的污染物阻塞细支气管,继而形成小血管炎性栓塞,进而致病菌繁殖引起肺组织化脓性炎症、坏死,形成肺脓肿,继而肺坏死组织液化破溃经支气管部分排出,形成有气液平的脓腔。另因病变累及部位不同,可并发支气管扩张、局限性纤维蛋白性胸膜炎、脓胸、脓气胸、支气管胸膜瘘等。急性肺脓肿经积极治疗或充分引流,脓腔缩小甚至消失,或仅剩少量纤维瘢痕。如治疗不彻底或支气管引流不畅,炎症持续存在,超过3个月以上称为慢性肺脓肿。

（三）健康史

多数吸入性肺脓肿患者有齿、口咽部的感染灶,故要了解患者是否有口腔、上呼吸道慢性感染病灶,如龋齿、化脓性扁桃体炎、鼻窦炎、牙周溢脓等;或手术、劳累、受凉等;是否应用了大量抗生素。

（四）身体状况

1.症状

急性肺脓肿患者,起病急,寒战、高热,体温高达39～40 ℃,伴有咳嗽、咳少量黏液痰或黏液脓性痰,典型痰液呈黄绿色、脓性,有时带血。炎症累及胸膜可引起胸痛。伴精神不振、全身乏力、食欲减退等全身毒性症状。如感染未能及时控制,于发病后10～14天可突然咳出大量脓臭痰及坏死组织,痰量可达300～500 mL/d,痰静置后分三层。厌氧菌感染时痰带腥臭味。一般在咳出大量脓痰后,体温明显下降,全身毒性症状随之减轻。约1/3患者有不同程度的咯血,偶有中、大量咯血而突然窒息死亡者。部分患者发病缓慢,仅有一般的呼吸道感染症状。血源性肺脓肿多先有原发病灶引起的畏寒、高热等全身脓毒血症的表现。经数天或数周后出现咳嗽、咳痰,痰量不多,极少咯血。慢性肺脓肿患者除咳嗽、咳脓痰、不规则发热、咯血外,还有贫血、消瘦等慢性消耗症状。

2.体征

肺部体征与肺脓肿的大小、部位有关。早期病变较小或位于肺深部,多无阳性体征;病变发展较大时可出现肺实变体征,有时可闻及异常支气管呼吸音;病变累及胸膜时,可闻及胸膜摩擦音或胸腔积液体征。慢性肺脓肿常有杵状指（趾）、消瘦、贫血等。血源性肺脓肿多无阳性体征。

（五）实验室及其他检查

1.实验室检查

急性肺脓肿患者血常规白细胞计数明显增高,中性粒细胞在90％以上,多有核左移和中毒颗粒。慢性肺脓肿血白细胞可稍升高或正常,红细胞和血红蛋白减少。血源性肺脓肿患者的血培养可发现致病菌。并发脓胸时,可做胸腔脓液培养及药物敏感试验。

2.痰细菌学检查

气道深部痰标本细菌培养可有厌氧菌和/或需氧菌存在。血培养有助于确定病原体和选择有效的抗菌药物。

3.影像学检查

X线胸片早期可见肺部炎性阴影,肺脓肿形成后,脓液排出,脓腔出现圆形透亮区和气液平面,四周有浓密炎症浸润。炎症吸收后遗留有纤维条索状阴影。慢性肺脓肿呈厚壁空洞,周围有纤维组织增生及邻近胸膜增厚。CT能更准确定位及发现体积较小的脓肿。

4.纤维支气管镜检查

纤维支气管镜检查有助于明确病因、病原学诊断及治疗。

(六)心理、社会评估

部分肺脓肿患者起病多急骤,畏寒、高热伴全身中毒症状明显,厌氧菌感染时痰有腥臭味等,使患者及家属常深感不安。患者会表现出忧虑、悲观、抑郁和恐惧。

二、主要护理诊断及医护合作性问题

(一)体温过高

体温过高与肺组织炎症性坏死有关。

(二)清理呼吸道无效

清理呼吸道无效与脓痰聚积有关。

(三)营养失调,低于机体需要量

营养失调,低于机体需要量与肺部感染导致机体消耗增加有关。

(四)气体交换受损

气体交换受损与气道内痰液积聚、肺部感染有关。

(五)潜在并发症

咯血、窒息、脓气胸、支气管胸膜瘘。

三、护理目标

体温降至正常,营养改善,呼吸系统症状减轻或消失,未发生并发症。

四、护理措施

(一)一般护理

保持室内空气流通、适宜温湿度、阳光充足。晨起、饭后、体位引流后及睡前协助患者漱口,做好口腔护理。鼓励患者多饮水,进食高热量、高蛋白、高维生素等营养丰富的食物。

(二)病情观察

观察痰的颜色、性状、气味和静置后是否分层。准确记录24小时排痰量。当大量痰液排出时,要注意观察患者咳痰是否顺畅,咳嗽是否有力,避免脓痰引起窒息;当痰液减少时,要观察患者中毒症状是否好转,若中毒症状严重,提示痰液引流不畅,做好脓液引流的护理,以保持呼吸道通畅。若发现血痰,应及时报告医师,咯血量较多时,应严密观察体温、脉搏、呼吸、血压及神志的变化,准备好抢救药品和用品,嘱患者患侧卧位,头偏向一侧,警惕大咯血或窒息的突然发生。

(三)用药及体位引流护理

肺脓肿治疗原则是抗生素治疗和痰液引流。

1.抗生素治疗

吸入性肺脓肿一般选用青霉素,对青霉素过敏或不敏感者可用林可霉素、克林霉素或甲硝唑等药物。开始给药采用静脉滴注,体温通常在治疗后 3～10 天降至正常,然后改为肌内注射或口服。如抗生素有效,宜持续 8～12 周,直至胸片上空洞和炎症完全消失,或仅有少量稳定的残留纤维化。若疗效不佳,要注意根据细菌培养和药物敏感试验结果选用有效抗菌药物。遵医嘱使用抗生素、祛痰药、支气管扩张剂等药物,注意观察疗效及不良反应。

2.痰液引流

痰液引流可缩短病程,提高疗效。无大咯血、中毒症状轻者可进行体位引流排痰,每天 2～3 次,每次 10～15 分钟。痰黏稠者可用祛痰药、支气管舒张药或生理盐水雾化吸入,以利脓液引流。有条件应尽早应用纤维支气管镜冲洗及吸引治疗,脓腔内还可注入抗生素,加强局部治疗。

3.手术治疗

内科积极治疗 3 个月以上效果不好或有并发症,可考虑手术治疗。

(四)心理护理

向患者及家属及时介绍病情,解释各种症状和不适的原因,说明各项诊疗、护理操作目的、操作程序和配合要点。由于疾病带来口腔脓臭气味使患者害怕与人接近,在帮助患者口腔护理的同时消除患者的紧张心理。主动关心并询问患者的需要,使患者增加治疗的依从性和信心,指导患者正确对待本病,使其勇于说出内心感受,并积极进行疏导。教育患者家属配合医护人员做好患者的心理指导,使患者树立治愈疾病的信心,以促进患者早日康复。

(五)健康指导

1.疾病知识指导

指导患者及家属了解肺脓肿发生、发展、治疗和有效预防方面的知识。积极治疗肺炎、皮肤疖、痈或肺外化脓性等原发病灶。教会患者练习深呼吸,鼓励患者咳嗽并采取有效的咳嗽方式进行排痰,保持呼吸道的通畅,促进病变的愈合。对重症患者做好监护,教育家属及时发现病情变化,并及时向医师报告。

2.生活指导

指导患者生活要有规律,注意休息,劳逸结合,应增加营养物质的摄入。提倡健康的生活方式,重视口腔护理,在晨起、饭后、体位引流后、晚睡前要漱口、刷牙,防止污染分泌物误吸入下呼吸道。鼓励平日多饮水、戒烟、酒。保持环境整洁、舒适,维持适宜的室温与湿度,注意保暖,避免受凉。

3.用药指导

抗生素治疗非常重要,但需要时间较长,为防止病情反复,应遵从治疗计划。指导患者及家属根据医嘱服药,向患者讲解抗生素等药物的用药疗程、方法、不良反应,发现异常及时向医师报告。

4.加强易感人群护理

对意识障碍、慢性病、长期卧床者,应注意指导家属协助患者经常变换体位、翻身、拍背促进痰液排出,疑有异物吸入时要及时清除。有感染征象时应及时就诊。

五、护理评价

患者体温平稳,呼吸系统症状消失,营养改善,无并发症发生或发生后及时得到处理。

(张敏丽)

第六节 肺 栓 塞

一、概述

肺栓塞(pulmonary embolism,PE)是由内源性或外源性栓子堵塞肺动脉或其分支引起肺循环和右心功能障碍的一组临床和病理生理综合征,包括肺血栓栓塞症(pulmonary thromboembolism,PTE)、脂肪栓塞综合征、羊水栓塞、空气栓塞、肿瘤栓塞等。

来自静脉系统或右心的血栓堵塞肺动脉或其分支引起肺循环和呼吸功能障碍的临床和病理综合征称为PTE,临床上95%以上的PE是由于PTE所致,是最常见的PE类型,因此,临床上所说的PE通常指的是PTE。PE中80%~90%的栓子来源于下肢或骨盆深静脉血栓,临床上又把PE和深静脉血栓形成(deep venous thrombosis,DVT)划归于静脉血栓栓塞症(venous thromboembolism,VTE),并认为PE和DVT具有相同的易患因素,大多数情况下二者伴随发生,为VTE的两种不同临床表现形式。PE可单发或多发,但常发生于右肺和下叶。当栓子堵塞肺动脉,如果其支配区的肺组织因血流受阻或中断而发生坏死,称之为肺梗死(pulmonary infarction,PI)。由于肺组织同时接受肺动脉、支气管动脉和肺泡内气体三重供氧,因此肺动脉阻塞时临床上较少发生肺梗死。如存在基础心肺疾病或病情严重,影响到肺组织的多重氧供,才有可能导致PI。

经济舱综合征(economy class syndrome,ECS)是指由于长时间空中飞行,静坐在狭窄而活动受限的空间内,双下肢静脉回流减慢,血液淤滞,从而发生DVT和/或PTE,又称为机舱性血栓形成。长时间坐车(火车、汽车、马车等)旅行也可以引起DVT和/或PTE,故广义的ECS又称为旅行者血栓形成。

"e栓塞"是指上网时间比较长而导致的下肢静脉血栓形成并栓塞的事件,与现代工作中电脑的普及和相应工作习惯有关。

二、病因与发病机制

PE的栓子99%是属血栓性质的,因此,导致血栓形成的危险因素均为PE的病因。这些危险因素包括自身因素(多为永久性因素)和获得性因素(多为暂时性因素)。自身因素一般指的是血液中一些抗凝物质及纤溶物质先天性缺损,如蛋白C缺乏、蛋白S缺乏、抗凝血酶Ⅲ(ATⅢ)缺乏,以及凝血因子V Leiden突变和凝血酶原(PTG)20210A突变等,为明确的VTE危险因素,常以反复静脉血栓形成和栓塞为主要临床表现,称为遗传性血栓形成倾向,或遗传性易栓症。若40岁以下的年轻患者无明显诱因反复发生DVT和PTE,或发病呈家族聚集倾向,应注意检测这些患者的遗传缺陷。获得性因素临床常见有:高龄、长期卧床、长时间旅行、动脉疾病(含颈动脉及冠状动脉病变)、近期手术史、创伤或活动受限如卒中、肥胖、真性红细胞增多症、管状石膏固定患肢、VTE病史、急性感染、抗磷脂抗体综合征、恶性肿瘤、妊娠、口服避孕药或激素替代治疗等。另外随着医学科学技术的发展,心导管、有创性检查及治疗技术(如ICD植入和中心静脉置管等)的广泛开展,也大大增加了DVT-PE的发生,因此,充分重视上述危险因素将有助于对PE的早期识别。

引起 PTE 的血栓可以来源于下腔静脉径路、上腔静脉径路或右心腔,其中大部分来源于下肢深静脉,尤其是从腘静脉上端到髂静脉段的下肢近端深静脉(占 50％～90％)。盆腔静脉丛亦是血栓的重要来源。

由于 PE 致肺动脉管腔阻塞,栓塞部位肺血流量减少或中断,机械性肺毛细血管前动脉高压,加之肺动脉、冠状动脉反射性痉挛,使肺毛细血管床减少,肺循环阻力增加,肺动脉压力上升,使右心负荷加重,心排血量下降。由于右心负荷加重致右心压力升高,右室扩张致室间隔左移,导致左室舒张末期容积减少和充盈减少,使主动脉与右室压力阶差缩小及左心室功能下降,进而心排血量减少,体循环血压下降,冠状动脉供血减少及心肌缺血,致脑动脉及冠状动脉供血不足,患者可发生脑供血不足、脑梗死、心绞痛、急性冠状动脉综合征、心功能不全等。肺动脉压力升高程度与血管阻塞程度有关。由于肺血管床具备强大的储备能力,对于原无心肺异常的患者,肺血管床面积减少 25％～30％时,肺动脉平均压轻度升高;肺血管床面积减少 30％～40％时,肺动脉平均压可达 4.0 kPa(30 mmHg)以上,右室平均压可升高;肺血管床面积减少 40％～50％时,肺动脉平均压可达 5.3 kPa(40 mmHg),右室充盈压升高,心排血指数下降;肺血管床面积减少 50％～70％时,可出现持续性肺动脉高压;肺血管床面积减少达 85％以上时,则可发生猝死。PE 时由于低氧血症及肺血管内皮功能损伤,释放内皮素、血管紧张素 Ⅱ,加之血栓中的血小板活化脱颗粒释放 5 羟色胺、缓激肽、血栓素 A、二磷酸腺苷、血小板活化因子等大量血管活性物质,均进一步使肺动脉血管收缩,致肺动脉高压等病理生理改变。PE 后堵塞部位肺仍保持通气,但无血流,肺泡不能充分地进行气体交换,致肺泡无效腔增大,导致肺通气/血流比例失调,低氧血症发生。由于右心房与左心房之间压差倒转,约 1/3 的患者超声可检测到经卵圆孔的右向左分流,加重低氧血症,同时也增加反常栓塞和卒中的风险。较小的和远端的栓子虽不影响血流动力学,但可使肺泡出血致咯血、胸膜炎和轻度的胸膜渗出,临床表现为“肺梗死”。

若急性 PE 后肺动脉内血栓未完全溶解,或反复发生 PTE,则可能形成慢性血栓栓塞性肺动脉高压,继而出现慢性肺心病,右心代偿性肥厚和右心衰竭。

三、临床表现

PE 发生后临床表现多种多样,可涉及呼吸、循环及神经系统等多个系统,但是缺乏特异性。其表现主要取决于栓子的大小、数量、与肺动脉堵塞的部位、程度、范围,也取决于过去有无心肺疾病、血流动力学状态、基础心肺功能状态、患者的年龄及全身健康状况等。较小栓子可能无任何临床症状。小范围的 PE(面积小于肺循环 50％的 PE)一般没有症状或仅有气促,以活动后尤为明显。当肺循环>50％突然发生栓塞时,就会出现严重的呼吸功能和心功能障碍。

多数患者因呼吸困难、胸痛、先兆晕厥、晕厥和/或咯血而疑诊为急性肺栓塞。常见症状:
①不明原因的呼吸困难及气促,尤以活动后明显,为 PE 最重要、最常见症状,发生率为 80％～90％。②胸痛:为 PE 常见的症状,发生率为 40％～70％,可分为胸膜炎性胸痛(40％～70％)及心绞痛样胸痛(4％～12％)。胸膜炎性胸痛常为较小栓子栓塞周边的肺小动脉,局部肺组织中的血管活性物质及炎性介质释放累及胸膜所致。胸痛多与呼吸有关,吸气时加重,并随炎症反应消退或胸腔积液量的增加而消失。心绞痛样胸痛常为较大栓子栓塞大的肺动脉所致,是梗死面积较大致血流动力学变化,引起冠状动脉血流减少,患者发生典型心绞痛样发作,发生时间较早,往往在栓塞后迅速出现。③晕厥:发生率为 11％～20％,为大面积 PE 所致心排血量降低致脑缺血,值得重视的是临床上晕厥可见于 PE 首发或唯一临床症状。出现晕厥往往提示预后不良,有

晕厥症状的 PTE 病死率高达 40％,其中部分患者可猝死。④咯血占 10％～30％,多于梗死后 24 小时内发生,常为少量咯血,大咯血少见,多示肺梗死发生。⑤烦躁不安、惊恐甚至濒死感:多提示梗死面积较大,与严重呼吸困难或胸痛有关。⑥咳嗽、心悸等。各病例可出现以上症状的不同组合。临床上有时出现所谓"三联征",即同时出现呼吸困难、胸痛及咯血,但仅见于 20％ 的患者,常常提示肺梗死患者。急性肺栓塞也可完全无症状,仅在诊断其他疾病或尸检时意外发现。

(一)症状

1.呼吸系统

呼吸频率增加(＞20 次/分)最常见;发绀;肺部有时可闻及哮鸣音和/或细湿啰音;合并肺不张和胸腔积液时出现相应的体征。

2.循环系统

心率加快(＞90 次/分),主要表现为窦性心动过速,也可发生房性心动过速、心房颤动、心房扑动或室性心律失常;多数患者血压可无明显变化,低血压和休克罕见,但一旦发生常提示中央型急性肺栓塞和/或血流动力学受损;颈静脉充盈、怒张,或搏动增强;肺动脉瓣区第二心音亢进或分裂,三尖瓣可闻收缩期杂音。

3.其他

可伴发热,多为低热,提示肺梗死。

(二)体征

下肢 DVT 的主要表现为患肢肿胀、周径增大、疼痛或压痛、皮肤色素沉着,行走后患肢易疲劳或肿胀加重。但半数以上的下肢 DVT 患者无自觉症状和明显体征。应测量双侧下肢的周径来评价其差别。

(三)DVT 的症状与体征

周径的测量点分别为髌骨上缘以上 15 cm 处,髌骨下缘以下 10 cm 处。双侧相差＞1 cm 即考虑有临床意义。

四、辅助检查

尽管血气分析的检测指标不具有特异性,但有助于对 PE 的筛选。为提高血气分析对 PE 诊断的准确率,应以患者就诊时卧位、未吸氧、首次动脉血气分析的测量值为准。由于动脉血氧分压随年龄的增长而下降,所以血氧分压的正常预计值应按照公式 $PaO_2(mmHg)=106-0.14×$ 年龄(岁)进行计算。70％～86％的患者示低氧血症及呼吸性碱中毒,93％的患者有低碳酸血症,86％～95％的患者肺泡-动脉血氧分压差 $P_{(A-a)}O_2$ 增加[＞2.0 kPa(15 mmHg)]。

(一)动脉血气分析

为目前诊断 PE 及 DVT 的常规实验室检查方法。急性血栓形成时,凝血和纤溶系统同时激活,引起血浆 D-二聚体水平升高,如＞500 µg/L 对诊断 PE 有指导意义。D-二聚体水平与血栓大小、堵塞范围无明显关系。由于血浆中 2％～3％ 的血浆纤维蛋白原转变为血浆蛋白,故正常带人血浆中可检测到微量 D-二聚体,正常时 D-二聚体＜250 µg/L。D-二聚体测定敏感性高而特异性差,阴性预测价值很高,水平正常多可以排除急性 PE 和 DVT。在某些病理情况下也可以出现 D-二聚体水平升高,如肿瘤、炎症、出血、创伤、外科手术,以及急性心肌梗死和主动脉夹层,所以 D-二聚体水平升高的阳性预测价值很低。本项检查的主要价值在于急诊室排除急性肺栓塞,尤其是低度可疑的患者,而对确诊无益。中度急性肺栓塞可疑的患者,即使检测 D-二聚体水平正常,仍需要进一步检查。高度急性肺栓塞可疑的患者,不主张检测 D-二聚体水平,此类患者不论检测的结果如何,均不能排除急性肺栓塞,需行超声或 CT 肺动脉造影进行评价。

(二)血浆 D-二聚体测定

心电图改变是非特异性的,常为一过性和多变性,需动态比较观察有助于诊断。窦性心动过速是最常见的心电图改变,其他包括电轴右偏,右心前导联及 Ⅱ、Ⅲ、aVF 导联 T 波倒置(此时应注意与非 ST 段抬高性急性冠脉综合征进行鉴别),完全性或不完全性右束支传导阻滞等;最典型的心电图表现是 $S_I Q_{\text{III}} T_{\text{III}}$(Ⅰ 导联 S 波变深,S 波 >1.5 mm,Ⅲ 导联有 Q 波和 T 波倒置),但比较少见。房性心律失常,尤其是心房颤动也比较多见。

(三)心电图

在提示诊断、预后评估及排除其他心血管疾病方面有重要价值。超声心动图具有快捷、方便和适合床旁检查等优点,尤其适用于急诊,可提供急性肺栓塞的直接和间接征象,直接征象为发现肺动脉近端或右心腔(包括右心房和右心室)的血栓,如同时患者临床表现符合 PTE,可明确诊断。间接征象多是右心负荷过重的表现,如右室壁局部运动幅度降低;右室和/或右房扩大;室间隔左移和运动异常;近端肺动脉扩张;三尖瓣反流速度增快等。既往无心肺疾病的患者发生急性肺栓塞,右心室壁一般无增厚,肺动脉收缩压很少超过 $4.7\sim5.3$ kPa($35\sim40$ mmHg)。因此在临床表现的基础上,结合超声心动图的特点,有助于鉴别急、慢性肺栓塞。

(四)超声心动图

PE 时 X 线检查可有以下征象。①肺动脉阻塞征:区域性肺血管纹理纤细、稀疏或消失,肺野透亮度增加。②肺动脉高压征及右心扩大征:右下肺动脉干增宽或伴截断征,肺动脉段膨隆,以及右心室扩大。③肺组织继发改变:肺野局部片段阴影,尖端指向肺门的楔形阴影,肺不张

(五)胸部 X 线检查

胸部 X 线检查或膨胀不全,肺不张侧可见膈肌抬高,有时合并胸腔积液。CT 肺动脉造影具有无创、快捷、图像清晰和较高的性价比等特点,同时由于可以直观的判断肺动脉阻塞的程度和形态,以及累及的部位和范围,因此是目前急诊确诊 PE 最主要确诊手段之一。CT 肺动脉造影可显示主肺动脉、左右肺动脉及其分支的血栓或栓子,不仅能够发现段以上肺动脉内的栓子,对亚段或以上的 PE 的诊断价值较高,其诊断敏感度为 83%,特异度为 $78\%\sim100\%$,但对亚段以下的肺动脉内血栓的诊断敏感性较差。PE 的直接征象为肺动脉内的低密度充盈缺损,部分或完全包围在不透光的血流之间(轨道征),或者呈完全充盈缺损,远端血管不显影。间接征象包括肺野楔形密度增高影,条带状的高密度区或盘状肺不张,中心肺动脉扩张及远端血管分支减少或消失等。同时也可以对右室的形态和室壁厚度等右心室改变的征象进行分析。

(六)CT 肺动脉造影

本项检查是二线诊断手段,在急诊的应用价值有限,通常禁用于肾功能不全、造影剂过敏或者妊娠妇女。严重肺动脉高压,中度以上心脏内右向左分流及肺内分流者禁用此诊断方法。典型征象是与通气显像不匹配的肺段分布灌注缺损。其诊断肺栓塞的敏感性为 92%,特异性为 87%,且不受肺动脉直径的影响,尤其在诊断亚段以下肺动脉血栓栓塞中具有特殊意义。

(七)放射性核素肺通气灌注扫描

放射性核素肺通气灌注扫描是公认诊断 PE 的金指标,属有创性检查,不作为 PTE 诊断的常规检查方法。肺动脉造影可显示直径 1.5 mm 的血管栓塞,其敏感性为 98%,特异性为 $95\%\sim98\%$。肺动脉造影影像特点:直接征象为血管腔内造影剂充盈缺损,伴或不伴轨道征的血流阻断;间接

征象为栓塞区域血流减少及肺动脉分支充盈及排空延迟。多在患者需要介入治疗如导管抽吸栓子、直接肺动脉内溶栓时应用。

(八)肺动脉造影

单次屏气20秒内完成MRPA扫描,可直接显示肺动脉内栓子及肺栓塞所致的低灌注区。与CT肺动脉造影相比,MRPA的一个重要优势在于可同时评价患者的右心功能,对于无法进行造影的碘过敏患者也适用,缺点在于不能作为独立排除急性肺栓塞的检查。

(九)磁共振肺动脉造影(MRPA)

对于PE来讲这项检查十分重要,可寻找PE栓子的来源。血管超声多普勒检查为首选方法,可对血管腔大小、管壁厚度及管腔内异常回声均可直接显示。除下肢静脉超声外,对可疑的患者应推荐加压静脉超声成像(compression venous ultrasonography,CUS)检查,即通过探头压迫静脉等技术诊断DVT,静脉不能被压陷或静脉腔内无血流信号为DVT的特定征象。CUS诊断近端血栓的敏感度为90%,特异度为95%。

五、病情观察与评估

(1)监测生命体征,观察患者有无呼吸、脉搏增快,血压下降。

(2)观察有无剧烈胸痛、晕厥、咯血"肺梗死三联征"。

(3)观察有无口唇及肢端发绀、鼻翼扇动、三凹征、辅助呼吸肌参与呼吸等呼吸困难的表现。

(4)观察患者有无下肢肿胀、疼痛或压痛,皮肤发红或色素沉着等深静脉血栓的表现。

(5)评估辅助检查结果D-二聚体在肺血栓栓塞症(PTE)急性期升高;动脉血气分析表现为低氧血症、低碳酸血症、肺泡-动脉血氧分压差增大;深静脉超声检查发现血栓。

(6)评估有无活动性出血、近期自发颅内出血等溶栓禁忌证。

六、护理措施

(一)体位与活动

抬高床头,绝对卧床休息。

(二)氧疗

根据缺氧严重程度选择鼻导管或面罩给氧。如患者有意识改变,氧分压(PaO$_2$)<8.0 kPa(60 mmHg),二氧化碳分压(PaCO$_2$)>6.7 kPa(50 mmHg)时行机械通气。

(三)用药护理

1.溶栓药

常用尿激酶、链激酶、重组纤溶酶原激活物静脉输注。

2.抗凝药物

常用普通肝素输注、低分子肝素皮下注射、华法林口服。

3.镇静止痛药物

常用吗啡或哌替啶止痛。

4.用药注意事项

溶栓、抗凝治疗期间观察大小便颜色,有无皮下、口腔黏膜、牙龈、鼻腔、穿刺点出血等。观察患者神志,警惕颅内出血征象。使用吗啡者观察有无呼吸抑制。定时测定国际标准化比值

(INR)、部分凝血活酶时间(APTT)、凝血酶原时间(PT)及血小板。

七、健康指导

(1)告知患者避免挖鼻、剔牙及肌内注射,禁用硬毛牙刷,以免引起出血。

(2)禁食辛辣、坚硬、多渣饮食,服用华法林期间,避免食用萝卜、菠菜、咖啡等食物。

(3)告知患者戒烟,控制体重、血压、血脂、血糖。

(4)告知下肢静脉血栓患者患肢禁止按摩及冷热敷。

(5)定期随访,定时复查 INR、APTT、PT 及血小板。

(刘付盈)

第七节　肺动脉高压

肺动脉高压是发病率较低、预后较差的恶性肺血管疾病,表现为肺动脉压力和肺血管阻力进行性升高,最终导致右心室衰竭和死亡。肺动脉高压是一种肺动脉循环血流受限引起肺血管阻力病理性增高,并最终导致右心衰竭的综合征。从血流动力学角度来看,是指海平面水平,右心导管测得平均肺动脉压(mPAP)≥3.3 kPa(25 mmHg),同时心排血量减少或正常和肺小动脉楔压(PAWP)≤2.0 kPa(15 mmHg)和肺血管阻力(PVR)>3 WU(wood units)。

20 世纪 80 年代进行的美国原发性 PAH 登记注册研究(NIH)显示其 1 年、3 年、5 年生存率分别为 68%、48%、34%。近 10 余年来随着 PAH 规范化诊治的推广、新的靶向药物的应用,2000 年后进行的 PAH 登记注册研究结果均显示预后较前有所改善,2002－2003 年进行的法国登记注册研究显示 PAH 的 1 年、2 年、3 年生存率分别为 85.7%、69.6%、54.9%。

一、肺动脉高压病因、分类与发病机制

(一)病因、分类

2013 年 Nice 举行的第五次世界肺高血压会议对肺高血压的诊断分类再次进行更新。

(二)发病机制

PAH 的研究已有 100 多年,但其发病机制尚未完全明了。PAH 的病理改变为肺小动脉闭塞及有效循环血管床数量的锐减,肺血管内皮细胞损伤引起血管收缩反应增强和肺动脉平滑肌细胞增生、肥厚,外周小血管肌化,以及细胞外基质的增多,导致肺血管重构。研究认为与肺血管内皮功能异常、血管收缩及血栓形成有关。从病理学角度分析,是由于各种原因引起肺动脉内皮细胞,平滑肌细胞,包括离子通道的损伤,导致细胞内钙离子浓度升高,平滑肌细胞过度收缩和增殖,及凋亡减弱等一系列血管重构过程,引起肺血管闭塞,血管阻力增加。可能与缺氧、神经体液、先天性、遗传等因素有关。其组织病理学改变主要累及内径为 100~1 000 μm 的肺毛细血管前肌型小动脉,早期病变为血管中层平滑肌细胞和内膜细胞增生,晚期为血管壁纤维化,胶原沉着,呈特征性的丛样病变。

随着 PAH 发病机制的深入研究,发现一氧化氮(NO)、内皮素(ET-1)、5-羟色胺(5-HT)、血栓烷(TX2)和前列环素失衡、血管生成素等细胞因子、基因分子等成分对肺血管的舒张和收缩调

节失衡,引起肺血管收缩、增厚、内皮细胞瘤样增生、血栓形成等病理形态学改变,导致血管重塑、心力衰竭、静脉淤血等使病情进行性加重。近年来,细胞生物学和分子遗传学的飞速发展促进了对肺动脉高压发病机制的深入研究,进而带动了肺动脉高压诊断学和治疗学研究的进步。

二、临床表现

肺动脉高压缺乏特异性的临床症状,患者早期可无自觉症状或仅出现原发疾病的临床表现,随肺动脉压力升高出现一些非特异性症状,如劳力性呼吸困难、乏力、晕厥、胸痛、水肿、腹胀等。

(一)气短、呼吸困难

气短、呼吸困难是早期、常见的症状,其特征是劳力性,发生率超过98%。主要表现为活动后气短,休息时好转;严重患者休息时亦可出现。

(二)疲乏

因心排血量下降,氧交换和运输减少引起的组织缺氧。各人的表现不尽相同,严重程度常与气喘相似。

(三)胸痛

约30%的患者会出现胸痛,多在活动时出现。其持续时间、部位和疼痛性质多变,并无特异性表现。

(四)晕厥

PAH患者由于小肺动脉存在广泛狭窄甚至闭塞样病变,肺血管阻力明显增加,导致心脏排血量下降。患者活动时由于心排血量不能相应增加,脑供血不足,容易引起低血压甚至晕厥。诱发晕厥的可能因素:①肺血管高阻力限制运动心排血量的增加;②低氧性静脉血通过开放的卵圆孔分流向体循环系统;③体循环阻力下降;④肺小动脉痉挛;⑤大的栓子堵塞肺动脉;⑥突发心律失常,特别是恶性心动失常。有些患者晕厥前没有前驱症状,如患者出现胸痛、头晕、肢体麻木感应警惕晕厥发生。

(五)水肿

右心功能不全时出现身体不同部位的水肿,严重时可有颈静脉充盈、怒张,肝大,腹水、胸腔积液甚至心包积液,这些症状的出现标志着患者右心功能不全已发展到比较严重的程度。

(六)咳嗽、咯血

PAH患者肺小动脉狭窄、闭塞,引起侧支循环血管开放。由于侧支循环血管的管壁较薄,在高压力血流的冲击下容易破裂出血。出血主要发生在毛细血管前小肺动脉及各级分支和/或肺泡毛细血管。约20%PAH患者有咳嗽,多为干咳,有时可能伴痰中带血或咯血。咯血量较少,也可因大咯血死亡。

(七)发绀

1.中心性发绀

多见于先天性心脏病、艾森曼格综合征、心力衰竭、支气管扩张的患者。出现中心性发绀提示患者全身组织缺氧,是疾病严重的标志之一。

2.差异性发绀

差异性发绀是动脉导管未闭、艾森曼格综合征患者特有的临床表现,有很高的诊断价值。

(八)杵状指

有些先天性心脏病和慢性肺疾病的患者,其手指或足趾末端增生、肥厚、呈杵状膨大,这种现象称为杵状指。

(九)雷诺现象

雷诺现象是由于手指和足趾对寒冷异常敏感所致,10%～14%的 PAH 患者存在雷诺现象,提示预后不佳。

(十)其他

如 PAH 患者出现声音嘶哑,系肺动脉扩张挤压左侧喉返神经所致,病情好转后可消失。

所有类型的 PAH 患者症状都类似,但上述症状都缺乏特异性,PAH 以外的疾病也可引起。PAH 患者症状的严重程度与 PAH 的发展程度有直接相关性。

三、肺动脉高压诊断标准与检查

(一)诊断标准

根据肺动脉高压诊治指南,PAH 的诊断标准:静息状态下,右心导管测得的平均肺动脉压(mPAP)≥3.3 kPa(25 mmHg),并且 PAWP≤2.0 kPa(15 mmHg),PVR>3 WU。肺动脉高压的诊断应包含两部分:①确诊肺动脉高压;②确定肺动脉高压的类型和病因。

(二)检查

PAH 的早期诊断和治疗,是决定其预后的关键。美国胸科医师学会(ACCP)PAH 诊断和治疗指南推荐对高危人群进行筛查。2009 年欧洲心脏病学会和欧洲呼吸病学会(ESC/ERS)发布的《肺动脉高压诊治指南》提到下列实验室和辅助检查有助于 PAH 的诊断,确定 PAH 的分类。

1.实验室检查

主要包括脑钠肽、肌钙蛋白、C 反应蛋白水平、代谢生化标志物等。脑钠肽能反应 PAH 患者病情的严重程度、疗效、生存和预后,且与血流动力学变化密切相关,是监测右心衰竭的重要指标。肌钙蛋白 T 检测敏感性和特异性很高,其血浆中浓度与心肌受损程度成正相关。C 反应蛋白水平在 PAH 患者中明显升高,与疾病严重程度密切相关,是预测 PAH 死亡和临床恶化独立的风险因素。

2.心电图

PAH 特征性的心电图改变:①电轴右偏;②Ⅰ导联出现 s 波;③肺型 P 波;④右心肥厚的表现,右胸前导联可出现 ST-T 波低平或倒置。心电图检查作为筛查手段,其敏感性和特异性均不是很高。

3.胸部 X 线

PAH 患者胸片的改变包括肺动脉扩张和周围肺纹理减少。胸片检查可以帮助排除中至重度的肺部疾病或肺静脉高压患者。但肺动脉高压的严重程度和肺部 X 线检查的结果可不一致。

4.肺功能检查和动脉血气分析

PAH 患者的肺功能特点为通气功能相对正常,弥散功能减退,运动肺功能异常。由于过度换气,动脉二氧化碳分压通常降低。

5.超声心动图

超声心动图是筛选 PAH 最重要的无创性检查方法,它提供肺动脉压力估测数值,同时能评估病情严重程度和预后。每个疑似 PAH 患者都应该进行该项检查。右心的形态、功能与 PAH 患者的预后密切相关,也是超声心动图评价 PAH 的核心。研究显示临床常规采集的一些指标可以反应 PAH 患者的预后。超声探测到中量至大量心包积液的 PAH 患者病死率增加。

6.腹部超声

可以排除肝硬化和门脉高压。应用造影剂和彩色多普勒超声能够提高准确率。门脉高压可以通过右心导管检查阻塞静脉和非阻塞静脉压力差确诊。

7.高分辨率计算机体层成像(CTPA)

作为一种成熟的技术在肺动脉高压鉴别诊断中有重要的作用,也是不明原因的肺动脉高压的一线检查手段。

8.胸部磁共振(MRI)

MRI 诊断 PAH 可以从肺动脉形态改变,也可以从其功能变化上进行较全面分析肺动脉及其分支管径和右心功能情况。

9.通气/灌注显像

用于 PAH 中怀疑慢性血栓栓塞性肺动脉高压(CETPH)的患者。通气/灌注扫描在确诊 CTEPH 中比 CT 的敏感性高。

10.肺动脉造影(PAA)

肺动脉造影是了解肺血管分布、解剖结构、血流灌注的重要手段之一。

11.右心导管检查(RHC)

右心导管检查是目前临床测定肺动脉压力最为准确的方法,也是评价各种无创性测压方法准确性的"金标准",能准确评价血流动力学受损的程度、测试肺血管反应性。

12.急性血管扩张试验

这一试验现已成为国际上公认筛选钙通道阻滞剂敏感患者的最可靠检查手段。研究证实,急性血管扩张试验阳性患者使用钙通道阻滞剂治疗可以使预后得到显著的改善。

四、肺动脉高压患者功能分级评价标准

功能分级是临床上选择用药方案的根据及评价用药后疗效的重要指标。世界卫生组织(WHO)根据 PAH 患者临床表现的严重程度将 PAH 分为 4 级,从Ⅰ级到Ⅳ级表示病情逐渐加重,是评估患者病情的重要指标。WHO 心功能分级是对患者运动耐力的粗略评估,研究显示心功能分级是预后的强预测因子,与 WHO 心功能Ⅱ级患者相比,心功能Ⅲ级及Ⅳ级的患者预后差,而经治疗后心功能分级改善的患者生存率也改善。

五、肺动脉高压的治疗

目前 PAH 仍是一种无法根治的恶性疾病。现有的治疗手段无法从根本上逆转 PAH,只能相对延缓病情恶化。

20 世纪 90 年代前对 PAH 缺少治疗手段,医学界常采用主要针对右心功能不全和肺动脉原位血栓形成的、无特异性的传统治疗(氧疗、利尿、强心和抗凝等)。20 世纪 90 年代后,联合新型靶向药物治疗(目前公认的 PAH 三大治疗途径靶向药物,如钙通道阻滞剂、内皮素受体拮抗剂、前列环素及其类似物、吸入一氧化氮和 5 型磷酸二酯酶抑制等),生存率得到明显提高。但 PAH 患者的治疗不能仅仅局限于单纯的药物治疗,专科医师根据 PAH 的不同临床类型、PAH 的功能分类,评估患者的病情、血管反应性、药物有效性和不同药物联合治疗等,制订一套完整的个体化治疗方案,其中包括原发病、基础疾病的治疗,靶向治疗及手术治疗。

（一）肺动脉高压的传统治疗

吸氧、强心、利尿、抗凝是肺动脉高压的基本治疗措施。低氧是强烈的肺血管收缩因子,可影响肺动脉高压的发生和发展。通常认为将患者的动脉血氧饱和度持续维持在90％以上很重要。肺动脉高压患者合并右心衰竭失代偿时使用利尿剂可明显减轻症状。在使用利尿剂时,应密切观察电解质和肾功能的变化。肺动脉高压患者常有心力衰竭和体力活动减少等危险因素存在,易发生静脉血栓栓塞,抗凝治疗可提高患者生存率。

（二）肺动脉高压靶向药物治疗

包括钙通道阻滞剂类、前列环素类似物（贝前列素钠、吸入用伊洛前列素溶液）、内皮素受体拮抗剂（波生坦、安立生坦）、5型磷酸二酯酶抑制剂（西地那非、伐地那非）、Rho激酶抑制剂等。

1.钙通道阻滞剂（CCB）

钙通道阻滞剂在急性血管反应试验阳性患者中有较好的疗效,长期应用大剂量CCB可以延长此类患者的生存期,与CCB治疗无效的患者相比,其5年生存率明显提高,分别为95％和27％。但须指出的是,其仅对5％～10％的急性血管扩张试验阳性的轻、中度PAH患者有效,在不出现不良事件的情况下,可以最高耐受量进行治疗。

2.前列环素及类似物（PGI2）

能明显扩张肺循环和体循环,抑制血小板聚集,抑制平滑肌细胞的迁移和增殖,延缓肺血管结构重建,抑制ET合成和分泌等作用。PGI2类似物伊洛前列素、曲前列环素等药物相继在欧洲、美国、日本等国家上市用于治疗肺动脉高压,均取得较好疗效。

3.内皮素受体拮抗剂（ET）

ET-A受体激活引起血管收缩和血管平滑肌细胞增殖,ET-B受体激活后调节血管内皮素的清除和诱导内皮细胞产生NO和前列环素。内皮素受体拮抗剂有双重内皮素受体拮抗剂波生坦和选择性内皮素A受体拮抗剂西他生坦。多中心对照临床试验结果证实,该药可改善肺动脉高压患者的临床症状和血流动力学指标,提高运动耐量,改善生活质量和生存率,推迟临床恶化的时间。欧洲和美国的指南认为,该药是治疗心功能Ⅲ级肺动脉高压患者首选治疗药物。

4.磷酸二酯酶（PDE-5）抑制剂

西地那非是一种选择性口服PDE-5的抑制剂,通过升高细胞内环磷鸟苷水平舒张血管并起到抗血管平滑肌细胞增殖的作用。多项临床试验证实,西地那非能够改善PAH患者的运动力,降低肺动脉压力和改善血流动力学。

肺动脉高压是由多因素导致肺血管损伤的病理生理过程。药物联合治疗可以使药物的治疗作用相互叠加,互相促进,从而疗效增加。开展药物联合治疗可能寻找到长期有效的肺动脉高压治疗方案。

（三）肺动脉高压的外科治疗

介入和手术治疗适用于重度PAH患者,行房间隔造瘘术可提高生存率,但经导管或手术行房间隔造瘘术均是姑息方法,适应证为内科治疗无效或者为肺移植过渡治疗的患者。

六、肺动脉高压的护理

（一）护理评估

1.一般情况评估

(1)一般资料:包括护理对象的姓名、性别、年龄、民族、职业、婚姻状况、受教育水平、家庭住址、联系人等。

(2)目前健康状况:包括此次患病的情况,主述,当前的饮食、营养、排泄、睡眠、自理和活动等情况。

(3)既往健康状况:包括既往患病史、创伤史、手术史、过敏史、烟酒嗜好,女性患者的婚育史和月经史、家族史等。

(4)心理状态:包括护理对象对疾病的认识和态度,康复的信心,患病后精神、情绪及行为的改变等。

(5)社会文化状况:包括护理对象的职业、经济状况、卫生保健待遇,以及家庭、社会的支持系统状况等。

2.症状评估

(1)评估神志,面色,颈静脉充盈情况,皮肤温度、湿度;有无发绀、咯血、胸痛、晕厥、声音嘶哑、杵状指(趾)、四肢厥冷等症状。

(2)评估心率、心律、节律等变化。

(3)评估呼吸频率、节律、呼吸方式等变化,监测动脉血气等。

(4)评估血压,脉压的变化,询问患者有无头晕、乏力等症状。

(5)评估体温变化,尤其是危重患者及合并肺部感染患者。

(6)评估患者有无双下肢水肿、腹水等情况。

(二)病情观察

(1)加强患者生命体征情况的观察,及时发现病情变化,异常时及时通知医师,准确执行各项医嘱。

(2)观察患者神志,面色,颈静脉充盈情况,皮肤温度、湿度;有无发绀、咯血、胸痛、晕厥、声音嘶哑、杵状指(趾)、四肢厥冷等症状。

(3)心力衰竭患者输液速度控制在 20～30 滴/分;观察药物作用及不良反应。

(4)准确记录 24 小时出入量,每天测量腹围、体重等。

(三)氧疗护理

低氧会引起肺血管收缩,能加重肺动脉高压。氧疗可以缓解支气管痉挛、减轻呼吸困难,改善通气功能障碍;能改善睡眠和大脑供氧状况,提高运动耐力和生命质量;能减轻红细胞增多症,降低血液黏稠度,减轻右心室负荷,延缓右心衰竭的发生、发展。

(1)PAH 患者需要长期氧疗,使患者动脉血氧饱和度>90%。通常氧流量控制在 2～3 L/min,每天吸氧时间一般不少于 6 小时;静息时指末氧饱和度低于 90%患者吸氧不少于 15 h/d。

(2)合并心力衰竭患者缺氧严重而无二氧化碳潴留时氧流量为 6～8 L/min;低氧血症,伴二氧化碳潴留时氧流量为 1～2 L/min。

(3)观察氧疗效果,如呼吸困难缓解,心率下降,发绀减轻,氧分压(PaO_2)上升等,表示纠正缺氧有效。若出汗、球结膜充血、呼吸过缓、意识障碍加深,二氧化碳氧分压($PaCO_2$)升高,须警惕二氧化碳潴留加重,遵医嘱予呼吸兴奋剂静脉滴注或无创呼吸机辅助呼吸。

(4)为了预防呼吸道感染,清洁鼻腔 2 次/天,75%乙醇棉球消毒鼻导管 2 次/天,湿化瓶每天消毒。

(四)饮食护理

(1)指导患者进食易消化、低盐、低蛋白、维生素丰富和适量无机盐的食物。进餐时取端坐位,少量多餐,切忌过饱,避免餐后胃肠过度充盈及横膈抬高,增加心脏负荷;避免摄入过多碳酸饮料、进食产气、油腻食物;饭后取坐位或半卧位 30 分钟。香烟中的尼古丁可损伤血管内皮细胞,引起静脉收缩,影响血液循环,禁忌吸烟。

(2)合并心力衰竭的饮食护理:指导患者进流质、半流质饮食,病情好转后进食软饭;吃新鲜蔬菜、水果,适量吃鱼、瘦肉、牛奶等;维生素 B_1 及维生素 C,可以保护心肌。低钾血症时会出现心律失常,长期利尿治疗的患者应多吃含钾丰富的食物及水果,如土豆、紫菜、油菜、西红柿、牛奶、香蕉、红枣、橘子等;限制钠盐摄入,每天 2～3 g 为宜。忌食用各种咸菜、豆制品、腌制食品等;一般情况下,量出而入,可根据患者的运动量、排尿量计算入水量;每天蛋白质可控制在 25～30 g。一般情况下,量出而入,WHO 心功能Ⅰ、Ⅱ级患者 24 小时液体摄入量为 1 500 mL 左右,夏季可稍增加;WHO 心功能Ⅲ级、Ⅳ级者应严格控制饮水量,一般 24 小时不超过 600～800 mL。

(3)抗凝治疗的饮食护理:适当减少摄入酸奶酪、猪肝、蛋黄、豆类、海藻类、绿色蔬菜和维生素 E 制剂。因为绿色蔬菜中含有丰富的维生素 K,维生素 K 可以增加凝血酶的生成,导致华法林的作用减弱。

(五)用药观察

目前临床应用于 PAH 的药物有强心药、抗凝剂、利尿剂、靶向药物等。

1.地高辛

使用地高辛时应观察有无恶心、厌食、腹泻、腹痛、头痛、精神错乱、幻觉、抑郁、视力变化(黄绿色晕)等中毒反应;测心率、心律;心率小于 60 次/分或大于 120 次/分,心律不齐等及时报告医师,必要时停药。

2.抗凝剂

应用抗凝剂时,应重点观察患者口腔黏膜、牙龈、鼻腔及皮下的出血倾向;关注华法林用量、INR 的监测间隔时间是否需要进行调整,还应指导患者规律服药,不能漏服、重复及延迟用药。

3.利尿剂

使用利尿剂的患者,应观察患者血电解质情况,要准确记录出入水量,观察其下肢水肿有无加重。

4.靶向药物

治疗者观察药物不良反应,如有无头晕、头痛、面部潮红、腹泻等症状。护士应落实药物宣教,必要时提供专用的分药器,指导患者正确分药,尽量使药物分割均匀,保证每次剂量准确。

(1)钙通道阻滞剂:患者可出现头痛、面红、心悸等不良反应,密切观察心律、心率,血压的变化。

(2)前列环素及类似物:如吸入性伊洛前列素(商品名:万他维)是一种治疗 PAH 安全有效的药物,主要不良反应有潮热、面部发红、头痛、颊肌痉挛(口腔开合困难)、咳嗽加重、血压降低(低血压)、抑制血小板功能和呼吸窘迫等。伊洛前列素雾化吸入时患者尽量取坐位或半卧位,如果患者出现呼吸困难、气急,可暂停,予吸氧。伊洛前列素的血管扩张作用,会引起颜面部血管扩张充血,皮肤潮红,在雾化治疗期间避免使用面罩,仅使用口含器来给药。有晕厥史的患者应避免情绪激动,每天清醒未下床时吸入首剂。

(3)内皮素受体拮抗剂:如波生坦,主要不良反应是肝功能异常,需要每个月检测 1 次肝功能,当转氨酶升高大于正常、血红蛋白减少时应减少剂量或停药;并对患者做好安抚工作。

(4)磷酸二酯酶(PDE-5)抑制剂:如西地那非。口服西地那非的患者常会出现晕厥现象。因此,护理人员要重视安全护理,患者服药后卧床休息 30～60 分钟,防止直立性低血压。另外,西地那非联合利尿剂使用会导致患者口渴,应注意控制饮水量在 600～800 mL/d,并向患者讲解限水的重要性。将湿纱布含于清醒无睡眠的患者口中,可起到解渴作用。

5.其他

如有异常及时报告医师,停止用药。

(六)休息与排便

1.建立良好的睡眠卫生习惯

根据心功能状况合理安排活动量。WHO肺高压功能Ⅲ级的患者,护理人员协助进食、洗漱、大小便等生活护理,严格限制体力活动;WHO肺高压功能Ⅳ级的患者需绝对卧床、进食、洗漱、大小便均在床上,由护理人员帮助完成一切生活护理。

2.养成按时排便习惯

保持大便通畅,避免发生便秘。如果排便不畅,予温水按摩腹部或开塞露纳肛,必要时甘油灌肠剂灌肠等通便治疗,严禁排便时用力屏气,防止诱发阿-斯综合征。

(七)心理护理

靶向药物基本上是进口药,价格较贵,目前大部分地区尚未列入医保。患者需要长期治疗,医疗费用高,精神压力、经济压力巨大。患者易生气,产生悲观、焦虑、抑郁、烦躁等心理。抑郁、焦虑、生气等会使肺动脉压力升高,不利于疾病恢复。护士提供持续的情感支持,加强与患者沟通,提供优质护理服务,尽量满足患者的需求,鼓励、帮助患者树立战胜疾病的信心,积极配合治疗与护理。

(八)出院指导

(1)加强锻炼,按时作息,注意休息,避免劳累,劳累后易诱发心力衰竭。

(2)消除患者紧张、焦虑、恐惧情绪,保证睡眠质量。

(3)外出时注意保暖,尽量不要去人群密集的地方,避免感冒,因为感冒后易诱发心力衰竭。

(4)长期家庭氧疗。

(5)扩张肺血管、激素、抗凝、利尿、补钾等治疗药,必须规律、足量、全程用药,必须在专业医师指导下用药,不能擅自停药或减量。

(6)有咳嗽、胸闷、气急、呼吸困难、尿量减少、下肢水肿等病情变化,及时就医。

(7)禁烟,可以适量喝红葡萄酒。

(8)定期随访。

(林月梅)

第八节　慢性肺源性心脏病

慢性肺源性心脏病简称慢性肺心病,是由肺组织、肺动脉血管或胸廓的慢性病变引起肺组织结构和/或功能异常,致肺血管阻力增加,肺动脉压力增高,使右心室扩张和/或肥厚,伴或不伴有右心功能衰竭的心脏病,并排除先天性心脏病和左心病变引起者。

慢性肺心病是一种常见病,在各种失代偿性心功能衰竭中占10%～30%。从肺部基础疾病发展为慢性肺心病一般需10～20年。本病急性发作以冬、春季多见,以急性呼吸道感染为心肺功能衰竭的主要诱因。以往研究显示,慢性肺心病的患病率存在地区差异,北方地区患病率高于南方地区,农村患病率高于城市,并随年龄增高而增加,吸烟者比不吸烟者患病率明显增高,男女明显差异。

慢性肺心病常反复急性加重,随肺功能的进一步损害病情逐渐加重,多数预后不良,病死率在 10%～15%,但经积极治疗可以延长寿命,提高患者生活质量。

一、病因与发病机制

(一)病因

根据原发病的部位,可分为如下 3 类。

1.支气管、肺疾病

支气管、肺疾病最常见,慢性阻塞性肺疾病(COPD)是我国肺心病最主要的病因,占 80%～90%,其次为支气管哮喘、支气管扩张、肺结核、间质性肺疾病等。

2.胸廓运动障碍性疾病

胸廓运动障碍性疾病较少见,严重脊椎后凸、侧凸,脊椎结核,类风湿关节炎、胸廓广泛粘连及胸廓成形术后造成的严重胸廓或脊椎畸形,以及神经肌肉疾病(如脊髓灰质炎等),均可引起胸廓活动受限、肺受压、支气管扭曲或变形,以致肺功能受损。气道引流不畅,肺部反复感染,并发肺气肿或纤维化。

3.肺血管疾病

特发性肺动脉高压、慢性血栓栓塞性肺动脉高压及肺小动脉炎等,均可引起肺血管阻力增加、肺动脉高压和右心室负荷加重,发展为慢性肺心病。

4.其他

原发性肺泡通气不足及先天性口咽畸形、睡眠呼吸暂停综合征等均可产生低氧血症,引起肺血管收缩,导致肺动脉高压,发展为慢性肺心病。

(二)发病机制

疾病不同,所致肺动脉高压的机制也有差异,本文主要论述低氧性肺动脉高压,尤其是 COPD 所致肺动脉高压的机制及病理生理改变。

1.肺动脉高压的形成

(1)肺血管阻力增加的功能性因素:肺血管收缩在低氧性肺动脉高压的发生中起着关键作用。缺氧、高碳酸血症和呼吸性酸中毒使肺血管收缩、痉挛,其中缺氧是肺动脉高压形成最重要的因素。缺氧时收缩血管的活性物质增多,如白三烯、5-羟色胺(5-HT)、血管紧张素Ⅱ、血小板活化因子(PAF)等使肺血管收缩,血管阻力增加。其次,内皮源性舒张因子(EDRF)和内皮源性收缩因子(EDCF)的平衡失调,在缺氧性肺血管收缩中也起一定作用。缺氧使平滑肌细胞膜对 Ca^{2+} 的通透性增加,细胞内 Ca^{2+} 含量增高,肌肉兴奋-收缩耦联效应增强,直接使肺血管平滑肌收缩。此外,高碳酸血症,由于 H^+ 产生过多,使血管对缺氧的收缩敏感性增强,致肺动脉压增高。

(2)肺血管阻力增加的解剖学因素:各种慢性胸、肺疾病可导致肺血管解剖结构的变化,形成肺循环血流动力学障碍。主要原因有:①长期反复发作的慢阻肺及支气管周围炎,可累及邻近肺小动脉,引起血管炎,管壁增厚、管腔狭窄或纤维化,甚至完全闭塞,使肺血管阻力增加,产生肺动脉高压。②肺气肿导致肺泡内压增高,压迫肺泡毛细血管,造成毛细血管管腔狭窄或闭塞。肺泡壁破裂造成毛细血管网的毁损,肺泡毛细血管床减损超过 70%时肺循环阻力增大。③肺血管重构,慢性缺氧使肺血管收缩,管壁张力增高,同时缺氧时肺内产生多种生长因子(如多肽生长因子),可直接刺激管壁平滑肌细胞、内膜弹力纤维及胶原纤维增生,使肺血管构型重建。④血栓形成,部分慢性肺心病急性发作期患者存在多发性肺微小动脉原位血栓形成,引起肺血管阻力增加,加重肺动脉高压。

(3)血液黏稠度增加和血容量增高:慢性缺氧产生继发性红细胞增高,血液黏稠度增加。缺氧可使醛固酮分泌增加,导致水、钠潴留;缺氧又使肾小动脉收缩,肾血流减少也加重水、钠潴留,血容量增多。血黏粘稠度增加和血容量增多,可致肺动脉压进一步升高。

2.心脏病变和心力衰竭肺循环阻力增加

心脏病变和心力衰竭肺循环阻力增加导致肺动脉高压,右心发挥代偿功能,在克服肺动脉阻力升高时发生右心室肥厚。肺动脉高压早期,右心室尚能代偿,舒张末期仍正常。随着病情进展,特别是急性加重期,肺动脉高压持续升高,超过右心室的代偿能力,右心失代偿,右心排血量下降,右心室收缩末期血量增加,舒张末期压增高,促使右心室扩大和右心衰竭。

慢性肺心病除发现右心室改变外,也有少数可见左心室肥厚。由于缺氧、高碳酸血症、酸中毒、相对血流量增多等因素,使左心负荷加重。如病情进展,则可发生左心室肥厚,甚至导致左心衰竭。

3.其他重要器官的损害缺氧和高碳酸血症

除影响心脏外,还导致其他重要脏器如脑、肝、肾、胃肠及内分泌系统、血液系统等发生病理改变,引起多脏器的功能损害。

二、临床表现

本病发展缓慢,临床上除原有支气管、肺和胸廓疾病的各种症状和体征外,主要是逐步出现肺、心功能障碍及其他脏器功能损害的表现。按其功能的代偿期与失代偿期进行分述。

(一)肺、心功能代偿期

1.症状

咳嗽、咳痰、气促,活动后可有心悸、呼吸困难、乏力和劳动耐力下降。感染可加重上述症状。少数患者有胸痛或咯血。

2.体征

可有不同程度的发绀,原发肺脏疾病体征,如肺气肿体征,干、湿性啰音,$P_2 > A_2$,三尖瓣区可出现收缩期杂音或剑突下心脏搏动增强,提示有右心室肥厚。部分患者因肺气肿使胸腔内压升高,阻碍腔静脉回流,可有颈静脉充盈甚至怒张,或使横隔下降致肝界下移。

(二)肺、心功能失代偿期

1.呼吸衰竭

(1)症状:呼吸困难加重,夜间为甚,常有头痛、失眠、食欲下降,白天嗜睡,甚至出现肺性脑病的表现(如表情淡漠、神志恍惚、谵妄等)。

(2)体征:发绀明显,球结膜充血、水肿,严重时可有颅内压升高的表现(如视网膜血管扩张、视盘水肿等)。腱反射减弱或消失,出现病理反射。因高碳酸血症可出现周围血管扩张的表现,如皮肤潮红、多汗。

2.右心衰竭

(1)症状:明显气促,心悸、食欲缺乏、腹胀、恶心等。

(2)体征:发绀明显,颈静脉怒张,心率增快,可出现心律失常,剑突下可闻及收缩期杂音,甚至出现舒张期杂音。肝大并有压痛,肝颈静脉回流征阳性,下肢水肿,重者可有腹水。少数患者可出现肺水肿及全心衰竭的体征。

三、检查与诊断

根据患者有 COPD 或慢性支气管炎、肺气肿病史，或其他胸、肺疾病病史，并出现肺动脉压增高、右心室增大或右心功能不全的征象，如颈静脉怒张、$P_2 > A_2$、剑突下心脏搏动增强、肝大压痛、肝颈静脉反流征阳性、下肢水肿等，心电图、X 线胸片、超声心动图有肺动脉增宽和右心增大、肥厚的征象，可以作为诊断。

(一)X 线检查

除肺、胸基础疾病及急性肺部感染的特征外，尚有肺动脉高压征。X 线诊断标准如下(具备以下任一条均可诊断)：①右下肺动脉干扩张，其横径≥15 mm 或右下肺动脉横径与气管横径比值≥右下肺动，或动态观察右下肺动脉干增宽＞2 mm。②肺动脉段明显突出或其高度≥3 mm。③中心肺动脉扩张和外周分支纤细，形成"残根"征。④圆锥部显著凸出(右前斜位 45 度)或其高度≥7 mm。⑤右心室增大。

(二)心电图检查

心电图对慢性肺心病的诊断阳性率为 60.1％～88.2％。其诊断标准为(具备以下任一条均可诊断)：①额面平均电轴≥面平均电；②$V_1 R/S2$；③重度顺钟向转位($V_5 R/S$ 钟向)；④$R_{v1} + S_{v5}$≥1.05 mV；⑤aVRR/S或 R/Q≥1；⑥V_1-V_3 呈 QS、Qr 或 qr(酷似心肌梗死，应注意鉴别)；⑦肺型 P 波。

(三)超声心动图检查

超声心动图诊断肺心病的阳性率为 60.6％～87.0％。诊断标准为：①右心室流出道内径≥30 mm；②右心室内径≥20 mm；③右心室前壁厚度≥5 mm 或前壁搏动幅度增强；④左、右心室内径比值＜2；⑤右肺动脉内径≥18 mm 或肺动脉干≥20 mm；⑥右心室流出道/左心房内径＞1.4；⑦肺动脉瓣曲线出现肺动脉高压征象者(a 波低平或＜2 mm，或有收缩中期关闭征等)。

(四)血气分析

慢性肺心病肺功能失代偿期可出现低氧血症甚至呼吸衰竭或合并高碳酸血症。当 PaO_2＜8.0 kPa(60 mmHg)、$PaCO_2$＞6.7 kPa(50 mmHg)时，提示呼吸衰竭。

(五)血液检查

红细胞及血红蛋白可升高。全血及血浆黏滞度增加，红细胞电泳时间常延长；合并感染时白细胞总数增高，中性粒细胞增加。部分患者血清学检查可有肾功能或肝功能异常，以及电解质异常(如血清钾、钠、氯、钙、镁、磷)。

(六)其他

慢性肺心病合并感染时痰病原学检查可指导抗生素的选用。早期或缓解期慢性肺心病可行肺功能检查评价。

四、治疗

(一)肺、心功能代偿期

原则上采用中西医结合的综合治疗措施，延缓基础支气管、肺疾病的进展，增强患者的免疫功能，预防感染，减少或避免急性加重。如通过长期家庭氧疗、加强康复锻炼和营养支持等，以改善患者的生活质量。

(二)肺、心功能失代偿期

治疗原则为积极控制感染,保持呼吸道通畅,改善呼吸功能,纠正缺氧和二氧化碳潴留,控制呼吸衰竭和心力衰竭,防治并发症。

1.控制感染

呼吸系统感染是引起慢性肺心病急性加重以致肺、心功能失代偿的常见原因,需积极控制感染。可参考痰细菌培养及药物敏感实验选择抗生素。在结果出来前,根据感染环境及痰涂片革兰染色选用抗生素。院外感染以革兰阳性菌占多数,院内感染则以革兰阴性菌为主。或选用二者兼顾的抗菌药物。选用广谱抗菌药时必须注意可能继发的真菌感染。培养结果出来后,根据病原微生物的种类,选用针对性强的抗生素。以 10～14 天为 1 个疗程,但主要是根据患者情况而定。

2.控制呼吸衰竭

给予扩张支气管、祛痰等治疗,通畅呼吸道,改善通气功能。合理氧疗,予鼻导管或面罩给氧,以纠正缺氧。必要时给予无创正压通气或气管插管有创正压通气治疗。具体参见"呼吸衰竭"相关护理内容。

3.控制心力衰竭

慢性肺心病患者一般在积极控制感染、改善呼吸功能、纠正缺氧和二氧化碳潴留后,心力衰竭便能得到改善,患者尿量增多,水肿消退,不需常规使用利尿药和正性肌力药。但对经上述治疗无效或严重心力衰竭患者,可适当选用利尿药、正性肌力药或扩血管药物。

(1)利尿药:可减少血容量、减轻右心负荷、消除水肿。由于应用利尿药后易出现低钾、低氯性碱中毒,痰液黏稠不易排痰和血液浓缩,故原则上宜选用作用温和的利尿药,联合保钾利尿药,短期、小剂量使用。如氢氯噻嗪 25 mg,1～3 次/天,联用螺内酯 20～40 mg,1～2 次/天。

(2)正性肌力药:慢性肺心病患者由于慢性缺氧和感染,对洋地黄药物的耐受性降低,易发生毒性反应。应选用作用快、排泄快的洋地黄类药物,剂量宜小,一般为常规剂量的 1/2 或 2/3。应用指征:①感染已控制,低氧血症已纠正,使用利尿药后仍反复水肿的心力衰竭患者;②以右心衰竭为主要表现而无明显感染的患者;③出现急性左心衰竭者;④合并室上性快速性心律失常,如室上性心动过速、心房颤动伴快速心室率者。

(3)血管扩张药:钙通道阻滞剂、一氧化氮(NO)、川芎嗪等有一定的降低肺动脉压效果,对部分顽固性心力衰竭可能有一定效果,但并不像治疗其他心脏病那样效果明显。血管扩张药在扩张肺动脉时也扩张体动脉,可造成体循环血压下降,反射性产生心率增快、氧分压下降、二氧化碳分压上升等不良反应,因而限制了血管扩张药在慢性肺心病的临床应用。

4.控制心律失常

一般经抗感染、纠正缺氧等治疗后,心律失常可自行消失,如持续存在可根据心律失常的类型选用药物。

5.抗凝治疗

应用普通肝素或低分子肝素防止肺微小动脉原位血栓的形成。

五、护理措施

(一)护理评估

1.一般情况评估

(1)一般资料:包括护理对象的姓名、性别、年龄、民族、职业、婚姻状况、受教育水平、家庭住址、联系人等。

（2）目前健康状况：包括此次患病的情况，主述，当前的饮食、营养、排泄、睡眠、自理和活动等情况。

（3）既往健康状况：包括既往患病史、创伤史、手术史、过敏史、烟酒嗜好，女性患者的婚育史和月经史、家族史等。

（4）心理状态：包括护理对象对疾病的认识和态度，康复的信心，患病后精神、情绪及行为的改变等。

（5）社会文化状况：包括护理对象的职业、经济状况、卫生保健待遇，以及家庭、社会的支持系统状况等。

2.症状评估

（1）评估神志，面色，颈静脉充盈情况，皮肤温度、湿度；有无发绀、杵状指（趾）、四肢厥冷等症状。

（2）评估心率、心律、节律等变化。

（3）评估呼吸频率、节律、呼吸方式等变化，监测动脉血气等。

（4）评估血压，脉压的变化，询问患者有无头晕、乏力等症状。

（5）评估体温变化，尤其是危重患者及合并肺部感染患者。

（6）评估患者有无双下肢水肿、腹水等情况。

（二）病情观察

（1）观察患者的生命体征及意识状态，注意有无发绀和呼吸困难及其严重程度。

（2）定期检测动脉血气分析，观察有无右心衰竭的表现。

（3）警惕肺性脑病，密切观察患者有无头痛、烦躁不安、表情淡漠、神志恍惚、精神错乱、嗜睡和昏迷等症状，及时通知医师并协助处理。

（三）呼吸功能锻炼

（1）长期卧床、久病体弱无力咳嗽者及痰液黏稠不易咳出者，应鼓励患者勤翻身，协助拍背排痰，及时清除痰液改善肺泡通气功能。

（2）可针对患者有目的的进行肺康复呼吸功能锻炼，指导患者练习腹式呼吸、吹气球、做呼吸操等，以逐步增加呼吸肌力，提高呼吸功能，进而提高整体活动能力。

（四）氧疗护理

（1）持续低流量、低浓度给氧，氧流量 $1\sim2$ L/min，浓度在 $25\%\sim29\%$。防止高浓度吸氧抑制呼吸，加重缺氧和二氧化碳潴留。

（2）为了预防呼吸道感染，清洁鼻腔 2 次/天，75%乙醇棉球消毒鼻导管 2 次/天，湿化瓶每天消毒。

（3）观察氧疗效果，如呼吸困难缓解，心率下降，发绀减轻，氧分压（PaO_2）上升等，表示纠正缺氧有效。若出汗、球结膜充血、呼吸过缓、意识障碍加深，二氧化碳氧分压（$PaCO_2$）升高，须警惕二氧化碳潴留加重，遵医嘱予呼吸兴奋剂静脉滴注或无创呼吸机辅助呼吸。

（五）用药观察

（1）对二氧化碳潴留、呼吸道分泌物多的重症患者慎用镇静剂、麻醉药、催眠药，若必须用药，使用后注意观察是否有抑制呼吸和咳嗽反射减弱的情况。

（2）应用利尿剂后易出现低钾、低氯性碱中毒而加重缺氧，过度脱水引起血液浓缩、痰液黏稠不易咳出等不良反应,应注意观察及预防。使用排钾利尿剂时,督促患者遵医嘱补钾。利尿剂尽可能在白天给药,避免患者由于夜间频繁排尿而影响睡眠。

(3)应用洋地黄类药物时,应询问有无洋地黄用药史,遵医嘱准确用药,注意观察药物毒性反应。

(4)应用血管扩张剂时,注意观察患者心率及血压情况。血管扩张药在扩张肺动脉的同时也扩张体循环动脉,往往造成患者血压下降,反射性心率增快、氧分压下降、二氧化碳分压上升等不良反应。

(5)应用抗生素时,注意观察感染控制的效果、有无继发性感染。

(6)应用呼吸兴奋剂时,观察药物的疗效和不良反应。出现心悸、呕吐、震颤、惊厥等症状,立即通知医师。

(六)皮肤护理

注意观察全身水肿情况,有无压疮发生。肺心病患者常有营养不良和身体下垂部位水肿,若长期卧床,极易形成压疮。可指导患者穿宽松、柔软的衣物;定时更换体位,在受压处垫气圈或海绵垫,或使用气垫床。

(七)饮食护理

(1)给予高纤维、易消化、清淡饮食,防止患者因便秘、腹胀而加重呼吸困难。

(2)避免含糖高的食物,以防引起痰液黏稠。

(3)如患者出现水肿、腹水或尿少时,应限制钠水摄入,每天钠盐<3 g、水分<1 500 mL、蛋白质 1.0～1.5 g/kg。

(4)少食多餐,减少用餐时的疲劳,进餐前后漱口,保持口腔清洁,增进食欲。必要时遵医嘱静脉补充营养。

(八)休息与活动

应使患者充分了解休息有助于心肺功能的恢复,同时也让其了解适宜活动的必要性和正确的方式方法。

(1)在心肺功能失代偿期,应绝对卧床休息,协助患者采取舒适体位(如半卧位或坐位),以减少机体耗氧量,促进心肺功能的恢复,减慢心率及减轻呼吸困难,意识障碍者给予床档进行安全保护,必要时专人护理。

(2)代偿期以量力而行、循序渐进为原则,鼓励患者进行适量活动,活动量以不引起疲劳、不加重症状为度。对卧床患者,应协助定时翻身、更换姿势。根据患者的耐受能力指导患者在床上进行缓慢的肌肉松弛活动,如上肢交替前伸、握拳,下肢交替抬离床面,使肌肉保持紧张 5 秒后,松弛平放床上。鼓励患者进行呼吸功能锻炼,提高活动耐力。指导患者采取既有利于气体交换又能节省能量的姿势,如站立时,背倚墙,使膈肌和胸廓松弛,全身放松;坐位时,凳高合适,两足平放在地,身体稍前倾,两手摆放于双腿上或趴在小桌上,桌上放软枕,使患者胸椎与腰椎尽可能在一直线上;卧位时,抬高床头,略抬高床尾,使下肢关节轻度屈曲。

(九)健康指导

1.疾病预防指导

慢性肺心病是各种原发肺、胸疾病晚期的并发症,应针对高危人群加强宣传教育,劝导戒烟,积极防治 COPD 等慢性支气管肺疾病,以降低发病率。

2.疾病知识指导

向患者和家属介绍疾病发生、发展过程,减少反复发作的次数。积极防治原发病,避免各种可能导致病情急性加重的诱因,坚持家庭氧疗等。加强营养支持,保证机体康复的需要。病情缓解期应根据肺、心功能及体力情况进行适当的体育锻炼和呼吸功能锻炼,如散步、气功、太极拳、腹式呼吸、缩唇呼吸等,改善呼吸功能,提高机体免疫功能。

3.病情监测指导

告知患者及家属病情变化的征象,如体温升高、呼吸困难加重、咳嗽剧烈、咳痰不畅、尿量减少、水肿明显或发现患者神志淡漠、嗜睡、躁动、口唇发绀加重等,均提示病情变化或加重,需及时就诊。

(张敏丽)

第九节 胸 腔 积 液

一、疾病概述

(一)概念和特点

胸膜腔内液体简称胸液,其形成与吸收处于动态平衡状态,正常情况下胸膜腔内仅有13～15 mL 的微量液体,在呼吸运动时起润滑作用。任何原因使胸液形成过多或吸收过少时,均可导致胸液异常积聚,称为胸腔积液,简称胸腔积液。胸腔积液可以根据其发生机制和化学成分不同分为漏出液、渗出液、血液(称为血胸)、脓液(称为脓胸)和乳糜液。

(二)相关病理生理

胸液的形成主要取决于壁层和脏层毛细血管与胸膜腔内的压力梯度,有两种方向相反的压力促使液体的移动,即流体静水压和胶体渗透压。胸膜腔内液体自毛细血管的静脉端再吸收,其余的液体由淋巴系统回收至血液,滤过与吸收处于动态平衡。许多肺、胸膜和肺外疾病破坏了此种动态平衡,致使胸膜腔内液体形成过快或吸收过缓,从而导致液体不正常地积聚在胸膜腔内引起胸腔积液。

(三)病因与诱因

1.胸膜毛细血管内静水压增高

体循环静水压的增加是生成胸腔积液最重要的因素,充血性心力衰竭、缩窄性心包炎、血容量增加、上腔静脉或奇静脉受阻等因素均可使胸膜毛细血管内静水压增高,胸膜液体滤出增加,产生胸腔漏出液。

2.胸膜毛细血管通透性增加

胸膜炎症、结缔组织病(如系统性红斑狼疮、类风湿关节炎)、胸膜肿瘤、肺梗死等,可使胸膜毛细血管通透性增加,毛细血管内细胞、蛋白和液体等大量渗入胸膜腔,产生胸腔渗出液。

3.胸膜毛细血管内胶体渗透压降低

如低蛋白血症、肝硬化、肾病综合征、急性肾小球肾炎等,产生胸腔漏出液。

4.壁层胸膜淋巴引流障碍

如淋巴导管阻塞、发育性淋巴引流异常等,产生胸腔渗出液。

5.损伤

如主动脉瘤破裂、食管破裂、胸导管破裂等,产生血胸、脓胸和乳糜胸。

(四)临床表现

1.症状

胸腔积液局部症状的轻重取决于积液量,全身症状取决于原发疾病。

(1)呼吸困难:最常见,与胸腔积液的量有关。少量胸腔积液常无症状或仅有咳嗽,常为干咳。当胸腔积液量超过 500 mL 时,大量积液可使胸廓顺应性下降、膈肌受压、纵隔移位和肺容量下降,患者出现胸闷和呼吸困难,并随积液量的增多而加重。

(2)胸痛:多为单侧锐痛,并随呼吸或咳嗽加重,可向患侧肩、颈或腹部放射,疼痛程度随着胸腔积液增多反而缓解。

(3)伴随症状:病因不同,其伴随症状不同。炎性积液多为渗出性,伴有咳嗽、咳痰和发热;心力衰竭所致胸腔积液为漏出液,伴有心功能不全的其他表现;结核性胸膜炎多见于青年人,常有发热、干咳;恶性胸腔积液多见于中年以上患者,伴有消瘦和呼吸道或原发部位肿瘤的症状;肝脓肿所致的右侧胸腔积液可为反应性胸膜炎,亦可为脓胸,常伴有发热和肝区疼痛。

2.体征

少量积液时,体征不明显或可闻及胸膜摩擦音。典型积液患者的体征为患侧肋间隙饱满,呼吸运动减弱;语颤减弱或消失,可伴有气管、纵隔向健侧移位;局部叩诊呈浊音;积液区呼吸音减弱或消失。肺外疾病引起的胸腔积液可有原发病的体征。

(五)辅助检查

相关辅助检查可帮助医师确定患者有无胸腔积液,区别漏出液和渗出液,寻找胸腔积液的病因。

1.X 线检查

少量胸腔积液时,仅见患侧肋膈角变钝;中等量积液时,呈内低外高的弧形积液影;平卧时积液散开,使整个肺野透亮度降低;大量积液时整个患侧胸部呈致密阴影,气管和纵隔推向健侧。CT 检查有较高的敏感性与密度分辨率,有助于病因诊断。

2.B 超检查

可探查胸液掩盖的肿块,估计胸腔积液的量和深度,协助胸腔穿刺的定位。

3.胸腔积液检查

(1)外观:漏出液常为清晰、透明的淡黄色液体,静置不凝固,渗出液可因病因不同而颜色不一,以草黄色多见,可有凝块。血性胸液呈程度不等的洗肉水样或静脉血样。乳糜胸的胸腔积液呈乳状。

(2)细胞:正常胸液中有少量间皮细胞或淋巴细胞。漏出液细胞数较少,常<100×10^6/L(与渗出液鉴别时以 500×10^6/L 为界),以淋巴细胞与间皮细胞为主。渗出液的细胞数较多,以白细胞为主,常>500×10^6/L。中性粒细胞增多时,提示为急性炎症;淋巴细胞为主则多为结核性或恶性。胸液中红细胞>5×10^9/L 时呈淡红色,多由恶性肿瘤或结核所致。

(3)pH:正常胸液 pH 在 7.6 左右,pH 降低见于脓胸、食管破裂、结核性和恶性胸腔积液。

(4)生化检查:包括葡萄糖、蛋白质、类脂、酶和肿瘤标志物。漏出液和大多数渗出液葡萄糖定量与血糖近似,当葡萄糖含量<3.35 mmol/L 时可能为脓胸、类风湿关节炎所致的胸腔积液、结核性或恶性胸腔积液,当葡萄糖和 pH 均较低,提示肿瘤广泛浸润。类脂用于鉴别乳糜胸。胸

腔积液中乳酸脱氢酶(LDH)水平则是反映胸膜炎症程度的指标,其值越高,炎症越明显。胸腔积液淀粉酶升高可见于急性胰腺炎、恶性肿瘤等。结核性胸膜炎时,胸腔积液中腺苷脱氨酶(ADA)多高于 45 U/L。肿瘤标志物的测定可以用于区别良、恶性胸腔积液。

(5)病原体:胸液涂片查找细菌及培养,有助于病原学诊断。

(6)免疫学检查:结核性胸膜炎胸腔积液的 T 细胞增高;系统性红斑狼疮及类风湿关节炎引起的胸腔积液中补体 C3、C4 成分降低,免疫复合物的含量增高。

4.胸膜活检

经皮闭式胸膜活检或胸膜针刺活检对确定胸腔积液的病因具有重要意义;CT 或 B 超引导下活检可提高成功率,但脓胸或有出血倾向者不宜做胸膜活检。

5.纤维支气管镜检查

用于咯血或疑有气道阻塞患者。

(六)治疗原则

病因治疗最重要,因胸腔积液为胸部或全身疾病的一部分。漏出液常在纠正病因后可吸收,渗出液常见于结核性胸膜炎、类肺炎性胸腔积液、脓胸及恶性肿瘤。

1.结核性胸膜炎

(1)胸腔抽液:结核性胸膜炎患者胸腔积液中的蛋白含量高,为防止和减轻胸膜粘连,故应尽早抽尽胸腔内积液。抽液治疗可解除积液对心肺和血管的压迫作用,使被压迫的肺迅速复张,改善呼吸,减轻结核中毒症状。大量胸腔积液者首次抽液量不超过 700 mL,每周抽液 2～3 次,每次抽液量不应超过 1 000 mL,直至胸腔积液完全消失。抽液后无需向胸腔注入抗结核药物,但可注入链激酶预防胸膜粘连。

(2)抗结核药物治疗:执行早期、联合、适量、规律和全程的化疗原则。

(3)糖皮质激素:全身中毒症状严重、有大量胸腔积液者,需在有效抗结核药物治疗的同时,加用糖皮质激素治疗至体温正常、全身中毒症状消退、胸腔积液明显减少止。通常用泼尼松每天 30 mg,分 3 次口服,一般疗程为 4～6 周。

2.类肺炎性胸腔积液和脓胸

少量类肺炎性胸腔积液经有效抗生素治疗后可吸收,大量胸腔积液时需胸腔穿刺抽液,胸腔积液pH<7.2 时需行胸腔闭式引流。脓胸治疗原则是控制感染、引流胸腔积液、促使肺复张、恢复肺功能。

(1)抗生素治疗:原则是足量和联合用药,可全身和/或胸腔内给药。体温正常后还需继续用药 2 周以上,以防复发。

(2)引流:反复抽脓或胸腔闭式引流为脓胸最基本的治疗方法。可用 2% 碳酸氢钠或生理盐水反复冲洗胸腔,然后注入抗生素及链激酶,使脓液稀释易于引流。支气管胸膜瘘患者不宜进行胸腔冲洗,以免窒息或感染播散。慢性脓胸应改进原有的胸腔引流,也可采用外科胸膜剥脱术等治疗。

3.恶性胸腔积液

恶性胸腔积液是晚期恶性肿瘤的常见并发症,肺癌、乳腺癌、淋巴瘤、卵巢癌的转移是恶性胸腔积液最常见的病因,治疗方法包括原发病的治疗和胸腔积液的治疗。

(1)去除胸腔积液:恶性胸腔积液的生长速度极快,常因大量积液的压迫引起严重呼吸困难,甚至导致死亡,需反复穿刺抽液。可用细管做胸腔内插管进行持续闭式引流,细管引流具有创伤小、易固定、效果好、可随时胸腔内注入药物等优点。

（2）减少胸腔积液的产生：化学性胸膜固定术和免疫调节治疗可减少胸腔积液的产生。化学性胸膜固定术指在抽吸胸腔积液或胸腔插管引流后，在胸腔内注入博来霉素、顺铂、丝裂霉素等抗肿瘤药物，也可注入胸膜粘连剂如滑石粉等，使胸膜发生粘连，以减缓胸腔积液的产生。免疫调节治疗是在胸腔内注入生物免疫调节剂如短小棒状杆菌疫苗、白介素-2、干扰素等，可抑制恶性肿瘤细胞、增强淋巴细胞局部浸润及活性，并使胸膜粘连。

（3）外科治疗：经上述治疗仍不能使肺复张者，可行胸腹腔分流术或胸膜切除术。

二、护理评估

（一）一般评估

1.患者主诉

有无胸闷、气促、咳嗽、咳痰、疲倦、乏力等症状。

2.生命体征

体温正常或偏高，结核性胸膜炎患者可为午后潮热，脓胸患者体温可为高热。

3.通气功能

严密监测呼吸的形态、频率、节律、深浅和音响，观察患者的痰液情况和排痰能力。观察患者意识状态、皮肤黏膜的颜色、血氧饱和度的变化，判断呼吸困难的程度。患者呼吸可正常或增快，大量积液或感染严重时可伴随不同程度的呼吸困难和发绀。

4.疼痛情况

观察患者体位，疼痛的部位、范围、性质、程度、持续时间、伴随的症状和影响因素等。

5.其他

血气分析、血氧饱和度、体重、体位、出入量等记录结果。

（二）身体评估

1.头颈部

有无心慌气促、鼻翼扇动、口唇发绀等呼吸困难和缺氧的体征；患者的意识状态，呼吸方式；有无急性面容。

2.胸部

判断患者有无被迫体位；检查胸廓的弹性，两肺呼吸运动是否一致，有无胸廓的挤压痛，是否存在气管、纵隔向健侧移位。病变部位叩诊呈浊音。积液区呼吸音减弱或消失，可闻及胸膜摩擦音。

3.其他

重点观察胸腔引流液的量、颜色、性质、气味和与体位的关系，记录 24 小时胸腔引流液排出量。

（三）心理-社会评估

询问健康史，发病原因、病程进展时间及以往所患疾病对胸腔积液的影响，评估患者对胸部疼痛的控制能力、疲劳程度和应激水平。

（四）辅助检查阳性结果评估

血氧饱和度的数值；血气分析结果报告；组织灌注情况；胸腔积液生化检查结果；胸部 CT 检查明确的病变部位。

（五）常用药物治疗效果的评估

1.抗结核药物

严密观察体温、体重的变化;补充 B 族维生素可减轻胃肠道不良反应;注意观察的药物的毒性反应,定期检查视力和听力,定期复查肝、肾功能。

2.糖皮质激素及免疫抑制剂

严密观察患者有无体温过高及上呼吸道、泌尿系统、皮肤等继发感染的表现。定期检查肝、肾功能和血常规,及时发现骨髓抑制这一极为严重的不良反应。

三、主要护理诊断/问题

（一）气体交换受损

其与气体交换面积减少有关。

（二）疼痛

胸痛与胸膜摩擦或胸腔穿刺术有关。

（三）体温过高

其与感染有关。

（四）营养失调

营养低于机体需要量:与机体高消耗状态有关。

四、护理措施

（一）环境

提供安全舒适的环境,保持室内空气新鲜流通,维持适宜的温湿度,减少不良刺激。

（二）休息和活动

大量胸腔积液致呼吸困难或发热者,应卧床休息减少氧耗,以减轻呼吸困难症状。按照胸腔积液的部位采取舒适的体位,抬高床头,半卧或患侧卧位,减少胸腔积液对健侧肺的压迫以利呼吸。胸腔积液消失后,患者还需继续休养 2～3 个月,可适当进行户外活动,但要避免剧烈活动。

（三）饮食护理

给予高蛋白质、高热量、高维生素、营养丰富的食物,增强机体抵抗力。大量胸腔积液患者应控制液体入量,保持水、电解质平衡。

（四）促进呼吸功能

1.保持呼吸道通畅

避免剧烈咳嗽,鼓励患者积极排痰,保持呼吸道通畅。

2.给氧

大量胸腔积液影响呼吸时按患者的缺氧情况给予低、中流量持续吸氧（2～4 L/min,30％～40％）,增加氧气吸入可弥补气体交换面积的不足,改善患者的缺氧状态。

3.缓解胸痛

胸腔积液患者常有随呼吸运动而加剧的胸痛,为了减轻疼痛,患者常采取浅快的呼吸方式,可导致缺氧加重和肺不张,因此,需协助患者取患侧卧位,必要时用宽胶布固定胸壁,以减少胸廓活动幅度,减轻疼痛,或遵医嘱给予止痛剂。

4.呼吸锻炼

胸膜炎患者在恢复期,应每天督导患者进行缓慢的腹式呼吸。经常进行呼吸锻炼可减少胸膜粘连的发生,提高通气量。

(五)病情观察

注意观察患者胸痛及呼吸困难的程度、体温的变化;监测血氧饱和度或动脉血气分析的改变;正确记录每天胸腔引流液的量及性状,必要时留取标本。有呼吸困难者准备好气管插管机械通气、吸痰、吸氧设备。

(六)用药护理

遵医嘱使用抗生素、抗结核药物、糖皮质激素,指导患者掌握药物的疗效、剂量、用法和不良反应。注意观察抗结核药物的毒性反应,糖皮质激素治疗时停药速度不宜过快,应逐渐减量至停用,避免出现反跳现象。

(七)胸腔闭式引流的护理

胸腔引流管是指放置在胸膜腔用于排出胸腔内积气或积液的管道。留置胸腔引流管可达到重建胸腔负压,维持纵隔的正常位置,平衡两侧胸腔压力,促使患侧肺复张,防止感染的作用。胸腔闭式引流是胸腔内插入引流管,管下端连接至引流瓶水中,维持引流单一方向,避免逆流,以重建胸腔负压。引流液体时,选腋中线和腋后线之间的第6～8肋间;引流气体时,一般选锁骨中线第2肋间或腋中线第3肋间插管。

1.体位

胸腔闭式引流术后常置患者于半卧位,以利呼吸和引流。鼓励患者进行有效咳嗽和深呼吸运动,利于积液排出,恢复胸膜腔负压,使肺扩张。

2.保持胸腔引流管的无菌

严格执行无菌操作,防止感染。胸壁伤口引流管周围,用油纱布包盖严密,每48～72小时更换。管道与水封瓶做好时间、刻度标识,接口处用无菌纱布包裹,并保持干净,每天更换。

3.保持管道的密闭性和有效固定

确认整个引流装置固定妥当、连接紧密,水封瓶长管应浸入水中3～4 cm,并确保引流瓶保持直立状态。运送患者或更换引流瓶时必须用两把钳双向夹闭管道,防止气体进入胸膜腔。若引流管从胸腔滑脱,应迅速用无菌敷料堵塞、包扎胸壁引流管处伤口。

4.维持引流通畅

注意检查引流管是否受压、折曲、阻塞、漏气等,通过观察引流液的情况和水柱波动来判断引流是否通畅,一般水柱上下波动在4～6 cm。定期以离心方向闭挤捏引流管,以免管口被血凝块堵塞。若患者出现胸闷气促,气管向健侧偏移等肺受压的症状,应疑为引流管被血块堵塞,需设法挤捏或使用负压间断抽吸引流管的短管,促使其通畅,并通知医师。

5.观察记录

观察引流液的量、颜色、性状、水柱波动范围,并准确记录。

6.拔管

24小时引流液小于50 mL,脓液小于10 mL,无气体溢出,患者无呼吸困难,听诊呼吸音恢复,X线检查肺膨胀良好,即可拔管。拔管后应观察患者有无胸闷、呼吸困难、切口漏气、渗液、出血、皮下气肿等症状。

(八)心理护理

耐心向患者解释病情,消除悲观、焦虑不安的情绪,配合治疗。教会患者调整自己的情绪和行为,指导使用各种放松技巧,采取减轻疼痛的合适体位。

(九)健康教育

1.饮食指导

向患者及家属讲解加强营养是胸腔积液治疗的重要组成部分,需合理调配饮食,高热量、高蛋白、富含维生素饮食。

2.合理安排休息与活动

指导患者合理安排休息与活动,适当进行户外运动以增加肺活量,但应避免剧烈活动或突然改变体位。

3.指导患者呼吸技巧

指导患者有意识地使用控制呼吸的技巧,如进行缓慢的腹式呼吸、有效咳嗽运动等。

4.用药指导

向患者及家属解释本病的特点及目前的病情,介绍所采用的治疗方法,药物剂量、用法和不良反应。对结核性胸膜炎的患者需特别强调坚持用药的重要性,即使临床症状消失,也不可自行停药。

5.病情监测

遵从治疗、定期复查,每2个用复查胸腔积液1次。

6.及时到医院就诊的指标

体温过高,出现胸闷、胸痛、气促、呼吸困难、发绀、面色苍白、出冷汗、烦躁不安等症状。

五、护理效果评估

(1)患者无气体交换障碍的发生,血氧饱和度、动脉血气分析值在正常范围。

(2)患者主动参与疼痛治疗护理,疼痛程度得到有效控制。

(3)患者胸腔闭式引流留置管道期间能保持有效的引流效果,患者自觉症状好转,无感染等并发症的发生。

(蒋心怡)

第十节　自发性气胸

自发性气胸是在没有创伤或人为因素的情况下,肺组织及脏层胸膜自发性破裂,空气进入胸膜腔,导致肺组织受压,引发的一系列综合征。是常见的急诊疾病之一,如不及时诊断和抢救则危及患者生命。因此,熟悉掌握气胸的类型及病因、并发症、急救措施、护理等方面的知识和技能是极其重要的。

一、病因

任何原因引起的肺或胸壁穿孔,破坏了胸膜腔的密闭性,导致气体进入胸膜腔内,均可形成气胸。诱发气胸的因素为剧烈运动、咳嗽、提重物或上臂高举、举重运动和用力解大便等。当剧烈咳嗽或用力解大便时,肺泡内压力升高,致使原有病损或缺陷的肺组织破裂引起气胸。使用人工呼吸器,若送气压力太高,就可能发生气胸。据统计,有 50%～60%病例找不到明显诱因,有 6%左右患者甚至会在卧床休息时发病。

二、临床表现及分类

(一)临床表现
在气胸同侧胸部突然发生胸痛,继以胸闷、气急、呼吸困难和刺激性咳嗽。

(二)分类
根据有无原发疾病,自发性气胸可分为原发性和继发性气胸两种类型。原发性气胸好发于青年人,特别是男性瘦长者,根据国外文献报道,原发性气胸占自发性气胸首位,而国内则以继发性气胸为主。根据气胸性质可分为闭合性、开放性和张力性 3 种。

1.闭合性气胸

胸膜破口小,可随肺萎缩而自行闭合,不再有空气进入胸膜腔,胸膜腔内压增高,抽气后压力下降,不再复升,表明其破口已闭合。

2.开放性气胸

破口较大或因两层胸膜间有粘连或牵拉,使其破口持续的开启,吸气与呼气时,空气自由进入胸膜腔。

3.张力性气胸

破口成活瓣样阻塞,吸气时开启,空气进入胸膜腔;呼气时关闭,使胸膜腔内空气越积越多形成高压。由于肺脏明显萎缩,纵隔移位,静脉回流受阻,回心血量减少而引起急性心肺功能衰竭。此型胸膜腔内压明显增高,甚至高达 20 cmH$_2$O,抽气成负压后迅速转为正压,此型为内科急症,必须紧急抢救处理。

三、诊断要点

(一)X 线检查
X 线检查是诊断气胸可靠的方法,可显示肺萎陷的程度,肺部情况,有无胸膜粘连,胸腔积液及纵隔移位等。少量气胸时,往往局限于胸腔上部,常被骨骼掩盖,此时嘱患者深呼气,使萎陷的肺更为缩小,密度增高,与外带积气透光区形成更鲜明的对比,从而显示气胸带;大量气胸时,患侧肺被压缩,聚集在肺门区呈球形阴影,有些患者在 X 线胸片上可以见到肺尖部肺大疱;根据 X 线影像,大致可计算气胸后肺脏受压缩的程度,这对临床处理气胸有一定指导意义。

(二)胸部 CT 扫描
能清晰显示胸腔积气的范围和积气量,肺被压缩的程度,有些患者可以见到肺尖部肺大疱的存在,同时胸部 CT 还能显示胸腔积液的多少,尤其是对含极少量气体的气胸和主要位于前中胸膜腔的局限性气胸。

四、急救与治疗要点

(一)急救
1.闭合性气胸

肺萎缩 30%以上需做胸腔穿刺抽气,应用抗生素预防感染。

2.开放性气胸

迅速用凡士林纱布加厚敷料,于呼气末封闭胸腔伤口。清创,闭式胸膜腔引流,抗休克,预防感染。

3.张力性气胸

在伤侧锁骨中线第 2 肋间穿刺排气。闭式胸膜腔引流,抗休克,预防感染,必要时手术治疗。

(二)治疗

吸氧是气胸治疗的基本措施,通常氧流量为 3 L/min。单纯抽气:在腋前线第 4、5 肋间进行抽气,直至不能抽出气体或发生突然咳嗽时停止。胸管闭式引流术:适用于经单纯抽气治疗失败的绝大部分患者,是目前治疗各种气胸常用的方法。手术治疗:剖胸或胸腔镜术。如剖胸术间进行胸膜机械性摩擦或胸膜剥离,可降低术后的气胸复发率。手术适应证:持续漏气;复发性气胸;两侧自发性气胸;首次发生气胸。

五、护理

(一)一般护理

给予高蛋白,适量进粗纤维饮食;半卧位,给予吸氧,氧流量一般在 3 L/min 以上;卧床休息。

(二)病情观察

观察患者胸痛、咳嗽、呼吸困难的程度,及时与医师联系采取相应措施。根据病情准备胸腔穿刺术、胸腔闭式引流术的物品及药物,并及时配合医师进行有关处理。观察患者呼吸、脉搏、血压及面色变化。胸腔闭式引流术后应观察创口有无出血、漏气、皮下气肿及胸痛情况。

(三)并发症

1.液气胸(血气胸、脓气胸)

宜尽早抽吸完积液或做低位闭式引流,肺复张后出血多能停止。如继续出血不止,除应适当输血外,需给予抗感染治疗。

2.皮下气肿

一般在胸腔内减压后可自行吸收。如皮下气肿过重,可将积气用手推挤至一处,用注射器经皮穿刺抽出。

3.纵隔气肿

产生压迫症状时,除胸腔排气外,必要时采用胸骨上窝穿刺或切口排气。

(四)胸腔闭式引流护理

1.常规护理

(1)术后患者如血压平稳,应取半卧位,以利体位引流和呼吸。给予吸氧,氧流量一般在 3 L/min 以上。

(2)水封瓶内的液面应低于胸腔 60 cm,以利引流。

(3)胸腔引流管接于引流瓶的水封管。连接时要用两把止血钳交叉夹紧胸腔引流管,消毒引流管连接接口,固定接口处,松钳。

(4)妥善固定胸腔引流管的位置,将引流管留出足够患者翻身活动的长度,不宜过长以免扭曲。

(5)在搬动患者时需用止血钳两把将引流管夹紧,以免搬动过程中发生管道脱节、漏气或倒吸等意外情况。

(6)保持引流管通畅,引流管不扭曲、受压、各接口衔接良好。观察水封瓶内水柱波动情况,如水封管内液面高于瓶内液面且随呼吸运动而波动,或水封管内有气泡溢出,表示引流良好。如水封管内液面不动,可自上而下交替挤压引流管,防止血块阻塞。如无效即通知医师。

(7)观察并记录胸腔引流液的量和色。如每小时引流液在 100 mL 以上,呈血性,持续 3 小时,提示有活动性出血的可能,应与医师联系。

(8)引流期间应观察患者有无呼吸困难及发绀等情况。鼓励患者咳嗽及深呼吸,以利肺的扩张。

(9)严格执行无菌操作,引流瓶 24 小时更换。

(10)做好拔管时配合工作,拔管后 24 小时内应注意患者呼吸情况及局部有无渗血、渗液或漏气,必要时通知医师。

2.负压吸引的护理

(1)负压引流装置应低于穿刺点 60 cm,放在易于观察且不易踢倒的地方。

(2)调节好负压,初设置为－1 kPa,然后根据病情变化进行缓慢微调,一般不超过－2 kPa,告知患者及家属不可自行调节负压,医护人员调节负压应遵医嘱并有记录。

(3)注意观察引流情况,负压吸引瓶中是否有气泡溢出,负压吸引最初阶段,气泡溢出较多,之后会逐渐减少。如气泡突然停止溢出,应查找原因及时配合医师处理。

(4)注意询问患者的感受及观察病情变化,负压吸引最初阶段,若患者气促等症状改善,发绀减轻,呼吸音恢复,提示负压吸引有效。肺复张过程中过大的负压吸引,会促使肺微血管内液体外渗,造成复张性肺水肿。若患者出现呼吸困难缓解后再次出现胸闷,并伴有顽固性咳嗽,肺部湿啰音,提示可能发生了复张性肺水肿,应暂停负压吸引,立即通知医师积极配合处理。

(5)更换负压吸引时应先关闭负压调节开关,另加用两把止血钳反方向夹紧导管,再断开负压吸引,避免空气进入胸腔。同时要严格无菌操作,预防逆行性胸腔感染。

(6)负压吸引过程中,不要随意中断负压,至无气泡溢出且患者症状改善时,多表示肺组织已复张,可遵医嘱停止负压吸引,观察 24 小时症状未加重,复查 X 线或 B 超,证实肺已复张,方可拔除引流管。

3.固定法

(1)胸管的固定:要求双固定,一是用胶布在伤口敷料处的固定;二是在距离伤口 2 cm 左右用纱带固定在对侧的胸廓上。

(2)带针胸管的固定:要求双固定,一是用胶布在伤口敷料处的固定;二是在带针胸管的蓝色接口处一上一下系上纱带,根据蓝色接口的长度固定在对侧的胸腹部上。

(3)微管的固定:一是用 7 cm×8 cm 的 3 M 透明敷贴 2 张,一张贴于伤口处,一张贴于微管的蝶翼处;二是用纱带固定在对侧的腹部上。

(4)嘱患者离床活动时,防止引流管移位脱出,勿使引流瓶和连接管高于胸壁引流口水平,以防引流液逆流进入胸腔。

(五)健康指导

(1)饮食护理,多进高蛋白饮食,不挑食,不偏食,适当进食粗纤维素食物。

(2)气胸痊愈后,1 个月内避免剧烈运动,避免抬、举重物,避免屏气。

(3)保持大便通畅,2 天以上未解大便应采取有效措施。

(4)预防上呼吸道感染,避免剧烈咳嗽。

(林月梅)

第十一节　急性呼吸窘迫综合征

急性呼吸窘迫综合征(acute respiratory distress syndrome,ARDS)是指严重感染、创伤、休克等非心源性疾病过程中,肺毛细血管内皮细胞和肺泡上皮细胞损伤造成弥漫性肺间质及肺泡水肿,导致的急性低氧性呼吸功能不全或衰竭,属于急性肺损伤(acute lung injury,ALI)的严重阶段。以肺容积减少、肺顺应性降低、严重的通气/血流比例失调为病理生理特征。临床上表现为进行性低氧血症和呼吸窘迫,肺部影像学表现为非均一性的渗出性病变。本病起病急、进展快、病死率高。

ALI 和 ARDS 是同一疾病过程中的两个不同阶段,ALI 代表早期和病情相对较轻的阶段,而 ARDS 代表后期病情较为严重的阶段。发生 ARDS 时患者必然经历过 ALI,但并非所有的ALI 都要发展为 ARDS。引起 ALI 和 ARDS 的原因和危险因素很多,根据肺部直接和间接损伤对危险因素进行分类,可分为肺内因素和肺外因素。肺内因素是指致病因素对肺的直接损伤:①化学性因素,如吸入毒气、烟尘、胃内容物及氧中毒等。②物理性因素,如肺挫伤、放射性损伤等。③生物性因素,如重症肺炎。肺外因素是指致病因素通过神经体液因素间接引起肺损伤,包括严重休克、感染中毒症、严重非胸部创伤、大面积烧伤、大量输血、急性胰腺炎、药物或麻醉品中毒等。ALI 和 ARDS 的发生机制非常复杂,目前尚不完全清楚。多数学者认为,ALI 和 ARDS是由多种炎性细胞、细胞因子和炎性介质共同参与引起的广泛肺毛细血管急性炎症性损伤过程。

一、临床特点

ARDS 的临床表现可以有很大差别,取决于潜在疾病和受累器官的数目和类型。

(一)症状体征

(1)发病迅速:ARDS 多发病迅速,通常在发病因素攻击(如严重创伤、休克、败血症、误吸)后12~48 小时发病,偶尔有长达 5 天者。

(2)呼吸窘迫:是 ARDS 最常见的症状,主要表现为气急和呼吸频率增快,呼吸频率大多在25~50 次/分。其严重程度与基础呼吸频率和肺损伤的严重程度有关。

(3)咳嗽、咳痰、烦躁和神志变化:ARDS 可有不同程度的咳嗽、咳痰,可咳出典型的血水样痰,可出现烦躁、神志恍惚。

(4)发绀:是未经治疗 ARDS 的常见体征。

(5)ARDS 患者也常出现呼吸类型的改变,主要为呼吸浅快或潮气量的变化。病变越严重,这一改变越明显,甚至伴有吸气时鼻翼翕动及三凹征。在早期自主呼吸能力强时,常表现为深快呼吸,当呼吸肌疲劳后,则表现为浅快呼吸。

(6)早期可无异常体征,或仅有少许湿啰音;后期多有水泡音,也可出现管状呼吸音。

(二)影像学表现

1.X 线胸片检查

早期病变以间质性为主,胸部 X 线片常无明显异常或仅见血管纹理增多,边缘模糊,双肺散在分布的小斑片状阴影。随着病情进展,上述的斑片状阴影进一步扩展,融合成大片状,或两肺均匀一致增加的毛玻璃样改变,伴有支气管充气征,心脏边缘不清或消失,称为"白肺"。

2.胸部 CT 检查

与 X 线胸片相比,胸部 CT 尤其是高分辨 CT(HRCT)可更为清晰地显示出肺部病变分布、范围和形态,为早期诊断提供帮助。由于肺毛细血管膜通透性一致性增高,引起血管内液体渗出,两肺斑片状阴影呈现重力依赖性现象,还可出现变换体位后的重力依赖性变化。在 CT 上表现为病变分布不均匀:①非重力依赖区(仰卧时主要在前胸部)正常或接近正常。②前部和中间区域呈毛玻璃样阴影。③重力依赖区呈现实变影。这些提示肺实质的实变出现在受重力影响最明显的区域。无肺泡毛细血管膜损伤时,两肺斑片状阴影均匀分布,既不出现重力依赖现象,也无变换体位后的重力依赖性变化。这一特点有助于与感染性疾病鉴别。

(三)实验室检查

1.动脉血气分析

$PaO_2 < 8.0$ kPa(60 mmHg),有进行性下降趋势,在早期 $PaCO_2$ 多不升高,甚至可因过度通气而低于正常;早期多为单纯呼吸性碱中毒;随病情进展可合并代谢性酸中毒,晚期可出现呼吸性酸中毒。氧合指数较动脉氧分压更能反映吸氧时呼吸功能的障碍,而且与肺内分流量有良好的相关性,计算简便。氧合指数参照范围为 $53.2 \sim 66.5$ kPa($400 \sim 500$ mmHg),在 ALI 时 ≤ 40.0 kPa(300 mmHg),ARDS 时 ≤ 26.7 kPa(200 mmHg)。

2.血流动力学监测

通过漂浮导管,可同时测定并计算肺动脉压(PAP)、肺动脉楔压(PAWP)等,不仅对诊断、鉴别诊断有价值,而且对机械通气治疗也为重要的监测指标。肺动脉楔压一般 < 1.6 kPa(12 mmHg),若 > 2.4 kPa(18 mmHg),则支持左侧心力衰竭的诊断。

3.肺功能检查

ARDS 发生后呼吸力学发生明显改变,包括肺顺应性降低和气道阻力增高,肺无效腔/潮气量是不断增加的,肺无效腔/潮气量增加是早期 ARDS 的一种特征。

二、诊断及鉴别诊断

1999 年,中华医学会呼吸病学分会制定的诊断标准如下。

(1)有 ALI 和/或 ARDS 的高危因素。

(2)急性起病、呼吸频数和/或呼吸窘迫。

(3)低氧血症:ALI 时氧合指数 ≤ 40.0 kPa(300 mmHg);ARDS 时氧合指数 ≤ 26.7 kPa(200 mmHg)。

(4)胸部 X 线检查显示两肺浸润阴影。

(5)肺动脉楔压 ≤ 2.4 kPa(18 mmHg)或临床上能排除心源性肺水肿。

符合以上 5 项条件者,可以诊断 ALI 或 ARDS。必须指出,ARDS 的诊断标准并不具有特异性,诊断时必须排除大片肺不张、自发性气胸、重症肺炎、急性肺栓塞和心源性肺水肿(表 6-1)。

表 6-1　ARDS 与心源性肺水肿的鉴别

类别	ARDS	心源性肺水肿
特点	高渗透性	高静水压
病史	创伤、感染等	心脏疾病

类别	ARDS	心源性肺水肿
双肺浸润阴影	＋	＋
重力依赖性分布现象	＋	＋
发热	＋	可能
白细胞计数增多	＋	可能
胸腔积液	－	＋
吸纯氧后分流	较高	可较高
肺动脉楔压	正常	高
肺泡液体蛋白	高	低

三、急诊处理

ARDS 是呼吸系统的一个急症,必须在严密监护下进行合理治疗。治疗目标是:改善肺的氧合功能,纠正缺氧,维护脏器功能和防治并发症。治疗措施如下。

(一)氧疗

应采取一切有效措施尽快提高 PaO_2,纠正缺氧。可给高浓度吸氧,使 $PaO_2 \geqslant 8.0$ kPa(60 mmHg)或 $SaO_2 \geqslant 90\%$。轻症患者可使用面罩给氧,但多数患者需采用机械通气。

(二)去除病因

病因治疗在 ARDS 的防治中占有重要地位,主要是针对涉及的基础疾病。感染是 ALI 和 ARDS 常见原因也是首位高危因素,而 ALI 和 ARDS 又易并发感染。如果 ARDS 的基础疾病是脓毒症,除了清除感染灶外,还应选择敏感抗生素,同时收集痰液或血液标本分离培养病原菌和进行药敏试验,指导下一步抗生素的选择。一旦建立人工气道并进行机械通气,即应给予广谱抗生素,以预防呼吸道感染。

(三)机械通气

机械通气是最重要的支持手段。如果没有机械通气,许多 ARDS 患者会因呼吸衰竭在数小时至数天内死亡。机械通气的指征目前尚无统一标准,多数学者认为一旦诊断为 ARDS,就应进行机械通气。在 ALI 阶段可试用无创正压通气,使用无创机械通气治疗时应严密监测患者的生命体征及治疗反应。神志不清、休克、气道自洁能力障碍的 ALI 和 ARDS 患者不宜应用无创机械通气。如无创机械通气治疗无效或病情继续加重,应尽快建立人工气道,行有创机械通气。

为了防止肺泡萎陷,保持肺泡开放,改善氧合功能,避免机械通气所致的肺损伤,目前常采用肺保护性通气策略,主要措施包括以下两方面。

1.呼气末正压

适当加用呼气末正压可使呼气末肺泡内压增大,肺泡保持开放状态,从而达到防止肺泡萎陷,减轻肺泡水肿,改善氧合功能和提高肺顺应性的目的。应用呼气末正压应首先保证有效循环血容量足够,以免因胸内正压增加而降低心排血量,而减少实际的组织氧运输;呼气末正压先从低水平 0.29～0.49 kPa(3～5 cmH_2O)开始,逐渐增加,直到 $PaO_2 > 8.0$ kPa(60 mmHg)、$SaO_2 > 90\%$ 时的呼气末正压水平,一般呼气末正压水平为 0.49～1.76 kPa(5～18 cmH_2O)。

2.小潮气量通气和允许性高碳酸血症

ARDS患者采用小潮气量(6～8 mL/kg)通气,使吸气平台压控制在 2.94～34.3 kPa(30～35 cmH$_2$O)以下,可有效防止因肺泡过度充气而引起的肺损伤。为保证小潮气量通气的进行,可允许一定程度的 CO$_2$ 潴留[PaCO$_2$ 一般不宜高于 10.7 kPa(80 mmHg)]和呼吸性酸中毒(pH在 7.25～7.30)。

(四)控制液体入量

在维持血压稳定的前提下,适当限制液体入量,配合利尿药,使出入量保持轻度负平衡(每天 500 mL 左右),使肺脏处于相对"干燥"状态,有利于肺水肿的消除。液体管理的目标是在最低(0.7～1.1 kPa 或 5～8 mmHg)的肺动脉楔压下维持足够的心排血量及氧运输量。在早期可给予高渗晶体液,一般不推荐使用胶体液。存在低蛋白血症的 ARDS 患者,可通过补充清蛋白等胶体溶液和应用利尿药,有助于实现液体负平衡,并改善氧合。若限液后血压偏低,可使用多巴胺和多巴酚丁胺等血管活性药物。

(五)加强营养支持

营养支持的目的在于不但纠正现有的患者的营养不良,还应预防患者营养不良的恶化。营养支持可经胃肠道或胃肠外途径实施。如有可能应尽早经胃肠补充部分营养,不但可以减少补液量,而且可获得经胃肠营养的有益效果。

(六)加强护理、防治并发症

有条件时应在 ICU 中动态监测患者的呼吸、心律、血压、尿量及动脉血气分析等,及时纠正酸碱失衡和电解质紊乱。注意预防呼吸机相关性肺炎的发生,尽量缩短病程和机械通气时间,加强物理治疗,包括体位、翻身、拍背、排痰和气道湿化等。积极防治应激性溃疡和多器官功能障碍综合征。

(七)其他治疗

糖皮质激素、肺泡表面活性物质替代治疗、吸入一氧化氮在 ALI 和 ARDS 的治疗中可能有一定价值,但疗效尚不肯定。不推荐常规应用糖皮质激素预防和治疗 ARDS。糖皮质激素既不能预防 ARDS 的发生,对早期 ARDS 也没有治疗作用。ARDS 发病＞14 天应用糖皮质激素会明显增加病死率。感染性休克并发 ARDS 的患者,如合并肾上腺皮质功能不全,可考虑应用替代剂量的糖皮质激素。肺表面活性物质,有助于改善氧合,但是还不能将其作为 ARDS 的常规治疗手段。

四、急救护理

在救治 ARDS 过程中,精心护理是抢救成功的重要环节。护士应做到及早发现病情,迅速协助医师采取有力的抢救措施。密切观察患者生命体征,做好各项记录,准确完成各种治疗,备齐抢救器械和药品,防止机械通气和气管切开的并发症。

(一)护理目标

(1)及早发现 ARDS 的迹象,及早有效地协助抢救。维持生命体征稳定,挽救患者生命。

(2)做好人工气道的管理,维持患者最佳气体交换,改善低氧血症,减少机械通气并发症。

(3)采取俯卧位通气护理,缓解肺部压迫,改善心脏的灌注。

(4)积极预防感染等各种并发症,提高救治成功率。

(5)加强基础护理,增加患者舒适感。

(6)减轻患者心理不适,使其合作、平静。

(二)护理措施

(1)及早发现病情变化　ARDS 通常在疾病或严重损伤的最初 24～48 小时后发生。首先出现呼吸困难,通常呼吸浅快。吸气时可存在肋间隙和胸骨上窝凹陷。皮肤可出现发绀和斑纹,吸氧不能使之改善。

护士发现上述情况要高度警惕,及时报告医师,进行动脉血气和胸部 X 线等相关检查。一旦诊断考虑 ARDS,立即积极治疗。若没有机械通气的相应措施,应尽早转至有条件的医院。患者转运过程中应有专职医师和护士陪同,并准备必要的抢救设备,氧气必不可少。若有指征行机械通气治疗,可以先行气管插管后转运。

(2)迅速连接监测仪,密切监护心率、心律、血压等生命体征,尤其是呼吸的频率、节律、深度及血氧饱和度等。观察患者意识、发绀情况、末梢温度等。注意有无呕血、黑粪等消化道出血的表现。

(3)氧疗和机械通气的护理治疗　ARDS 最紧迫问题在于纠正顽固性低氧,改善呼吸困难,为治疗基础疾病赢得时间。需要对患者实施氧疗甚至机械通气。

严密监测患者呼吸情况及缺氧症状。若单纯面罩吸氧不能维持满意的血氧饱和度,应予辅助通气。首先可尝试采用经面罩持续气道正压吸氧等无创通气,但大多需要机械通气吸入氧气。遵医嘱给予高浓度氧气吸入或使用呼气末正压呼吸(positive end expiratory pressure,PEEP)并根据动脉血气分析值的变化调节氧浓度。

使用 PEEP 时应严密观察,防止患者出现气压伤。PEEP 是在呼气终末时给予气道以一恒定正压使之不能回复到大气压的水平。可以增加肺泡内压和功能残气量改善氧合,防止呼气使肺泡萎陷,增加气体分布和交换,减少肺内分流,从而提高 PaO_2。由于 PEEP 使胸腔内压升高,静脉回流受阻,致心搏减少,血压下降,严重时可引起循环衰竭,另外正压过高,肺泡过度膨胀、破裂有导致气胸的危险。所以在监护过程中,注意 PEEP 观察有无心率增快、突然胸痛、呼吸困难加重等相关症状,发现异常立即调节 PEEP 压力并报告医师处理。

帮助患者采取有利于呼吸的体位,如端坐位或高枕卧位。

人工气道的管理有以下几方面。

1)妥善固定气管插管,观察气道是否通畅,定时对比听诊双肺呼吸音。经口插管者要固定好牙垫,防止阻塞气道。每班检查并记录导管刻度,观察有无脱出或误入一侧主支气管。套管固定松紧适宜,以能放入一指为准。

2)气囊充气适量。充气过少易产生漏气,充气过多可压迫气管黏膜导致气管食管瘘,可以采用最小漏气技术,用来减少并发症发生。方法:用 10 mL 注射器将气体缓慢注入,直至在喉及气管部位听不到漏气声,向外抽出气体每次 0.25～0.50 mL,至吸气压力到达峰值时出现少量漏气为止,再注入 0.25～0.50 mL 气体,此时气囊容积为最小封闭容积,气囊压力为最小封闭压力,记录注气量。观察呼吸机上气道峰压是否下降及患者能否发音说话,长期机械通气患者要观察气囊有无破损、漏气现象。

3)保持气道通畅。严格无菌操作,按需适时吸痰。过多反复抽吸会刺激黏膜,使分泌物增加。先吸气道再吸口、鼻腔,吸痰前给予充分气道湿化、翻身叩背、吸纯氧 3 分钟,吸痰管最大外径不超过气管导管内径的 1/2,迅速插吸痰管至气管插管,感到阻力后撤回吸痰管 1～2 cm,打开负压边后退边旋转吸痰管,吸痰时间不应超过 15 秒。吸痰后密切观察痰液的颜色、性状、量及患者心率、心律、血压和血氧饱和度的变化,一旦出现心律失常和呼吸窘迫,立即停止吸痰,给予吸氧。

4)用加温湿化器对吸入气体进行湿化,根据病情需要加入盐酸氨溴索、异丙阿托品等,每天3次雾化吸入。湿化满意标准为痰液稀薄、无泡沫、不附壁能顺利吸出。

5)呼吸机使用过程中注意电源插头要牢固,不要与其他仪器共用一个插座;机器外部要保持清洁,上端不可放置液体;开机使用期间定时倒掉管道及集水瓶内的积水,集水瓶安装要牢固;定时检查管道是否漏气、有无打折、压缩机工作是否正常。

(4)维持有效循环,维持出入液量轻度负平衡。循环支持治疗的目的是恢复和提供充分的全身灌注,保证组织的灌流和氧供,促进受损组织的恢复。在能保持酸碱平衡和肾功能前提下达到最低水平的血管内容量。①护士应迅速帮助完成该治疗目标。选择大血管,建立 2 个以上的静脉通道,正确补液,改善循环血容量不足。②严格记录出入量、每小时尿量。出入量管理的目标是在保证血容量、血压稳定前提下,24 小时出量大于入量 500~1 000 mL,利于肺内水肿液的消退。充分补充血容量后,护士遵医嘱给予利尿剂,消除肺水肿。观察患者对治疗的反应。

(5)俯卧位通气护理:由仰卧位改变为俯卧位,可使 75％ARDS 患者的氧合改善。可能与血流重新分布,改善背侧肺泡的通气,使部分萎陷肺泡再膨胀达到"开放肺"的效果有关。随着通气/血流比例的改善进而改善了氧合。但存在血流动力学不稳定、颅内压增高、脊柱外伤、急性出血、骨科手术、近期腹部手术、妊娠等为禁忌实施俯卧位。①患者发病 24~36 小时后取俯卧位,翻身前给予纯氧吸入 3 分钟。预留足够的管路长度,注意防止气管插管过度牵拉致脱出。②为减少特殊体位给患者带来的不适,用软枕垫高头部 15°~30°角,嘱患者双手放在枕上,并在髋、膝、踝部放软枕,每 1~2 小时更换 1 次软枕的位置,每 4 小时更换 1 次体位,同时考虑患者的耐受程度。③注意血压变化,因俯卧位时支撑物放置不当,可使腹压增加,下腔静脉回流受阻而引起低血压,必要时在翻身前提高吸氧浓度。④注意安全、防坠床。

(6)预防感染的护理:①注意严格无菌操作,每天更换气管插管切口敷料,保持局部清洁干燥,预防或消除继发感染。②加强口腔及皮肤护理,以防护理不当而加重呼吸道感染及发生压疮。③密切观察体温变化,注意呼吸道分泌物的情况。

(7)心理护理,减轻恐惧,增加心理舒适度:①评估患者的焦虑程度,指导患者学会自我调整心理状态,调控不良情绪。主动向患者介绍环境,解释治疗原则,解释机械通气、监测及呼吸机的报警系统,尽量消除患者的紧张感。②耐心向患者解释病情,对患者提出的问题要给予明确、有效和积极的信息,消除心理紧张和顾虑。③护理患者时保持冷静和耐心,表现出自信和镇静。④如果患者由于呼吸困难或人工通气不能讲话,可提供纸笔或以手势与患者交流。⑤加强巡视,了解患者的需要,帮助患者解决问题。⑥帮助并指导患者及家属应用松弛疗法、按摩等。

(8)营养护理:ARDS 患者处于高代谢状态,应及时补充热量和高蛋白、高脂肪营养物质。能量的摄取既应满足代谢的需要,又应避免糖类的摄取过多,蛋白摄取量一般为每天 1.2~1.5 g/kg。

尽早采用肠内营养,协助患者取半卧位,充盈气囊,证实胃管在胃内后,用加温器和输液泵匀速泵入营养液。若有肠鸣音消失或胃潴留,暂停鼻饲,给予胃肠减压。一般留置 5~7 天拔除,更换到对侧鼻孔,以减少鼻窦炎的发生。

(三)健康指导

在疾病的不同阶段,根据患者的文化程度做好有关知识的宣传和教育,让患者了解病情的变化过程。

（1）提供舒适安静的环境以利于患者休息，指导患者正确卧位休息，讲解由仰卧位改变为俯卧位的意义，尽可能减少特殊体位给患者带来的不适。

（2）向患者解释咳嗽、咳痰的重要性，指导患者掌握有效咳痰的方法，鼓励并协助患者咳嗽，排痰。

（3）指导患者自己观察病情变化，如有不适及时通知医护人员。

（4）嘱患者严格按医嘱用药，按时服药，不要随意增减药物剂量及种类。服药过程中，需密切观察患者用药后反应，以指导用药剂量。

（5）出院指导指导患者出院后仍以休息为主，活动量要循序渐进，注意劳逸结合。此外，患者病后生活方式的改变需要家人的积极配合和支持，应指导患者家属给患者创造一个良好的身心休养环境。出院后 1 个月内来院复查 1～2 次，出现情况随时来院复查。

（蒋心怡）

第十二节 呼 吸 衰 竭

一、概述

呼吸衰竭是指各种原因引起的肺通气和/或换气功能严重障碍，以至在静息状态下亦不能维持足够的气体交换，导致缺氧伴（或不伴）二氧化碳潴留，进而引起一系列病理生理改变和代谢紊乱的临床综合征。主要表现为呼吸困难、发绀、精神、神经症状等。常以动脉血气分析作为呼吸衰竭的诊断标准：在水平面、静息状态、呼吸空气条件下，动脉血氧分压（PaO_2）<8.0 kPa（60 mmHg），伴或不伴 CO_2 分压（$PaCO_2$）>6.7 kPa（50 mmHg），并排除心内解剖分流和原发于心排血量降低等致低氧因素，可诊断为呼吸衰竭。

（一）病因

参与呼吸运动过程的任何一个环节发生病变，都可导致呼吸衰竭。临床上常见的病因有以下几种。

1.呼吸道阻塞性病变

气管-支气管的炎症、痉挛、肿瘤、异物、纤维化瘢痕，如慢性阻塞性肺疾病（COPD）、重症哮喘等引起呼吸道阻塞和肺通气不足。

2.肺组织病变

各种累及肺泡和/或肺间质的病变，如肺炎、肺气肿、严重肺结核、弥漫性肺纤维化、肺水肿、肺不张、硅沉着病等均可导致肺容量减少、有效弥散面积减少、肺顺应性降低、通气/血流比值失调。

3.肺血管疾病

肺栓塞、肺血管炎、肺毛细血管瘤、多发性微血栓形成等可引起肺换气障碍，通气/血流比值失调，或部分静脉血未经氧合直接进入肺静脉。

4.胸廓与胸膜疾病

胸外伤引起的连枷胸、严重的自发性或外伤性气胸等均可影响胸廓活动和肺脏扩张，造成通气障碍。严重的脊柱畸形、大量胸腔积液或伴有胸膜增厚、粘连,亦可引起通气减少。

5.神经-肌肉疾病

脑血管疾病、颅脑外伤、脑炎以及安眠药中毒,可直接或间接抑制呼吸中枢。脊髓高位损伤、脊髓灰质炎、多发性神经炎、重症肌无力、有机磷中毒、破伤风以及严重的钾代谢紊乱,均可累及呼吸肌,使呼吸肌动力下降而引起通气不足。

(二)分类

1.按发病的缓急分类

(1)急性呼吸衰竭:多指原来呼吸功能正常,由于某些突发因素,如创伤、休克、溺水、电击、急性呼吸道阻塞、药物中毒、颅脑病变等,造成肺通气和/或换气功能迅速出现严重障碍,短时间内引起呼吸衰竭。

(2)慢性呼吸衰竭:指在一些慢性疾病,包括呼吸和神经肌肉系统疾病的基础上,呼吸功能障碍逐渐加重而发生的呼吸衰竭。最常见的原因为COPD。

2.按动脉血气分析分类

(1)Ⅰ型呼吸衰竭:缺氧性呼吸衰竭,血气分析特点为 $PaO_2 < 8.0$ kPa(60 mmHg),$PaCO_2$ 降低或正常。主要见于弥散功能障碍、通气/血流比值失调、动-静脉分流等肺换气障碍性疾病,如急性肺栓塞、间质性肺疾病等。

(2)Ⅱ型呼吸衰竭:高碳酸性呼吸衰竭,血气分析特点为 $PaO_2 < 8.0$ kPa(60 mmHg),同时 $PaCO_2 > 6.7$ kPa(50 mmHg)。因肺泡有效通气不足所致。单纯通气不足引起的缺氧和高碳酸血症的程度是平行的,若伴有换气功能障碍,则缺氧更严重,如COPD。

(三)发病机制和病理生理

1.缺氧(低氧血症)和二氧化碳潴留(高碳酸血症)的发生机制

(1)肺通气不足:各种原因造成呼吸道管腔狭窄,通气障碍,使肺泡通气量减少,肺泡氧分压下降,二氧化碳排出障碍,最终导致缺氧和二氧化碳潴留。

(2)弥散障碍:指氧气、二氧化碳等气体通过肺泡膜进行气体交换的物理弥散过程发生障碍。由于氧气和二氧化碳通透肺泡膜的能力相差很大,氧的弥散力仅为二氧化碳的1/20,故在弥散障碍时,通常表现为低氧血症。

(3)通气/血流比失调:正常成年人静息状态下,肺泡通气量为 4 L/min,肺血流量为5 L/min,通气/血流比为0.8。病理情况下,通气/血流比失调有两种形式:①部分肺泡通气不足,如肺泡萎陷、肺炎、肺不张等引起病变部位的肺泡通气不足,通气/血流比减小,静脉血不能充分氧合,形成动-静脉样分流。②部分肺泡血流不足,肺血管病变如肺栓塞引起栓塞部位血流减少,通气正常,通气/血流比增大,吸入的气体不能与血流进行有效交换,形成无效腔效应,又称无效腔样通气。通气/血流比失调的结果主要是缺氧,而无二氧化碳潴留。

(4)氧耗量增加:加重缺氧的原因之一。发热、战栗、呼吸困难和抽搐均增加氧耗量,正常人可借助增加通气量以防止缺氧。而原有通气功能障碍的患者,在氧耗量增加的情况下会出现严重的低氧血症。

2.缺氧对人体的影响

(1)对中枢神经系统的影响:脑组织对缺氧最为敏感。缺氧对中枢神经影响的程度与缺氧的程度和发生速度有关。轻度缺氧仅有注意力不集中、智力减退、定向障碍等;随着缺氧的加重可出现烦躁不安、神志恍惚、谵妄、昏迷。由于大脑皮质神经元对缺氧的敏感性最高,因此临床上缺氧的最早期表现是精神症状。

严重缺氧可使血管的通透性增加,引起脑组织充血、水肿和颅内压增高,压迫脑血管,可进一步加重缺血、缺氧,形成恶性循环。

(2)对循环系统的影响:缺氧可反射性加快心率,使血压升高、冠状动脉血流增加以维持心肌活动所必需的氧。心肌对缺氧十分敏感,早期轻度缺氧即可在心电图上表现出来,急性严重缺氧可导致心室颤动或心搏骤停。长期慢性缺氧可引起心肌纤维化、心肌硬化。缺氧、肺动脉高压以及心肌受损等多种病理变化最终导致肺源性心脏病。

(3)对呼吸系统的影响:呼吸的变化受到低氧血症和高碳酸血症所引起的反射活动及原发病的影响。轻度缺氧可刺激颈动脉窦和主动脉体化学感受器,反射性兴奋呼吸中枢,使呼吸加深加快。随着缺氧的逐渐加重,这种反射迟钝,呼吸抑制。

(4)对酸碱平衡和电解质的影响:严重缺氧可抑制细胞能量代谢的中间过程,导致能量产生减少,乳酸和无机磷大量积蓄,引起代谢性酸中毒。而能量的不足使体内离子转运泵受到损害,钾离子由细胞内转移到血液和组织间,钠和氢离子进入细胞内,导致细胞内酸中毒和高钾血症。代谢性酸中毒产生的固定酸与缓冲系统中碳酸氢盐起作用,产生碳酸,使组织的二氧化碳分压增高。

(5)对消化、血液系统的影响:缺氧可直接或间接损害肝细胞,使丙氨酸氨基转移酶升高。慢性缺氧可引起继发红细胞增多,增加了血黏度,严重时加重肺循环阻力和右心负荷。

3.二氧化碳潴留对人体的影响

(1)对中枢神经系统的影响:轻度二氧化碳潴留,可间接兴奋皮质,引起失眠、精神兴奋、烦躁不安等症状,随着二氧化碳潴留的加重,皮质下层受到抑制,表现为嗜睡、昏睡甚至昏迷,称为二氧化碳麻醉。二氧化碳还可扩张脑血管,使脑血流量增加,严重时造成脑水肿。

(2)对循环系统的影响:二氧化碳潴留可引起心率加快,心排血量增加,肌肉及腹腔血管收缩,冠状动脉、脑血管及皮肤浅表血管扩张,早期表现为血压升高。二氧化碳潴留的加重可直接抑制心血管中枢,引起血压下降、心律失常等严重后果。

(3)对呼吸的影响:二氧化碳是强有力的呼吸中枢兴奋剂,$PaCO_2$急骤升高,呼吸加深加快,通气量增加;长时间的二氧化碳潴留则会对呼吸中枢产生抑制,此时的呼吸运动主要靠缺氧对外周化学感受器的刺激作用得以维持。

(4)对酸碱平衡的影响:二氧化碳潴留可直接导致呼吸性酸中毒。血液 pH 取决于 HCO_3^-/H_2CO_3 比值,前者靠肾脏的调节(1～3 天),而 H_2CO_3 的调节主要靠呼吸(仅需数小时)。急性呼吸衰竭时二氧化碳潴留可使 pH 迅速下降;而慢性呼吸衰竭时,因二氧化碳潴留发展缓慢,肾减少 HCO_3^- 排出,不致使 pH 明显降低。

(5)对肾脏的影响:轻度二氧化碳潴留可使肾血管扩张,肾血流量增加而使尿量增加。二氧化碳潴留严重时,由于 pH 降低,使肾血管痉挛,血流量减少,尿量亦减少。

二、急性呼吸衰竭

(一)病因

1.呼吸系统疾病

严重呼吸系统感染、急性呼吸道阻塞病变、重度或持续性哮喘、各种原因引起的急性肺水肿、肺血管疾病、胸廓外伤或手术损伤、自发性气胸和急剧增加的胸腔积液等,导致肺通气和换气障碍。

2.神经系统疾病

急性颅内感染、颅脑外伤、脑血管病变等直接或间接抑制呼吸中枢。

3.神经-肌肉传导系统病变

脊髓灰质炎、重症肌无力、有机磷中毒及颈椎外伤等可损伤神经-肌肉传导系统,引起通气不足。

(二)临床表现

急性呼吸衰竭的临床表现主要是低氧血症所致的呼吸困难和多器官功能障碍。

1.呼吸困难

其是呼吸衰竭最早出现的症状。表现为呼吸节律、频率和幅度的改变。

2.发绀

发绀是缺氧的典型表现。当动脉血氧饱和度低于90%时,可在口唇、甲床等末梢部位出现紫蓝色称为发绀。血红蛋白增高和休克时易出现发绀,严重贫血者即使缺氧也无明显发绀。发绀还受皮肤色素及心功能的影响。

3.精神神经症状

急性缺氧可出现精神错乱、狂躁、抽搐、昏迷等症状。

4.循环系统表现

多数患者有心动过速;严重低氧血症、酸中毒可引起心肌损害,亦可引起周围循环衰竭、血压下降、心律失常、心搏骤停。

5.消化和泌尿系统表现

严重缺氧损害肝、肾细胞,引起转氨酶、尿素氮升高;个别病例可出现蛋白尿和管型尿。因胃肠道黏膜屏障功能损伤,导致胃肠道黏膜充血、水肿、糜烂或应激性溃疡,引起上消化道出血。

(三)诊断

根据急性发病的病因及低氧血症的临床表现,急性呼吸衰竭的诊断不难做出,结合动脉血气分析可确诊。

(四)治疗

急性呼吸衰竭时,机体往往来不及代偿,故需紧急救治。

1.改善与维持通气

保证呼吸道通畅是最基本最重要的治疗措施。立即进行口对口人工呼吸,必要时建立人工呼吸道(气管插管或气管切开)。用手压式气囊做加压人工呼吸,将更利于发挥气体弥散的作用,延长氧分压在安全水平的时间,为进一步抢救赢得机会。

若患者有支气管痉挛,应立即由静脉给予支气管扩张药。

2.高浓度给氧

及时给予高浓度氧或纯氧,尽快缓解机体缺氧状况,保护重要器官是抢救成功的关键。但必须注意吸氧浓度和时间,以免造成氧中毒。一般吸入纯氧<5小时。

3.其他抢救措施

见本节慢性呼吸衰竭。

三、慢性呼吸衰竭

慢性呼吸衰竭是由慢性胸肺疾病引起呼吸功能障碍逐渐加重而发生的呼吸衰竭。由于机体的代偿适应,尚能从事较轻体力工作和日常活动者称代偿性慢性呼吸衰竭;当并发呼吸道感染、呼吸道痉挛等原因致呼吸功能急剧恶化,代偿丧失,出现严重缺氧和二氧化碳潴留及代谢紊乱者称失代偿性慢性呼吸衰竭。以Ⅱ型呼吸衰竭最常见。

(一)病因

以慢性阻塞性肺疾病(COPD)最常见,其次为重症哮喘发作、弥漫性肺纤维化、严重肺结核、尘肺、广泛胸膜粘连、胸廓畸形等。呼吸道感染常是导致失代偿性慢性呼吸衰竭的直接诱因。

(二)临床表现

除原发病的相应症状外,主要是由缺氧和二氧化碳潴留引起的多器官功能紊乱。慢性呼吸衰竭的临床表现与急性呼吸衰竭大致相似,但在以下几方面有所不同。

1.呼吸困难

COPD所致的呼吸衰竭,病情较轻时表现为呼吸费力伴呼气延长,严重时呈浅快呼吸。若并发二氧化碳潴留,$PaCO_2$明显升高或升高过快,可出现二氧化碳麻醉,患者由深而慢的呼吸转为浅快呼吸或潮式呼吸。

2.精神神经症状

慢性呼吸衰竭伴二氧化碳潴留时,随着$PaCO_2$的升高,可表现为先兴奋后抑制。抑制之前的兴奋症状有烦躁、躁动、夜间失眠而白天嗜睡(睡眠倒错)等,抑制症状有神志淡漠、注意力不集中、定向力障碍、昏睡甚至昏迷,亦可出现腱反射减弱或消失、锥体束征阳性等,称为肺性脑病。

3.循环系统表现

二氧化碳潴留使外周体表静脉充盈、皮肤充血、温暖多汗、血压升高、心排血量增多而致脉搏洪大,多数患者有心率加快,因脑血管扩张产生搏动性头痛。

(三)诊断

根据患者有慢性肺疾病或其他导致呼吸功能障碍的疾病史,新近有呼吸道感染,有缺氧、二氧化碳潴留的临床表现,结合动脉血气分析可作出诊断。

(四)治疗

治疗原则是畅通呼吸道、纠正缺氧、增加通气量、纠正酸碱失衡及电解质紊乱和去除诱因。

1.保证呼吸道通畅

呼吸道通畅是纠正呼吸衰竭的首要措施。应鼓励患者咳嗽,对无力咳嗽、咳痰或意识障碍的患者要加强翻身拍背和体位引流,昏迷患者可采用多孔导管通过口腔、鼻腔、咽喉部,将分泌物或胃内反流物吸出。痰液黏稠不易咳出者,可采用雾化吸入稀释痰液;对呼吸道痉挛者可给予支气管解痉药,必要时建立人工呼吸道,并采用机械通气辅助呼吸。

2.氧疗

常用鼻塞或鼻导管吸氧,Ⅱ型呼吸衰竭应给予低流量(1～2 L/min)低浓度(25％～33％)持续吸氧。因Ⅱ型呼吸衰竭时,呼吸中枢对高二氧化碳的反应性差,呼吸的维持主要靠缺氧的刺激,若给予高浓度吸氧,可消除缺氧对呼吸的驱动作用,而使通气量迅速降低,二氧化碳分压更加升高,患者很快进入昏迷。Ⅰ型呼吸衰竭时吸氧浓度可较高(35％～45％),宜用面罩吸氧。应防止高浓度(＞60％)长时间(＞24小时)吸氧引起氧中毒。

3.增加通气量

减少二氧化碳潴留,二氧化碳潴留主要是由于肺泡通气不足引起的,只有增加肺泡通气量才能有效地排出二氧化碳。目前临床上常通过应用呼吸兴奋药和机械通气来改善肺泡通气功能。

(1)合理应用呼吸兴奋药可刺激呼吸中枢或周围化学感受器,增加呼吸频率和潮气量,使通气改善,还可改善神志,提高咳嗽反射,有利于排痰。常用尼可刹米 $1.875\sim3.750$ g 加入 5% 葡萄糖液 500 mL 中静脉滴注,但应注意供氧,以弥补其氧耗增多的弊端。氨茶碱、地高辛可增强膈肌收缩而增加通气量,可配合应用。必要时还可选用纳洛酮以促醒。

(2)机械通气的目的在于提供维持患者代谢所需要的肺泡通气;提供高浓度的氧气以纠正低氧血症,改善组织缺氧;代替过度疲劳的呼吸肌完成呼吸作用,减轻心肺负担,缓解呼吸困难症状。对于神志尚清,能配合的呼吸衰竭患者,可采用无创性机械通气,如做鼻或口鼻面罩呼吸机机械通气;对于病情危重神志不清或呼吸道有大量分泌物者,应建立人工呼吸道,如气管插管气管切开安装多功能呼吸机机械通气。机械通气为正压送气,操作时各项参数(潮气量、呼吸频率、吸呼比、氧浓度等)应适中,以免出现并发症。

4.抗感染

慢性呼吸衰竭急性加重的常见诱因是感染,一些非感染因素诱发的呼吸衰竭也容易继发感染。因此,抗感染治疗是慢性呼吸衰竭治疗的重要环节之一,应注意根据病原学检查及药物敏感试验合理应用抗生素。

5.纠正酸碱平衡失调

慢性呼吸衰竭常有二氧化碳潴留,导致呼吸性酸中毒。呼吸性酸中毒的发生多为慢性过程,机体常常以增加碱储备来代偿。因此,在纠正呼吸性酸中毒的同时,要注意纠正潜在的代谢性碱中毒,可给予盐酸精氨酸和补充钾盐。

6.营养支持

呼吸衰竭患者由于呼吸功能增加、发热等因素,导致能量消耗上升,机体处于负代谢,长时间会降低免疫功能,感染不易控制,呼吸肌易疲劳。故可给予患者高蛋白、高脂肪和低糖,以及多种维生素和微量元素的饮食,必要时静脉滴注脂肪乳。

7.病因治疗

病因治疗是治疗呼吸衰竭的根本所在。在解决呼吸衰竭本身造成的危害的前提下,应针对不同病因采取适当的治疗措施。

(五)转诊

1.转诊指征

呼吸衰竭一旦确诊,应立即转上一级医院诊治。

2.转诊注意事项

转诊前需给予吸氧、吸痰、强心、应用呼吸兴奋药等。

(六)健康指导

缓解期鼓励患者进行耐寒锻炼和呼吸功能锻炼,以增强体质及抗病能力;注意保暖,避免受凉及呼吸道感染,若出现感染症状,应及时治疗;注意休息,掌握合理的家庭氧疗;加强营养,增加抵抗力,减少呼吸道感染的机会。

四、护理评估

(一)致病因素

引起呼吸衰竭的病因很多,凡参与肺通气和换气的任何一个环节的严重病变都可导致呼吸衰竭。

（1）呼吸系统疾病：常见于慢性阻塞性肺疾病（COPD）、重症哮喘、肺炎、严重肺结核、弥散性肺纤维化、肺水肿、严重气胸、大量胸腔积液、硅沉着病、胸廓畸形等。

（2）神经肌肉病变：如脑血管疾病、颅脑外伤、脑炎、镇静催眠药中毒、多发性神经炎、脊髓颈段或高位胸段损伤、重症肌无力等。

上述病因可引起肺泡通气量不足、氧弥散障碍、通气/血流比例失调，导致缺氧或合并二氧化碳潴留而发生呼吸衰竭。

（二）身体状况

呼吸衰竭除原发疾病症状、体征外，主要为缺氧、二氧化碳潴留所致的呼吸困难和多脏器功能障碍。

1.呼吸困难

呼吸困难是最早、最突出的表现。主要为呼吸频率增快，病情严重时辅助呼吸肌活动增加，出现"三凹征"。若并发二氧化碳潴留，$PaCO_2$ 升高过快或明显升高时，患者可由呼吸过快转为浅慢呼吸或潮式呼吸。

2.发绀

发绀是缺氧的典型表现，可见口唇、指甲和舌发绀。严重贫血患者由于红细胞和血红蛋白减少，还原型血红蛋白的含量降低可不出现发绀。

3.精神神经症状

主要是缺氧和二氧化碳潴留的表现。早期轻度缺氧可表现为注意力分散，定向力减退；缺氧程度加重，出现烦躁不安、神志恍惚、嗜睡、昏迷。轻度二氧化碳潴留，表现为兴奋症状，即失眠、躁动、夜间失眠而白天嗜睡；重度二氧化碳潴留可抑制中枢神经系统导致肺性脑病，表现为神志淡漠、间歇抽搐、肌肉震颤、昏睡，甚至昏迷等二氧化碳麻醉现象。

4.循环系统表现

二氧化碳潴留使外周体表静脉充盈、皮肤充血、温暖多汗、血压升高、心排血量增多而致脉搏洪大；多数患者有心率加快；因脑血管扩张产生搏动性头痛。

5.其他

患者可表现为上消化道出血、谷丙转氨酶升高、蛋白尿、血尿、氮质血症等。

（三）心理、社会状况

患者常因躯体不适、气管插管或气管切开、各种监测及治疗仪器的使用等感到焦虑或恐惧。

（四）实验室及其他检查

1.动脉血气分析

$PaO_2 < 8.0$ kPa（60 mmHg），伴或不伴 $PaCO_2 > 6.7$ kPa（50 mmHg），为最重要的指标，可作为呼吸衰竭的诊断依据。

2.血 pH 及电解质测定

呼吸性酸中毒合并代谢性酸中毒时，血 pH 明显降低常伴有高钾血症。呼吸性酸中毒合并代谢性碱中毒时，常有低钾和低氯血症。

3.影像学检查

胸部 X 线片、肺 CT 和放射性核素肺通气/灌注扫描等，可协助分析呼吸衰竭的原因。

五、护理诊断及医护合作性问题

（1）气体交换受损：与通气不足、通气/血流失调和弥散障碍有关。

(2)清理呼吸道无效:与分泌物增加、意识障碍、人工气道、呼吸肌功能障碍有关。

(3)焦虑:与呼吸困难、气管插管、病情严重、失去个人控制及对预后的不确定有关。

(4)营养失调:低于机体需要量与食欲缺乏、呼吸困难、人工气道及机体消耗增加有关。

(5)有受伤的危险:与意识障碍、气管插管及机械呼吸有关。

(6)潜在并发症:如感染、窒息等。

(7)缺乏呼吸衰竭的防治知识。

六、治疗及护理措施

(一)治疗要点

慢性呼吸衰竭治疗的基本原则是治疗原发病、保持气道通畅、纠正缺氧和改善通气,维持心、脑、肾等重要脏器的功能,预防和治疗并发症。

1.保持呼吸道通畅

保持呼吸道通畅是呼吸衰竭最基本、最重要的治疗措施。主要措施:清除呼吸道的分泌物及异物;积极使用支气管扩张药物缓解支气管痉挛;对昏迷患者采取仰卧位,头后仰,托起下颌,并将口打开;必要时采用气管切开或气管插管等方法建立人工气道。

2.合理氧疗

吸氧是治疗呼吸衰竭必需的措施。

3.机械通气

根据患者病情选用无创机械通气或有创机械通气。临床上常用的呼吸机分压力控制型及容量控制型两大类,是一种用机械装置产生通气,以代替、控制或辅助自主呼吸,达到增加通气量,改善通气功能的目的。

4.控制感染

慢性呼吸衰竭急性加重的常见诱因是呼吸道感染,因此应选用敏感有效的抗生素控制感染。

5.呼吸兴奋药的应用

必要时给予呼吸兴奋药如都可喜等兴奋呼吸中枢,增加通气量。

6.纠正酸碱平衡失调

以机械通气的方法能较为迅速地纠正呼吸性酸中毒,补充盐酸精氨酸和氯化钾可同时纠正潜在的碱中毒。

(二)护理措施

1.病情观察

重症患者需持续心电监护,密切观察患者的意识状态、呼吸频率、呼吸节律和深度、血压、心率和心律。观察排痰是否通畅、有无发绀、球结膜水肿、肺部异常呼吸音及啰音;监测动脉血气分析、电解质检查结果、机械通气情况等;若患者出现神志淡漠、烦躁、抽搐时,提示有肺性脑病的发生,应及时通知医师进行处理。

2.生活护理

(1)休息与体位:急性发作时,安排患者在重症监护病室,绝对卧床休息;协助和指导患者取半卧位或坐位,指导、教会病情稳定的患者缩唇呼吸。

(2)合理饮食:给予高热量、高蛋白、富含维生素、低糖类、易消化、少刺激性的食物;昏迷患者常规给予鼻饲或肠外营养。

3.氧疗的护理

(1)氧疗的意义和原则:氧疗能提高动脉血氧分压,纠正缺氧,减轻组织损伤,恢复脏器功能。临床上根据患者病情和血气分析结果采取不同的给氧方法和给氧浓度。原则是在畅通气道的前提下,Ⅰ型呼吸衰竭的患者可短时间内间歇给予高浓度(>35%)或高流量(4~6 L/min)吸氧;Ⅱ型呼吸衰竭的患者应给予低浓度(<35%)、低流量(1~2 L/min)鼻导管持续吸氧,使 PaO_2 控制在 8.0 kPa(60 mmHg)或 SaO_2 在 90%以上,以防因缺氧完全纠正,使外周化学感受器失去低氧血症的刺激而导致呼吸抑制,加重缺氧和 CO_2 潴留。

(2)吸氧方法:有鼻导管、鼻塞、面罩、气管内和呼吸机给氧。临床常用、简便的方法是鼻导管、鼻塞法吸氧,其优点为简单、方便,不影响患者进食、咳嗽。缺点为氧浓度不恒定,易受患者呼吸影响,高流量对局部黏膜有刺激,氧流量不能>7 L/min。吸氧过程中应注意保持吸入氧气的湿化,输送氧气的面罩、导管、气管应定期更换消毒,防止交叉感染。

(3)氧疗疗效的观察:若吸氧后呼吸困难缓解、发绀减轻、心率减慢、尿量增多、皮肤转暖、神志清醒,提示氧疗有效;若呼吸过缓或意识障碍加深,提示二氧化碳潴留加重。应根据动脉血气分析结果和患者的临床表现,及时调整吸氧流量或浓度。若发绀消失、神志清楚、精神好转、PaO_2>8.0 kPa(60 mmHg)、$PaCO_2$<6.7 kPa(50 mmHg),可间断吸氧几日后,停止氧疗。

4.药物治疗的护理

用药过程中密切观察药物的疗效和不良反应。使用呼吸兴奋药必须保持呼吸道通畅,脑缺氧、脑水肿未纠正而出现频繁抽搐者慎用;静脉滴注时速度不宜过快,如出现恶心、呕吐、烦躁、面色潮红、皮肤瘙痒等现象,需要减慢滴速。对烦躁不安、夜间失眠患者,禁用对呼吸有抑制作用的药物,如吗啡等,慎用镇静药,以防止引起呼吸抑制。

5.心理护理

呼吸衰竭的患者常对病情和预后有顾虑、心情忧郁、对治疗丧失信心,应多了解和关心患者的心理状况,特别是对建立人工气道和使用机械通气的患者,应经常巡视,让患者说出或写出引起或加剧焦虑的因素,针对性解决。

6.健康指导

(1)疾病知识指导:向患者及家属讲解疾病的发病机制、发展和转归。告诉患者及家属慢性呼吸衰竭患者度过危重期后,关键是预防和及时处理呼吸道感染等诱因,以减少急性发作,尽可能延缓肺功能恶化的进程。

(2)生活指导:从饮食、呼吸功能锻炼、运动、避免呼吸道感染、家庭氧疗等方面进行指导。

(3)病情监测指导:指导患者及家属学会识别病情变化,如出现咳嗽加剧、痰液增多、色变黄、呼吸困难、神志改变等,应及早就医。

(蒋心怡)

第七章

内分泌科护理

第一节 腺垂体功能减退症

腺垂体功能减退症是由多种病因引起一种或多种腺垂体激素减少或缺乏所致的一系列临床综合征。腺垂体功能减退症可原发于垂体病变,或继发于下丘脑病变,表现为甲状腺、肾上腺、性腺等功能减退症和/或蝶鞍区占位性病变。由于病因多,涉及的激素种类和数量多,故临床症状变化大,但补充所缺乏激素治疗后症状可快速缓解。

一、病因与发病机制

(一)垂体瘤

成人最常见的原因,大都属于良性肿瘤。肿瘤可分为功能性和无功能性。腺瘤增大可压迫正常垂体组织,引起垂体功能减退或功能亢进,并与腺垂体功能减退症同时存在。

(二)下丘脑病变

如肿瘤、炎症、浸润性病变(如淋巴瘤、白血病等)、肉芽肿(如结节病)等,可直接破坏下丘脑神经内分泌细胞,使释放激素分泌减少。

(三)垂体缺血性坏死

妊娠期垂体呈生理性肥大,血供丰富,若围生期前置胎盘、胎盘早期剥离、胎盘滞留、子宫收缩无力等引起大出血、休克、血栓形成,可使腺垂体大部分缺血坏死和纤维化,致腺垂体功能低下,临床称为希恩综合征。糖尿病血管病变使垂体供血障碍也可导致垂体缺血性坏死。

(四)蝶鞍区手术、放射治疗(简称放疗)和创伤

垂体瘤切除、术后放疗以及乳腺癌做垂体切除治疗等,均可导致垂体损伤。颅底骨折可损毁垂体柄和垂体门静脉血液供应。鼻咽癌放疗也可损坏下丘脑和垂体,引起腺垂体功能减退。

(五)感染和炎症

细菌、病毒、真菌等感染引起的脑炎、脑膜炎、流行性出血热、梅毒或疟疾等均可损伤下丘脑和垂体。

(六)糖皮质激素长期治疗

可抑制下丘脑-垂体-肾上腺皮质轴,突然停用糖皮质激素后可出现医源性腺垂体功能减退,

表现为肾上腺皮质功能减退。

(七)先天遗传性

腺垂体激素合成障碍可有基因遗传缺陷,转录因子突变可见于特发性垂体单一或多激素缺乏症患者。

(八)垂体卒中

垂体瘤内突然出血,瘤体骤然增大,压迫正常垂体组织和邻近视神经束,可出现急症危象。

(九)其他

自身免疫性垂体炎、空泡蝶鞍、颞动脉炎、海绵窦处颈内动脉瘤均可引起腺垂体功能减退。

二、临床表现

垂体组织破坏达95%临床表现为重度,75%临床表现为中度,破坏60%为轻度,破坏50%以下者不出现功能减退症状。促性腺激素、生长激素(GH)和催乳素(PRL)缺乏为最早表现;促甲状腺激素(TSH)缺乏次之;然后可伴有促皮质素(ACTH)缺乏。希恩综合征患者往往因围生期大出血休克而有全垂体功能减退症,即垂体激素均缺乏,但无占位性病变发现。腺垂体功能减退主要表现为相应靶腺(性腺、甲状腺、肾上腺)功能减退。

(一)靶腺功能减退表现

1.性腺(卵巢、睾丸)功能减退

常最早出现。女性多数有产后大出血、休克、昏迷病史,表现为产后无乳、绝经、乳房萎缩、性欲减退、不育、性交痛、阴道炎等。查体见阴道分泌物减少,外阴、子宫和阴道萎缩,毛发脱落,尤以阴毛、腋毛为甚。成年男子表现为性欲减退、阳痿、无男性气质等,查体见肌力减弱、皮脂分泌减少、睾丸松软缩小、胡须稀少、骨质疏松等。

2.甲状腺功能减退

表现与原发性甲状腺功能减退症相似,但通常无甲状腺肿。

3.肾上腺功能减退

表现与原发性慢性肾上腺皮质功能减退症相似,所不同的是本病由于缺乏黑素细胞刺激激素,故皮肤色素减退,表现为面色苍白、乳晕色素浅淡,而原发性慢性肾上腺功能减退症则表现为皮肤色素加深。

4.生长激素不足

成人一般无特殊症状,儿童出现生长障碍,表现为侏儒症。

(二)垂体内或其附近肿瘤压迫症状

最常见的为头痛及视神经交叉受损引起的偏盲甚至失明。

(三)垂体功能减退性危象

在全垂体功能减退症基础上,各种应激如感染、败血症、腹泻、呕吐、失水、饥饿、寒冷、急性心肌梗死、脑血管意外、手术、外伤、麻醉及使用镇静药、安眠药、降糖药等均可诱发垂体功能减退性危象(简称垂体危象)。临床表现:①高热型(体温>40 ℃);②低温型(体温<30 ℃);③低血糖型;④低血压、循环虚脱型;⑤水中毒型;⑥混合型。各种类型可伴有相应的症状,突出表现为消化系统、循环系统和神经精神方面的症状,如高热、循环衰竭、休克、恶心、呕吐、头痛、神志不清、谵妄、抽搐、昏迷等严重垂危状态。

三、辅助检查

(一)性腺功能测定

女性有血雌二醇水平降低,没有排卵及基础体温改变,阴道涂片未见雌激素作用的周期性改变;男性见血睾酮水平降低或正常低值,精液检查精子数量减少,形态改变,活动度差,精液量少。

(二)甲状腺功能测定

游离 T_4、血清总 T_4 均降低,而游离 T_3、总 T_3 可正常或降低。

(三)肾上腺皮质功能测定

24 小时尿 17-羟皮质类固醇及游离皮质醇排出量减少;血浆皮质醇浓度降低,但节律正常;葡萄糖耐量试验显示血糖曲线低平。

(四)腺垂体分泌激素测定

如 FSH、LH、TSH、ACTH、GH、PRL 均减少。

(五)腺垂体内分泌细胞的储备功能测定

可采用 TRH、PRL 和 LRH 兴奋试验。胰岛素低血糖激发试验忌用于老年人、冠心病、惊厥和黏液性水肿的患者。

(六)其他检查

通过 X 线、CT、MRI 无创检查来了解、辨别病变部位、大小、性质及其对邻近组织的侵犯程度。肝、骨髓和淋巴结等活检,可用于判断原发性疾病的原因。

四、诊断要点

本病诊断须根据病史、症状、体征,结合实验室检查和影像学发现进行全面分析,排除其他影响因素和疾病后才能明确。

五、治疗

(一)病因治疗

肿瘤患者可通过手术、放疗或化疗等措施缓解症状,对于鞍区占位性病变,首先必须解除压迫及破坏作用,减轻和缓解颅内高压症状;出血、休克而引起的缺血性垂体坏死,预防是关键,应加强产妇围生期的监护。

(二)靶腺激素替代治疗

需长期甚至终身维持治疗。

1.糖皮质激素

为预防肾上腺危象发生,应先补糖皮质激素。常用氢化可的松,20~30 mg/d,服用方法按照生理分泌节律为宜,剂量根据病情变化做相应调整。

2.甲状腺激素

常用左甲状腺素 50~150 μg/d,或甲状腺干粉片 40~120 mg/d。对于冠心病、老年人、骨密度低的患者,用药从最小剂量开始缓慢递增剂量,防止诱发危象。

3.性激素

育龄女性病情较轻者可采用人工月经周期治疗,维持第二性征和性功能;男性患者可用丙酸睾酮治疗,以改善性功能与性生活。

(三)垂体危象抢救

抢救过程见图 7-1。抢救过程中,禁用或慎用麻醉剂、镇静药、催眠药或降糖药等。

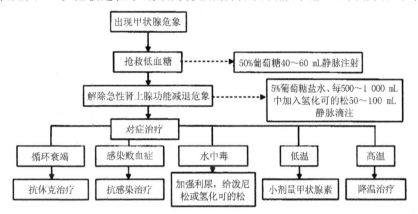

图 7-1　垂体危象抢救

六、护理诊断/问题

(一)性功能障碍

性功能障碍与促性腺激素分泌不足有关。

(二)自我形象紊乱

自我形象紊乱与身体外观改变有关。

(三)体温过低

体温过低与继发性甲状腺功能减退有关。

(四)潜在并发症

垂体危象。

七、护理措施

(一)安全与舒适管理

根据自身体力情况安排适当的活动量,保持情绪稳定,注意生活规律,避免感染、饥饿、寒冷、手术、外伤、过劳等诱因。更换体位时注意动作易缓慢,以免发生晕厥。

(二)疾病监测

1.常规监测

观察有无视力障碍,脑神经压迫症状及颅内压增高征象。

2.并发症监测

严密观察患者生命体征、意识、瞳孔变化,一旦出现低血糖、低血压、高热或体温过低、谵妄、恶心、呕吐、抽搐甚至昏迷等垂体危象的表现,立即通知医师并配合抢救。

(三)对症护理

对于性功能障碍的患者,应安排恰当的时间与患者沟通,了解患者目前的性功能、性活动与性生活情况。向患者解释疾病及药物对性功能的影响,为患者提供信息咨询服务的途径,如专业医师、心理咨询师、性咨询门诊等。鼓励患者与配偶交流感受,共同参加性健康教育及阅读有关性健康教育的材料。女性患者若存在性交痛,推荐使用润滑剂。

(四)用药护理

向患者介绍口服药物的名称、剂量、用法、剂量不足和过量的表现;服甲状腺激素应观察心率、心律、体温及体重的变化;嘱患者避免服用镇静剂、麻醉剂等药物。应用激素替代疗法的患者,应使其认识到长期坚持按量服药的重要性和随意停药的危险性。严重水中毒水肿明显者,应用利尿剂应注意观察药物治疗效果,加强皮肤护理,防止擦伤,皮肤干燥者涂以油剂。

(五)垂体危象护理

立即建立静脉通路,维持输液通畅,保证药物、液体输入;保持呼吸道通畅,氧气吸入;做好对症护理,低温者可用热水袋或电热毯保暖,但要注意防止烫伤;高热者应进行降温处理,如酒精擦浴、冰敷或遵医嘱用药。加强基础护理,如口腔护理、皮肤护理,防止感染。

八、健康指导

(一)预防疾病

保持皮肤清洁,注意个人卫生,督促患者勤换衣、勤洗澡。保持口腔清洁,避免到人多拥挤的公共场所。鼓励患者活动,减少皮肤感染和皮肤完整性受损的机会;告知患者要注意休息,保持心情愉快,避免精神刺激和情绪激动。

(二)管理疾病

指导患者定期复查,发现病情加重或有变化时及时就诊。嘱患者外出时随身携带识别卡,以便发生意外时能及时救治。

(三)康复指导

遵医嘱定时、定量服用激素,勿随意停药。若需要生育者,可在医师指导下使用性激素替代疗法,以期精子(卵子)生成。

(刘美云)

第二节　甲状腺功能亢进症

甲状腺功能亢进症(简称甲亢)是由多种病因引起的甲状腺激素分泌过多的常见内分泌病。多发生于女性,发病年龄以 20～40 岁女性为最多,临床以弥漫性甲状腺肿大、神经兴奋性增高、高代谢综合征和突眼为特征。

一、病因

甲状腺功能亢进症的病因及发病机制目前得到公认的主要与以下因素有关。

(一)自身免疫性疾病

已发现多种甲状腺自身抗体,包括有刺激性抗体和破坏性抗体,其中最重要的抗体是 TSH 受体抗体(TRAb)。TRAb 在本病患者血清阳性检出率为 90% 左右。该抗体具有加强甲状腺细胞功能的作用。

（二）遗传因素

可见同一家族中多人患病，甚至连续几代有患病。同卵双胞胎日后患病率高达 50％。本病患者家族成员患病率明显高于普通人群。有研究表明本病有明显的易感基因存在。

（三）精神因素

精神因素可能是本病的重要诱发因素。

二、临床表现

（一）高代谢症群

怕热、多汗、体重下降、疲乏无力、皮肤温暖湿润、可有低热（体温＜38 ℃），碳水化合物、蛋白质及脂肪代谢异常。

（二）神经系统

神经过敏、烦躁多虑、多言多动、失眠、多梦、思想不集中。少数患者表现为寡言抑郁、神情淡漠、舌平伸及手举细震颤、腱反射活跃、反射时间缩短。

（三）心血管系统

心悸及心动过速，常达 100～120 次/分，休息与睡眠时心率仍快，收缩压增高，舒张压降低，脉压差增大，严重者发生甲亢性心脏病：①心律失常，最常见的是心房纤颤；②心肌肥厚或心脏扩大；③心力衰竭。

（四）消化系统

食欲亢进，大便次数增多或腹泻，肝脏受损，重者出现黄疸，少数患者（以老年人多见）表现厌食，病程长者表现为恶病质。

（五）运动系统

慢性甲亢性肌病、急性甲亢性肌病、甲亢性周期性四肢麻痹、骨质稀疏。

（六）生殖系统

女性月经紊乱或闭经、不孕，男性性功能减退、乳房发育、阳痿及不育。

（七）内分泌系统

本病可以影响许多内分泌腺体，其中垂体-性腺异常和垂体-肾上腺异常较明显。前者表现性功能和性激素异常，后者表现色素轻度沉着和血 ACTH 及皮质醇异常。

（八）造血系统

部分患者伴有贫血，其原因主要是铁利用障碍和维生素 B_{12} 缺乏。部分患者有白细胞和血小板减少，其原因可能是自身免疫破坏。

（九）甲状腺肿大

甲状腺肿大常呈弥漫性，质较柔软、光滑，少数为结节性肿大，质较硬，可触及震颤和血管杂音（表 7-1）。

表 7-1 甲状腺肿大临床分度

分度	体征
I	甲状腺触诊可发现肿大，但视诊不明显
II	视诊即可发现肿大
III	甲状腺明显肿大，其外界超过胸锁乳突肌外缘

(十)突眼多为双侧性

1.非浸润性突眼(称良性突眼)

良性突眼主要由于交感神经兴奋性增高影响眼睑和睑外肌,突眼度小于 18 mm,可出现下列眼征。

(1)凝视征:睑裂增宽,呈凝视或惊恐状。

(2)瞬目减少征:瞬目少。

(3)上睑挛缩征:上睑挛缩,而下视时,上睑不能随眼球同时下降,致使上方巩膜外露。

(4)辐辏无能征:双眼球内聚力减弱。

2.浸润性突眼(称恶性突眼)

突眼度常大于 19 mm,患者有畏光、流泪、复视、视力模糊、结膜充血水肿、灼痛、刺痛、角膜暴露,易发生溃疡,重者可失明。

三、实验室检查

(一)反映甲状腺激素水平的检查

1.血清 TT_3(总 T_3)、TT_4(总 T_4)测定

95%～98%的甲亢患者 TT_3、TT_4 增高,以 TT_3 增高更为明显。少数患者只有 TT_3 增高,TT_4 则在正常范围。

2.血清 FT_3(游离 T_3)、FT_4(游离 T_4)测定

FT_3、FT_4 是有生物活性的部分。诊断优于 TT_3、TT_4 测定。

3.基础代谢率测定

大于+15%。

(二)反映垂体-甲状腺轴功能的检查

(1)血 TSH 测定:血中甲状腺激素水平增高可以抑制垂体 TSH 的分泌,因此,甲亢患者血清 TSH 水平降低。

(2)甲状腺片抑制试验有助于诊断。

(三)鉴别甲亢类型的检查

(1)甲状腺吸[131]I 率:摄取率增高、高峰前移,且不被甲状腺激素抑制试验所抑制。

(2)甲状腺微粒体抗体(TMAb),甲状腺球蛋白抗体(TGAb):桥本甲状腺炎伴甲亢患者 TGAb、TMAb 可以明显增高。

(3)甲状腺扫描:对伴有结节的甲亢患者有一定的鉴别诊断价值。

四、护理观察要点

(一)病情判断

以下情况出现提示病情严重。

(1)甲亢患者在感染或其他诱因下,可能会诱发甲亢危象,在甲亢危象前,临床常有一些征兆:①出现精神意识的异常,突然表现为烦躁或嗜睡;②体温增高超过 39 ℃;③出现恶心,呕吐或腹泻等胃肠道症状;④心率在原有基础上增加至 120 次/分以上,应密切观察,警惕甲亢危象的发生。

(2)甲亢患者合并有甲亢性心脏病,提示病情严重,表现为心律失常、心动过速或出现心力

衰竭。

（3）患者合并甲亢性肌病，其中危害最大的是急性甲亢肌病，严重者可因呼吸肌受累致死。

（4）恶性突眼患者有眼内异物感、怕光流泪、灼痛、充血水肿常因不能闭合导致失明，会给患者带来很大痛苦，在护理工作中要细心照料。

（二）对一般甲亢患者观察要点

（1）体温、脉搏、心率（律）、呼吸改变。

（2）每天饮水量、食欲与进食量、尿量及液体量出入平衡情况。

（3）出汗、皮肤状况、大便次数、有无腹泻、脱水症状。

（4）体重变化。

（5）突眼症状改变。

（6）甲状腺肿大情况。

（7）精神、神经、肌肉症状：失眠、情绪不安、神经质、指震颤、肌无力、肌力消失等改变。

五、具体护理措施

（一）一般护理

（1）休息：①因患者常有乏力、易疲劳等症状，故需有充分的休息、避免疲劳，且休息可使机体代谢率降低；②重症甲亢及甲亢合并心功能不全、心律失常，低钾血症等必须卧床休息；③病区要保持安静，室温稍低、色调和谐，避免患者精神刺激或过度兴奋，使患者得到充分休息和睡眠。

（2）为满足机体代谢亢进的需要，给予高热量、高蛋白、高维生素饮食，并多给饮料以补充出汗等所丢失的水分，忌饮浓茶、咖啡等兴奋性饮料，禁用刺激性食物。

（3）由于代谢亢进、产热过多、皮肤潮热多汗，应加强皮肤护理。定期沐浴，勤更换内衣，尤其对多汗者要注意观察，在高热盛暑期，更要防止中暑。

（二）心理护理

（1）甲亢是与神经、精神因素有关的内分泌系统心身疾病，必须注意对躯体治疗的同时进行精神治疗。

（2）患者常有神经过敏、多虑、易激动、失眠、思想不集中、烦躁易怒，严重时可抑郁或躁狂等，任何不良刺激均可使症状加重，故医护人员应耐心、温和、体贴，建立良好的护患关系，解除患者焦虑和紧张心理，增强治愈疾病的信心。

（3）指导患者自我调节，采取自我催眠、放松训练、自我暗示等方法来恢复已丧失平衡的身心调节能力，必要时辅以镇静、安眠药。同时医护人员给予精神疏导、心理支持等综合措施，促进甲亢患者早日康复。

六、检查护理

（一）基础代谢率测定（BMR）护理

（1）测试前晚必须睡眠充足，过度紧张、易醒、失眠者可服用小剂量镇静剂。

（2）试验前晚8时起禁食，要求测试安排在清晨初醒卧床安静状态下测脉率与脉压，采用公式：BMR＝（脉率＋脉压）－111进行计算，可作为治疗效果的评估。

（二）摄^{131}I率测定护理

甲状腺具有摄取和浓集血液中无机碘作为甲状腺激素合成的原料，一般摄碘高低与甲状腺激素合成和释放功能相平行,临床由此了解甲状腺功能。

1.方法

检查前日晚餐后不再进食,检查日空腹 8 时服^{131}I,服后 2、4、24 小时测定其摄^{131}I 放射活性值,然后计算^{131}I 率。

2.临床意义

正常人 2 小时摄^{131}I 率<15%,4 小时<25%,24 小时<45%,摄碘高峰在 24 小时,甲亢患者摄碘率增高,高峰前移。

3.注意事项

做此试验前,必须禁用下列食物和药品:①含碘较高的海产食品,如鱼虾、海带、紫菜;含碘中药,如海藻、昆布等,应停服 1 个月以上。②碘剂、溴剂及其他卤族药物,亦应停用 1 个月以上。③甲状腺制剂(甲状腺干片)应停服 1 个月。④硫脲类药物,应停用 2 周。⑤如用含碘造影剂,至少要 3 个月后才进行此项检查。

(三)甲状腺片(或 T₃)抑制试验

正常人口服甲状腺制剂可抑制垂体前叶分泌 TSH,因而使摄碘率下降。甲亢患者因下丘脑-垂体-甲状腺轴功能紊乱,服甲状腺制剂后,摄碘率不被抑制。亦可用于估计甲亢患者经药物长期治疗结束后,其复发的可能性。

1.方法

(1)服药前 1 天做^{131}I 摄取率测定。

(2)口服甲状腺制剂,如甲状腺干片 40 mg,每天 3 次,共服 2 周。

(3)服药后再做^{131}I 摄取率测定。

2.临床意义

单纯性甲状腺肿和正常人^{131}I 抑制率大于 50%,甲亢患者抑制率小于 50%。

3.注意事项

(1)一般注意事项同摄^{131}I 试验。

(2)老年人或冠心病者不宜做此试验。

(3)服甲状腺制剂过程中要注意观察药物反应,如有明显高代谢不良反应应停止进行。

(四)血 T₄(甲状腺素)和 T₃(三碘甲腺原氨酸)测定

二者均为甲状腺激素,T₃、T₄ 测定是目前反映甲状腺功能比较敏感而又简便的方法,检查结果不受血中碘浓度的影响。由于 T₃、T₄ 与血中球蛋白结合,故球蛋白高低对测定结果有影响。一般 TT₃、TT₄、FT₃、FT₄、TSH 共五项指标,采静脉血 4 mL 送检即可,不受饮食影响。

七、治疗护理

甲亢发病机制未完全明确,虽有少部病例可自行缓解,但多数病例呈进行性发展,如不及时治疗可诱发甲亢危象和其他并发症。治疗目的是切除、破坏甲状腺组织或抑制甲状腺激素的合成和分泌,使循环中甲状腺激素维持在生理水平;控制高代谢症状,防治并发症。常用治疗方法有药物治疗、手术次全切除甲状腺、放射性碘治疗三种方法。

(一)抗甲状腺药物

常用硫脲类衍生物如他巴唑、甲基(或丙基)硫氧嘧啶。主要作用是阻碍甲状腺激素的合成,对已合成的甲状腺激素不起作用。适用于病情较轻、甲状腺肿大不明显、甲状腺无结节的患者。

用药剂量按病情轻重区别对待,治疗过程常分三个阶段。

1.症状控制阶段

此期需 2～3 个月。

2.减量阶段

症状基本消失,心率 80 次/分左右,体重增加,T_3、T_4 接近正常,即转为减量期,此期一般用原药量的 2/3 量,需服药 3～6 个月。

3.维持阶段

一般用原量的 1/3 量以下,常需 6～12 个月。

4.用药观察

药物治疗不良反应常有:①白细胞计数减少,甚至粒细胞缺乏,多发生于用药 3～8 周,故需每周复查白细胞 1 次,如白细胞计数<$4×10^9$/L 需加升白细胞药,如白细胞计数<$3×10^9$/L,应立即停药,如有咽痛、发热等应立即报告医师,必要时应予以保护性隔离,防止感染,并用升白细胞药。②药物疹:可给抗组织胺药物,无效可更换抗甲状腺药物。③突眼症状可能加重。④部分患者可出现肝功能损害。

(二)普萘洛尔

普萘洛尔为 β 受体阻滞剂,对拟交感胺和甲状腺激素相互作用所致自主神经不稳定和高代谢症状的控制均有帮助,可改善心悸、多汗、震颤等症状,为治疗甲亢的常用辅助药。有支气管哮喘史者禁用此药。

(三)甲状腺制剂

甲亢患者应用此类药物,主要是为了稳定下丘脑-垂体-甲状腺轴的功能,防止或治疗药物性甲状腺功能减退,控制突眼症状。

(四)手术治疗

1.适应证

(1)明显甲状腺肿大。

(2)结节性甲状腺肿大。

(3)药物治疗复发,或药物过敏。

(4)无放射性碘治疗条件、又不能用药治疗。

2.禁忌证

恶性突眼、青春期、老年心脏病、未经药物充分准备。

3.术后护理

密切观察有否并发症发生,观察有无局部出血、伤口感染、喉上或喉返神经损伤,甲状旁腺受损出现低钙性抽搐或甲亢危象等。

(五)放射性同位素碘治疗

1.适应证

(1)中度的弥漫性甲亢,年龄 30 岁以上。

(2)抗甲状腺药物治疗无效或不能坚持用药。

(3)有心脏病和肝肾疾病不宜手术治疗者。

2.禁忌证

(1)妊娠、哺乳期。

(2)年龄 30 岁以下。

(3)WBC 计数低于 $3 \times 10^9 / L$ 者。

3.护理要点

(1)服^{131}I后不宜用手按压甲状腺,要注意观察服药后反应,警惕可能发生的甲亢危象症状。

(2)服药后 2 小时勿吃固体食物,以防呕吐而丧失^{131}I。

(3)鼓励患者多饮水(2 000～3 000 mL/d)至少 3 天,以稀释尿液,排出体外。

(4)服药后 24 小时内避免咳嗽及吐痰,以免^{131}I流失。

(5)服^{131}I后一般要 3～4 周才见效,此期应卧床休息,如高代谢症状明显者,宜加用普萘洛尔,不宜加抗甲状腺药物。

(6)部分患者可暂时出现放疗反应,如头昏、乏力、恶心、食欲缺乏等,一般很快消除。

(7)如在治疗后(3～6 个月)出现甲减症状,给予甲状腺激素替代治疗。

八、并发症护理

(一)甲亢合并突眼

(1)对严重突眼者应加强思想工作,多关心体贴,帮助其树立治疗的信心,避免烦躁焦虑。

(2)配合全身治疗,给予低盐饮食,限制进水量。

(3)加强眼部护理,对于眼睑不能闭合者必须注意保护角膜和结膜,经常点眼药,防止干燥、外伤及感染,外出戴墨镜或用眼罩以避免强光、风沙及灰尘的刺激。睡眠时头部抬高,以减轻眼部肿胀,涂抗生素眼膏,并戴眼罩。结膜发生充血水肿时,用 0.5％醋酸可的松滴眼,并加用冷敷。

(4)突眼异常严重者,应配合医师做好手术前准备,做眶内减压术,球后注射透明质酸酶,以溶解眶内组织的黏多糖类,减低眶内压力。

(二)甲亢性肌病

甲亢性肌病是患者常有的症状,常表现为肌无力、轻度肌萎缩、周期性瘫痪。重症肌无力和急性甲亢肌病。要注意在甲亢肌病患者中观察病情,尤其是重症肌无力或急性甲亢肌病患者,有时病情发展迅速出现呼吸肌麻痹、一旦发现,要立即通知医师,并注意保持呼吸道通畅,及时清除口腔内分泌物,给氧,必要时行气管切开。

对吞咽困难及失语者,要注意解除思想顾虑,给予流质或半流质饮食,维持必要的营养素、热量供应,可采用鼻饲或静脉高营养。

(刘美云)

第三节　甲状腺功能减退症

甲状腺功能减退症简称甲减,系由多种原因引起的 TH 合成、分泌减少或生物效应不足导致的以全身新陈代谢率降低为特征的内分泌疾病。本病如始于胎、婴儿,则称克汀病或呆小症。始于性发育前儿童,称幼年型甲减,严重者称幼年黏液性水肿。成年发病则称甲减,严重时称黏液性水肿。按病变部位分为甲状腺性、垂体性、下丘脑性和受体性甲减。

一、护理目标

(1)维持理想体重。

(2)促进正常排便。

(3)增进自我照顾能力。

(4)维护患者的安全。

(5)预防并发症。

二、护理措施

(一)给予心理疏导及支持

(1)多与患者交心、谈心,交流患者感兴趣的话题。

(2)鼓励患者参加娱乐活动,调动参加活动的积极性。

(3)安排患者听轻松、愉快的音乐,使其心情愉快。

(4)嘱患者家属多探视、关心患者,使患者感到温暖和关怀,以增强其自信心。

(5)给患者安排社交活动的时间,以减轻其孤独感。

(二)合理营养与饮食

(1)进食高蛋白、低热量、低钠饮食。

(2)注意食物的色、味、香,以促进患者的食欲。

(3)鼓励患者少量多餐,注意选择适宜的进食环境。

(三)养成正常的排便习惯

(1)鼓励患者多活动,以刺激肠蠕动、促进排便。

(2)食物中注意纤维素的补充(如蔬菜、糙米等)。

(3)指导患者进行腹部按摩,以增加肠蠕动。

(4)遵医嘱给予缓泻剂。

(四)提高自我照顾能力

(1)鼓励患者由简单完成到逐渐增加活动量。

(2)协助督促完成患者的生活护理。

(3)让患者参与活动,并提高活动的兴趣。

(4)提供安全的场所,避免碰、撞伤的发生。

(五)预防黏液性水肿性昏迷(甲减性危象)

(1)密切观察甲减性危象的症状:①严重的黏液水肿;②低血压;③脉搏减慢,呼吸减弱;④体温过低(<35 ℃);⑤电解质紊乱,血钠低;⑥痉挛,昏迷。

(2)避免过多的刺激,如寒冷、感染、创伤。

(3)谨慎地使用药物,避免镇静药、安眠剂使用过量。

(4)甲减性危象的护理:①定时进行动脉血气分析;②注意保暖,但不宜做加温处理;③详细记录出入水量;④遵医嘱给予甲状腺激素及糖皮质激素。

（刘美云）

第四节　痛　　风

一、疾病概述

(一)疾病概述

痛风是嘌呤代谢障碍或尿酸排泄障碍引起的代谢性疾病,但痛风发病有明显的异质性,除高尿酸血症外可表现为急性关节炎、痛风石沉积、慢性关节炎、关节畸形、慢性间质性肾炎和尿酸性尿路结石。随着经济发展和生活方式的改变,其患病率逐渐上升。痛风发病年龄为 30～70 岁,男性发病年龄有年轻化趋势,一般成人仅有 10%～20% 的高尿酸血症者发生痛风,老年人高尿酸血症患病率达 24% 以上。高尿酸血症发生的男女比例为 2∶1,而痛风发病的男女比例为20∶1,即 95% 的痛风患者是男性。这是因为男性喜饮酒、赴宴,喜食富含嘌呤、蛋白质的食物,使体内尿酸增加,排出减少。

(二)相关病理生理

痛风的发生取决于血尿酸的浓度和在体液中的溶解度。血尿酸的平衡取决于嘌呤的吸收和生成与分解和排泄。①嘌呤的吸收:体内的尿酸 20% 来源于富含嘌呤食物的摄取,摄入过多可诱发痛风发作。②嘌呤的分解:尿酸是嘌呤代谢的终产物,正常人约 1/3 的尿酸在肠道经细菌降解处理,约 2/3 经肾以原型排出。③嘌呤的生成:体内的尿酸 80% 来源于体内嘌呤生物合成。参与尿酸代谢的嘌呤核苷酸有三种:次黄嘌呤核苷酸、腺嘌呤核苷酸、鸟嘌呤核苷酸。在嘌呤代谢过程中,各环节都有酶参与调控,一旦酶发生异常,即可发生血尿酸增多或减少。④嘌呤的排泄:在原发性痛风中,80%～90% 的直接发病机制是肾小管对尿酸盐的清除率下降或重吸收升高。痛风意味着尿酸盐结晶、沉积所致的反应性关节炎或痛风石疾病。

(三)痛风的病因与诱因

临床上仅有部分高尿酸血症的患者发展为痛风,确切原因不清。临床上分为原发性和继发性两大类。原发性基本属于遗传性,与肥胖、原发性高血压、血脂异常、糖尿病、胰岛素抵抗关系密切。继发性主要因肾脏病、血液病等疾病或药物、高嘌呤食物等引起。

(四)临床表现

临床多见于 40 岁以上的男性,女性多在绝经期后发病。

1.无症状期

早期症状不明显,有些可终身不出现症状,仅有血尿酸持续性或波动性增高,但随着年龄增长其患病率也随之增加,且与高尿酸血症的水平和持续时间有关。

2.急性关节炎期

急性关节炎为痛风的首发症状,多于春秋季节发病。常有以下特点:①多在夜间或清晨突然起病,多呈剧痛,数小时内出现受累关节的红、肿、热、痛和功能障碍,最常见于单侧踇趾及第 1 跖趾关节,其次为踝、膝、腕、指、肘等关节。②秋水仙碱治疗后,关节炎症状可迅速缓解。③发热,白细胞增多。④初次发作常呈自限性,数天内自行缓解,受累关节局部皮肤出现脱屑和瘙痒,是本病特有的表现。⑤关节腔滑囊液偏振光显微镜检查可见双折光的针形尿酸盐结晶,是确诊本病的依据。⑥高尿酸血症。

3.痛风石及慢性关节炎期

痛风石是痛风的特征性临床表现,是尿酸盐沉积所致,常见于耳轮、跖趾、指间和掌指关节,常为多关节受累,多见关节远端,表现为关节肿胀、僵硬、畸形及周围组织的纤维化和变形,严重时患处皮肤发亮、菲薄,破溃则有豆渣样的白色物质排出。

4.肾脏病变

肾脏病变分为痛风性肾病和尿酸性肾石病二种。前者早期仅有间歇性蛋白尿,随着病情的发展而呈持续性,晚期可发生肾功能不全,表现为水肿、高血压、血尿素氮和肌酐升高。少数表现为急性肾衰竭,出现少尿或无尿。后者10%～25%的痛风后者的肾脏有尿酸结石,呈泥沙样,常无症状,结石者可发生肾绞痛、血尿。

(五)辅助检查

1.血尿酸测定

正常值:男性为 $150\sim380\ \mu mol/L$,女性为 $100\sim300\ \mu mol/L$,更年期后接近男性血尿酸测定高于正常值可确定高尿酸血症。

2.尿尿酸测定

限制嘌呤饮食5天后,每天尿酸排出量超过 $3.57\ mmol/L$,可认为尿酸生成增多。

3.滑囊液或痛风石内容物检查

急性关节炎期行关节穿刺,提取滑囊液,在旅光显微镜下可见针形尿酸盐结晶。

4.X线检查

急性关节炎期可见非特征性软组织肿胀;慢性期或反复发作后可见软骨破坏,关节面不规则,特征性改变为穿凿样、虫蚀样圆形或弧形的骨质透亮缺损。

5.电子计算机X线体层显像(CT)与磁共振显像(MRI)检查

CT扫描受累部位可见不均匀的斑点状高密度痛风石影像;MRI的 T_1 和 T_2 加权图像呈斑点状低信号。

(六)主要治疗原则

目前尚无根治原发性痛风的方法。治疗原则:①控制高尿酸血症,预防尿酸盐沉积;②迅速终止急性关节炎的发作,防止复发;③防止尿酸结石形成和肾功能损害。

(七)治疗

1.一般治疗

控制饮食总热量:①限制饮酒和高嘌呤食物(如动物的内脏:肝、肾、心等)的大量摄入。②每天饮水2 000 mL以上以增加尿酸排泄。③慎用抑制尿酸排泄的药物:如噻嗪类利尿药等。④避免诱发因素和积极治疗相关疾病。

2.高尿酸血症的治疗

(1)排尿酸药:抑制近端肾小管对尿酸盐的重吸收,增加尿酸排泄,降低尿酸水平,适用于肾功能良好者。当内生肌酐清除率<30 mL/min时无效;已有尿酸盐结石形成,或每天尿排出尿酸盐≥3.57 mmol时不宜使用。用药期间多饮水,并服用碳酸氢钠 $3\sim6\ g/d$。常用药物有苯溴马隆、丙磺舒、磺吡酮等。

(2)抑制尿酸生成药物:常用药物为别嘌醇,通过抑制黄嘌呤氧化酶,使尿酸的生成减少,适用于尿酸生成过多或不适合使用排尿酸药物者。

3.急性痛风性关节炎期的治疗

绝对卧床休息,抬高患肢,避免负重,迅速给秋水仙碱,越早用药疗效越好。

(1)秋水仙碱:是治疗急性痛风性关节炎的特效药,通过抑制中性粒细胞、单核细胞释放白三烯 B_4、白细胞介素-1 等炎症因子,同时抑制炎症细胞的变形和趋化,从而缓解炎症。不良反应有恶心、呕吐、厌食、腹胀和水样腹泻,如出现上述症状应及时调整剂量或停药;还可出现白细胞减少、血小板减少等,也会发生脱发现象。

(2)非甾体抗炎药:通过抑制花生四烯酸代谢中的环氧化酶活性,进而抑制前列腺素的合成而达到消炎镇痛的作用。活动性消化性溃疡、消化道出血为禁忌证。常用药物有吲哚美辛、双氯芬酸、布洛芬、罗非昔布等。

(3)糖皮质激素:上述药物治疗无效或不能使用秋水仙碱和非甾体抗炎药时,可考虑使用糖皮质激素或 ACTH 短程治疗。疗程一般不超过 2 周。

二、护理评估

(一)一般评估

1.生命体征(T、P、R、Bp)

每天监测 T、P、R、Bp,特别是体温的变化。

2.关节与皮肤

评估患者痛风石、关节炎的情况;评估皮肤的情况,如有无皮疹,剥脱性皮炎、出血性带状疱疹、过敏性皮炎等。

3.相关记录

饮食、皮肤等,必要时记录饮水量。

(二)身体评估

1.视诊

患者痛风石、关节炎情况,有无红、肿、热、痛等。全身皮肤情况,有无皮疹等异常。

2.触诊

痛风石、关节炎疼痛情况。皮肤弹性,皮肤压之是否退色等。

(三)心理-社会评估

评估患者对疾病治疗的信心,对痛风相关知识的掌握情况。

(四)辅助检查

1.血尿酸

当血尿酸男性超过 420 μmol/L,女性＞350 mmol/L 可诊断为高尿酸血症。血尿酸波动较大,应反复监测。限制嘌呤饮食5 天后,如每天小便中尿酸排出量＞3.57 mmol/L,则提示尿酸生成增多。

2.滑囊液或痛风石检查

急性关节炎期行关节腔穿刺,抽取滑囊液,如见白细胞内有双折光现象的针形尿酸结晶,是确诊本病的依据。痛风结石活检也可见此现象。

3.慢性并发症的检查

全身关节、足部检查、疼痛评估等。

（五）主要用药的评估

1.应用治疗高尿酸血症药的评估

用药剂量、用药时间、药物不良反应的评估与记录。

2.急性痛风性关节炎期治疗药物的评估

用药剂量、用药时间的评估、药物不良反应的评估、注意有无出现"反跳"现象并记录。

三、主要护理诊断/问题

（一）疼痛：关节痛

关节痛与痛风结石、关节炎症有关。

（二）躯体活动障碍

躯体活动障碍与关节受累、关节畸形有关。

（三）知识缺乏

缺乏痛风用药知识和饮食知识。

（四）潜在并发症

肾衰竭。

四、护理措施

（一）疾病知识指导

指导患者与家属有关痛风预防、饮食、治疗、活动等的相关知识。如注意避免进食高蛋白和高嘌呤的食物，忌饮酒，每天多饮水，饮水量＞2 000 mL/d，特别是服药排尿酸药物时更应多饮水，以帮助尿酸的排出。

（二）保护关节指导

指导患者日常生活中应注意：①活动时尽量使用大肌群，如能用肩部负重者不用手提，能用手臂者不用手指。②避免长时间持续进行重体力劳动。③经常变换姿势，保持受累关节舒适。④如有关节局部温热和肿胀，尽可能避免其活动。如运动后疼痛超过2小时，应暂时停止该项运动。

（三）药物服用的指导

排尿酸药、抑制尿酸生成药的服用应逐渐递增用量，用药过程中应按要求对肝功能、肾功能和尿酸水平进行测定，使用过程中，注意胃肠道反应，有无皮疹、过敏性皮炎等不良情况。如发生上述不良反应，应减量。

（四）关节及皮肤护理

指导患者保持关节功能位，防止变形。保持皮肤清洁，防止外伤导致皮肤破损，一旦发生皮肤破损，应及时予以处理。如皮肤出现瘙痒，注意不要抓破皮肤。

五、护理效果评估

（1）患者血尿酸水平控制正常。

（2）患者尿尿酸检测结果正常。

（3）患者无出现关节肿胀、畸形等并发症的发生。

（4）患者及家属基本掌握痛风相关知识，特别是预防和饮食的相关知识。

（刘美云）

第五节 尿 崩 症

尿崩症(DI)是指精氨酸加压素(AVP)[又称抗利尿激素(ADH)],严重缺乏或部分缺乏(称中枢性尿崩症),以及肾脏对 AVP 不敏感,致肾远曲小管和集合管对水的重吸收减少(称肾性尿崩症),从而引起多尿、烦渴、多饮与低密度尿为特征的一组综合征。正常人每天尿量仅 1.5 L 左右。任何情况使 ADH 分泌不足或不能释放,或肾脏对 ADH 不反应都可使尿液无法浓缩而有多尿,随之有多饮。尿崩症可发生于任何年龄,但以青少年为多见。男性多于女性,男女之比为 2∶1。

一、病因分类

(一)中枢性尿崩症

任何导致 AVP 合成、分泌与释放受损的情况都可引起本症的发生,中枢性尿崩症的病因有原发性、继发性与遗传性三种。

1.原发性

病因不明者占 1/3~1/2。此型患者的下丘脑视上核与室旁核内神经元数目减少,Nissil 颗粒耗尽。AVP 合成酶缺陷,神经垂体缩小。

2.继发性

中枢性尿崩症可继发于下列原因导致的下丘脑-神经垂体损害,如颅脑外伤或手术后、肿瘤等;感染性疾病,如结核、梅毒、脑炎等;浸润性疾病,如结节病、肉芽肿病;脑血管病变,如血管瘤;自身免疫性疾病,有人发现患者血中存在针对下丘脑 AVP 细胞的自身抗体;Sheehan 综合征等。

3.遗传性

一般症状轻,可无明显多饮多尿。临床症状包括尿崩症、糖尿病、视神经萎缩和耳聋,是一种常染色体隐性遗传疾病,常为家族性,患者从小多尿,本症可能因为渗透压感受器缺陷所致。

(二)肾性尿崩症

肾脏对 AVP 产生反应的各个环节受到损害导致肾性尿崩症,病因有遗传性与继发性两种。

1.遗传性

呈 X 连锁隐性遗传方式,由女性遗传,男性发病,多为家族性。近年已把肾性尿崩症基因即 G 蛋白耦联的*AVP-V2R* 基因精确定位于 X 染色体长臂端粒 Xq28 带上。

2.继发性

肾性尿崩症可继发于多种疾病导致的肾小管损害,如慢性肾盂肾炎、阻塞性尿路疾病、肾小管性酸中毒、肾小管坏死、淀粉样变、骨髓瘤、肾脏移植与氮质血症。代谢紊乱如低钾血症、高钙血症也可导致肾性尿崩症。多种药物可致肾性尿崩症,如庆大霉素、头孢唑林、诺氟沙星、阿米卡星、链霉素、大剂量地塞米松、过期四环素、碳酸锂等。应用碳酸锂的患者中 20%~40%可致肾性尿崩症,其机制可能是锂盐导致了细胞 cAMP 生成障碍,干扰肾脏对水的重吸收。

二、诊断要点

(一)临床特征

(1)大量低密度尿,尿量超过 3 L/d。

(2)因鞍区肿瘤过大或向外扩展者,常有蝶鞍周围神经组织受压表现,如视力减退、视野缺失。

(3)有渴觉障碍者,可出现脱水、高钠血症、高渗状态、发热、抽搐等,甚至脑血管意外。

(二)实验室检查

1.尿渗透压

为 50～200 mOsm/L,明显低于血浆渗透压,血浆渗透压可高于 300 mOsm/L(正常参考值为 280～295 mOsm/L)。

2.血浆抗利尿激素值

降低(正常基础值为 1.0～1.5 pg/mL),尤其是禁水和滴注高渗盐水时仍不能升高,提示垂体抗利尿激素储备能力降低。

3.禁水试验

禁水试验是最常用的诊断垂体性尿崩症的功能试验。

方法:试验前测体重、血压、尿量、尿密度、尿渗透压。以后每 2 小时排尿,测尿量、尿密度、尿渗透压、体重、血压等,至尿量无变化、尿密度及尿渗透压持续两次不再上升为止。抽血测定血浆渗透压,并皮下注射抗利尿激素(水剂)5 U,每小时再收集尿量,测尿密度、尿渗透压 1～2 次。一般需禁水 12 小时以上。如有血压下降、体重减轻 3 kg 以上时,应终止试验。

三、鉴别要点

(一)精神性多饮性多尿

有精神刺激史,主要表现为烦渴、多饮、多尿、低密度尿,与尿崩症极相似,但 AVP 并不缺乏,禁水试验后尿量减少,尿密度增高,尿渗透压上升,注射加压素后尿渗透压和尿密度变化不明显。

(二)糖尿病多饮多尿

糖尿病为高渗性利尿,尿糖阳性,尿密度高,血糖高。

(三)高钙血症

甲旁亢危象时血钙增高。尿钙增高,肾小管对抗利尿激素反应下降,产生多饮多尿,亦是高渗利尿,尿密度增高。

(四)其他

如慢性肾功能不全、肾上腺皮质功能减退。

四、规范化治疗

(一)中枢性尿崩症

1.病因治疗

针对各种不同的病因积极治疗有关疾病,以改善继发于此类疾病的尿崩症病情。

2.药物治疗

轻度尿崩症患者仅需多饮水,如长期多尿,每天尿量大于 4 000 mL 时因可能造成肾脏损害而致肾性尿崩症,需要药物治疗。

(1)抗利尿激素制剂。①1-脱氨-8-右旋精氨酸血管升压素(DDAVP):为目前治疗尿崩症的首选药物,可由鼻黏膜吸入,每天2次,每次10~20 μg(儿童患者为每次5 μg,每天1次),肌内注射制剂每毫升含4 μg,每天1~2次,每次1~4 μg(儿童患者每次0.2~1.0 μg)。②加压素针(鞣酸加压素油剂注射液):每毫升油剂注射液含5 U,从0.1 mL开始肌内注射,必要时可加至0.2~0.5 mL。疗效持续5~7天。长期应用2年左右可因产生抗体而减效,过量则可引起水潴留,导致水中毒。故因视病情从小剂量开始,逐渐调整用药剂量与间隔时间。③垂体后叶粉:每次吸入20~50 mg,每4~6小时1次。长期应用可致萎缩性鼻炎,影响吸收或过敏而引起支气管痉挛,疗效亦减弱。④赖氨酸血管升压素粉剂(尿崩灵):为人工合成粉剂,由鼻黏膜吸入,疗效持续3~5小时,每天吸入2~3次。长期应用亦可发生萎缩性鼻炎。⑤神经垂体后叶素水剂:每次5~10 μg,每天2~3次,皮下注射。作用时间短,适用于一般尿崩症,注射后有头痛、恶心、呕吐及腹痛不适等症状,故多数患者不能坚持用药。⑥抗利尿素纸片:每片含AVP 10 μg,可于白天或睡前舌下含化,使用方便,有一定的疗效。⑦神经垂体后叶素喷雾剂:赖氨酸血管升压素与精氨酸血管升压素均有此制剂,疗效与粉剂相当,久用亦可致萎缩性鼻炎。

(2)口服治疗尿崩症药物。①氢氯噻嗪:小儿每天2 mg/kg,成人每次25 mg,每天3次,或50 mg,每天2次,服药过程中应限制钠盐摄入,同时应补充钾(每天60 mg氯化钾)。②氯磺丙脲:每次0.125~0.250 g,每天1~2次,一般每天剂量不超过0.5 g。服药24小时后开始起作用,4天后出现最大作用,单次服药72小时后恢复疗前情况。③氯贝丁酯:用量为每次0.50~0.75 g,每天3次,24~48小时迅速起效,可使尿量下降,尿渗透压上升。④卡马西平:为抗癫痫药物,其抗尿崩作用机制大致同氯磺丙脲,用量每次0.2 g,每天2~3次,作用迅速,尿量可减至2 000~3 000 mL,不良反应为头痛、恶心、疲乏、眩晕、肝损害与白细胞减低等。⑤吲达帕胺:为利尿、降压药物,其抗尿崩作用机制可能类似于氢氯噻嗪。用量为每次2.5~5.0 mg,每天1~2次。用药期间应监测血钾变化。

(二)肾性尿崩症

由药物引起的或代谢紊乱所致的肾性尿崩症,只要停用药物,纠正代谢紊乱,就可以恢复正常。如果为家族性的,治疗相对困难,可限制钠盐摄入,应用噻嗪类利尿剂、前列腺素合成酶抑制剂(如吲哚美辛),上述治疗可将尿量减少80%。

五、护理措施

按内科及本系统疾病的一般护理常规。

(一)病情观察

(1)准确记录患者尿量、尿比重、饮水量,观察液体出入量是否平衡,以及体重变化。

(2)观察饮食情况,如食欲缺乏以及便秘、发热、皮肤干燥、倦怠、睡眠不佳等症状。

(3)观察脱水症状,如头痛、恶心、呕吐、胸闷、虚脱、昏迷。

(二)对症护理

(1)对于多尿、多饮者应给予扶助与预防脱水,根据患者的需要供应水。

(2)测尿量、饮水量、体重,从而监测液体出入量,正确记录,并观察尿色、尿比重等及电解质、血渗透压情况。

(3)患者因夜间多尿而失眠、疲劳以及精神焦虑等,应给予护理照料。

（4）注意患者出现的脱水症状，一旦发现要尽早补液。

（5）保持皮肤、黏膜的清洁。

（6）有便秘倾向者及早预防。

（7）药物治疗及检查时，应注意观察疗效及不良反应，嘱患者准确用药。

（三）一般护理

（1）患者夜间多尿，白天容易疲倦，要注意保持安静舒适的环境。

（2）在患者身边经常备足温开水。

（3）定时测血压、体温、脉搏、呼吸及体重，以了解病情变化。

（四）健康指导

（1）患者由于多尿、多饮，要嘱患者在身边备足温开水。

（2）注意预防感染，尽量休息，适当活动。

（3）指导患者记录尿量及体重变化。

（4）准确遵医嘱给药，不得自行停药。

（5）门诊定期随访。

（刘美云）

第六节 肥 胖 症

肥胖症是由包括遗传和环境因素在内的多种因素相互作用而引起的体内脂肪堆积过多、分布异常、体重增加的一组慢性代谢性疾病。根据肥胖的病因，可分为单纯性肥胖与继发性肥胖两大类。单纯性肥胖症是指无明显的内分泌和代谢性疾病病因引起的肥胖，它属于非病理性肥胖。单纯性肥胖是各类肥胖中最常见的一种，占肥胖人群的 95％左右。许多城市的流行病学调查显示单纯性肥胖的患病率随着年龄的增长而增加，不同年龄段的患病率是不同的。本节主要讲述单纯性肥胖患者的护理。

一、病因与发病机制

单纯性肥胖的病因和发病机制尚未完全阐明，其主要原因是遗传因素和环境因素共同作用的结果。总的来说，热量摄入多于热量消耗使脂肪合成增加是肥胖的物质基础。正常脂肪组织主要由脂肪细胞、少数成纤维细胞和少量细胞间胶原物质组成。脂肪组织平均含脂肪约 80％，含水约 18％，含蛋白质约 2％。深部脂肪组织比皮下脂肪组织含水略多，肥胖者脂肪组织含水量增多。当肥胖发生时，一般仅见脂肪细胞的明显肥大，但是当缓慢长期持续肥胖时，脂肪细胞既肥大，同时数量也增多。

二、临床表现

任何年龄都可以发生肥胖，但是女性单纯性肥胖者发病多在分娩后和绝经期后，男性多在 35 岁以后。喜欢进食肥肉、甜食、油腻食物或啤酒者容易发胖。睡前进食和多吃少动为单纯性肥胖的常见原因。一般轻度肥胖症无自觉症状。中重度肥胖症可以引起气急、关节痛、肌肉酸痛、体力活动减少、焦虑及忧郁等。肥胖症常有高胰岛素血症、血脂异常症、高尿酸血症、糖尿病、脂肪肝、胆囊疾病、高血压、冠心病、睡眠呼吸暂停综合征、静脉血栓等疾病伴发。

三、辅助检查

(一)体重指数(BMI)

BMI＝体重(kg)/身高(m)²,是较常用的指标,可以更好反映肥胖的情况。我国正常人的BMI在24以下,≥24即为超重,≥28为肥胖。

(二)理想体重(IBW)

可衡量身体肥胖程度,主要用于计算饮食中热量。40岁以下,IBW(kg)＝身高(cm)－105;40岁以上 IBW(kg)＝身高(cm)－100,但通常认为合理体重范围为理想体重±10％。

(三)腰围(WC)

WHO 建议男性 WC＞94 cm,女性 WC＞80 cm 诊断为肥胖。中国肥胖问题工作组建议,我国成年男性 WC≥85 cm,女性 WC≥80 cm 为腹型肥胖的诊断界限。

(四)腰/臀比(WHR)

以肋骨下缘至髂前上棘之间的中点的径线为腹围长度与以骨盆最突出点的径线为臀部围长(以 cm 为单位)之比所得的比值。正常成人 WHR 男性＜0.90、女性＜0.85,超过此值为内脏型肥胖。

(五)血液生化

单纯性肥胖者可有口服糖耐量异常,故应检查空腹及餐后 2 小时血糖;可合并有高脂血症,严重者有乳糜血,应定期检查血脂;血尿酸可有升高,但机制尚未清楚。

(六)腹部 B 超

检查肝脏和胆囊,有无脂肪肝、胆结石、慢性胆囊炎。

四、治疗要点

防治的两个关键环节是减少热能摄取及增加热能消耗。治疗方法强调以行为、饮食、运动为主的综合疗法,必要时辅以药物或手术治疗。继发性肥胖症应针对病因进行治疗,各种并发症及伴随病应给予相应处理。结合患者实际情况制订合理减肥目标极为重要,体重短期内迅速下降而不能维持往往使患者失去信心。

五、护理措施

(一)教育与行为护理

(1)评估患者:评估患者发病的原因,体重增加的情况,饮食习惯、进餐量及次数,排便习惯。有无行动困难、腰痛、便秘、怕热、多汗、头晕、心悸等伴随症状及其程度。观察是否存在影响摄食行为的精神心理因素。

(2)制订个体化饮食计划和目标,对患者进行行为教育,包括食物的选择与烹饪,摄食行为等,护士应检查计划执行情况。

(3)教导患者改变不良饮食行为技巧,如增加咀嚼次数,减慢进食速度;进餐时集中注意力,避免边看电视、边听广播或边阅读边吃饭。避免在社交场合因为非饥饿原因进食。

(4)克服疲乏、厌烦、抑郁期间的进食冲动。

（二）饮食护理

（1）合理分配营养比例：碳水化合物、蛋白质、脂肪所提供能量的比例，分别占总热量的60％～65％、15％～20％和25％左右。

（2）合理搭配饮食：适量优质蛋白质、复合碳水化合物（例如谷类）、足够的新鲜蔬菜（400～500 g/d）和水果（100～200 g/d）、适量维生素及微量营养素。

（3）避免进食油煎食品、方便面、快餐、巧克力等，少食甜食，可进食胡萝卜、芹菜、黄瓜、西红柿、苹果等低热量食物来满足"饱腹感"。

（4）提倡少食多餐，可每天 4～5 餐，每餐 7～8 分饱，因为有资料表明若每天 2 餐，可增加皮脂厚度和血清胆固醇水平。限制饮酒，鼓励患者多饮水。

（三）运动护理

制订个体化运动方案，提倡有氧运动，循序渐进并持之以恒。建议每次运动 30～60 分钟，包括前后 10 分钟的热身及整理运功，持续运动 20 分钟左右。运动形式包括散步、快走、慢跑、游泳、跳舞、做广播体操、打太极拳、各种球类活动等。运动方式及运动量根据患者的年龄、性别、病情及有无并发症等情况确定。避免运动过度或过猛，避免单独运动。

（四）用药护理

应指导患者正确服药，并观察和及时处理药物的不良反应。如西布曲明的不良反应有头痛、畏食、口干、失眠、心率加快等，一些受试者服药后血压轻度升高，因此禁用于患有冠心病、充血性心力衰竭、心律失常和脑卒中的患者。奥利司他主要的不良反应是胃肠积气、大便次数增多和脂肪泻、恶臭，肛门的周围常有脂滴溢出而容易污染内裤，应指导患者及时更换，并注意肛门周围皮肤护理。

（五）精神心理调适

对因焦虑、抑郁等不良情绪导致进食量增加的患者，应针对其精神心理状态给予相应的辅导；对于有严重心理问题的患者建议转入心理专科治疗。

（六）病情观察

观察患者的体重变化，并评估其营养状况，是否对日常生活产生影响或引起并发症。注意热量摄入过低是否引起衰弱、脱发、抑郁、甚至心律失常，因此必须严密观察并及时按医嘱处理。

（七）健康指导

对患者进行健康教育，说明肥胖对健康的危害性，使他们了解肥胖症与心血管疾病、高血压、糖尿病、血脂异常等患病率密切相关。宣讲基本的营养、饮食知识，培养患者养成健康的饮食习惯。

（刘美云）

第七节　血脂异常

血脂异常指血浆中脂质量和质的异常，通常指血浆中胆固醇和/或三酰甘油（TG）升高，也包括高密度脂蛋白胆固醇降低。由于脂质不溶或微溶于水，必须与蛋白质结合形成脂蛋白才能在血液循环中运转，因此，血脂异常实际上表现为脂蛋白异常血症。据报道，我国成人血脂异常患病率为18.6％，估计患病人数为1.6亿。

一、病因与发病机制

(一)原发性血脂异常

大多数原发性血脂异常认为是由多个基因与环境因素综合作用的结果。有关的环境因素包括不良的饮食习惯、体力活动不足、肥胖、年龄增加以及吸烟、酗酒等。

(二)继发性血脂异常

1.全身系统性疾病

如糖尿病、甲状腺功能减退症、库欣综合征、肝肾疾病、系统性红斑狼疮、骨髓瘤等可引起继发性血脂异常。

2.药物

如噻嗪类利尿剂、β受体阻滞剂等。长期大量使用糖皮质激素可促进脂肪分解、血浆总胆固醇(TC)和三酰甘油(TG)水平升高。

二、临床表现

多数血脂异常患者无任何症状和异常体征,只是在常规血液生化检查时被发现。血脂异常的临床表现主要包括以下方面。

(一)黄色瘤、早发性角膜环和脂血症眼底改变

由于脂质局部沉积所引起,其中以黄色瘤较为常见。黄色瘤是一种异常的局限性皮肤隆起,颜色可为黄色、橘黄色或棕红色,多呈结节、斑块或丘疹形状,质地一般柔软,最常见的是眼睑周围扁平黄色瘤。早发性角膜环出现于 40 岁以下,多伴有血脂异常。严重的高三酰甘油血症可产生脂血症眼底改变。

(二)动脉粥样硬化

脂质在血管内皮沉积引起动脉粥样硬化、早发性和进展迅速的心脑血管和周围血管病变。

三、辅助检查

(一)生化检查

测定空腹状态下(禁食 12～14 小时,抽血前的最后一餐应忌食高脂食物和禁酒)血浆或血清 TC、TG、LDL-C 和 HDL-C 是最常用的实验室检查方法。LDL-C 和 HDL-C 分别指低密度脂蛋白(LDL)和高密度脂蛋白(HDL)中的胆固醇含量。

(二)超速离心技术

超速离心技术是脂蛋白异常血症分型的金标准。

四、治疗要点

治疗原则:继发性血脂异常应以治疗原发病为主,治疗措施应是综合性的,生活方式干预是首要的基本的治疗措施。治疗血脂异常最主要的目的在于防治缺血性心血管疾病。

(一)治疗性生活方式改变

1.医学营养治疗

MNT 为治疗血脂异常的基础,需长期坚持。根据患者血脂异常的程度、分型以及性别、年龄和劳动强度等制订食谱。饮食中减少饱和脂肪酸和胆固醇摄入,增加植物固醇和可溶性纤维。

2.控制体重

增加有规律的体力活动,保持合适的体重指数(BMI)。

3.其他

戒烟;限盐;限制饮酒,禁烈性酒。

(二)药物治疗

1.羟甲基戊二酸单酰辅酶 A(HMG-CoA)还原酶抑制剂

该药又称他汀类,适用于高胆固醇血症和以胆固醇升高为主的混合性高脂血症。常用药物有辛伐他汀、阿托伐他汀等。

2.苯氧芳酸类

该药又称贝特类,适用于高三酰甘油血症和以三酰甘油升高为主的混合型高脂血症。常用药物有非诺贝特、苯扎贝特等。

3.烟酸类

烟酸属 B 族维生素,其用量超过作为维生素作用的剂量时,有调脂作用。常用药物有烟酸、阿昔莫司。

4.胆酸螯合剂

该药又称树脂类,适用于高胆固醇血症和以胆固醇升高为主的混合性高脂血症。常用药物有考来烯胺等。

5.依折麦布

肠道胆固醇吸收抑制剂,适用于高胆固醇血症和以胆固醇升高为主的混合性高脂血症。

6.普罗布考

适用于高胆固醇血症,尤其是纯合子型家族性高胆固醇血症。

7.n-3 脂肪酸制剂

n-3(ω-3)长链多不饱和脂肪酸是海鱼油的主要成分。适用于高三酰甘油血症和以三酰甘油升高为主的混合性高脂血症。

(三)血浆净化治疗

仅用于极个别对他汀类药物过敏或不能耐受的严重难治性高胆固醇血症者。

(四)手术治疗

对于非常严重的高胆固醇血症,可考虑手术治疗,包括部分回肠末段切除术、门腔静脉分流术和肝脏移植术等。

(五)基因治疗

可能成为未来根治基因缺陷所致血脂异常的方法。

五、护理措施

(一)一般护理

1.饮食护理

给予患者低脂、低热量、高纤维素饮食。

(1)低脂饮食:避免高脂、高胆固醇饮食,如少食脂肪含量高的肉类,尤其是肥肉,进食禽肉应去除皮脂;少食油炸食品;少食用动物油脂、棕榈油等富含饱和脂肪酸食物,以及蛋黄、动物内脏、鱼子、鱿鱼、墨鱼等高胆固醇食物。

（2）低热量饮食：如淀粉、玉米、鱼类、豆类、奶类、蔬菜、瓜果等，可减少总热量摄入，减少胆固醇合成，促使超体重患者增加脂肪消耗，有利于降低血脂。控制碳水化合物的摄入量，防止多余的糖分转化为血脂。

（3）高纤维素饮食：多吃粗粮、杂粮、米糠、麦麸、干豆类、蔬菜、海带、水果等，增加食物纤维含量，满足患者饱腹感，有利于减少热能的摄入，并提高食物纤维与胆汁酸的结合，增加胆盐在粪便的排泄，降低血清胆固醇浓度。

（4）戒烟限酒：禁用烈性酒，以减少引起动脉粥样硬化的危险因素。

2.运动护理

根据患者生活方式、体重的不同，制订科学的运动计划。提倡中、低强度的有氧运动方式，如快步行走、慢跑、游泳、做体操、打太极拳、骑自行车等，每天坚持 30 分钟，每周 5 次以上，活动时心率以不超过 170 减年龄为宜，运动后以微汗、不疲劳、无不适反应为宜。做到持之以恒，根据个体情况循序渐进。

（二）用药护理

指导患者正确服用调节血脂药物，观察和处理药物不良反应。

1.他汀类药物

少数病例服用大剂量时可引起转氨酶升高、肌肉疼痛，严重者可引起横纹肌溶解、急性肾衰竭等，用药期间定期监测肝功能。除阿托伐他汀和瑞舒伐他汀可在任何时间服药外，其余制剂均为每晚顿服。此类药物不宜用于儿童、孕妇及哺乳期妇女。

2.贝特类药物

不良反应一般较轻微，主要有恶心、腹胀、腹泻等胃肠道反应，有时有一过性血清转氨酶升高，宜在饭后服用。

3.烟酸类药物

不良反应为面部潮红、瘙痒、胃肠道症状，严重不良反应是使消化性溃疡恶化，偶见肝功能损害，可指导患者饭后服用。

4.树脂类药物

主要不良反应为恶心、呕吐、腹胀、腹痛、便秘。也可干扰其他药物的吸收，如叶酸、地高辛、贝特类、他汀类、抗生素、甲状腺素、脂溶性维生素等，可在服用本类药物前 1～4 小时或 4 小时后服用其他药物。

（刘美云）

第八节　嗜铬细胞瘤

嗜铬细胞瘤起源于肾上腺髓质、交感神经节或其他部位的嗜铬组织，这种瘤持续或间断地释放大量儿茶酚胺，引起持续性或阵发性高血压和多个器官功能及代谢紊乱。本病以 20～50 岁最多见，男女发病率无明显差异。嗜铬细胞瘤大多为良性，如及早诊治，手术切除可根治。恶性肿瘤约占 10%，治疗困难，已发生转移者预后不一，重者在数月内死亡，少数可存活 10 年以上，5 年生存率为 45%。

一、病因与发病机制

发病原因尚不明确。肿瘤位于肾上腺者占 80%～90%，大多为一侧性，少数为双侧性或一侧肾上腺瘤与另一侧肾上腺外瘤并存，多见于儿童和家族性患者。

肾上腺髓质的嗜铬细胞瘤可产生去甲肾上腺素和肾上腺素，以前者为主，极少数只分泌肾上腺素，家族性者以肾上腺素为主，尤其在早期、肿瘤较小时；肾上腺外的嗜铬细胞瘤，除主动脉旁嗜铬体所致者外，只产生去甲肾上腺素，不能合成肾上腺素。

嗜铬细胞瘤可产生多种肽类激素，并可引起一些不典型的症状，如面部潮红、便秘、腹泻、面色苍白、血管收缩及低血压或休克等。

二、临床表现

以心血管症状为主，兼有其他系统的表现。

(一)心血管系统表现

1.高血压

高血压为最主要症状，有阵发性和持续性两型，持续性者亦可有阵发性加剧。

2.低血压、休克

本病可发生低血压，甚至休克；或出现高血压和低血压相交替的表现。这种患者还可发生急性腹痛、心前区痛、高热等。

3.心脏表现

大量儿茶酚胺可引起儿茶酚胺性心肌病，伴心律失常，如期前收缩、阵发性心动过速，甚至心室颤动。部分患者可发生心肌退行性变、坏死、炎性改变。

(二)代谢紊乱

1.基础代谢增高

肾上腺素可作用于中枢神经及交感神经系统控制下的代谢过程，使患者耗氧量增加。代谢亢进可引起发热、消瘦。

2.糖代谢紊乱

肝糖原分解加速及胰岛素分泌受抑制而致糖异生加强，可引起血糖过高，糖耐量减低。

3.脂代谢紊乱

脂肪分解加速、血游离脂肪酸增高。

4.电解质紊乱

少数患者可出现低钾血症、高钙血症。

(三)其他临床表现

1.消化系统

肠坏死、出血、穿孔、便秘、甚至肠扩张，且胆石症发生率较高。

2.腹部肿块

少数患者在左或右侧中上腹部可触及肿块，个别肿块可很大，扣及时应注意有可能诱发高血压。恶性嗜铬细胞瘤可转移到肝，引起肝大。

3.泌尿系统

肾功能减退、高血压发作、膀胱扩张，无痛性肉眼血尿。

4.血液系统

血容量减少,血细胞重新分布,周围血中白细胞增多,有时红细胞也可增多。

5.伴发其他疾病

嗜铬细胞瘤可伴发于一些因基因种系突变而致的遗传性疾病,如2型多发性内分泌腺瘤病、多发性神经纤维瘤等疾病。

三、辅助检查

(一)血、尿儿茶酚胺及其代谢物测定

持续性高血压型患者尿儿茶酚胺及其代谢物香草基杏仁酸(VMA)及甲氧基肾上腺素(MN)和甲氧基去甲肾上腺素(NMN)皆升高,常在正常高限的两倍以上。阵发性者平时儿茶酚胺可不明显升高,而在发作后才高于正常,故需测定发作后血或尿儿茶酚胺。摄入可乐、咖啡类饮料及左旋多巴、拉贝洛尔、普萘洛尔、四环素等药物可导致假阳性结果;休克、低血糖、高颅内压可使内源性儿茶酚胺增高。

(二)胰升糖素激发试验

对于阵发性,且一直等不到发作者可做该试验。

(三)影像学检查

(1)B超作肾上腺及肾上腺外肿瘤定位检查,对直径1 cm以上者,阳性率较高。

(2)CT扫描,90%以上的肿瘤可准确定位。

(3)MRI有助于鉴别嗜铬细胞瘤和肾上腺皮质肿瘤,可用于孕妇。

(4)放射性核素标记定位。

(5)静脉导管术。

四、诊断要点

本病的早期诊断尤为重要,诊断的重要依据必须建立在24小时尿儿茶酚胺或其他代谢产物增加的基础上。对于高血压呈阵发性或持续性发作的患者,尤其是儿童和年轻人,要考虑本病的可能性。并根据家族史、临床表现、实验室检查等确定诊断。并要与其他继发性高血压及原发性高血压相鉴别。

五、治疗

(一)药物治疗

嗜铬细胞瘤手术切除前可采用α受体阻断药使血压下降,减轻心脏负担,使原来缩减的血管容量扩大。常用口服的α受体阻断药有酚苄明、哌唑嗪。

(二)手术治疗

手术治疗可根治良性的嗜铬细胞瘤,但手术切除时有一定危险性。在麻醉诱导期,手术过程中,尤其在接触肿瘤时,可出现血压急骤升高、心律失常和休克。瘤被切除后,血压一般降至12.0/8.0 kPa(90/60 mmHg)。如血压低,表示血容量不足,应补充适量全血或血浆,必要时可静脉滴注适量去甲肾上腺素,但不可用缩血管药来代替补充血容量。

(三)并发症的治疗

当患者发生高血压危象时,应立即予以抢救(图7-2)。

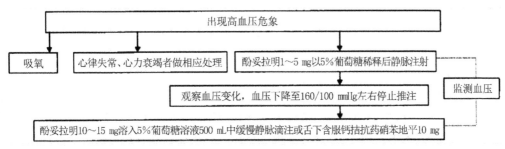

图 7-2　高血压危象抢救

(四)恶性嗜铬细胞瘤的治疗

较困难,一般对放疗和化疗不敏感,可用抗肾上腺素药做对症治疗。

六、护理诊断/问题

(一)组织灌注无效

组织灌注无效与去甲肾上腺素分泌过量致持续性高血压有关。

(二)疼痛

头痛与血压升高有关。

(三)潜在并发症

高血压危象。

七、护理措施

(一)安全与舒适管理

急性发作时应绝对卧床休息,保持环境安静,光线宜偏暗,避免刺激。护理人员操作应集中进行以免过多打扰患者。高血压发作间歇期患者可适量活动,但不能剧烈活动。

(二)饮食营养

给予高热量、高蛋白质、高维生素、易消化饮食,避免饮含咖啡因的饮料。

(三)疾病监测

1.常规监测

密切观察血压变化,注意阵发性或持续性高血压,或高血压和低血压交替出现,或阵发性低血压、休克等病情变化,定时、定血压计、定体位、定人进行血压测量;观察有无头痛及头痛程度、持续时间,是否有其他伴随症状;观察患者的发病是否存在诱发因素;记录液体出入量,监测患者水、电解质变化。

2.并发症监测

如患者出现剧烈头痛、面色苍白、大汗淋漓、恶心、呕吐、视力模糊、复视等高血压危象表现,或心力衰竭、肾衰竭、高血压脑病的症状和体征。应立即通知医师,并配合抢救。

(四)高血压危象急救配合

(1)卧床休息,吸氧,抬高床头以减轻脑水肿,加用床栏以防患者因躁动而坠床。

(2)按医嘱给予酚妥拉明等急救药。

(3)持续心电图、血压监测,每 15 分钟记录 1 次测量结果。

(4)因情绪激动、焦虑不安可加剧血压升高,应专人护理,及时解释病情变化,安抚患者,使其保持平静。

（5）若有心律失常、心力衰竭、高血压脑病、脑卒中和肺部感染者，协助医师处理并给予相应的护理。

（五）用药护理

α受体阻滞剂在降低血压的同时易引起直立性低血压，因此要严密观察血压变化及药物不良反应，指导患者服药后平卧30分钟，缓慢更换体位，防止意外发生。此外，患者还可能出现鼻黏膜充血、心动过速、低钠倾向等，要及时发现、及时处理；头痛剧烈者按医嘱给予镇静剂。

（六）心理护理

因本病发作突然，症状严重，患者常有恐惧感，渴望早诊早治。护士要主动关心患者，向其介绍有关疾病知识、治疗方法及注意事项。患者发作时，护士要守护在患者身边，使其具有安全感，消除恐惧心理和紧张情绪。

八、健康指导

（一）预防疾病

患者充分休息，生活有规律，避免劳累，保持情绪稳定、心情舒畅。

（二）管理疾病

告知患者当双侧肾上腺切除后，需终身应用激素替代治疗，并使患者知晓药物的作用、服药时间、剂量、过量或不足的征象、常见的不良反应。

（三）康复指导

嘱患者随身携带识别卡，以便发生紧急情况时能得到及时处理。并定期返院复诊，以便及时调整药物剂量。

（刘美云）

第八章

手足外科护理

第一节　手部关节脱位

一、概述

(一)解剖学

手部关节包括桡腕关节、腕骨间关节、腕掌关节、掌骨间关节、掌指关节和指骨间关节等。

(二)病因

手部关节脱位多由于外伤引起。

(三)分类

手部关节脱位分类锻炼如下。

1.指间关节脱位

固定后即可练习患指的屈伸功能,尽管其活动受到固定的限制,但其伸屈肌腱不会因固定而与四周组织粘连。3周后解除固定,即可练习患指关节的活动,如活动进度较慢、肿胀不消时,可配合药物、理疗等治疗。

2.掌指关节脱位

固定2周后解除固定,逐渐锻炼掌指关节伸屈功能,若无并发骨折,功能较易恢复。对伤势较重、功能恢复较慢者,应结合药物、理疗等治疗。

3.腕关节脱位

固定期间应不断练习伸指握拳动作,3周后解除固定,立即开始做腕关节的屈伸活动,活动范围由小到大,循序渐进。

4.舟、月骨及腕掌关节脱位

在固定期间应经常练习握拳屈腕动作,固定3周后解除固定,先练习屈腕功能和旋腕功能,1周后再练习伸腕功能。

(四)临床表现

局部肿胀、皮下淤血、压痛或有畸形,畸形处可触到移位的脱位端。

二、治疗

治疗可分为手法复位和切开复位。

三、康复

(一)康复评定

(1)肌力检查。

(2)关节活动度测量。

(3)日常生活活动能力评定。

(4)脱位处疼痛和肿胀程度:脱位处为运动后疼痛还是静止状态时疼痛。

(5)是否伴有神经和血管损伤。

(6)肺功能及呼吸运动检查:看患者呼吸频率、节律、有无呼吸困难;胸腹部的活动度;胸廓的扩张度;还可查肺容量、肺通气功能、小气道通气功能、气体代谢测定等。

(7)局部肌肉是否有萎缩:受伤早期肌肉萎缩不明显,后期可能会出现失用性肌萎缩,关节周围软组织牵缩等。

(8)骨质疏松情况:老年人常伴有骨质疏松,X线片或骨密度检测可确诊。

(9)是否伴有心理障碍。

(二)康复计划

(1)预防或消除肿胀。

(2)加强肌力训练,防止失用性肌萎缩,关节周围软组织牵缩等。

(3)保持肘、腕、指各关节活动度,扩大手部关节的活动范围。

(4)改善局部血液循环,促进血肿吸收和炎性渗出物吸收。

(5)若伴有神经损伤,给予神经康复治疗(如肌皮电神经刺激、中频治疗等)。

(6)促进脱位愈合,防止骨质疏松。

(三)康复治疗

1.第一阶段(伤后或术后 1~2 周)

伤后或术后 48 小时内局部用冷敷,主要进行伸指、分指、腕、肘各关节的运动。

2.第二阶段(伤后或术后 2 周后)

去除外固定后,加强手部关节功能锻炼并逐渐负重行走。

(四)康复评价

优:脱位正常愈合,达到或接近解剖复位,无局部畸形,X线片示对位良好,手部关节活动功能正常。

良:脱位正常愈合,术后脱位略有移位,对线良好,手部关节活动功能正常。

差:脱位明显畸形愈合,或有骨不连和再次脱位,手部关节活动功能受限。

四、护理

(一)护理评估

1.一般情况评估

评估患者血压、体温、心率、血糖等情况。

2.风险因素评估

患者的日常生活活动能力评估,Braden 评估,患者跌倒、坠床风险评估。

3.评估患者心理反应

评估患者有无焦虑、抑郁等心理。

4.评估患者有无外伤史

青壮年和儿童是否有撞伤、跌倒及手部着地史,新生儿是否有难产、手部牵拉史,从而估计伤情。

5.评估患者有无骨折专有的体征

(1)症状:局部肿胀、疼痛、畸形。

(2)体征:异常活动、骨擦感或骨擦音。

6.评估患者有无损伤

评估患者软组织和上肢神经功能有无损伤。

7.评估 X 线片及 CT 检查结果

评估检查结果以明确脱位的部位、类型和移动情况。

8.评估既往健康状况

评估患者是否存在影响活动和康复的慢性疾病。

9.评估患者生活能力和心理状况

评估患者生活自理能力和心理社会状况。

(二)护理诊断

1.疼痛

其与创伤有关。

2.焦虑

其与疼痛、疾病预后因素有关。

3.知识缺乏

缺乏脱位后预防并发症和康复锻炼的相关知识。

4.肢体肿胀

其与脱位有关。

5.潜在并发症

有周围血管神经功能障碍的危险。

(三)护理措施

1.术前护理及非手术治疗

(1)心理护理:讲解疾病相关知识,增强患者信心。剧烈疼痛会导致患者情绪危机,使其产生焦虑、紧张、烦躁等心理变化。护理人员要经常巡视病房,多与患者交谈,帮助患者正确面对现实,尽快进入患者角色。耐心细致的讲解手术过程及术前、术中、术后注意事项。讲解手术后相关功能锻炼,增强患者战胜疾病的信心,建立信任感和安全感,以最佳心态接受治疗。

(2)饮食护理:术前加强饮食营养,宜选择高蛋白、高维生素、高钙、高铁、粗纤维及果胶成分丰富的食物,如适当食鱼类、肉类及新鲜水果蔬菜。有消瘦、贫血等患者,可选择静脉输入营养物质,如 20%脂肪乳剂、复方氨基酸等。

(3)休息与体位:局部固定后,抬高患肢,减轻水肿,缓解疼痛。

(4)保持有效的固定。

(5)完善术前的各种化验和检查。

(6)功能锻炼:脱位固定后立即指导患者进行上臂肌的早期舒缩活动。

2.术后护理

(1)休息与体位:抬高患肢,促进血液回流。

(2)术后观察:①与麻醉医师交接班,予以心电监护、吸氧,监测 T、P、R、BP、SpO₂ 变化,每小时记录 1 次。②查看伤口敷料包扎情况,观察有无渗血、渗液。③注意伤口负压引流管是否通畅,防止扭曲、折叠、脱落,记录引流液的量、性质。④密切观察肢体远端动脉搏动及手指的血供感觉、活动、肤色、皮温,注意有无压迫神经和血管的现象,如出现皮肤发冷、发紫、静脉回流差、感觉麻木的症状,立即报告医师查找原因及时对症处理。

(3)症状护理:①向患者解释手术后疼痛的规律,指导缓解疼痛的方法,如听音乐、看报纸与家属聊天等分散对疼痛的注意力。②按摩伤口周围,缓解肌紧张。③正确评估患者疼痛的程度,对疼痛明显者可适当给予止痛剂。④采用止痛泵止痛法,利用止痛泵缓慢从静脉内给药,减轻疼痛。

(4)一般护理:协助洗漱、进食,并鼓励患者做些力所能及的自理活动。

(5)饮食护理:早期以清淡饮食为主,如小米、大米、黑米等粥类饮食。待胃肠功能恢复正常后,可进食高蛋白、高热量、高维生素的饮食,以维持正氮平衡,蛋白质在热量的总量中占 20%～30%,才能达到营养效果。增加蛋白质摄入,有利于白细胞计数和抗体的增加,加速创面愈合,减少瘢痕形成。除此之外,因为糖类能参加蛋白质内源性代谢,能防止蛋白质转化为糖类。所以,在补充蛋白质的同时应补给足够的糖类。还要鼓励吃新鲜蔬菜、水果,多饮水,保持大便通畅。

(6)功能锻炼:损伤反应开始消退,肿胀和疼痛开始消退,即可开始功能锻炼,如握拳、伸指、分指、屈伸、腕环绕、肘屈曲、前臂旋前旋后等主动练习,并逐渐增加幅度。

3.出院指导

(1)心理指导:讲述疾病相关知识及介绍成功病例,帮助患者树立战胜病魔的信心。

(2)用药:出院带药时,应将药物的名称、剂量、用法、注意事项告诉患者,按时用药。

(3)饮食:鼓励患者多食高蛋白、高热量、高维生素、含钙丰富、刺激性小的易消化食物,多食蔬菜、水果,避免辛辣刺激食物,预防便秘。

(4)复查时间及指征:定期到医院复查,术后 1 个月、3 个月、6 个月需行 X 线片复查,了解骨折愈合情况。手法复位外固定者如出现脱位处疼痛加剧、患肢麻木、手指颜色改变,温度低于或高于正常等情况需随时复查。

(四)护理评价

(1)疼痛能耐受。

(2)心理状态良好,配合治疗。

(3)肢体肿胀减轻。

(4)切口无感染。

(5)无周围神经损伤,无并发症发生。

(6)X 线片显示:脱位端对位、对线佳。

(7)患者及家属掌握功能锻炼知识,并按计划进行,手部关节无僵直。

(窦希玲)

第二节　腕舟骨骨折

一、概述

腕舟骨骨折是上肢常见的骨折,占腕骨骨折的 60%～70%,其发生率仅次于桡骨远端骨折;占全身所有骨折的 2%～7%。病因多为低能量损伤,如运动性损伤(59%)、腕关节背伸位摔伤(35%),其余为高能量损伤。

二、临床表现

急性期主要表现为腕部肿胀、活动受限、鼻烟窝压痛及拇指轴向应力诱发疼痛。在恢复期,患者表现为腕关节活动度降低、无力,不能做俯卧撑运动及腕桡侧疼痛。

三、诊断

(一)临床表现
疼痛,功能受限,肿胀等。

(二)X 线检查
应包括腕关节后前位、侧位及舟状骨位 X 线。高达 25% 的舟骨骨折在首次 X 线检查不能被发现,对临床上所有怀疑舟骨骨折的患者均应行短臂石膏制动,直到症状缓解。在 10～12 天后再去除石膏行 X 线检查。

(三)MRI 检查
MRI 对急性及隐性舟骨骨折是最为可靠的检查方式,往往在伤后 24 小时便有诊断意义。

(四)CT 扫描
了解舟骨骨折形态及稳定情况来帮助指导治疗时行 CT 检查。舟骨骨折的愈合不能仅靠 3 个月时标准 X 线片。CT 提供了更清晰的影像及更多骨折愈合的相关信息。

四、分型

(一)Russe 分型
水平型、横型、垂直型。

(二)Herbert 分型
A 型:稳定急性骨折。A1:结节部骨折,A2:经腰部不完全骨折。B 型:不稳定急性骨折。B1:远侧斜行骨折,B2:腰部完全骨折,B3:近极骨折,B4:经舟骨月骨周围脱位。C 型:延迟愈合。D 型:骨折不愈合。D1:纤维性不愈合,D2:假关节形成。

五、治疗

(一)急性舟骨骨折非手术治疗
具体参考表 8-1。

表 8-1　急性舟骨骨折非手术治疗方法

骨折类型	治疗方法
稳定骨折,无移位结节骨折	短臂石膏制动 6~8 周
远 1/3,不全骨折	短臂石膏制动 6~8 周
腰部骨折	长臂拇指人字石膏制动 6 周,短臂石膏制动 6 周

(二)急性舟骨骨折手术治疗

具体参考表 8-2。

表 8-2　急性舟骨骨折手术治疗方法

骨折类型	治疗方法
近端骨折	无移位的可经皮或者切开内固定
不稳定骨折移位>1 mm,侧位舟骨内角>30°骨缺损或者粉碎,月骨周围脱位,背侧嵌入体不稳定	背侧经皮或者切开螺钉固定

(三)舟骨骨折不愈合手术治疗

具体参考表 8-3。

表 8-3　舟骨骨折不愈合手术治疗方法

骨折类型	治疗方法
延迟愈合	经皮或者切开以无头加压螺钉固定
纤维性不愈合,腰部	切开复位及骨移植 对于舟骨近端采用背侧入路
硬化性不愈合,腰部	对于腰部行掌侧入路
腰部不愈合,脱位畸形	掌侧入路并伴带皮质及松质楔形骨移植
近端不愈合,无缺血坏死	背侧入路 经皮或者切开植骨并以无头螺钉固定 以微型无头螺钉稳定腕中关节,以无头螺钉将舟骨近端像三明治一样固定于舟骨腰部与月骨之间
血运性不愈合,腰部及近端	带血运的骨移植:自掌侧及背侧入路

六、规范化沟通

(1)明确诊断为"腕舟骨骨折"。

(2)了解患者的基本情况 如职业,生活习惯,工作性质等,向患者交代本病的发病原因。

(3)保守治疗 优点为花费较少,缺点为石膏固定时间较长,发生关节僵直可能性较大,可能症状不缓解。

(4)根据您目前的情况来看,您具有手术适应证,不适合保守治疗。因此,我们为您选择手术治疗。手术治疗的优点是可早期进行康复活动。它的缺点是费用较高,需住院治疗,存在切口感染风险。

(5)交代术前 8 小时禁食水,做好术前手术部位标记。

七、护理与康复

(一)术前护理

1.病情观察

(1)全身情况:密切观察患者生命体征。

(2)局部情况:观察患侧腕关节肿胀程度及手指感觉、运动情况。

2.饮食

一般患者给予普食,有其他合并症的给予相应治疗饮食,术前晚进食清淡易消化饮食。

3.术前准备

(1)完善术前常规检查及化验。

(2)皮肤准备:术前3天开始每天用肥皂水清洗患肢,修剪指甲。

(3)女性患者如在月经期应通知医师。

(4)术前禁食水时间:术前8小时禁食、4小时禁水。

(5)术前宣教:入院后戒烟戒酒;术前晚保持良好睡眠。

4.心理护理

评估患者的心理状态及需求,向患者讲解疾病及手术相关知识,减轻患者焦虑紧张情绪,积极配合手术。

(二)术后护理

1.病情观察

(1)全身情况:密切观察患者生命体征,术后4小时未排尿者,及时查找原因并记录。

(2)局部情况:患侧手指颜色、温度、肿胀程度及手指的感觉、运动。

2.体位

患者卧床时,抬高患肢高于心脏,下床时用前臂吊带将患肢悬吊于胸前,掌心向上。

3.饮食

局麻者术后即可进食;臂丛麻醉者术后禁食水2小时后进食。

4.伤口

加压包扎,观察伤口渗血情况,术后渗血量>400 mL,或1小时>100 mL时,应监测生命体征并通知医师。

5.用药观察及指导

遵医嘱给予消炎、消肿、活血药物。

6.疼痛

做好疼痛健康教育;评估患者疼痛程度给予相应镇痛措施,并观察镇痛效果。

7.心理状况

巡视病房与患者及时沟通,鼓励开导患者,理解关心患者,让患者以积极的心态面对疾病,配合治疗早日康复。

8.康复锻炼

术后石膏固定,术后24～48小时开始行手指屈伸收展等功能训练,术后6～8周可根据拍X线片情况去除石膏固定,开始进行腕关节屈伸功能训练。

(三)家庭护理

1.复查

术后6～8周来医院复查。复查时携带原始资料。如出现伤口红肿、疼痛、渗液情况请及时来医院复查。

2.饮食

普通饮食。

3.功能锻炼

术后12~14天拆线,术后6~8周可根据X线片情况去除石膏固定,开始腕关节轻度屈曲背伸训练。

（窦希玲）

第三节　胸廓出口综合征

一、概述

胸廓出口综合征是指锁骨下动、静脉和臂丛神经在胸廓出口处和胸小肌、肩胛喙突附着处受压迫而产生的一系列症状。病因较多,主要表现为异常的颈肋将臂丛神经、血管顶起卡压;前斜角肌痉挛肥大压迫神经血管;锁骨骨折畸形愈合、骨痂形成,压迫臂丛神经;胸腔出口处肿物如脂肪瘤、血管瘤等压迫。

二、临床表现

主要表现为臂丛神经下干受压的表现,常见于中年妇女,男女之比约为1：3,20~40岁占80％以上。持续性的上肢麻木、乏力、酸痛。上肢活动后症状可能出现缓解。刺激病变部位后症状加重。病史长者可有大小鱼际肌肉萎缩,一般以尺神经支配肌为著。

三、诊断

（一）症状
持续性的上肢麻木、乏力、酸痛。

（二）斜角肌挤压试验
患者坐位,双手置于双膝,头转向患侧,抬高颏部并使颈部尽量向上伸展,然后深吸气,屏气,如出现桡动脉搏动消失或减弱,上肢麻木加重,则为阳性。

（三）锁骨上叩击试验
患者头偏向患侧,叩击患侧颈部出现向远端放射为阳性。

（四）挺胸试验
检查者一手摸患者桡动脉,同时嘱患者双肩下垂向后伸展,过度挺胸,此时若桡动脉减弱或消失,伴手指麻木,即为阳性。

（五）上肢外展、外旋试验
双上肢外展90°并外旋,患者双手做连续快速屈伸动作,患侧上肢从远端向近端出现疼痛、无力,手臂自动下落,而健侧则持续1分钟以上不出现症状。

（六）锁骨上压迫试验
距锁骨上缘2~3cm压迫锁骨上,桡动脉搏动为阳性。

（七）X线检查
可发现有无异常的颈肋存在,或者颈椎横突过长。

（八）肌电图检查
明确神经卡压情况。早期有F波延长,晚期以尺神经运动传导速度在锁骨部减慢。

四、治疗

(一)保守治疗

适用于病变早期,无明显感觉及运动障碍、无明显骨性异常及血管压迫体征者。主要方法包括通过休息和适当体位来治疗。患者避免重体力劳动,颈部压痛点局封,营养神经药物治疗等。

(二)手术治疗

前斜角肌挛缩者可将挛缩的斜角肌或纤维束切断;锁骨骨折畸形愈合者,可切除一段畸形愈合的锁骨,减轻对臂丛神经及血管的压迫;有颈肋者,先行切除连接颈肋与第一肋骨的纤维束带,必要时可进一步切除颈肋。

五、规范化沟通

(1)明确诊断为胸廓出口综合征。

(2)了解患者的基本情况。如职业,生活习惯,工作性质等,向患者交代本病的发病原因。

(3)保守治疗,缺点为症状不缓解。

(4)根据您目前的情况来看,您具有手术适应证,不适合保守治疗。因此,我们为您选择手术治疗。手术治疗的优点是解除对神经、血管的压迫,根治疾病。它的缺点是费用较高,需住院治疗,存在切口感染风险。

(5)交代术前 8 小时禁食水,做好术前手术部位标记。

(6)向患者交代术后注意事项及康复训练方法。

六、护理与康复

(一)术前护理

1.病情观察

(1)全身情况:密切观察患者生命体征。

(2)局部情况:患侧手指的感觉、运动等情况。

2.饮食

一般患者给予普食,有其他合并症的给予相应治疗饮食,术前晚进食清淡易消化饮食。

3.术前准备

(1)完善术前常规检查及化验。

(2)皮肤准备:术前 3 天开始每天用肥皂水清洗患肢,修剪指甲。

(3)女性患者如在月经期应通知医师。

(4)术前禁食水时间:术前 8 小时禁食、4 小时禁水。

(5)术前宣教:入院后戒烟戒酒;术前晚保持良好睡眠。

4.心理护理

评估患者的心理状态及需求,向患者讲解疾病及手术相关知识,减轻患者焦虑紧张情绪,积极配合手术。

(二)术后护理

1.病情观察

(1)全身情况:密切观察患者生命体征,术后 4 小时未排尿者,及时查找原因并记录。

(2)局部情况:患侧手指颜色、温度、肿胀程度以及手指的感觉、运动情况。

2.体位

全麻术后去枕平卧头偏向一侧,意识清醒后头下垫枕头或抬高床头,抬高患肢高于心脏水平。

3.饮食

全麻完全清醒后可饮少量的温开水,如无呛咳、恶心、呕吐、腹胀再给予流质饮食,逐渐过渡到半流质或普食,多食含维生素 B 的食物,如玉米、小米、燕麦、豆类等食物,有助于营养神经,促进恢复。

4.伤口

伤口加压包扎,观察伤口渗血情况,术后渗血量>400 mL,或 1 小时>100 mL 时,应监测生命体征并通知医师。

5.用药观察及指导

遵医嘱给予营养神经药物治疗。

6.疼痛

做好疼痛健康教育;评估患者疼痛程度给予相应镇痛措施,并观察镇痛效果。

7.心理状况

巡视病房与患者及时沟通,神经功能恢复较慢,鼓励开导患者,理解关心患者,让患者以积极的心态面对疾病,配合治疗早日康复。

8.康复锻炼

术后 48 小时如患者伤口局部无出血、肿胀或疼痛可开始有限的肩肘腕关节活动。

(三)家庭护理

1.复查

术后 4 周来医院复查。复查时携带原始资料。如出现伤口红肿、疼痛、渗液等情况请及时来医院复查。

2.饮食

普通饮食。可进食富含维生素 B 的食物,如玉米、小米、燕麦、豆类等食物,有助于营养神经,促进恢复。

3.功能锻炼

继续功能锻炼,术后 12～14 天拆线。术后 4 周逐步恢复日常生活及工作。

4.用药观察及指导

遵医嘱服用营养神经药物。

(窦希玲)

第四节　跟 腱 断 裂

一、概述

跟腱是足踝后部人体最强大的肌腱,能承受很大的张力,除个别疾病和特殊的动作外,在日常生活中很难发生断裂。跟腱的功能是负责踝关节的跖屈,对于行走等日常生活得动作的完成起重要的作用。在四季分明的区域跟腱断裂好发于开春及初秋。跟腱断裂通常高发于年龄在30～50 岁的男性患者。除直接暴力导致的跟腱断裂外,间接暴力导致跟腱断裂的机制是当踝关节处在过伸位小腿三头肌突然发力引起。当踝关节在背伸 20°～30°发力跖屈时跟骨结节到踝的轴心半径大,跟腱处于极度紧张状态,此时突然用力踏跳,已紧张的跟腱需要承担超过自身重力几倍的力,跟腱发生断裂。引起跟腱断裂的其他高危因素还包括激素的使用,喹诺酮类抗生素的使用;痛风、甲状腺功能亢进、肾功能不全、动脉硬化;既往的跟腱损伤或病变;感染、系统性炎性疾病;高血压及肥胖等原因。

二、诊断

(一)症状

患者常诉有足跟后方有棒击感,随即出现提踵无力,无法完成蹬地、跳跃等动作。表现为行走困难及推进无力并伴有跛行。跟腱处出现凹陷。接下来的几小时或几天内软组织逐渐肿胀。

(二)体征

提踵受限、跟腱后方凹陷且伴有肿胀或皮下出血点。后跟部疼痛,于小腿远端跟腱处可扪及凹陷,踝关节后方出现沿足跟的瘀斑。

(1)Thompson 试验。判断腓肠肌-比目鱼肌复合体的连续性。令患者俯卧双足置于床沿外,手捏小腿三头肌肌腹,正常侧踝于捏肌肉时立即跖屈,跟腱完全断裂时捏肌肉时踝关节不动。

(2)踝跖屈力量减弱。

(3)触诊皮下存在空隙。

(4)轻微用力可使踝关节背屈被动活动增加。

(三)辅助检查

1.超声检查

最有效便捷的检查方法是超声检查,可明确跟腱是否断裂,断裂的位置。

2.MRI 检查

进一步检查判断跟腱变性的程度。

3.X 线检查

用于判断是否伴有跟腱附着部位的急性撕脱骨折。

三、治疗

(一)非手术治疗

1.适应证

以下情况可考虑保守治疗,应用石膏或者功能性支具。

(1)糖尿病。

(2)神经性病变和免疫缺陷状态。

(3)65 岁以上。

(4)久坐的生活方式。

(5)肥胖(体质指数＞30)。

(6)外周血管疾病、局部或系统皮肤病。

2.方法

可应用屈膝跖屈位石膏,膝关节屈曲 60°,踝关节跖屈。可促使两跟腱断端相互靠近来促进跟腱断端愈合,固定时间一般为 6～8 周。最初采用过膝关节的长腿支具,将膝关节限制于屈曲状态,而踝关节限制于跖屈状态,以最大程度降低跟腱张力。4周后将膝关节以上部分石膏锯断,更换为短腿石膏。与手术治疗相比,非手术治疗后跟腱再断裂率较高(1.7%～10.0%),但无切口愈合不良、切口感染及神经损伤的风险。

(二)手术治疗

1.适应证

对功能要求较高的人群,除无条件进行手术或局部皮肤有感染不宜手术的情况下,可采取非手术疗法,其他时候以手术治疗为佳。

2.手术方式

腰麻或全麻。

(1)开放缝合:陈旧跟腱断裂;MRI显示跟腱缺损>4 cm;跟腱止点撕脱。

(2)有限切开:2 cm<MRI显示跟腱缺损<4 cm。

(3)经皮缝合:MRI显示跟腱缺损<2 cm。

(4)术中根据情况应用:跟腱缺损>4 cm,应用同种异体移植物、自体移植物、异体移植物、合成组织移植物或生物材料;跟腱止点断裂需要应用铆钉进行止点重建。

3.术前检查

(1)心电图、足侧位X线片、双下肢深静脉彩超、跟腱B超、跟腱MRI检查。

(2)血常规、尿常规、凝血分析、术前八项、生化全项。

(3)根据患者情况请相关科室会诊。

(4)术前准备:①术前禁食8小时,禁水4小时。②术区备皮,画手术标识。③完善术前各项相关检查,无明显手术禁忌证。④根据患者是否应用内置物术前静脉滴注抗生素(成人患者应用第一代头孢菌素-注射用五水头孢唑啉钠,如皮试阴性,0.9%氯化钠注射液100 mL+注射用五水头孢唑啉钠2.0 g,术前2小时静脉滴注,如皮试阳性,0.9%氯化钠注射液250 mL+阿奇霉素注射液0.5 g,术前2小时静脉滴注。儿童患者按照千克体重计算),预防感染。

四、护理与康复

(一)术前护理

1.病情观察

(1)全身情况:观察患者生命体征及意识。

(2)局部情况:患者常诉有足跟后方有棒击感,随即出现提踵无力,无法完成蹬地、跳跃等动作。表现为行走困难及推进无力并伴有跛行。跟腱处出现凹陷。接下来的几小时或几天内软组织逐渐肿胀。

2.体位

患肢肿胀明显给予患肢抬高。

3.饮食

普食。如有合并症给予相应的治疗饮食。

4.用药观察及指导

评估患者用药史及药物过敏史,注意用药效果及不良反应。注意患者有无服用影响麻醉及手术药物:如阿司匹林、华法林、利血平、氯吡格雷等,及时通知医师。应用抗凝药物时应注意观察有无出血倾向。

5.术前准备

(1)完善术前常规检查及化验。

(2)皮肤准备:①检查术区皮肤状况,比如是否有破口及血痂;②术前3天每天用肥皂清洗患足,手术切口周围如有毛发,在术前30分钟剪除。

(3)女性患者如在月经期应通知医师。

(4)术前禁食水时间:术前8小时禁食、4小时禁水。

(5)术前宣教:入院后戒烟戒酒,术前晚保持良好睡眠。

(6)术前练习:练习床上大小便及助行器训练,如拐杖、轮椅使用。

(二)术后护理

1.病情观察

(1)观察患者生命体征及意识。

(2)观察患肢末梢血运。

(3)观察尿量:留置尿管者观察每小时尿量至术后6小时;无尿管者回房后评估膀胱充盈情况,4小时未排尿应及时查找原因并记录。

2.体位

(1)全麻术后未清醒者取平卧位,头偏向一侧;意识清醒后头下垫枕头。椎管内麻醉去枕平卧6小时,禁止抬头及头部剧烈及大范围的移动,6小时麻醉恢复后可头下垫枕头。

(2)抬高患肢,注意保持关节功能位。

3.饮食

全麻完全清醒和椎管内麻醉者6小时后可饮少量温开水,如无呛咳、恶心、呕吐、腹胀再给予流食,以后逐渐过渡到半流食、普食。

4.并发症预防及护理

卧床期间预防肺部感染、泌尿系统感染、下肢深静脉血栓、压疮、便秘等并发症,尤其注意深静脉血栓的预防。

5.伤口及引流管护理

观察切口有无渗血,渗血较多时及时报告。有引流管者,注意保持引流通畅,观察并记录引流液颜色、性质和量,如果引流液短时间内增多,每小时超过100 mL或总量超过400 mL,及时通知医师处理,并注意监测生命体征。

6.用药观察及指导

注意观察用药效果及不良反应。应用抗凝药物时注意观察有无出血倾向。

7.疼痛

根据患者手术方式,评估患者疼痛程度,提前给予相应镇痛措施,并观察镇痛效果。

8.心理护理

多与患者沟通交流,解除患者疑虑。

9.康复锻炼

术后麻醉未消退时,进行膝关节、髋关节被动活动。麻醉消退后,主动进行股四头肌及膝关节、髋关节的活动。

(1)术日麻醉恢复后,患肢踝关节制动,即可进行髋关节、膝关节活动,足趾跖屈、背伸活动,每次保持5秒钟,3次/日,10组/次。

(2)术后 24 小时,疼痛减轻后,应用拐杖辅助患足非负重行走,以不引起患肢肿胀为宜。

(3)术后 2 周内借助功能性支具进行保护性练习,包括限制性背伸活动。

(4)术后 2~4 周借助保护性支具非负重活动。

(5)术后 6 周去支具,下地部分负重,术后 10~12 周可完全负重。

(6)从事体育运动的患者,术后 3~6 个月恢复运动。

(三)家庭护理

1.复查

术后 4 周、8 周、12 周、6 个月、1 年到足外门诊复查。复查时携带所有的资料,包括既往就诊病历、X 线片、CT 等及相关化验结果。如出现伤口红肿、疼痛等情况及时来医院复查。

2.饮食

可进食富含高蛋白、高维生素、高钙、粗纤维的食物。如牛奶、瘦肉、鸡蛋、豆类、芹菜、竹笋、粗粮、新鲜蔬菜及水果等,以补充多种维生素 A、维生素 D、钙及蛋白质。

3.功能锻炼

(1)下地时间:术后 24 小时,疼痛减轻后,应用拐杖辅助患足非负重行走,以不引起患肢肿胀为宜。

(2)非负重活动:术后 2~4 周借助保护性支具非负重活动,术后 6 周去支具,下地部分负重,

(3)完全负重:术后 10~12 周可完全负重。

4.生活注意事项

现在注意锻炼的人越来越多,打羽毛球、篮球、跳跃等,伴随强烈的急停、变向,容易产生跟腱断裂。

(1)根据自身的体重、年龄、健康状况等自身条件选择合适的体育锻炼项目。如果体重较重,建议避免剧烈运动,多做些有氧运动,如游泳、慢跑、骑自行车等。

(2)体育运动前做好热身准备。

(3)体育锻炼遵循循序渐进。

五、规范化沟通

(1)明确诊断为跟腱断裂。

(2)既往常采用长腿石膏固定治疗,其优点为经济,减少手术带来的痛苦,无切口愈合不良、切口感染及神经损伤的风险,缺点为远期效果差,伤侧小腿肌肉萎缩,行走提踵无力,跟腱再次断裂的风险较高。

(3)根据患者情况选择治疗方式。①患者为糖尿病;神经性病变和免疫缺陷状态;65 岁以上;久坐的生活方式;肥胖(体质指数>30);外周血管疾病、局部或系统皮肤病,选择保守治疗。保守治疗注意事项:功能锻炼、预防深静脉血栓形成。②对功能要求较高的人群,除无条件进行手术或局部皮肤有感染不宜手术的情况下,可采取非手术疗法,其他时候以手术治疗为佳。术前根据 MRI 表现向患者交代初步手术方案,术中根据情况向患者交代手术方案。

(4)根据患者自身及经济状况,跟腱缺损>4 mm,应用同种异体移植物、自体移植物、异体移植物、合成组织移植物或生物材料;跟腱止点断裂需要应用铆钉进行止点重建。

(5)术前检查、检验准备充分,无明显手术禁忌证,腰麻或全麻下手术。

(6)术前注意事项 术前 8 小时禁食、4 小时禁水、备皮、画手术标识、术前应用抗生素等。

（7）术后注意事项。①术后需常规镇痛 48 小时。②尿管留置不超过 24 小时（特别是老年人）。③预防下肢深静脉血栓及抗骨质疏松治疗，术后早期行髋关节的屈伸运动，足趾的屈伸运动，防止血栓形成，药物预防：使用低分子肝素进行预防深静脉血栓。术后嘱患者多晒太阳，食用含钙量高食物，适当补充钙和维生素 D。④术后定期换药（如有引流条，24 小时将引流条去除，引流管 48 小时去除，2～3 天换药 1 次），术后根据伤口情况 14～21 天拆线。

（8）康复锻炼。术后 2 周内借助功能性支具非负重进行保护性练习，包括限制性背伸活动；术后 2～4 周借助保护性支具非负重活动；术后根据伤口情况可行物理治疗；术后 6 周去支具，下地部分负重，术后 10～12 周可完全负重；从事体育运动的患者，术后 3～6 个月恢复运动。

（窦希玲）

第五节　跟腱滑囊炎

一、概述

跟骨后方有两个滑囊，一个位于皮肤与跟腱之间，称为跟腱后滑囊或皮下囊，一个位于跟腱与跟骨后上角之间，称为跟腱前滑囊、跟骨后滑囊或跟后囊，两个滑囊可分别患病或者同时发病。跟腱止点及周围软组织，位于跟骨与后侧鞋帮间。在两者间长期反复的挤压、摩擦形成滑囊炎。最多见于青年女性，但男性也可发生。由于足跟在整个步态周期中容易以内翻的位置活动，过度压迫跟骨外后侧面与鞋帮之间的软组织（形成跟部硬茧）。跟骨的这一面变得隆起，易于触及，常被误认为外生骨疣。

二、诊断

（一）症状

早期在足跟的后上方只见到一个小的轻度变硬有压痛的红斑，患者常在此处贴上胶布以减轻鞋的压迫。当发炎的滑囊增大时，在跟腱上就出现一个疼痛的红色肿块。根据患者所穿鞋型，有时肿胀扩展到跟腱的两侧。慢性病例的滑囊形成永久性纤维化。跟腱滑囊周围疼痛，少数有红热，穿鞋行走时症状加重。

（二）体征

检查局部皮色正常或潮红，温度略增高，触痛明显。休息时放松跟腱，疼痛减轻反复发作的慢性患者，有发生跟腱或滑囊钙化或骨化的可能。局部皮下有囊性包块，伴有压痛。

（三）辅助检查

1.跟骨侧位 X 线片

X 线检查早期无改变，晚期可有跟骨结节脱钙、囊样变，也可有骨质增生。要注意滑囊突有无增生，压迫跟腱。

2.跟腱 MRI

跟腱前后滑囊炎症性反应。

三、治疗

(一)非手术治疗

1.适应证

无症状者;早期疼痛者,减少活动。

2.用药

涂抹非甾体等抗炎止痛药,禁止进行激素封闭治疗,以免造成医源性跟腱断裂。

3.其他

适当制动休息,用足跟垫抬高足跟或穿软帮宽松鞋子,物理治疗(射频或微波治疗)。

(二)手术治疗

1.适应证

保守治疗 6 个月无效,临床症状严重者。

2.手术方式

局麻下根据情况选择是否进行跟腱止点重建。

(1)跟骨后上结节增生,跟腱无明显钙化或跟腱钙化无疼痛不影响穿鞋,行跟骨结节骨赘及滑囊切除术,可选择关节镜手术或开放手术。

(2)跟腱止点钙化严重伴有疼痛或跟腱钙化突出影响穿鞋,需要行跟骨结节骨赘及滑囊切除,并应用铆钉进行跟腱止点重建;跟骨后上结节增生严重可选择跟骨楔形截骨内固定。

3.术前检查

(1)心电图、跟骨侧位 X 线片、MRI、双下肢深静脉彩超跟腱。

(2)血常规、尿常规、凝血分析、术前八项、生化全项。

(3)根据患者情况请相关科室会诊。

4.术前准备

(1)术前 8 小时禁食、4 小时禁水。

(2)术区备皮,画手术标识。

(3)完善术前各项相关检查,无明显手术禁忌证。

(4)患者根据是否应用内固定术前静脉滴注抗生素(成人患者应用第一代头孢菌素-注射用五水头孢唑啉钠,如皮试阴性,0.9%氯化钠注射液 100 mL+注射用五水头孢唑啉钠 2.0 g,术前 2 小时静脉滴注,如皮试阳性,0.9%氯化钠注射液 250 mL+阿奇霉素注射液 0.5 g,术前 2 小时静脉滴注。儿童患者按照千克体重计算),预防感染。

四、护理与康复

(一)术前护理

1.病情观察

(1)全身情况:观察患者生命体征及意识。

(2)局部情况:跟腱滑囊周围疼痛,少数有红热,穿鞋行走时症状加重。

2.体位

自由体位。

3.饮食

普食,如有合并症给予相应的治疗饮食。

4.用药观察及指导

评估患者用药史及药物过敏史,注意用药效果及不良反应。注意患者有无服用影响麻醉及手术药物:如阿司匹林、华法林、利血平、氯吡格雷等,及时通知医师。应用抗凝药物时应注意观察有无出血倾向。

5.术前准备

(1)完善术前常规检查及化验。

(2)皮肤准备:①检查术区皮肤状况:是否有破口及血痂;②术前 3 天每天用肥皂清洗患足,手术切口周围如有毛发,在术前 30 分钟剪除。

(3)女性患者如在月经期应通知医师。

(4)术前禁食水时间:术前 8 小时禁食、4 小时禁水。

(5)术前宣教:入院后戒烟戒酒,术前晚保持良好睡眠。

(6)术前练习:练习床上大小便及助行器训练:拐杖、轮椅使用。

(二)术后护理

1.病情观察

(1)观察患者生命体征及意识。

(2)观察患肢末梢血运。

(3)观察尿量:留置尿管者观察每小时尿量至术后 6 小时;无尿管者回房后评估膀胱充盈情况,4 小时未排尿应及时查找原因并记录。

2.体位

(1)全麻术后未清醒者取平卧位,头偏向一侧;意识清醒后头下垫枕头。椎管内麻醉去枕平卧 6 小时,禁止抬头及头部剧烈及大范围的移动,6 小时麻醉恢复后可头下垫枕头。

(2)抬高患肢,注意保持关节功能位。

3.饮食

全麻完全清醒和椎管内麻醉者 6 小时后可饮少量温开水,如无呛咳、恶心、呕吐、腹胀再给予流食,以后逐渐过渡到半流食、普食。

4.并发症预防及护理

卧床期间预防肺部感染、泌尿系统感染、下肢深静脉血栓、压疮、便秘等并发症,尤其注意深静脉血栓的预防。

5.伤口及引流管护理

观察切口有无渗血,渗血较多时及时报告。有引流管者,注意保持引流通畅,观察并记录引流液颜色、性质和量,如果引流液短时间内增多,每小时超过 100 mL 或总量超过 400 mL,及时通知医师处理,并注意监测生命体征。

6.用药观察及指导

注意观察用药效果及不良反应。应用抗凝药物时注意观察有无出血倾向。

7.疼痛

根据患者手术方式,评估患者疼痛程度,提前给予相应镇痛措施,并观察镇痛效果。

8.心理护理

多与患者沟通交流,解除患者疑虑。

9.康复锻炼

术后麻醉未消退时,进行膝关节、髋关节被动活动。麻醉消退后,主动进行股四头肌及膝关节、髋关节的活动。

(1)没有进行止点重建患者,术后1周内,邻近关节(膝关节及足趾关节)进行屈伸运动,膝关节伸直抬高运动,防止肌肉萎缩,每天10次,每次3组,每组3分钟。

(2)没有进行止点重建患者,术后1周后可下地行走。

(3)如进行跟腱止点重建患者,术后6周内踝、足跖屈位石膏固定,邻近关节(膝关节及足趾关节)进行屈伸运动,膝关节伸直抬高运动,防止肌肉萎缩,每天10次,每次3组,每组3分钟。术后6周保护下部分负重下地行走,术后8周完全负重行走。

(三)家庭护理

1.复查

术后4周、8周、12周、6个月、1年到足外门诊复查。复查时携带原有的资料。如出现伤口红肿、疼痛等情况及时来医院复查。

2.饮食

可进食富含高蛋白、高维生素、高钙、粗纤维的食物。如牛奶、瘦肉、鸡蛋、豆类、芹菜、竹笋、粗粮、新鲜蔬菜及水果等。以补充多种维生素A、维生素D、钙及蛋白质。

3.功能锻炼

骨折愈合时间一般是术后3个月左右,在这期间应继续加强功能锻炼,防止关节僵硬、肌肉萎缩。在X线检查确认骨折愈合前不可患肢完全负重。

(1)床上活动:继续主动进行足趾跖屈、背伸,屈膝、屈髋活动。

(2)下床活动:下床时使用拐杖,注意保护,预防跌倒。①下地时间:术后24小时,疼痛减轻后,应用拐杖辅助患足非负重行走。②没有进行止点重建患者,术后1周后可下地行走。③如进行跟腱止点重建患者,术后6周内踝、足跖屈位石膏固定,邻近关节(膝关节及足趾关节)进行屈伸运动,膝关节伸直抬高运动,防止肌肉萎缩。④术后6周保护下部分负重下地行走,术后8周完全负重行走。

4.生活注意事项

滑囊炎都与直接压迫、摩擦有关,站立行走、运动量大是造成滑囊炎直接原因,而所穿鞋后帮的过硬、过紧、活动量过多是造成跟腱滑囊炎的直接原因。

(1)注意卫生:加强劳动保护,养成劳作后用温水洗脚的习惯。

(2)注意休息,饮食应多食新鲜蔬菜、水果、豆类,避免油炸、麻辣等食品。

(3)适当的活动:对足跟有度的活动,可促进血液循环,缓解疼痛。

五、规范化沟通

(1)明确诊断为跟腱滑囊炎。

(2)既往常采用局部封闭或小针刀治疗,其优点为经济,减少手术带来的痛苦,短期减轻疼痛效果明显,缺点为远期效果差,复发率高,跟腱断裂的风险较高。

(3)根据患者情况选择治疗方式。①患者无症状者;早期疼痛者,选择保守治疗,减少活动,应用非甾体抗炎药。保守治疗注意禁止应用局部封闭和小针刀治疗。②保守治疗无效,临床症状严重者,以手术治疗为佳。跟骨后上结节增生,跟腱无明显钙化或跟腱钙化无疼痛不影响穿鞋,行跟骨结节骨赘及滑囊切除术,可选择关节镜手术或开放手术;跟腱止点钙化严重伴有疼痛或跟腱钙化突出影响穿鞋,需要行跟骨结节骨赘及滑囊切除,并应用铆钉进行跟腱止点重建;跟骨后上结节增生严重可选择跟骨楔形截骨内固定术。

(4)根据患者自身及经济状况,选择应用铆钉进行止点重建。

(5)术前检查、检验准备充分,无明显手术禁忌证,腰麻或全麻下手术。

(6)术前注意事项 术前8小时禁食、4小时禁水、备皮、画手术标识、术前应用抗生素等。

(7)术后注意事项。①术后需常规镇痛48小时。②尿管留置不超过24小时(特别是老年人)。③预防下肢深静脉血栓及抗骨质疏松治疗,术后早期行髋关节的屈伸运动,足趾的屈伸运动,防止血栓形成,药物预防:使用低分子肝素进行预防深静脉血栓。术后嘱患者多晒太阳,食用含钙量高食物,适当补充钙和维生素D。④术后定期换药(如有引流条,24小时将引流条去除,引流管48小时去除,2~3天换药1次),术后根据伤口情况14~21天拆线。

(8)康复锻炼。术后2周内借助功能性支具进行保护性练习,包括限制性背伸活动;术后2~4周借助保护性支具非负重活动;术后根据伤口情况可行物理治疗;术后6周去支具,下地部分负重,术后10~12周可完全负重;从事体育运动的患者,术后3~6个月恢复运动。

(窦希玲)

第六节 小趾滑囊炎

一、概述

第5跖骨头向外侧突出后和鞋面摩擦引起疼痛,并形成滑囊炎和疼痛性胼胝,称为小趾滑囊炎。由于过去裁缝常双腿交叉坐在地面上工作,小趾易于受到压迫而发生小趾滑囊炎,所以又称此畸形为缝匠趾。如果第4、第5跖骨间夹角增大>8°,并合并第1、第2跖骨间角>12°,称为扇形足。对患者的影响主要是疼痛,穿鞋困难,影响行走。由于跖骨头突出的部位不同,可在跖骨头外侧或跖侧形成胼胝体。同时还可以合并锤状趾。

根据X线片上的第5跖骨的形态,可以把小趾滑囊炎分为三型。1型,第5跖骨头外侧髁增大。2型,第5跖骨干向外弯曲,跖骨外翻角增大。3型,第4、5跖骨间角增大>8°。

二、诊断

(一)症状
走路多后或因鞋的摩擦压迫使足外侧疼痛,穿鞋困难,影响行走。

(二)体征
第5跖骨头向外侧突出,压痛,肿胀,检查足隆起部位压痛,有合并锤状趾畸形。

(三)辅助检查
足的正侧位X线片和足的负重正侧位X线片,第4、第5跖骨间角,第5跖骨干外翻角,小趾外翻角度异常等,观察第 5 跖趾关节有无退行性病变。

三、治疗

(一)非手术治疗

1.适应证

无症状者;早期疼痛者;减少活动。

2.用药

早期疼痛者,有滑囊炎时局部激素封闭或涂抹抗炎止痛药。

3.其他

可以应用分趾垫。

(二)手术治疗

1.适应证

保守治疗无效或临床症状严重者。

2.手术方式

局麻下行跖骨头外侧髁切除或跖骨远端、干截骨矫形内外固定术,合并锤状趾进行关节成形术。

3.术前检查

(1)心电图、足正侧位 X 线片、足负重正侧位 X 线片。

(2)血常规、尿常规、凝血分析、术前八项、生化全项。

(3)根据患者情况请相关科室会诊。

4.术前准备

(1)术前禁食水 6 小时以上。

(2)术区备皮,做手术标识。

(3)完善术前各项相关检查,无明显手术禁忌证。

(4)患者术前静脉滴注抗生素(成人患者应用第一代头孢菌素-注射用五水头孢唑啉钠,如皮试阴性,0.9%氯化钠注射液 100 mL+注射用五水头孢唑啉钠 2.0 g,术前 2 小时静脉滴注,如皮试阳性,0.9%氯化钠注射液 250 mL+阿奇霉素注射液 0.5 g,术前 2 小时静脉滴注。儿童患者按照千克体重计算),预防感染。

四、护理与康复

(一)术前护理

1.病情观察

(1)全身情况:观察患者生命体征及意识。

(2)局部情况:足第 5 跖骨头外侧突出,压痛,肿胀。

2.体位

自由体位。

3.饮食

普食,如有合并症给予相应的治疗饮食。

4.用药观察及指导

评估患者用药史及药物过敏史,注意用药效果及不良反应。注意患者有无服用影响麻醉及手术药物,如阿司匹林、华法林、利血平、氯吡格雷等,及时通知医师。应用抗凝药物时应注意观察有无出血倾向。

5.术前准备

(1)完善术前常规检查及化验。

(2)皮肤准备:①检查术区皮肤状况,比如是否有破口及血痂;是否有脚气病史;②术前3天每天用肥皂清洗患足,手术切口周围如有毛发,在术前30分钟剪除。

(3)女性患者如在月经期应通知医师。

(4)术前禁食水时间:术前8小时禁食、4小时禁水。

(5)术前宣教:入院后戒烟戒酒,术前晚保持良好睡眠。

(6)术前练习:练习床上大小便及助行器训练:拐杖、轮椅使用。

(二)术后护理

1.病情观察

(1)观察患者生命体征及意识。

(2)观察患肢末梢血运。

(3)观察尿量:留置尿管者观察每小时尿量至术后6小时;无尿管者回房后评估膀胱充盈情况,4小时未排尿应及时查找原因并记录。

2.体位

(1)全麻术后未清醒者取平卧位,头偏向一侧;意识清醒后头下垫枕头。椎管内麻醉去枕平卧6小时,禁止抬头及头部剧烈活动,6小时麻醉恢复后可头下垫枕头。

(2)抬高患肢,注意保持关节功能位。

3.饮食

全麻完全清醒和椎管内麻醉者6小时后可饮少量温开水,如无呛咳、恶心、呕吐、腹胀再给予流食,以后逐渐过渡到半流食、普食。

4.并发症预防及护理

卧床期间预防肺部感染、泌尿系统感染、下肢深静脉血栓、压疮、便秘等并发症,尤其注意深静脉血栓的预防。

5.伤口及引流管护理

观察切口有无渗血,渗血较多时及时报告。有引流管者,注意保持引流通畅,观察并记录引流液颜色、性质和量,如果引流液短时间内增多,每小时超过100 mL或总量超过400 mL,及时通知医师处理,并注意监测生命体征。

6.用药观察及指导

注意观察用药效果及不良反应。应用抗凝药物时注意观察有无出血倾向。

7.疼痛

根据患者手术方式,评估患者疼痛程度,提前给予相应镇痛措施,并观察镇痛效果。

8.心理护理

多与患者沟通交流,解除患者疑虑。

9.康复锻炼

术后麻醉未消退时,进行踝关节、膝关节、髋关节被动活动。麻醉消退后,主动进行股四头肌及踝关节、膝关节、髋关节的活动。

(1)术后即可进行膝、髋,踝、足关节活动。

(2)术后 24 小时,疼痛减轻后,应用拐杖辅助患足非负重行走。

(3)术后 6～8 周部分负重。

(4)术后 8 周完全负重。

(三)家庭护理

1.复查

术后 4 周、8 周、12 周、6 个月、1 年到足外门诊复查。复查时携带原有的资料。如出现伤口红肿、疼痛等情况及时来医院复查。

2.饮食

可进食富含高蛋白、高维生素、高钙、粗纤维的食物。如牛奶、瘦肉、鸡蛋、豆类、芹菜、竹笋、粗粮、新鲜蔬菜及水果等。以补充多种维生素 A、维生素 D、钙及蛋白质。

3.功能锻炼

骨折愈合时间一般是术后 3 个月左右,在这期间应继续加强功能锻炼,防止关节僵硬、肌肉萎缩。在 X 线检查确认骨折愈合前不可患肢完全负重。

(1)床上活动。继续主动进行踝关节跖屈、背伸、旋转运动;屈膝、屈髋活动。

(2)下床活动。下床时使用拐杖,注意保护,预防跌倒。①下地时间:术后 24 小时,疼痛减轻后,应用拐杖辅助患足非负重行走。②部分负重;术后 4 周复查,根据 X 线骨折愈合情况,拔出外固定克氏针,并在医师指导下进行跖趾关节跖屈、背伸功能锻炼,患足部分负重。③完全负重时间:术后 8 周,骨折完全愈合后患足可完全负重。

4.生活注意事项

长期穿鞋不当,比如经常穿过尖、过高、挤脚的鞋子,会导致足部畸形。因此,选择一双合适的鞋,做好骨骼养生保健,从脚做起。教您几个选鞋的小窍门。

(1)最好在下午选鞋。

(2)鞋跟最好控制在 3～4 cm 之间。

(3)选择较宽的鞋头。

(4)合适的鞋不需要磨合期。

五、规范化沟通

(1)明确诊断为小趾滑囊炎。

(2)既往常采用激素局部封闭治疗,其优点为经济,减少手术带来的痛苦,无切口愈合不良、切口感染及神经损伤的风险,缺点为远期效果差,复发率高。

(3)根据患者情况选择治疗方式。①患者无症状者;早期疼痛者,选择保守治疗,减少活动,应用激素局部封闭治疗。②保守治疗无效或临床症状严重者,以手术治疗为佳。局麻下行跖骨头外侧髁切除或跖骨远端、干截骨矫形内外固定术,合并锤状趾进行关节成形术。

(4)根据患者自身及经济状况,选择不同的内外固定物。

(5)术前检查、检验准备充分,无明显手术禁忌证局麻下手术。

(6)术前注意事项。术前 6 小时禁食水、备皮范围、做手术标识、术前应用抗生素等。

(7)术后注意事项。①术后需常规镇痛 48 小时。②术后定期换药(如有引流条,24 小时将引流条去除,2～3 天换药 1 次),术后 14 天拆线。

(8)康复锻炼。术后邻近关节(踝关节及足其他关节)进行屈伸运动,膝关节伸直抬高运动,防止肌肉萎缩,每天 10 次,每次 3 组,每组 3 分钟。术后 4～6 周拔出外固定克氏针,术后 6～8 周部分负重,术后 8 周完全负重。

(窦希玲)

第七节　跖筋膜炎

一、概述

足底筋膜浅层部分,发达而坚韧,由纵行纤维组成,分为中间束、外侧束、内侧束。中间束最厚,起自跟骨内侧结节向前分为 5 束,分别止于各跖趾关节跖侧皮肤、屈肌腱和肌腱纤维鞘。足底筋膜可保护足底组织、提供足底某些内在肌肉的附着点、协助维持足弓。在节律性应力的反复牵引下如长跑、跳跃运动,以及越野、越障、队列,尤其是正步训练等部队训练及长期持续站立等使足底前部负重增加,致使跖部肌腹和肌腱表面的致密结缔组织因过度活动,牵拉,挤压而引起筋膜缺血,跖腱膜跟骨结节附着处发生慢性纤维组织炎症,以后形成骨刺,被包在跖腱膜的起点内,这种骨刺可引起拇展肌、趾短屈肌和跖腱膜内侧张力增加,或引起滑膜囊炎,出现足跟痛称为跖筋膜炎,又称跖痛症。

当跖筋膜承受了超过其生理限度的作用力时,这种反复长期的超负荷将诱发炎症,形成退变、纤维化,导致跖筋膜炎。久而久之,跖筋膜牵缩引起跟骨附着处持续性的牵拉损伤,韧带和筋膜的纤维也就不断地被撕裂,人体为加强此处的强度,就引起附着处钙盐沉积和骨化而形成骨刺。

二、诊断

(一)症状
典型症状是在晨起或长时间休息后开始站立行走时,逐渐出现跟底及足心的疼痛。

(二)体征
体检可有整个跖筋膜的压痛,以跟骨结节内侧处明显,足趾、踝关节在被动背伸时疼痛和压痛更明显。

(三)辅助检查
(1)X 线片:表现有跟骨骨质增生、跟骨骨刺。

(2)CT 扫描:跟骨前下方内侧的核素摄取浓度高。

(3)MRI 检查:足底筋膜成纺锤形增厚,信号增高,筋膜附着部跟骨见骨性突起或局灶性皮质缺损。

三、治疗

(一)非手术治疗

1.适应证

没有进行过任何治疗的疼痛患者。

2.用药

消炎止痛药的运用。但是此类药物胃肠道反应比较强烈,既往有消化疾病病史患者慎用。

3.热敷及理疗

如体外超声波治疗等,活血化瘀中草药外敷或足浴,促进局部血液循环,使慢性退化组织的血管再生。

4.支具应用

减少压迫,可穿厚棉袜及软底鞋、采用杯状鞋垫,必要时卧床休息及夹板或石膏外固定制动。疼痛严重时,可用夜间夹板或石膏托固定踝关节背伸 5°～10°,以免使跖腱膜在夜间痉挛。纠正足部力线:如使用足垫,高弓足使用半硬适应性足垫,平使用稍硬的支撑性足垫,能够减轻跖腱膜牵拉,使用跟骨垫可减轻足跟部的冲击力量,从而减轻疼痛。跟骨垫能减少或分散跟骨撞击的应力,缓冲和支撑跟下的纤维脂肪组织从而起到治疗跟痛症的效果。

5.肢体锻炼

跖腱膜、跟腱牵拉锻炼。由于跟腱挛缩是引起跖腱膜炎常见的原因,而跖腱膜牵拉有助于炎症的消退。每天反复的牵拉跟腱、跖腱膜是减轻跖腱膜炎患者疼痛的最有效的方法之一。减少足部受到撞击性冲击活动,肥胖者减轻体重。每天起床后行走前锻炼,4～5 次,每次 5～10 组,1～2 个月。患者坐位,屈膝,患侧足跟置于床面上,踝关节背伸,用手将 5 个足趾向背侧推压,维持 30 秒,反复 5～10 次;足跟抬起,臀部坐于足跟上,维持 30 秒,反复 5 次;患者坐位,患侧足跟抬起,跖趾关节尽量背伸,用手向下推挤小腿后部进一步增加跖筋膜牵拉力量,维持 30 秒,反复 5 次;患侧足前部抵于墙面,用力跖屈踝关节维持 30 秒,反复 5 次;比目鱼肌腱锻炼,患者面向墙面站立,患侧在后,缓慢弯曲膝关节至屈曲位置维持 30 秒,反复 5 次。

6.痛点封闭疗法

用泼尼松龙 0.5～1.0 mL 或氢化可的松 0.5 mL 局部注射,每周一次,1～3 次为 1 个疗程;泼尼松龙 0.5～1.0 mL 加 2％普鲁卡因 1 mL,每周一次,1～3 次为 1 个疗程;泼尼松龙 0.5～1.0 mL 加 2％普鲁卡因 0.5 mL,加透明质酸钠 150 U,每周封闭一次,1～3 次为 1 个疗程。

(二)手术治疗

1.适应证

采用以上正规非手术治疗 6 个月以上,症状仍然长期存在,如果患者清楚症状仍然有可能不改善,而且愿意接受手术,可以考虑手术治疗。

2.手术方式

局麻 C 形臂透视下跖筋膜松解部分切断跟骨骨刺切除。

3.术前检查

(1)心电图、足正侧位 X 线片、足负重正侧位 X 线片、双侧跟骨轴位 X 线片、双下肢深静脉彩超。

(2)血常规、尿常规、凝血分析、术前八项、生化全项。

(3)根据患者情况请相关科室会诊。

4.术前准备

(1)术前 8 小时禁食,4 小时禁水。

(2)术区备皮,画手术标识。

(3)完善术前各项相关检查,无明显手术禁忌证。

四、规范化沟通

(1)明确诊断为跖筋膜炎。

(2)既往常采用非手术治疗,其优点为经济、减少手术带来的痛苦,无切口愈合不良、切口感染及神经损伤的风险,缺点为远期效果差,复发率高。

(3)根据患者情况选择治疗方式:①患者无症状者、早期疼痛未进行任何治疗者,选择保守治疗,减少活动,应用激素局部封闭等治疗。②保守治疗 6 个月以上无效或临床症状严重者,以手术治疗为佳。跖筋膜松解加跟骨骨刺切除。

(4)术前检查、检验准备充分,无明显手术禁忌证,局麻下手术。

(5)术前注意事项。术前 6 小时禁食水、备皮范围、做手术标识等。

(6)术后注意事项:①术后需常规镇痛 24 小时。②术后定期换药(有引流条,24 小时将引流条去除,2~3 天换药 1 次),术后 14 天拆线。③术后 2 周完全负重。

五、护理与康复

(一)术前护理

1.病情观察

(1)全身情况:观察患者生命体征及意识。

(2)局部情况:足跟内侧压痛,肿胀。

2.体位

自由体位。

3.饮食

普食,如有合并症给予相应的治疗饮食。

4.用药观察及指导

评估患者用药史及药物过敏史,注意用药效果及不良反应。注意患者有无服用影响麻醉及手术药物,如阿司匹林、华法林、利血平、氯吡格雷等,及时通知医师。应用抗凝药物时应注意观察有无出血倾向。

5.术前准备

(1)完善术前常规检查及化验。

(2)皮肤准备:①检查术区皮肤状况,如是否有破口及血痂;是否有脚气病史。②术前 3 天每天用肥皂清洗患足,手术切口周围如有毛发,在术前 30 分钟剪除。

(3)女性患者如在月经期应通知医师。

(4)术前禁食水时间:术前 8 小时禁食、4 小时禁水。

(5)术前宣教:入院后戒烟戒酒,术前晚保持良好睡眠。

(6)术前练习:练习床上大小便及助行器训练:拐杖、轮椅使用。

(二)术后护理

1.病情观察

(1)观察患者生命体征及意识。

(2)观察患肢外周血运。

(3)观察尿量:留置尿管者观察每小时尿量至术后 6 小时;无尿管者回房后评估膀胱充盈情况,4 小时未排尿应及时查找原因并记录。

2.体位

(1)全麻术后未清醒者取平卧位,头偏向一侧;意识清醒后头下垫枕头。椎管内麻醉去枕平卧 6 小时,禁止抬头及头部剧烈及大范围的移动,6 小时麻醉恢复后可头下垫枕头。

(2)抬高患肢,注意保持关节功能位。

3.饮食

全麻完全清醒和椎管内麻醉者 6 小时后可饮少量温开水,如无呛咳、恶心、呕吐、腹胀再给予流食,以后逐渐过渡到半流食、普食。

4.并发症预防及护理

卧床期间预防肺部感染、泌尿系统感染、下肢深静脉血栓、压疮、便秘等并发症,尤其注意深静脉血栓的预防。

5.伤口及引流管护理

观察切口有无渗血,渗血较多时及时报告。有引流管者,注意保持引流通畅,观察并记录引流液颜色、性质和量,如果引流液短时间内增多,每小时超过 100 mL 或总量超过 400 mL,及时通知医师处理,并注意监测生命体征。

6.用药观察及指导

注意观察用药效果及不良反应。应用抗凝药物时注意观察有无出血倾向。

7.疼痛

根据患者手术方式,评估患者疼痛程度,提前给予相应镇痛措施,并观察镇痛效果。

8.心理护理

多与患者沟通交流,解除患者疑虑。

9.康复锻炼

(1)术后麻醉未消退时,进行膝关节、髋关节被动活动。麻醉消退后,主动进行股四头肌及膝关节、髋关节的活动。

(2)术后足即可进行膝、髋、踝、足部关节活动。

(3)术后 24 小时,疼痛减轻后,应用拐杖辅助患足非负重行走。

(4)术后 2 周完全负重。

(5)术后足跖屈内翻位石膏固定 6 周,邻近关节(膝关节及足趾关节)进行屈伸运动,膝关节伸直抬高运动,防止肌肉萎缩。

(6)术后 6 周去石膏,术后 6～10 周部分负重,锻炼踝关节及足部其他关节的正常活动。

(7)术后 10 周完全负重,改穿用足弓垫垫半年。

(三)家庭护理

1.复查

术后 4 周、8 周、12 周、6 个月、1 年到足外门诊复查。复查时携带原有的资料。如出现伤口红肿、疼痛等情况及时来医院复查。

2.饮食

可进食富含高蛋白、高维生素、高钙、粗纤维的食物。如:牛奶、瘦肉、鸡蛋、豆类、芹菜、竹笋、粗粮、新鲜蔬菜及水果等。以补充维生素 A、维生素 D、钙及蛋白质。

3.功能锻炼

(1)下地时间:术后 24 小时,疼痛减轻后,应用拐杖辅助患足非负重行走。

(2)完全负重时间:术后 2 周完全负重。

4.生活注意事项

跖筋膜炎患者很多,早期的休息很重要,建议选择一双合适的鞋,垫专业的足弓支撑鞋垫来减轻跖筋膜的压力。另外锻炼是非常重要的手段之一,可以用一个球(网球就可以)踩在鞋底,按摩足底筋膜。

(窦希玲)

第八节 踝 部 骨 折

一、概述

(一)解剖学

踝部是小腿的胫骨与腓骨最下端与脚部结合的骨骼点,在生活中行走经常会扭到脚,轻则疼痛,重则拉伤韧带甚至骨膜受损。

(二)病因

踝骨一般不会出现骨折情况,多半是在扭到脚后出现骨裂。踝骨骨折是由于外伤或病理等原因使骨质部分或完全断裂的一种疾病。

(三)分类

1.内翻(内收)骨折

该型骨折可分Ⅲ度。

(1)Ⅰ度:单纯内踝骨折,骨折缘由胫骨下关节面斜上内上,接近垂直方向。

(2)Ⅱ度:暴力较大,内踝发生撞击骨折的同时,外踝发生撕脱骨折,称双踝骨折。

(3)Ⅲ度:暴力较大,在内外踝骨折同时距骨向后撞击胫骨后缘,发生后踝骨折(三踝骨折)。

2.外翻(外展)骨折

此型骨折按骨折程度可分为Ⅲ度。

(1)Ⅰ度:单纯内踝撕脱骨折,骨折线呈横行或短斜行,骨折面呈冠状,多不移位。

(2)Ⅱ度:暴力继续作用,距骨体向外踝撞击,发生外踝斜行骨折,即双踝骨折。如果内踝骨折的同时胫腓下韧带断裂,可以发生胫腓骨下端分离,此时距骨向外移位,可在腓骨下端联合韧带上方,形成扭转外力,造成腓骨下 1/3 或中 1/3 骨折,称为 Dupuytren 骨折。

(3)Ⅲ度:暴力过大,距骨撞击胫骨下关节面后缘,发生后踝骨折,即三踝骨折。

3.外旋骨折

外旋骨折发生在小腿不动足部强力外旋或足不动小腿强力内转时,距骨体的前外侧挤压外踝前内侧,造成腓骨下端斜行或螺旋形骨折,亦可分成Ⅲ度。

(1)Ⅰ度:骨折移位较少,如有移位,其远骨折端为向外、向后旋转。

(2)Ⅱ度:暴力较大,发生内侧副韧带断裂或发生内踝撕脱骨折,即双踝骨折。

(3)Ⅲ度:强大暴力,距骨向外侧移位,并向外旋转,撞击后踝,发生三踝骨折。

4.纵向挤压骨折

高处坠落,足跟垂直落地时,可致胫骨前缘骨折,伴踝关节向前脱位。如果暴力过大,可造成胫骨下关节面粉碎骨折。凡严重外伤,发生三踝骨折时,踝关节完全失去稳定性并发生显著脱位,称为Pott骨折。

(四)临床表现

踝骨骨折主要表现为脚踝局部肿胀、疼痛、青紫、功能障碍、畸形及骨擦音等。

二、治疗

踝关节面比髋、膝关节面积小,但其承受的体重却大于髋膝关节,而踝关节接近地面,作用于踝关节的承重应力无法得到缓冲,因此对踝关节骨折的治疗较其他部位要求更高,踝关节骨折解剖复位的重要性越来越被人们所认识,骨折后如果关节面稍有不平或关节间隙稍有增宽,均可发生创伤性关节炎。无论哪种类型骨折的治疗,均要求胫骨下端即踝关节与距骨体的鞍状关节面吻合一致,而且要求内、外踝恢复其正常生理斜度,以适应距骨后上窄、前下宽形态。

(一)无移位骨折

用石膏固定踝关节,背伸90°中立位,1~2周待肿胀消退石膏松动后,可更换1次,石膏固定时间一般为6~8周。

(二)有移位骨折

1.手法复位外固定

手法复位的原则是采取与受伤机制相反的方向,手法推压移位的骨块使之复位。如为外翻骨折则采取内翻的姿势,足部保持在90°背伸位,同时用两手挤压两踝使之复位。骨折复位后,石膏固定6~8周。

2.手术复位内固定

踝关节骨折的治疗,应要求解剖复位,对手法复位不能达到治疗要求者,仍多主张手术治疗。

三、康复

(一)术后0~2周

根据损伤和手术特点,为使踝关节可以愈合牢固,有一些患者需要石膏托或支具固定2~4周。固定期间未经医师许可只能进行下述练习,盲目活动很可能造成损伤。

1.术后1~3天

(1)活动足趾:用力、缓慢、尽可能大范围地活动足趾,但绝对不可引起踝关节的活动。5分钟/组,1组/小时。

(2)开始直抬腿练习:包括侧抬腿和后抬腿,避免肌肉过度萎缩无力。30次/组,组间休息30秒,每次4~6组/次,2~3次/天。

练习时有可能因石膏过重无法完成。

2.术后1周

(1)膝关节的弯曲和伸直练习:因组织制动,可能影响膝关节活动,要重视。15~20分钟/次,1天1次即可。

(2)大腿肌肉练习:抗阻伸膝、抗阻屈膝。练习大腿的绝对力量,选中等负荷(完成20次动作即感疲劳的负重量),20次/组,组间休息60秒,2~4组/天。

(二)术后2周

如果患者踝关节没有石膏固定,即可以开始下述练习,如果佩戴石膏,要经医师检查,去石膏或支具后练习踝关节的活动,练习后继续佩戴石膏或支具。

1.主动活动踝关节

活动包括屈伸和内外翻。缓慢用力,最大限度。但必须无痛或略痛,防止过度牵拉造成不良后果。10~15分钟/次,2次/天,训练前热水泡脚20~30分钟以提高组织的延展性,利于练习。

2.开始被动踝关节屈伸练习

逐渐加力,时间同上。2~3月内和好脚踝一致即可。

3.内外翻练习

必须在无痛或微痛的范围内,增加活动度和活动力度。因组织愈合尚未完全愈合,不可过度牵拉。时间同上。训练前热水泡脚20~30分钟以提高组织的延展性,利于练习。

(三)术后4~8周

根据X线片检查结果,由专业医师决定是否开始与下肢负重有关的练习。此期可以拆除石膏或支具固定。

1.开始踝关节及下肢负重练习

前跨步、后跨步、侧跨步,要求动作缓慢、有控制、上体不晃动。力量增加后,可双手提重物,增加负荷。20次/组,组间休息30秒,2~4组/次,2~3次/天。

2.强化踝关节周围肌肉力量

抗阻勾脚、抗阻绷脚、抗阻内外翻。30次/组,组间休息30秒,4~6组,2~3次/天。

(四)术后8周

1.强化踝关节和下肢的各项肌力

静蹲:2分钟/次,休息5秒,共10分钟,2~3次/天。提踵:训练量同上,从双腿过渡到单腿。抬脚向前向下练习:要求缓慢有控制,上体不晃动。20次/组,组间休息30秒,2~3次/天。

2.强化踝关节的活动度

保护下全蹲,双腿平均分配力量,尽可能使臀部接触足跟。3~5分钟/次,1~2次/天。

3.注意

此期骨折愈合尚在生长改建,故练习及训练要循序渐进,不可勉强或盲目冒进。且应强化肌力以保证踝关节在运动中的稳定,并应注意安全,绝对避免再次摔倒。

(五)术后12周

(1)3个月后可以开始由慢走过渡到快走练习。

(2)6个月后开始恢复体力劳动和运动。

四、护理

(一)护理评估

1.一般情况评估

评估患者血压、体温、呼吸、心率等。

2.风险因素评估

患者的日常生活活动能力评估,Braden评估和患者跌倒、坠床风险评估。

3.评估患者心理反应

评估患者面对踝部骨折的心理反应。

4.评估病情

(1)评估患者是否有外伤史。

(2)评估患者是否有骨折专有的体征。

(3)评估患者有无软组织损伤等。

5.X线片及CT检查结果

评估检查以明确骨折的部位、类型和移动情况。

6.评估既往健康状况

评估患者是否存在影响活动和康复的慢性疾病。

7.评估生活自理能力和心理状况

评估患者生活自理能力,有无抑郁、孤独等心理。

(二)护理诊断

1.疼痛

疼痛与骨折有关。

2.恐惧

恐惧与担心疾病的预后有关

3.知识缺乏

与缺乏疾病相关的知识有关。

4.感染危险

有感染的危险与手术和长期卧床有关。

5.潜在并发症

关节僵硬、感染、畸形愈合、创伤性关节炎等。

(三)护理措施

1.术前护理

包括跟骨牵引、石膏护理。

2.术后护理

(1)休息与体位:抬高患肢,高于心脏水平15～20 cm,促进血液循环,以利消肿,可持续数月,适当使用消肿药物。

(2)渗血情况:渗血较多,以及时更换敷料,保持干燥,防止伤口感染。若有活动性出血,以及时通知医师进行处理。

(3)密切观察肢体远端搏动及感觉、活动,注意有无血管神经损伤。

3.出院指导

(1)将后期功能锻炼方法教给患者,指导其有计划地功能锻炼,循序渐进,以不疲劳为度,避免再次损伤。

(2)关节如有僵硬及疼痛,在锻炼的基础上继续配中药外洗,展筋酊按摩;继续服用接骨药物。定期到医院复查,根据骨折愈合情况,确定解除内外固定的时间。

(3)嘱患者进行高热量、高维生素、高钙、高锌饮食,以利骨折修复和补充机体消耗。

(4)鼓励患者每天到户外晒太阳1小时,对不能到户外晒太阳的伤员要补充鱼肝油滴剂或含维生素D的牛奶、酸奶等。

(5)保持心情舒畅,以利于骨折愈合。

(四)护理评价

(1)疼痛能耐受。

(2)心理状态良好,配合治疗。

(3)肢体肿胀减轻。

(4)切口无感染。

(5)无周围神经损伤,无并发症发生。

(6)X线片显示:骨折端对位、对线佳。

(7)患者及家属掌握功能锻炼知识,并按计划进行。

(窦希玲)

第九节　距骨骨折

一、概述

距骨骨折是以局部肿胀、疼痛、皮下瘀斑、不能站立行走等为主要表现的距骨部骨折。距骨骨折较少见,多由直接暴力压伤或距骨由高处坠落间接挤压所伤,后者常合并跟骨骨折。距骨骨折预后并不十分理想,易引起不愈合或缺血性坏死,应及早诊治。

(一)病因

距骨体骨折多为高处跌下,暴力直接冲击所致。距骨体可在横的平面发生骨折,也可形成纵的劈裂骨折。骨折可呈线状、星状或粉碎性。距骨体骨折往往波及踝关节及距下关节,虽然移位很轻,但可导致上述关节的阶梯状畸形,最终产生创伤性关节炎,因此距骨体骨折预后比距骨颈骨折更差。

1.距骨颈部及体部骨折

距骨颈部及体部骨折多由高处坠地,足跟着地,暴力沿胫骨向下,反作用力从足跟向上,足前部强力背屈,使胫骨下端前缘插入距骨的颈、体之间,造成距骨体或距骨颈骨折,后者较多。如足强力内翻或外翻,可使距骨发生骨折脱位。距骨颈骨折后,距骨体因循环障碍,可发生缺血性坏死。

2.距骨后突骨折

足强力跖屈被胫骨后缘或跟骨结节上缘冲击所致。

(二)临床表现

伤后踝关节下部肿胀、疼痛、不能站立和负重行走。功能障碍都十分显著,易与单纯踝关节扭伤混淆。距骨颈Ⅱ度骨折,踝关节前下部有压痛和足的纵轴冲挤痛。距骨体脱出踝穴者,踝关节后部肿胀严重,局部有明显突起,拇趾多有屈曲挛缩,足外翻外展。

若为距骨后突骨折,除踝关节后部压痛外,足呈跖屈状,踝关节背伸跖屈均可使疼痛加重;若为纵形劈裂骨折,踝关节肿胀严重或有大片淤血瘀斑,呈内翻状畸形;可在踝关节内侧或外下侧触到移位的骨块突起。

二、治疗

距骨除颈部有较多的韧带附着,血循环稍好外,上、下、前几个方向都是与邻骨相接的关节面,缺乏充分的血循环供给,故应注意准确复位和严格固定,否则骨无菌性坏死和不连接发生率较高。根据骨折的类型及具体情况不同,采取相应的治疗措施。

(一)无移位的骨折

应以石膏靴固定 6~8 周,在骨折未坚实愈合前,尽量不要强迫支持体重。

(二)有移位的骨折

距骨头骨折多向背侧移位,可用手法复位,注意固定姿势于足跖屈位使远断端对近断端,石膏靴固定 6~8 周。待骨折基本连接后再逐渐矫正至踝关节 90°功能位,再固定 4~6 周,可能达到更坚实的愈合。尽量不要强迫过早支重。距骨体的骨折如有较大的分离,手法复位虽能成功,但要求严格固定 10~12 周。如手法复位失败,可以采用跟骨牵引 3~4 周,再手法复位。然后改用石膏靴严格固定 10~12 周。但因距骨体粉碎或劈裂骨折时,上下关节软骨面在损伤愈合后发生创伤性关节炎的比例较高,恢复常不十分满意。

距骨后突骨折如移位,骨折片不大者可以切除,骨折片较大影响关节面较多时,可用克氏针固定,石膏靴固定 8 周。

(三)闭合复位失败

闭合复位失败多需手术切开整复和用螺丝钉内固定,距骨颈骨折约占距骨骨折的 30%。自高处坠落时,足与踝同时背屈,距骨颈撞在胫骨远端的前缘,发生垂直方向的骨折。可分为 3 型。

1.Ⅰ型

距骨颈垂直骨折,很少或无移位。

2.Ⅱ型

距骨颈骨折合并距下关节脱位。距骨颈发生骨折后足继续背屈,距骨体被固定在踝穴内,足的其余部分过度背屈导致距下关节脱位。

3.Ⅲ型

距骨颈骨折合并距骨体脱位。距骨颈骨折后,背屈外力继续作用,距骨体向内后方旋转而脱位,并交锁于载距突的后方,常同时合并内踝骨折。常为开放性损伤。

三、护理

(一)护理评估

1.一般情况评估

评估患者血压、体温、呼吸、心率等。

2.风险因素评估

患者的日常生活活动能力评估,Braden评估和患者跌倒、坠床风险评估。

3.评估心理反应

评估患者对疾病的心理反应。

4.评估病情

(1)评估患者是否有外伤史。

(2)评估患者有骨折专有的体征。

(3)评估患者有无软组织损伤。

5.评估X线片及CT检查结果

评估检查结果以明确骨折的部位、类型和移动情况。

6.评估既往健康状况

患者是否存在影响活动和康复的慢性疾病。

(二)护理诊断

1.自理能力缺陷

自理能力缺陷与骨折肢体固定后活动或功能受限有关。

2.疼痛

疼痛与创伤有关。

3.焦虑

焦虑与疼痛、疾病预后等因素有关。

4.知识缺乏

缺乏骨折后预防并发症和康复锻炼的相关知识。

5.肢体肿胀

肿胀与骨折有关。

6.潜在并发症

有周围血管神经功能障碍的危险。

7.潜在并发症

有感染的危险。

(三)护理措施

1.非手术治疗及术前护理

(1)心理护理:由于担心疾病预后,害怕患肢残废,患者会产生焦虑、担心等心理问题。针对患者的心态采取不同的措施,讲解有关疾病的知识、治疗过程及可能出现的情况,介绍成功病例,缓解患者心理担忧,稳定情绪。允许家人陪伴,增强患者战胜疾病的信心。

(2)饮食护理:给患者宣教加强营养的重要性,术前给予高热量、高蛋白、高维生素饮食,适当食肉类、鱼类及新鲜水果蔬菜。

(3)体位:抬高患肢,促进静脉血液回流,减轻肢体肿胀,减少疼痛和不适。观察患者患肢的末梢血运循环及运动、感觉、皮肤温度等。

(4)完善术前的各种化验和检查。

2.术后护理

(1)休息与体位:患者平卧时去枕,在两肩胛间垫窄枕,使两肩后伸外展,同时抬高患肢,促进血液回流,减轻肿胀。

(2)术后观察:①与麻醉医师交接班,予以心电监护、吸氧,监测 T、P、R、BP、SpO₂ 变化,每小时记录 1 次。②查看伤口敷料包扎情况,观察有无渗血、渗液。③注意伤口引流管是否通畅,防止扭曲、折叠、脱落,记录引流液的量、性质。④密切观察肢体远端动脉搏动及足部的血供感觉、活动、肤色、皮温,注意有无压迫神经和血管的现象,如出现皮肤发冷、发紫、静脉回流差,感觉麻木的症状,立即报告医师查找原因,以及时对症处理。

(3)引流管的护理:告知患者保持引流管通畅的重要性,嘱其在翻身、活动、功能锻炼时避免引流管折叠、扭曲、脱落,引流袋放置应低于切口 30~50 cm,如为负压引流器,指导家属保持引流器负压状态,确保引流效能。有异常时应及时向医护人员反映,以便及时处理。

(4)症状护理:①疼痛,向患者解释手术后疼痛的规律,指导缓解疼痛的方法,如听音乐、看报纸、与家属聊天等分散对疼痛的注意力;按摩伤口周围,缓解肌紧张;正确评估患者疼痛的程度,对疼痛明显者可适当给予止痛剂;采用止痛泵止痛法,利用止痛泵缓慢从静脉内给药,减轻疼痛。②肿胀,伤口局部肿胀可轻度抬高患肢,冰敷;如患有血液循环障碍,患肢肢体肿胀时应检查外固定物是否过紧。

(5)一般护理:协助洗漱、进食,并鼓励、指导患者做些力所能及的自理活动。

(6)饮食护理:早期以清淡饮食为主,后进食高蛋白、高热量、高维生素的食物,在补充蛋白质的同时应补给足够的糖类。还要鼓励患者多吃新鲜蔬菜、水果,多饮水,保持大便通畅。

(7)并发症的护理:①切口感染,术前应严格备皮;加强营养;进行全身检查并积极治疗糖尿病等感染灶;遵医嘱预防性使用抗生素。术中应严格遵守无菌操作原则。术后保持引流通畅,保持伤口清洁干燥,防止局部血液淤滞,引起感染。②出血,了解术中情况,尤其出血量。术后 24 小时内患肢局部制动,以免加重出血。严密观察伤口出血量,注意伤口敷料有无渗血及引流液的颜色、性状、量。观察患者瞳孔、神智、血压、脉搏、呼吸、尿量,警惕失血性休克。

(8)功能锻炼:①在术后固定的早中期,骨折急性损伤处理后 2~3 天,损伤反应开始消退,肿胀和疼痛开始消退,即可开始功能锻炼。②晚期,骨折基本愈合,锻炼目的为恢复踝关节活动。

3.出院指导

(1)心理指导:讲述疾病相关知识及介绍成功病例,帮助患者树立战胜病魔的信心。保持心情愉快,加强营养,促使骨折愈合。

(2)休息与体位:保持活动与休息时的体位要求。半年内不要剧烈活动,避免再次骨折。

(3)用药:出院带药时,应将药物的名称、剂量、用法、注意事项告诉患者,按时用药。

(4)饮食:鼓励患者多食高蛋白、高热量、高维生素、含钙丰富、刺激性小的易消化食物,多食蔬菜、水果,避免辛辣刺激食物,预防便秘。

(5)复查时间及指征:定期到医院复查,术后 1 个月、3 个月、6 个月需行 X 线片复查,了解骨折愈合情况。手法复位外固定者如出现骨折处疼痛加剧、患肢麻木、足部颜色改变,温度低于或高于正常等情况需随时复查。

(窦希玲)

第九章

儿 科 护 理

第一节　小儿急性上呼吸道感染

一、定义

急性上呼吸道感染是小儿最常见的疾病,主要侵犯鼻咽和咽部,简称"上感"。

二、疾病相关知识

(一)流行病学

全年都可发病,以冬春季节及气候骤变时多见。而且,免疫力和年龄不同,反复感染的概率也不同,主要是空气飞沫传播。

(二)临床表现

(1)年长儿以呼吸系统症状为主,婴幼儿症状较重,以全身症状为主。

(2)局部症状:鼻塞、流涕、喷嚏、咽部不适、干咳或声音嘶哑。

(3)全身症状:发热、畏寒、头痛、咳嗽、乏力、食欲减退、睡眠不安;咽部充血。

(三)治疗

充分休息,对症治疗,控制感染,预防并发症。

(四)康复

经对症治疗后症状缓解,免疫力较短,多为1~2个月。

(五)预后

饮食精神如常者预后多良好;精神萎靡、多睡或烦躁不安、面色苍白者,应加警惕。

三、专科评估与观察要点

(一)发热

发热多为不规则热,持续时间不等。

(二)全身症状

头痛、畏寒、乏力、食欲缺乏;常伴有呕吐、腹痛、腹泻、烦躁不安,甚至高热惊厥。

(三)局部症状

局部症状主要是鼻咽部症状,如出现鼻塞、流涕、喷嚏、流泪、咽部不适、发痒、咽痛,亦可伴有声音嘶哑。

四、护理问题

(一)体温过高

体温过高与上呼吸道感染有关。

(二)舒适的改变

舒适的改变与咽痛、鼻塞等有关。

(三)活动无耐力

活动无耐力与全身症状有关。

五、护理措施

(一)一般护理

注意休息,减少活动。做好呼吸道隔离,保持室内空气新鲜,但应避免空气对流。

1.发热护理

发热期绝对卧床休息,保持皮肤清洁,每4小时测量体温一次并准确记录,如为超高热或高热惊厥史者须1~2小时测量一次,退热处置1小时后复测体温,并随时注意有无新的症状和体征出现,以防惊厥发生和体温骤降。

2.促进舒适

保持室温18~20 ℃,相对湿度50%~60%,以减少空气对呼吸道黏膜的刺激,保持口腔鼻孔周围的清洁,及时清除鼻腔及咽喉部分泌物,以免影响呼吸。

3.保证充足的营养和水分

给予富含营养、易消化的饮食,有呼吸困难者,应少食多餐,并供给充足水分。

(二)观察病情

(1)密切观察病情变化,注意体温、脉搏、呼吸、精神状态及咳嗽的性质。

(2)观察有无皮疹、恶心、呕吐、烦躁等,以早期发现某些传染病的前驱症状,及时进行隔离。

(3)观察咽部充血、水肿、化脓情况,在疑有咽后壁脓肿时,应及时报告医师,同时应警惕脓肿破溃后脓液流入气管引起窒息。

(4)对有可能发生惊厥的患儿应加强巡视,密切注意病情变化,床边放置床栏,以防患儿坠床,备好急救物品和药品。

(三)用药护理

(1)应用解热剂后应注意多饮水,以防止大量出汗引起虚脱。

(2)高热惊厥患儿给予镇静剂时,应观察止惊的效果及药物的不良反应。

(3)使用抗生素时,应注意有无变态反应的发生。

六、健康指导

(1)小儿的居室应宽敞、整洁、舒适、采光好,经常开窗通风,保持室内空气新鲜。

(2)指导家长合理喂养小儿,加强营养,及时添加辅食,保证摄入足量的蛋白质及维生素,保证营养均衡,纠正偏食。

(3)鼓励患儿多进行户外活动,多晒太阳,预防佝偻病的发生。加强锻炼,增强体质,提高呼吸系统的抵抗力与适应环境的能力。

(4)在呼吸道感染的高发季节,家长不宜带小儿去公共场所。

(5)在气候骤变时,应及时为小儿增减衣服,既要注意保暖,避免着凉。

七、护理结局评价

(1)患儿不适感减轻或无不适感。

(2)患儿体温维持在正常范围。

(宋春丽)

第二节　小儿心律失常

正常心律起源于窦房结,心激动按一定的频率、速度及顺序传导到结间传导束、房室束、左右束支及普肯耶纤维网而达心室肌。如心激动的频率、起搏点或传导不正常都可造成心律失常。

一、期前收缩

期前收缩是由心脏异位兴奋灶发放的冲动所引起,为小儿时期最常见的心律失常。异位起搏点可位于心房、房室交界或心室组织,分别引起房性、交界性及室性期前收缩,其中室性期前收缩为多见。

(一)病因

其常见于无器质性心脏病的小儿。可由疲劳、精神紧张、自主神经功能不稳定引起,但也可发生于病毒性心肌炎、先天性心脏病或风湿性心脏病。另外,拟交感胺类洋地黄、奎尼丁、锑剂中毒及缺氧、酸碱平衡失调、电解质紊乱(低血钾等)、心导管检查、心脏手术等均可引起期前收缩。健康学龄儿童1％～2％有期前收缩。

(二)症状

年长儿可诉述心悸、胸闷、不适。听诊可发现心律不齐,心搏提前,其后常有一定时间的代偿间歇,心音强弱也不一致。期前收缩常使脉律不齐,若期前收缩发生过早,可使脉搏短绌,期前收缩次数因人而异,且同一患儿在不同时期亦可有较大出入。某些患儿于运动后心率增快时期前收缩减少,但也有些反而增多,前者常提示无器质性心脏病,后者则可能同时有器质性心脏病存在。为了明确诊断,了解期前收缩的性质,必须做心电图检查。根据心电图上有无 P 波、P 波形态、P-R 的长短及 QRS 波的形态,来判断期前收缩属于何型。

1.房性期前收缩的心电图特征

(1)P 波提前,可与前一心动的 T 波重叠,形态与窦性 P 波稍有差异,但方向一致。

(2)P-R＞0.10 秒。

(3)期前收缩后的代偿间歇往往不完全。

(4)一般 P 波、QRS-T 正常,若不继以 QRS-T 波,称为阻滞性期前收缩;若继以畸形的 QRS-

T波,为心室差异传导所致。

2.交界性期前收缩的心电图特征

(1)QRS-T波提前,形态、时限与正常窦性基本相同。

(2)期前收缩所产生的QRS波前或后有逆行P波,P-R<0.10秒,R-P<0.20秒,有时P波可与QRS波重叠,辨认不清。

(3)代偿间歇往往不完全。

3.室性期前收缩的心电图特征

(1)QRS波提前,形态异常、宽大、QRS波>0.10秒,T波与主波方向相反。

(2)QRS波前多无P波。

(3)代偿间歇完全。

(4)有时在同一导联出现形态不一、配对时间不等的室性期前收缩,称为多源性期前收缩。

(三)治疗

必须针对基本病因治疗原发病。一般认为若期前收缩次数不多、无自觉症状者可不必用药。若期前收缩次数>10次/分,有自觉症状,或在心电图上呈多源性者,则应予以治疗。可选用普罗帕酮(心律平)口服,每次5~7 mg/kg,每6~8小时1次。亦可服用β受体阻滞剂普萘洛尔(心得安)每天1 mg/kg,分2~3次;房性期前收缩若用之无效可改用洋地黄类。室性期前收缩必要时可每天应用苯妥英钠5~10 mg/kg,分3次口服;胺腆酮5~10 mg/kg,分3次口服;普鲁卡因胺50 mg/kg,分4次口服;或奎尼丁30 mg/kg,分4~5次口服。后者可引起心室内传导阻滞,需心电图随访,在住院观察下应用为妥。对洋地黄过量或低血钾引起者,除停用洋地黄外,应给予氯化钾口服或静脉滴注。

(四)预后

其预后取决于原发疾病。有些无器质性心脏病的患儿期前收缩可持续多年,不少患儿最后终于消失,个别患儿可发展为更严重的心律失常,如室性心动过速等。

二、阵发性心动过速

阵发性心动过速是异位心动过速的一种,按其发源部位分室上性(房性或房室结性)和室性两种,绝大多数病例属于室上性心动过速。

(一)室上性阵发性心动过速

室上性阵发性心动过速是由心房或房室交界处异位兴奋灶快速释放冲动所产生的一种心律失常。本病虽非常见,但属于对药物反应良好、可以完全治愈的儿科急症之一,若不及时治疗易致心力衰竭。本病可发生于任何年龄,容易反复发作,但初次发病以婴儿时期为多见,个别可发生于胎儿末期(由胎儿心电图证实)。

1.病因

其可在先天性心脏病、预激综合征、心肌炎、心内膜弹力纤维增生症等疾病基础上发生,但多数患儿无器质性心脏疾病。感染为常见的诱因,也可由疲劳、精神紧张、过度换气、心脏手术时和手术后、心导管检查等诱发。

2.临床表现

临床表现小儿常突然烦躁不安,面色青灰或灰白、皮肤湿冷、呼吸增快、脉搏细弱,常伴有干咳,有时呕吐,年长儿还可自诉心悸、心前区不适、头晕等。发作时心率突然增快,为160~

300次/分,多数＞200次/分,一次发作可持续数秒钟至数天。发作停止时心率突然减慢,恢复正常。此外,听诊时第一心音强度完全一致,发作时心率较固定而规则等均为本病的特征。发作持续超过24小时者,容易发生心力衰竭。若同时有感染存在,则可有发热、周围血常规白细胞增高等表现。

3.X线检查

X线检查取决于原来有无心脏器质性病变和心力衰竭,透视下见心脏搏动减弱。

4.心电图检查

心电图检查中P波形态异常,往往较正常时小,常与前一心动的T波重叠,以致无法辨认。如能见到P波,则P-R间期常为0.08～0.13秒。虽然根据P波和P-R间期长短可以区分房性或交界性,但临床上常有困难。QRS波形态同窦性,发作时间持久者,可有暂时ST段及T波改变。部分患儿在发作间歇期可有预激综合征。

5.诊断

发作的突然起止提示这是心律失常,以往的发作史对诊断很有帮助。体格检查:心律绝对规律、匀齐,心音强度一致,心率往往超出一般窦性范围,再结合上述心电图特征,诊断不太困难,但需与窦性心动过速及室性心动过速鉴别。

6.治疗

其可先采用物理方法以提高迷走神经张力,如无效或当时有效但很快复发时,需用药物治疗。

(1)物理方法:①冰水毛巾敷面法。对新生儿和小婴儿效果较好。用毛巾在4～5 ℃水中浸湿后,敷在患儿面部,可强烈兴奋迷走神经,每次10～15秒。如1次无效,可隔3～5分钟再用,一般不超过3次。②压迫颈动脉窦法。在甲状软骨水平扪得右侧颈动脉搏动后,用大拇指向颈椎方向压迫,以按摩为主,每次时间不超过10秒,一旦转律,便停止压迫,如无效,可用同法再试压左侧,但禁忌两侧同时压迫。③以压舌板或手指刺激患儿咽部使之产生恶心、呕吐。

(2)药物治疗:①洋地黄类药物。对病情较重,发作持续24小时以上,有心力衰竭表现者,宜首选洋地黄类药物。此药能增强迷走神经张力,减慢房室交界处传导,使室上性阵发性心动过速转为窦性心律,并能增强心肌收缩力,控制心力衰竭,室性心动过速或洋地黄引起室上性心动过速禁用此药。低钾、心肌炎、室上性阵发性心动过速伴房室传导阻滞或肾功能减退者慎用,常用制剂有地高辛口服、静脉注射或毛花苷C静脉注射,一般采用快速饱和法。②β受体阻滞剂。可试用普萘洛尔,小儿静脉注射剂量为每次0.05～0.15 mg/kg,以5％葡萄糖溶液稀释后缓慢推注,不少于10分钟,必要时每6～8小时重复1次。重度房室传导阻滞,伴有哮喘症及心力衰竭者禁用。③维拉帕米(异搏定)即戊胺安。此药为选择性钙通道阻滞剂,抑制Ca²⁺进入细胞内,疗效显著。不良反应为血压下降,并能加重房室传导阻滞。剂量:每次0.1 mg/kg,静脉滴注或缓注,每分钟不超过1 mg。④普罗帕酮。有明显延长传导作用,能抑制旁路传导。剂量为每次1～3 mg/kg,溶于10 mL葡萄糖液中,静脉缓注10～15分钟;无效者可于20分钟后重复1～2次;有效时可改为口服维持,剂量同治疗期前收缩。⑤奎尼丁或普鲁卡因胺。此两药能延长心房肌的不应期和降低异位起搏点的自律性,恢复窦性节律。奎尼丁口服剂量开始为每天30 mg/kg,分4～5次,每2～3小时口服1次,转律后改用维持量;普鲁卡因胺口服剂量为每天50 mg/kg,分4～6次服;肌内注射用量每次6 mg/kg,每6小时1次,至心动过速停止或出现中毒反应为止。

（3）其他：对个别药物疗效不佳者可考虑用直流电同步电击转复心律，或经静脉插入起搏导管至右心房行超速抑制治疗。近年来对发作频繁、药物难以满意控制的室上性阵发性心动过速采用射频消融治疗取得成功。

7.预防

发作终止后可口服地高辛维持量1个月，如有复发，则于发作控制后再服1个月。奎尼丁对预激综合征患者预防复发的效果较好，可持续用半年至1年，也可用普萘洛尔口服。

（二）室性心动过速

凡有连续3次或3次以上的室性期前收缩发生时，临床上称为室性心动过速，小儿时期较少见。

1.病因

室性心动过速可由心脏手术、心导管检查、严重心肌炎、先天性心脏病、感染、缺氧、电解质紊乱等原因引起，但不少病例的病因不易确定。

2.临床表现

临床表现与室上性阵发性心动过速相似，唯症状较严重。小儿烦躁不安、苍白、呼吸急促；年长儿可诉心悸、心前区痛，严重病例可有晕厥、休克、充血性心力衰竭等。发作短暂者血流动力学的改变较轻，发作持续24小时以上者则可发生显著的血流动力学改变，且很少有自动恢复的可能。体检发现心率增快，常＞150次/分，节律整齐，心音可有强弱不等现象。

3.心电图检查

心电图中心室率常在150～250次/分。R-R间期可略有变异，QRS波畸形，时限增宽（0.10秒），P波与QRS波之间无固定关系，心房率较心室率缓慢，有时可见到室性融合波或心室夺获现象。

4.诊断

心电图是诊断室性心动过速的重要手段，但有时与室上性心动过速伴心室差异传导的鉴别比较困难，必须结合病史、体检、心电图特点、对治疗的反应等仔细加以区别。

5.治疗

药物治疗可应用利多卡因0.5～1.0 mg/kg静脉滴注或缓慢推注，必要时可每10～30分钟重复，总量不超过5 mg/kg。此药能控制心动过速，但作用时间很短，剂量过大能引起惊厥、传导阻滞等毒性反应，少数患者对此药有过敏现象。普鲁卡因胺静脉滴也有效，剂量1.4 mg/kg，以5%葡萄糖稀释成1%溶液，在心电图监测下以每分钟0.5～1 mg/kg速度滴入，如出现心率明显改变或QRS波增宽，应停药；此药不良反应较利多卡因大，可引起低血压，抑制心肌收缩力。美西律口服，每次100～150 mg，每8小时1次，对某些利多卡因无效者可能有效；若无心力衰竭存在禁用洋地黄类药物。对病情危重、药物治疗无效者，可应用直流电同步电击转复心律。个别患者采用射频消融治疗获得痊愈。

6.预后

本病的预后比室上性阵发性心动过速严重。同时有心脏病存在者病死率可达50%以上，原无心脏病者也可发展为心室颤动，甚至死亡，所以必须及时诊断，予以适当处理。

三、房室传导阻滞

心脏的传导系统包括窦房结、结间束（前、中、后束）、房室结、房室束、左右束支及普肯耶纤维。心脏的传导阻滞可发生在传导系统的任何部位，当阻滞发生于窦房结与房室结之间，便称为房室传导阻滞。阻滞可以是部分性的（一度或二度），也可能为完全性的（三度）。

（一）一度房室传导阻滞

其在小儿中比较常见。大都由急性风湿性心肌炎引起,但也可发生于发热、心肌炎、肾炎、先天性心脏病患儿,以及个别正常小儿,在应用洋地黄时也能延长 P-R 间期。由希氏束心电图证实阻滞可发生于心房、房室交界或希氏束,其中以房室交界阻滞者最常见。一度房室传导阻滞本身对血流动力学并无不良影响,临床听诊除第一心音较低钝外,无其他特殊体征,诊断主要通过心电图检查,心电图表现为 P-R 间期延长,但小儿 P-R 间期正常值随年龄、心率不同而不同,必须加以注意。部分正常小儿静卧后在 P-R 间期延长,直立或运动后可使 P-R 间期缩短至正常,此种情况说明 P-R 间期延长与迷走神经的张力过高有关。一度房室传导阻滞应着重病因治疗,其本身无须治疗,预后较好,部分可发展为更严重的房室传导阻滞。

（二）二度房室传导阻滞

二度房室传导阻滞时窦房结的冲动不能全部传到心室,因而造成不同程度的漏搏。

1.病因

产生原因有风湿性心脏病,各种原因引起的心肌炎、严重缺氧、心脏手术后及先天性心脏病（尤其是大动脉错位）等。

2.临床表现及分型

临床表现取决于基本心脏病变,以及由传导阻滞而引起的血流动力学改变。当心室率过缓时可引起胸闷、心悸,甚至产生眩晕和昏厥。听诊时除原有心脏疾病所产生的改变外,尚可发现心律不齐、脱漏搏动。心电图改变可分为两种类型。①第Ⅰ型（文氏型）:R-R 间期逐步延长,终于P 波后不出现 QRS 波;在 P-R 间期延长的同时,R-R 间期往往逐步缩短,而且脱落的前、后两个 P 波的距离,小于最短的 P-R 间期的两倍。②第Ⅱ型（莫氏Ⅱ型）:此型 P-R 间期固定不变,但心室搏动呈规律地脱漏,而且常伴有 QRS 波增宽。近年来,通过希氏束心电图的研究发现第Ⅰ型比第Ⅱ型为常见,但第Ⅱ型的预后比较严重,容易发展为完全性房室传导阻滞,导致阿-斯综合征。

3.治疗

二度房室传导阻滞的治疗应针对原发疾病。当心室律过缓,心脏搏出量减少时可用阿托品、异丙肾上腺素治疗。病情轻者可以口服,后者舌下含用,情况严重时则以静脉输药为宜,有时甚至需要安装起搏器。

4.预后

预后与心脏的基本病变有关。由心肌炎引起者最后多完全恢复;当阻滞位于房室束远端,有 QRS 波增宽者预后较严重,可能发展为完全性房室传导阻滞。

（三）三度房室传导阻滞

又称完全性房室传导阻滞,小儿较少见。完全性房室传导阻滞时心房与心室各自独立活动,彼此无关,此时心室率比心房率慢。

1.病因

病因可分为获得性和先天性两种。获得性者以心脏手术后引起的最为常见,尤其是发生于大型室间隔缺损,法洛四联症、主动脉瓣狭窄等心脏病的手术后;其次则为心肌炎,如病毒性或白喉引起的心肌炎;此外,新生儿低血钙与酸中毒也可引起暂时性三度房室传导阻滞。先天性房室传导阻滞中约有 50％患儿的心脏无形态学改变,部分患儿合并先天性心脏病或心内膜弹力纤维增生症等。

2.临床表现

临床表现不一,部分小儿并无主诉,获得性者和伴有先天性心脏病者病情较重。患儿因心搏出量减少而自觉乏力、眩晕、活动时气短。最严重的表现为阿-斯综合征发作,小儿检查时脉率缓慢而规则,婴儿<80 次/分,儿童<60 次/分,运动后仅有轻度或中度增加;脉搏多有力,颈静脉可有显著搏动,此搏动与心室收缩无关;第一心音强弱不一,有时可闻及第三心音或第四心音;绝大多数患儿心底部可听到Ⅰ~Ⅱ级喷射性杂音,为心脏每次搏出量增加引起的半月瓣相对狭窄所致。由于经过房室瓣的血量也增加,所以可闻及舒张中期杂音。可有心力衰竭及其他先天性、获得性心脏病的体征。在不伴有其他心脏疾病的三度房室传导阻滞患儿中,X 线检查可发现 60%有心脏增大。

3.诊断

心电图是重要的诊断方法。由于心房与心室都以其本身的节律活动,所以 P 波与 QRS 波之间彼此无关。心房率较心室率快,R-R 间期基本规则。心室波形有两种形式:①QRS 波的形态、时限正常,表示阻滞在房室束之上,以先天性者居多数。②QRS 波有切迹,时限延长,说明起搏点在心室内或者伴有束支传导阻滞,常为外科手术所引起。

4.治疗

凡有低心排血量症状或阿-斯综合征表现者需进行治疗。少数患者无症状,心室率又不太缓慢,可以不必治疗,但需随访观察。纠正缺氧与酸中毒可改善传导功能。由心肌炎或手术暂时性损伤引起者,肾上腺皮质激素可消除局部水肿,恢复传导功能。起搏点位于希氏束近端者,应用阿托品可使心率增快。人工心脏起搏器是一种有效的治疗方法,可分为临时性与永久性两种。对急性获得性三度房室传导阻滞者临时性起搏效果很好;对三度房室传导阻滞持续存在,并有阿-斯综合征发作者需应用埋藏式永久性心脏起搏器。有心力衰竭者,尤其是应用人工心脏起搏器后尚有心力衰竭者,需继续应用洋地黄制剂。

5.预后

非手术引起的获得性者,可能完全恢复,手术引起者预后较差。先天性三度房室传导阻滞,尤其是不伴有其他先天性心脏病者,则预后较好。

四、心律失常的护理

(一)护理评估

1.健康史

(1)了解既往史,对患者情绪、心慌气急、头晕等表现进行评估。

(2)应注意评估可能存在的诱发心律失常的因素:如情绪激动、紧张、疲劳、消化不良、饱餐、用力过猛、洋地黄、奎尼丁、普鲁卡因胺、麻醉药等毒性作用及低血钾、心脏手术或心导管检查。

2.身体状况

(1)主要表现:①窦性心律失常。窦性心动过速患者可无症状或有心悸感;窦性心动过缓,心率过慢时可引起头晕、乏力、胸痛等。②期前收缩。患者可无症状,亦可有心悸或心跳暂停感,尤其频发室早可致心悸不适、胸闷、乏力、头晕,甚至晕厥,室早持续时间过长,可因此诱发或加重心绞痛、心力衰竭。③异位性心动过速。室上性阵发性心动过速在器质性心脏病的患者,大多有心悸、胸闷、乏力,而心脏病患者发作时可出现头晕、黑矇、晕厥、血压下降、心力衰竭。室性阵发性心动过速发作时多有晕厥、呼吸困难、低血压,甚至晕厥、抽搐、心绞痛等。④心房颤动。多有心悸、胸闷、乏力,严重者发生心力衰竭、休克、晕厥及心绞痛发作。⑤心室颤动。室颤一旦发生,患者立即出现阿-斯综合征,表现为意识丧失、抽搐、心跳呼吸停止。

(2)症状、体征。护士应重点检查脉搏频率及节律是否正常,结合心脏听诊可发现:①期前收缩时心律不规则,期前收缩后有较长的代偿间歇,第一心音增强,第二心音减弱,桡动脉触诊有脉搏缺如。②室上性阵发性心动过速心律规则,第一心音强度一致;室性阵发性心动过速心律可略不规则,第一心音强度不一致。③心房颤动时心音强弱不等、心律绝对不规则、脉搏短绌、脉率＜心率。④心室颤动患者神志丧失、大动脉摸不到搏动,继以呼吸停止、瞳孔散大、发绀。⑤一度房室传导阻滞,听诊时第一心音减弱;二度Ⅰ型者听诊有心搏脱漏,二度Ⅱ听诊心律可慢而整齐或不齐;三度房室传导阻滞时,听诊心律慢而不规则,第一心音强弱不等,收缩压增高,脉压增宽。

3.社会-心理因素

患者可由于心律失常引起的胸闷、乏力、心悸等而紧张不安。期前收缩患者易过于注意自己脉搏,思虑过度;房颤患者可因血栓脱落导致栓塞,使患者致残而忧伤、焦虑;心动过速发作时病情重,患者有恐惧感;严重房室传导阻滞患者不能自理生活,需使用人工起搏器者对手术及自我护理缺乏认识,因而情绪低落、信心不足。

(二)护理诊断与合作性问题

1.心排血量减少

患者出现心慌、呼吸困难、血压下降,这与严重心律失常有关。

2.焦虑

患者因发生心绞痛、晕厥、抽搐而产生情绪紧张、恐惧感,其与严重心律失常致心跳不规则、与停跳感有关。

3.活动无耐力

此与心律失常导致心排血量减少有关。

4.并发症

并发症有晕厥、心绞痛,与严重心律失常导致心排血量降低,脑和心肌血供减少有关。

5.潜在并发症

其包括心搏骤停,与心室颤动、缓慢心律失常或心室停搏、持续性室性心动过速使心脏射血功能突然中止有关。

(三)预期目标

(1)血压稳定,呼吸平稳,心慌、乏力减轻或消失。

(2)忧虑恐惧情绪减轻或消除。

(3)保健意识增强,病情稳定。

(四)护理措施

1.减轻心脏负荷,缓解不适

(1)对功能性心律失常患者,应鼓励其正常生活,注意劳逸结合。频发期前收缩、室性阵发性心动过速或二度Ⅱ型及三度房室传导阻滞患者,应绝对卧床休息,为患者创造良好的安静休息环境,协助做好生活护理,关心患者,减少和避免任何不良刺激,促进身心休息。

(2)遵医嘱给予抗心律失常药物治疗。

(3)患者心悸、呼吸困难、血压下降、发生晕厥时,及时做好对症护理。

(4)终止室上性阵发性心动过速发作者,尚可试用兴奋迷走神经的方法:①用压舌板刺激腭垂,诱发恶心呕吐。②深吸气后屏气,再用力作呼气动作。③颈动脉窦按摩,患者取仰卧位,先按摩右侧5～10秒,如无效再按摩左侧,不可两侧同时进行,按摩同时听诊心率,当心率减慢,立即停止。④压迫眼球,患者平卧,闭眼并眼球向下,用拇指在一侧眼眶下压迫眼球,每次10秒,青光眼或高度近视者禁忌。

(5)嘱患者当心律失常发作导致胸闷、心悸、头晕等不适时采取高枕卧位、半卧位或其他舒适体位,尽量避免左侧卧位,因左侧卧位时患者常能感受到心脏的搏动而使不适感加重。

(6)伴有气促、发绀等缺氧指征时,给予氧气持续吸入。

(7)评估患者活动受限的原因和体力活动类型,与患者及家属共同制订活动计划,告诉患者限制最大活动量的指征。对无器质性心脏病的良好心律失常患者,鼓励其正常工作和生活,建立健康的生活方式,避免过度劳累。

(8)保持环境安静、限制探视,保证患者充分的休息睡眠。给予高蛋白、高维生素、低钠饮食,多吃新鲜蔬菜和水果,少量多餐,避免刺激性食物。

(9)监测生命体征,皮肤颜色及温度、尿量有无改变;监测心律、心率、心电图,判断心律失常的类型;评估患者有无头晕、晕厥、气急、疲劳、胸痛、烦躁不安等表现;严密心电监护,发现频发、多源性、二度Ⅱ型房室传导阻滞,尤其是室性阵发性心动过速、三度房室传导阻滞等,应立即报告医师,协助采取积极的处理措施;监测血气分析结果、电解质及酸碱平衡情况;密切观察患者的意识状态、脉率及心率,血压等。一旦发生如意识突然丧失、抽搐、大动脉搏动消失、呼吸停止等猝死表现,立即进行抢救,如心脏按压、人工呼吸、非同步直流电复律或配合临时起搏等。

2.调整情绪

患者焦虑、烦躁和恐惧情绪不仅加重心脏负荷,更易诱发心律失常,故须给予必要的解释和安慰。说明心律失常的可治性,稳定的情绪和平静的心态对心律失常的治疗是必不可少的,以消除思想顾虑和悲观情绪,使其乐于接受和配合各种治疗。了解患者思想动态和生活上的困难,进一步给予帮助,增加患者的安全感。

3.协助完成各项检查及治疗

(1)心电监护:对严重心律失常患者必须进行心电监护,护理人员应熟悉监护仪的性能、使用方法和观察结果。特别要密切注意有无引起猝死的危险征兆:①潜藏着引起猝死危险的心律失常,如频发性、多源性、成联律的室性期前收缩,室上性阵发性心动过速,心房颤动,二度Ⅱ型房室传导阻滞。②随时有猝死危险的严重心律失常,如室性阵发性心动过速、心室颤动、三度房室传导阻滞等。一旦发现应立即报告医师,紧急处理。

(2)特殊检查护理:心律失常的心脏电学检查除常规心电图、动态心电图记录外,其他如经食管心脏调搏术、记录心室晚电位等。护士应了解这些检查具有无创性、安全可靠、易操作、有实用性。向患者解释其作用目的和注意事项,鼓励患者消除顾虑配合检查。

(3)特殊治疗的护理配合:电复律为利用适当强度的高压直流电刺激,使全部心肌纤维瞬间同时除极,消除异位心律,转变为窦性心律,与抗心律失常药物联合应用,效果更为满意。人工心脏起搏器已广泛应用于临床,它能按一定的频率发放脉冲电流刺激心脏,引起心脏兴奋和收缩;安置起搏器后可能发生感染、出血、皮肤压迫坏死等不良反应,护士应熟悉起搏器性能并做好相应护理。介入性导管消融术是使用高频电磁波的射频电流直接作用于病灶区,治疗快速心律失常,不需开胸及全麻;安全有效,可告知患者大致过程、需要配合的事项及疗效,避免患者因精神紧张而影响配合。术前准备除一般基本要求外,需注意检查患者足背动脉搏动情况,以便与术中、术后搏动情况相对照;术中、术后加强心电监护和仔细观察患者有无心慌、气急、恶心、胸痛等症状,及时发现心脏穿孔和心包填塞等严重并发症的早期征象;术后注意预防股动脉穿刺处出血,局部压迫止血20分钟,再以压力绷带包扎,观察15分钟,然后用沙袋压迫12小时,术侧肢体伸直制动,并观察足背动脉和足温情况,利于早期发现栓塞症状并及时作溶栓处理,常规应用抗生素和清洁伤口,预防感染,卧床24小时后如无并发症可下地活动。

五、健康教育

(1)积极防治原发疾病,避免各种诱发因素如发热、疼痛、寒冷、饮食不当、睡眠不足等。应用某些药物后产生不良反应及时就医。

(2)适当休息与活动。无器质性心脏病者应积极参加体育锻炼,调整自主神经功能;器质性心脏病者可根据心功能情况适当活动,注意劳逸结合。

(3)教会患者及家属检查脉搏和听心律的方法,每天至少1次,每次1分钟以上。向患者及家属讲解心律失常的常见病因、诱因及防治知识。

(4)指导患者正确选择食谱。饱食、刺激性饮料均可诱发心律失常,应选择低脂、易消化、清淡、富营养、少量多餐饮食。合并心力衰竭及使用利尿剂时应限制钠盐摄入及多进含钾的食物,嘱患者多食纤维素丰富的食物,保持大便通畅,心动过缓患者避免排便时屏气,以免兴奋迷走神经而加重心动过缓,以减轻心脏负荷和防止低钾血症诱发心律失常,保持大便通畅。嘱患者注意劳逸结合、生活规律;保持乐观、稳定的情绪。

(5)让患者认识服药的重要性,按医嘱继续服用抗心律失常药物,不可自行减量或撤换药物,如有不良反应及时就医。

(6)教给患者自测脉搏的方法,以利于自我病情监测;教会家属心肺复苏术以备急用;定期随访,经常复查心电图,及早发现病情变化。

(宋春丽)

第三节 小儿惊厥

惊厥的病理生理基础是脑神经元的异常放电和过度兴奋,是由多种原因所致的大脑神经元,暂时性功能紊乱的一种表现。发作时全身或局部肌群突然发生阵挛或强直性收缩,多伴有不同程度的意识障碍。惊厥是小儿最常见的急症,有5%～6%的小儿曾发生过高热惊厥。

一、病因

小儿惊厥可由众多因素引起,凡能造成脑神经元兴奋性功能紊乱的因素,如脑缺氧、缺血、低血糖、脑炎症、水肿、中毒变性、坏死等,均可导致惊厥的发生。将其病因归纳为以下几类。

(一)感染性疾病

1.颅内感染性疾病

(1)细菌性脑膜炎、脑血管炎、颅内静脉窦炎。

(2)病毒性脑炎、脑膜脑炎。

（3）脑寄生虫病，如脑型肺吸虫病，脑型血吸虫病，脑囊虫病，脑棘球蚴病，脑型疟疾等。

（4）各种真菌性脑膜炎。

2.颅外感染性疾病

（1）呼吸系统感染性疾病。

（2）消化系统感染性疾病。

（3）泌尿系统感染性疾病。

（4）全身性感染性疾病及某些传染病。

（5）感染性病毒性脑病，脑病合并内脏脂肪变性综合征。

（二）非感染性疾病

1.颅内非感染性疾病

（1）癫痫。

（2）颅内创伤，出血。

（3）颅内占位性病变。

（4）中枢神经系统畸形。

（5）脑血管病。

（6）神经皮肤综合征。

（7）中枢神经系统脱髓鞘病和变性疾病。

2.颅外非感染性疾病

（1）中毒：如有毒动植物，氰化钠、铅、汞中毒，急性酒精中毒及各种药物中毒等。

（2）缺氧：如新生儿窒息，溺水，麻醉意外，一氧化碳中毒，心源性脑缺血综合征等。

（3）先天性代谢异常疾病：如苯酮尿症、粘多糖病、半乳糖血症、肝豆状核变性、尼曼-匹克病等。

（4）水、电解质紊乱及酸碱失衡：如低血钙、低血钠、高血钠及严重代谢性酸中毒等。

（5）全身及其他系统疾病并发症：如系统性红斑狼疮、风湿病、肾性高血压脑病、尿毒症、肝昏迷、糖尿病、低血糖、胆红素脑病等。

（6）维生素缺乏症：如维生素 B_6 缺乏症、维生素 B_6 依赖症、维生素 B_1 缺乏性脑型脚气病等。

二、临床表现

（一）惊厥发作形式

1.强直-阵挛发作

发作时突然意识丧失，摔倒，全身强直，呼吸暂停，角弓反张，牙关紧闭，面色青紫，持续10～20秒，转入阵挛期；不同肌群交替收缩，致肢体及躯干有节律地抽动，口吐白沫（若咬破舌头可吐血沫）。呼吸恢复，但不规则，数分钟后肌肉松弛而缓解，可有尿失禁，然后入睡，醒后可有头痛、疲乏，对发作不能回忆。

2.肌阵挛发作

肌阵挛发作是由肢体或躯干的某些肌群突然收缩（或称电击样抽动），表现为头、颈、躯干或某个肢体快速抽搐。

3.强直发作

表现为肌肉突然强直性收缩，肢体可固定在某种不自然的位置持续数秒钟，躯干四肢姿势可不对称，面部强直表情，眼及头偏向一侧，睁眼或闭眼，瞳孔散大，可伴呼吸暂停，意识丧失，发作后意识较快恢复,不出现发作后嗜睡。

4.阵挛性发作

发作时全身性肌肉抽动,左右可不对称,肌张力可增高或减低,有短暂意识丧失。

5.局限性运动性发作

发作时无意识丧失,常表现为下列形式。

(1)某个肢体或面部抽搐:由于口、眼、手指在脑皮层运动区所代表的面积最大,因而这些部位最易受累。

(2)杰克逊(Jackson)癫痫发作:发作时大脑皮层运动区异常放电灶逐渐扩展到相邻的皮层区。抽搐也按皮层运动区对躯干支配的顺序扩展,如从面部抽搐开始→手→前臂→上肢→躯干→下肢。若进一步发展,可成为全身性抽搐,此时可有意识丧失。常提示颅内有器质性病变。

(3)旋转性发作:发作时头和眼转向一侧,躯干也随之强直性旋转,或一侧上肢上举,另一侧上肢伸直,躯干扭转等。

6.新生儿轻微惊厥

新生儿轻微惊厥是新生儿期常见的一种惊厥形式,发作时呼吸暂停,两眼斜视,眼睑抽搐,频频的眨眼动作,伴流涎,吸吮或咀嚼样动作,有时还出现上下肢类似游泳或蹬自行车样的动作。

(二)惊厥的伴随症状及体征

1.发热

发热为小儿惊厥最常见的伴随症状,如系单纯性或复杂性高热惊厥患儿,于惊厥发作前均有38.5 ℃,甚至40 ℃以上高热。由上呼吸道感染引起者,还可有咳嗽、流涕、咽痛、咽部出血、扁桃体肿大等表现。如为其他器官或系统感染所致惊厥,绝大多数均有发热及其相关的症状和体征。

2.头痛及呕吐

头痛及呕吐为小儿惊厥常见的伴随症状之一,年长儿能正确叙述头痛的部位、性质和程度,婴儿常表现为烦躁、哭闹、摇头、抓耳或拍打头部。多伴有频繁喷射状呕吐,常见于颅内疾病及全身性疾病,如各种脑膜炎、脑炎、中毒性脑病、瑞氏综合征,颅内占位性病变等。同时还可出现程度不等的意识障碍,颈项抵抗,前囟饱满,颅神经麻痹,肌张力增高或减弱,克氏征、布鲁辛斯基征及巴宾斯基征阳性等体征。

3.腹泻

腹泻如遇重度腹泻病,可致水、电解质紊乱及酸碱失衡,出现严重低钠或高钠血症,低钙、低镁血症,以及由于补液不当,造成水中毒也可出现惊厥。

4.黄疸

新生儿溶血症,当出现胆红素脑病时,不仅皮肤巩膜高度黄染,还可有频繁性惊厥;重症肝炎患儿,当肝功能衰竭,出现惊厥前即可见到明显黄疸;在瑞氏综合征、肝豆状核变性等病程中,均可出现不等的黄疸,此类疾病初期或中末期均能出现惊厥。

5.水肿、少尿

各类肾炎或肾病为儿童时期常见多发病。水肿、少尿为该类疾病的首起表现,当其中部分患儿出现急、慢性肾衰,或肾性高血压脑病时,均可有惊厥。

6.智力低下

常见于新生儿窒息所致缺氧、缺血性脑病,颅内出血患儿,病初即有频繁惊厥,其后有不同程度的智力低下。智力低下亦见于先天性代谢异常疾病,如苯丙酮尿症、糖尿症等氨基酸代谢异常病。

三、诊断依据

(一)病史

了解惊厥的发作形式,持续时间,有无意识丧失,伴随症状,诱发因素及有关的家族史。

(二)体检

全面的体格检查,尤其神经系统的检查,如神志、头颅、头围、囟门、颅缝、脑神经、瞳孔、眼底、颈抵抗、病理反射、肌力、肌张力、四肢活动等。

(三)实验室及其他检查

1.血、尿、粪常规

血白细胞计数显著增高,通常提示细菌感染。红细胞血色素很低,网织红细胞计数增高,提示急性溶血。尿蛋白及细胞数增高,提示肾炎或肾盂肾炎。粪镜检,排除痢疾。

2.血生化等检验

除常规查肝肾功能、电解质外,应根据病情选择有关检验。

3.脑脊液检查

凡疑有颅内病变惊厥患儿,尤其是颅内感染时,均应做脑脊液常规、生化、培养或有关的特殊化验。

4.脑电图

阳性率可达80%～90%。小儿惊厥,尤其无热惊厥,其中不少系小儿癫痫。脑电图上可表现为阵发性棘波、尖波、棘慢波、多棘慢波等多种波型。

5.CT 检查

疑有颅内器质性病变惊厥患儿,应做脑 CT 扫描,高密度影见于钙化、出血、血肿及某些肿瘤;低密度影常见于水肿,脑软化,脑脓肿,脱髓鞘病变及某些肿瘤。

6.MRI 检查

MRI 对脑、脊髓结构异常反映较 CT 更敏捷,能更准确反映脑内病灶。

7.单光子反射计算机体层成像 SPECT

单光子反射计算机体层成像 SPECT 可显示脑内不同断面的核素分布图像,对癫痫病灶、肿瘤定位及脑血管疾病提供诊断依据。

四、治疗

(一)止惊治疗

1.地西泮

每次 0.25～0.50 mg/kg,最大剂量不大于 10 mg,缓慢静脉注射,1 分钟不大于 1 mg。必要时可在15～30分钟后重复静脉注射一次。以后可口服维持。

2.苯巴比妥钠

新生儿首次剂量 15～20 mg 静脉注射。维持量 3～5 mg/(kg·d)。婴儿、儿童首次剂量为5～10 mg/kg,静脉注射或肌内注射,维持量 5～8 mg/(kg·d)。

3.水合氯醛

每次 50 mg/kg,加水稀释成 5%～10%溶液,保留灌肠。惊厥停止后改用其他镇静剂止惊药维持。

4.氯丙嗪

剂量为每次 1～2 mg/kg,静脉注射或肌内注射,2～3 小时后可重复 1 次。

5.苯妥英钠

每次 5～10 mg/kg,肌内注射或静脉注射。遇有"癫痫持续状态"时可给予 15～20 mg/kg,速度不超过 1 mg/(kg·min)。

6.硫苯妥钠

催眠,大剂量有麻醉作用。每次 10～20 mg/kg,稀释成 2.5％溶液肌内注射。也可缓慢静脉注射,边注射边观察,惊止即停止注射。

(二)降温处理

1.物理降温

可用 30％～50％乙醇擦浴。头部、颈、腋下、腹股沟等处可放置冰袋。亦可用冷盐水灌肠。或用低于体温 3～4 ℃的温水擦浴。

2.药物降温

一般用安乃近每次 5～10 mg/kg,肌内注射。亦可用其滴鼻,大于 3 岁患儿,每次 2～4 滴。

(三)降低颅内压

惊厥持续发作时,引起脑缺氧、缺血,易致脑水肿;如惊厥系颅内感染炎症引起,疾病本身即有脑组织充血水肿,颅内压增高,因而及时应用脱水降颅内压治疗。常用 20％甘露醇溶液每次 5～10 mL/kg,静脉注射或快速静脉滴注(10 mL/min),6～8 小时重复使用。

(四)纠正酸中毒

惊厥频繁,或持续发作过久,可致代谢性酸中毒,如血气分析发现血 pH＜7.2,BE 为 15 mmol/L 时,可用 5％碳酸氢钠 3～5 mL/kg,稀释成 1.4％的等张液静脉滴注。

(五)病因治疗

对惊厥患儿应通过病史了解,全面体检及必要的化验检查,争取尽快地明确病因,给予相应治疗。对可能反复发作的病例,还应制订预防复发的防治措施。

五、护理

(一)护理诊断

(1)有窒息的危险。

(2)有受伤的危险。

(3)潜在并发症:脑水肿。

(4)潜在并发症:酸中毒。

(5)潜在并发症:呼吸、循环衰竭。

(6)知识缺乏。

(二)护理目标

(1)不发生误吸或窒息,适当加以保护防止受伤。

(2)保护呼吸功能,预防并发症。

(3)患儿家长情绪稳定,能掌握止痉、降温等应急措施。

(三)护理措施

1.一般护理

(1)将患儿平放于床上,取头侧位。保持安静,治疗操作应尽量集中进行,动作轻柔敏捷,禁止一切不必要的刺激。

(2)保持呼吸道通畅：头侧向一边，及时清除呼吸道分泌物。有发绀者供给氧气，窒息时施行人工呼吸。

(3)控制高热：物理降温可用温水或冷水毛巾湿敷额头部，每5～10分钟更换1次，必要时用冰袋放在额部或枕部。

(4)注意安全，预防损伤，清理好周围物品，防止坠床和碰伤。

(5)协助做好各项检查，及时明确病因。根据病情需要，于惊厥停止后，配合医师作血糖、血钙或腰椎穿刺、血气分析及血电解质等针对性检查。

(6)加强皮肤护理：保持皮肤清洁干燥，衣、被、床单清洁、干燥、平整，以防皮肤感染及压疮的发生。

(7)心理护理：关心体贴患儿，处置操作熟练、准确，以取得患儿信任，消除其恐惧心理。说服患儿及家长主动配合各项检查及治疗，使诊疗工作顺利进行。

2.临床观察内容

(1)惊厥发作时，观察惊厥患儿抽搐的时间和部位，有无其他伴随症状。

(2)观察病情变化，尤其随时观察呼吸、面色、脉搏、血压、心音、心率、瞳孔大小、对光反射等重要的生命体征，发现异常及时通报医师，以便采取紧急抢救措施。

(3)观察体温变化，如有高热，及时做好物理降温及药物降温.如体温正常，应注意保暖。

3.药物观察内容

(1)观察止惊药物的疗效。

(2)使用地西泮、苯巴比妥钠等止惊药物时，注意观察患儿呼吸及血压的变化。

4.预见性观察

若惊厥持续时间长、频繁发作，应警惕有无脑水肿，颅内压增高的表现，如收缩压升高、脉率减慢，呼吸节律慢而不规则，则提示颅内压增高。如未及时处理.可进一步发生脑疝，表现为瞳孔不等大、对光反射消失、昏迷加重、呼吸节律不整甚至骤停。

六、康复与健康指导

(1)做好患儿的病情观察准备好急救物品，教会家属正确的退热方法，提高家长的急救知识和技能。

(2)加强患儿营养与体育锻炼，做好基础护理等。

(3)向家长详细交代患儿的病情、惊厥的病因和诱因，指导家长掌握预防惊厥的措施。

（宋春丽）

第四节　小儿腹泻

一、护理评估

(一)健康史

应详细询问喂养史，是母乳喂养还是人工喂养，喂何种乳品，冲调浓度、喂哺次数及量，添加辅食及断奶情况。并了解当地有无类似疾病的流行。并注意患儿有无不洁饮食史、肠道内外感染、食物过敏史、外出旅游和气候变化史等。询问患儿腹泻开始时间,次数、颜色、性质、量、气味。并是否伴随发热、呕吐、腹胀、腹痛及里急后重等症状。既往有无腹泻史、其他疾病史和长期服用广谱抗生素史等。

(二)身体状况

观察患儿生命体征,有无腹痛、里急后重、大便性状为松散或水样,密切观察患儿生命体征、体重、出入量、尿量、神志状态、营养状态,皮肤弹性、眼窝凹陷、口舌黏膜干燥、神经反射等脱水表现。并评估脱水的程度和性质,检查肛周皮肤有无发红、破损;了解大便常规、大便致病菌培养等实验室检查结果。

(三)心理-社会状况

腹泻是小儿的常见病、多发病,年龄越小、发病率越高,特别是在贫困和卫生条件较差的地区,家长缺乏喂养及卫生知识是导致小儿易患腹泻的重要原因。故应了解患儿家长的心理状况及对疾病的病因、护理知识的认识程度,注意评估患儿家庭的经济状况、聚居条件、卫生习惯、家长的文化程度及家长对病因、护理知识的了解程度,认识疾病流行趋势。

(四)实验室检查

了解大便常规及致病菌培养等化验结果。分析血常规、红细胞计数、血清电解质、尿素氮、二氧化碳结合力(CO_2CP)等可了解体内酸碱平衡紊乱性质和程度。

二、护理诊断

(一)体液不足
体液不足与腹泻、呕吐丢失过多和摄入量不足有关。

(二)体温过高
体温过高与肠道感染有关。

(三)有皮肤黏膜完整性受损的危险
有皮肤黏膜完整性受损的危险与腹泻大便次数增多刺激臀部皮肤及尿布使用不当有关。

(四)知识缺乏(家长)
缺乏喂养知识、卫生知识及腹泻患儿护理知识。

(五)营养失调
营养低于机体需要量,呕吐腹泻等消化功能障碍所致。

(六)排便异常腹泻
排便异常腹泻与喂养不当,肠道感染或功能紊乱。

(七)腹泻
腹泻与喂养不当、感染导致胃肠道功能紊乱有关。

(八)有交叉感染的可能
交叉感染与免疫力低下有关。

(九)潜在并发症
1.酸中毒
酸中毒与腹泻丢失碱性物质及热能摄入不足有关。

2.低血钾
低血钾与腹泻、呕吐丢失过多和摄入不足有关。

三、护理目标

(1)患儿腹泻、呕吐、排便次数逐渐减少至正常,大便次数性状颜色恢复正常。

(2)患儿脱水、电解质紊乱纠正,体重恢复正常,尿量正常,获得足够的液体和电解质。

(3)体温逐渐恢复正常。

(4)住院期间患儿能保持皮肤的完整性,不再有红臀发生。

(5)家长能说出婴儿腹泻的病因、预防措施和喂养知识,能协助医护人员护理患儿。

(6)患儿不发生酸中毒,低血钾等并发症。

(7)避免交叉感染的发生。

(8)保证患儿营养的补充将患儿体重保持不减或有增加。

四、护理措施

新入院的患儿首先要测量体重,便于了解患儿脱水情况和计液量。以后每周测一次,了解患儿恢复和体重增长情况。

(一)体液不足的护理

1.口服补液疗法的护理

口服补液疗法的护理适用于无脱水、轻中脱水或呕吐不严重的患儿,可采用口服方法,它能补充身体丢失的水分和盐,执行医嘱给口服补液盐时应在4～6小时少量多次喂,同时可以随意喂水,口服液盐一定用冷开水或温开水溶解。

(1)一般轻度脱水需50～80 mL/kg,中度脱水需80～100 mL/kg,于8～12小时内将累积损失量补足;脱水纠正后,将余量用等量水稀释按病情需要随时口服。对无脱水患儿,可在家进行口服补液的护理,可将ORS溶液加等量水稀释,每天50～100 mL/kg,少量频服,以预防脱水(新生儿慎用),有明显腹胀、休克、心功能不全或其他严重并发症者及新生儿不宜口服补液。在口服补液过程中,如呕吐频繁或腹泻、脱水加重,应改为静脉补液。服用ORS溶液期间,应适当增加水分,以防高钠血症。

(2)护理中的注意事项:①向家长说明和示范口服液的配制方法。②向家长示范喂服方法:2岁以下的患儿每1～2分钟喂1小勺约5 mL,大一点的患儿可用杯子直接喝,如有呕吐,停10分钟后再慢慢喂服(每2～3分钟喂一勺)。③对于在家进行口服补液的患儿,应指导家长病情观察方法。口服补液可直到腹泻停止,并继续喂养。如病情不见好转或加重,应及时到医院就诊。④密切观察病情,如患儿出现眼睑水肿应停止服用ORS液,改用白开水或母乳,水肿消退后再按无脱水的方案服用。4小时后应重新估计患儿脱水状况,然后选择上述适当的方案继续治疗护理。

2.禁食、静脉补液

禁食、静脉补液适用于中度以上脱水,吐、泻重或腹胀的患儿。在静脉输液前协助医师取静脉血做钾、钠、氯、二氧化碳结合力等项目检查。

(1)第一天补液:①输液总量,按医嘱要求安排24小时的液体总量(包括累积损失量、继续损失量和生理需要量)。并本着"急需先补、先快后慢、见尿补钾"的原则分批输入。如患儿烦躁不安,应检查原因,必要时可遵医嘱给予适量的镇静剂,如复方氯丙嗪,10%水合氯醛,以防患儿因烦躁不安而影响静脉输液。一般轻度脱水90～120 mL/kg,中度脱水120～150 mL/kg重度脱水 150～180 mL/kg。②溶液种类根据脱水性质而定,若临床判断脱水困难,可先按等渗脱水处理。对于治疗前 6 小时内无尿的患儿首先要在 30 分钟内给输入 2：1 液,一定要记录输液后首次排尿时间,见尿后给含钾液体。③输液速度主要取决于脱水程度和继续损失的量与速度,遵循先快后慢原则。明确每小时的输入量,一般茂菲氏滴管 14～15 滴为 1 mL,严格执行补液计划,保证输液量的准确,掌握好输液速度和补液原则。注意防止输液速度过速或过缓。注意输液是否通畅,保护好输液肢体,随时观察针头有无滑脱,局部有无红肿渗液,以及寒战、发绀等全身输液反应。对重度脱水有明显周围循环障碍者应先快速扩容;累积损失量(扣除扩容液量)一般在前 8～12 小时内补完,每小时 8～10 mL/kg;后 12～16 小时补充生理需要量和异常的损失量,每小时约 5 mL/kg;若吐泻缓解,可酌情减少补液量或改为口服补液。④对于少数营养不良、新生儿及伴心、肺疾病的患儿应根据病情计算,每批液量一般减少 20%,输液速度应在原有基础减慢 2～4 小时,把累积丢失的液量由 8 小时延长到 10～12 小时输完。如有条件最好用输液泵,以便更精确地控制输液速度。

(2)第 2 天及以后的补液:脱水和电解质紊乱已基本纠正,主要补充生理需要量和继续损失量,可改为口服补液,一般生理需要量为每天 60～80 mL/kg,用 1/5 张含钠液;继续损失量是丢多少补多少,用 1/2～1/3 张含钠液,将这两部分相加于 12～24 小时内均匀静脉滴注。

3.准确记录出入量

准确记录出入量,是医师调整患儿输液质和量的重要依据。

(1)大便次数,量(估计)及性质、大便的气味、颜色、有无黏液、脓血等。留大便常规并做培养。

(2)呕吐次数、量、颜色、气味,以及呕吐与其他症状的关系,体现了患儿病情发展情况。比如呕吐加重但无腹泻;补液后脱水纠正由于呕吐次数增多而效果不满意,这时要及时报告医师,以及早发现肠道外感染或急腹症。

4.严密观察病情,细心做好护理

(1)注意观察生命体征:包括体温、脉搏、血压、呼吸、精神状况。若出现烦躁不安、脉率加快、呼吸加快等,应警惕是否输液速度过快,是否发生心力衰竭和肺水肿等情况。

(2)观察脱水情况:注意患儿的神志、精神、皮肤弹性、有无口渴,皮肤、黏膜干燥程度,眼窝及前囟凹陷程度,机体温度及尿量等临床表现,估计患儿脱水程度,同时要动态观察经过补充液体后脱水症状是否得到改善。如补液合理,一般于补液后 3～4 小时应该排尿,此时说明血容量恢复,所以应注意观察和记录输液后首次排尿的时间、尿量。补液后 24 小时皮肤弹性恢复,眼窝凹陷消失,则表明脱水已被纠正。补液后眼睑出现水肿,可能是钠盐补多;补液后尿多而脱水未能纠正,则可能是葡萄糖液补入过多,宜调整溶液中电解质比例。

(3)密切观察代谢性酸中毒的表现:中、重度脱水患多有不同程度的酸中毒,当 pH 下降、二氧化碳结合力在 25% 容积以下时,酸中毒表现明显。当患儿出现呼吸深长、精神萎靡、嗜睡,严重者意识不清、口唇樱红、呼吸有丙酮味。应准备碱性液,及时使用碱性药物纠正,应补充碳酸氢钠或乳酸钠。注意碱性液体有无漏出血管外,以免引起局部组织坏死。

(4)密切观察低血钾表现:常发现于输液后脱水纠正时,当发现患儿尿量异常增多,精神萎靡、全身乏力、不哭或哭声低下、吃奶无力、肌张力低下、反应迟钝、恶心呕吐、腹胀及听诊肠鸣音减弱或消失,呼吸频不规整,心电图显示 T 波平坦或倒置、U 波明显、S-T 段下移(或心律失常,提示有低血钾存在,应及时补充钾盐)等临床表现,及时报告医师,做血生化检查。如是低血钾症,应遵医调整液体中钾的浓度。补充钾时应按照见尿补钾的原则,严格掌握补钾的速度,绝不可作静脉推注,以免发生高血钾引起心搏骤停。一般按每天 3～4 mmol/kg(相当于氯化钾 200～300 mg/kg)补给,缺钾明显者可增至 4～6 mmol/kg,轻度脱水时可分次口服,中、重度脱水予静脉滴注。并观察记录好治疗效果。

(5)密切观察有无低钙、低镁、低磷血症:当脱水和酸中毒被纠正时,大多表现有钙、磷缺乏,少数可有镁缺乏。低血钙或低血镁时表现为手足搐搦、惊厥;重症低血磷时出现嗜睡、精神错乱或昏迷,肌肉、心肌收缩无力。(营养不良或佝偻病活动期患儿更甚),这时要及时报告医师。静脉缓慢注射 10%葡萄糖酸钙或深部肌内注射 25%硫酸镁。

(6)低钠血症:多见于静脉输液停止后的患儿。这是以为患儿进食后水样便次数再次增多。主要表现为患儿前囟及眼窝凹陷、肢端凉、精神弱、尿少等。要及时报告医师要继续补充丢失液体。

(7)高钠血症:出现在按医嘱禁食补液或口服补液后,患儿出现烦躁不安、口渴、尿少、皮肤弹性差,甚至惊厥。这时应报告医师,必要时取血查生化,待结果回报后根据具体情况调整液体的质和量。

(8)泌尿系统感染:患儿腹泻渐好,但仍发热,阵阵哭闹不安,此时要报告医师,根据医嘱留尿常规,并寻找感染病灶。并发泌尿系感染的患儿多见于女婴,在护理和换尿布时一定要注意女婴儿会阴部的清洁,防止上行性尿路感染。

5.计算液体出入量

24 小时液体入量包括口服液体和胃肠道外补液量。液体出量包括尿、大便和不显性失水。呼吸增快时,不显性失水增加 4～5 倍,体温每升高 1 ℃,不显性失水每小时增加 0.5 mL/kg;环境湿度大小可分别减少或增加不显性失水;体力活动增多时,不显性失水增加 30%。补液过程中,计算并记录 24 小时液体出入量,是液体疗法护理工作的重要内容。婴幼儿大小便不易收集,可用"秤尿布法"计算液体排出量。

(二)腹泻的护理

控制腹泻,防止继续失水。

1.调整饮食

根据世界卫生组织的要求对于轻中度脱水的患儿不必禁食,腹泻期间和恢复期适宜的营养对促进恢复、减少体重下降和生长停滞的程度、缩短腹泻后康复时间、预防营养不良非常重要。故腹泻脱水患儿除严重呕吐者暂禁食 4～6 小时(不禁水)外,均应继续喂养进食是必要的治疗与护理措施。但因同时存在着消化功能紊乱,故应根据患儿病情适当调整饮食,达到减轻胃肠道负担、恢复消化功能之目的。继续哺母乳喂养;人工喂养出生 6 个月以内的小儿,牛奶(或羊奶)应加米汤或水稀释,或用发酵奶(酸奶),也可用奶-谷类混合物,每天 6 次,以保证足够的热量。腹泻次数减少后,出生 6 个月以上的婴儿可用平常已经习惯的饮食,选用稀粥、面条、并加些熟的植物油、蔬菜、肉末等,但需由少到多,随着病情稳定和好转,并逐渐过渡到正常饮食。幼儿应给一些新鲜、味美、碎烂、营养丰富的食物。病毒性肠炎多有双糖酶缺乏,应限制糖量,并暂停乳类喂养,改为豆制代用品或发酵奶,对牛奶和大豆过敏者应该用其他饮食,以减轻腹泻,缩短病程。腹泻停止后,继续给予营养丰富的饮食,并每天加餐 1 次,共 2 周,以赶上正常生长。双糖酶缺乏者,不宜用蔗糖,并暂停乳类。对少数严重病例口服营养物质不能耐受者,应加强支持疗法,必要时全静脉营养。

2.控制感染

感染是引起腹泻的重要原因,细菌性肠炎需用抗生素治疗。病毒性肠炎用饮食疗法和支持疗法常可痊愈。严格消毒隔离,防止感染传播,按肠道传染病隔离,护理患儿前后要认真洗手,防止感染,遵医嘱给予抗生素治疗。

3.观察排便情况

注意大便的变化,观察记录大便次数、颜色、性状、气味、量、及时送检,并注意采集黏液脓血部分,做好动态比较,根据大便常规检验结果,调整治疗和输液方案,为输液方案和治疗提供可靠依据。

(三)发热的护理

(1)保持室内安静、空气新鲜、通风良好,保持室温在18～22 ℃,相对湿度55%～65%,衣被适度,以免影响机体散热。

(2)让患儿卧床休息限制活动量,利于机体康复和减少并发症的发生。多饮温开水或选择喜欢的饮料,以加快毒素排泄带走热量和降低体温。

(3)密切观察患儿体温变化每4小时测体温1次,体温骤升或骤降时要随时测量并记录降温效果。体温超过38.5 ℃时给予物理降温:温水擦浴;用30%～50%的乙醇擦浴;冰枕、冷毛巾敷患儿前额,或冷敷腹股沟、腋下等大血管处;冷盐水灌肠。物理降温后30分钟测体温,并记录于体温单上。

(4)按医嘱给予抗感染药及解热药,并观察记录用药效果,药物降温后,密切观察,防止虚脱。

(5)患儿的衣服,出汗后及时擦干汗液,更换衣服,并注意保暖,在严重情况下给予吸氧,以免惊厥抽搐发生。

(6)加强口腔护理,鼓励多漱口,口唇干燥时可涂护唇油。

(四)维持皮肤完整

由于腹泻频繁,大便呈酸性或碱性,含有大量肠液及消化酶,臀部皮肤常处于被大便腐蚀的状态,容易发生肛门周围皮肤糜烂,严重者引起溃疡及感染,要注意每次换尿布大便后须用温水清洗臀部及肛周并吸干,局部皮肤发红处涂以5%鞣酸软膏或40%氧化锌油并按摩片刻,促进血液循环。应选用消毒软棉尿布并及时更换。避免使用不透气塑料布或橡皮布,防止尿布皮炎发生。局部有糜烂者可在便后用温水洗净后用灯泡照烤,待烤干局部渗液后,再涂紫草油或1%龙胆紫效果更好。

(五)做好床边隔离

护理患儿前后均要认真洗手防止交叉感染。

(六)减轻患儿的恐惧

医护人员的检查、治疗应相对集中进行以减少患儿的哭闹,可根据患儿年龄给予不同玩具,减少其恐惧心理,若患儿哭闹不安影响静脉输液的顺利进行,必要时可根据医嘱适当应用镇静药物。

(七)对症治疗

腹胀明显者用肛管排气或肌内注射新斯的明。呕吐严重者针刺足三里、内关或肌内注射氯丙嗪等。

(八)注意口腔清洁

禁食患儿每天做口腔护理两次。由于长时间应用抗生素可发生鹅口疮。如口腔黏膜有乳白色分泌物附着即为鹅口疮,可涂制霉菌素;若发生溃疡性口炎时可用3‰双氧水洗净口腔后,涂复方龙胆紫、金霉素鱼肝油。

(九)恢复期患儿护理

(1)新入院患儿分室居住,预防交叉感染。

(2)患儿消化功能恢复时,逐渐增加奶的质和量,细心添加辅食,避免小儿腹泻再次复发。

(十)健康教育

(1)宣传母乳喂养的优点,鼓励母乳喂养,尤其是出生后最初数月及出生后每个夏天更为重要,避免在夏季断奶。按时逐步加辅食,防止过食、偏食及饮食结构突然变动。如乳制品的调剂方法,辅食加方法,断奶时间选择方法,人工喂养儿根据具体情况。选用合适的代乳品。

(2)指导患儿家长配置和使用ORS溶液。

(3)注意饮食卫生,培养良好的卫生习惯;注意食物新鲜、清洁和奶具、食具应定时煮沸消毒,避免肠道内感染。教育儿童养成饭前便后洗手,勤剪指甲的良好习惯。

(4)及时治疗营养不良、维生素D缺乏性佝偻病等,加强体格锻炼,适当进行户外活动。防止受凉或过热,营养不良,预防感冒,肺炎及中耳炎等并发症的发生,避免长期滥用广谱抗生素。

(5)气候变化时及时增减衣物,防止受凉或过热,冬天注意保暖,夏天多喝水。尤其应做好腹部的保暖。集体机构中如有腹泻的流行,应积极治疗患儿,做好消毒隔离工作,防止交叉感染。

(宋春丽)

第十章

老年病科护理

第一节 老年人的饮食与睡眠护理

老年人随着年龄的增长,对食物的消化和营养成分的吸收能力逐渐减退,因此合理的营养是减少疾病发生和延缓老化、保持生理功能和心理功能的健康、延长寿命的一个重要条件。老年人饮食的目的:①预防性饮食,即针对个体健康状况的营养补充性饮食,其目的是延缓衰老,增长寿命,应于青壮年时期就开始实施;②适合基本健康老年人代谢特征的饮食,其目的是较长期地保持身体的健康;③针对老年期疾病的饮食,作为辅助药物治疗,例如对肥胖或消瘦、高血压病或高脂血症、糖尿病或痛风、肾功能损害及心力衰竭的患者,均应给予相应的饮食疗法。老年人必须全面、适量、均衡地摄入营养,保证体内有足够的蛋白质、脂肪、糖类、纤维素、无机盐、维生素和多种微量元素。

一、老年人所需营养成分

(一)热量

人体对热量的需要,包括基础需要量及活动需要量的总和。老年人因体力活动减少,基础代谢逐渐减低,因此热量也应随之减低,故需要控制总热量,以免因脂肪组织增加,造成体重超过正常标准,使心脏和胃肠道的负荷加重。多数学者认为,热的需要量随年龄的上升而递减,且男性需要量比女性高。WHO 的热量建议量见表 10-1。

表 10-1 不同性别老年人每天热量

年龄组	男性	女性
60~64 岁	2 380	1 900
65~74 岁	2 330	1 900
75 岁以上	2 100	1 810

注:1 kcal=4.18 kJ。

按我国的生活习惯,一般以三餐较为合理,每天三餐热量的分配,以午餐为主,早餐和晚餐为次。比较合理的分配:每天总热量,早餐占 25%~30%,午餐占 40%~50%,晚餐占20%~25%。

供热的主要营养素为糖类、蛋白质、脂肪。

(二)蛋白质

蛋白质是维持老年人健康所必需的成分,老年人蛋白质以分解代谢为主,血清中清蛋白减少,球蛋白增多,各种氨基酸减少,体内表现为负氮平衡。蛋白质的需要量以占总热量的20%~30%为宜。由于老年人对蛋白质的消化和利用降低,应选择优质且生理价值高的蛋白质。如大豆、乳类、虾、鱼类、瘦猪肉、羊肉、牛肉,作为蛋白质的主要来源,而动物内脏如心、肝、肾等因含较多的胆固醇,不适宜食用,其对肥胖和患心血管疾病的老年人不利。老年人每天每千克体重需蛋白质1.0~1.2 g。如老年人以素食为主时,每千克体重的蛋白质需要量应提高到1.3~1.5 g。

(三)脂肪

老年人因胰脂酶的产生减少或因肠黏膜对胆固醇吸收的降低,因而对脂肪的消化能力差。吸收也比较慢,并且吸收后也易在体内形成脂肪堆积。老年人膳食中的脂肪含量以占总热量的20%左右为宜。老年人应限制脂肪摄入,减少饱和脂肪酸及胆固醇的摄入,应选择一些含不饱和脂肪酸多的油脂,如菜籽油、豆油、花生油等植物性油脂,其中以菜籽油最好。老年人脂肪摄入量以每天50 g为宜。

(四)糖类

糖类即碳水化合物是体内热量的主要来源,是生命活动的必需物质。但随着年龄的增长,老年人活动量少,体力消耗少,胰腺功能减退或细胞间葡萄糖代谢的改变,对糖类代谢率降低。因此,对于肥胖和患有心血管疾病的老年人,应限制糖类的摄入量,每天供给量中以糖类占总热量的50%~55%为宜。

(五)无机盐(矿物质)

无机盐是构成人体组织的重要材料,但老年人对矿物质的吸收能力减弱,常会引起不足。钙、磷、镁是骨骼和牙齿的重要成分,如摄入不足,可引起老年期的骨质疏松症。应进食奶类及奶制品、蔬菜、豆类、于果类(如核桃、花生)以及小虾米皮等高钙食物。一般每天钙的平均摄取量为17 mg/kg(体重)。以50 kg体重的老年人为例,则每天摄入量应为850 mg。茶叶里含大量的氟,老年人多喝茶可增加氟的摄入,减少骨质疏松症的发生,有利于健康。磷、硫是组成蛋白质的成分。老年人铁储备降低,铁缺乏易导致缺铁性贫血。老年人要多吃一些含铁丰富的食物,如动物肝脏、禽蛋、豆类和某些蔬菜等。老年人锌缺乏时主要表现为味觉减退、食欲缺乏等,因此应当适当补充含锌的食物,如肉类、动物肝、鱼类、土豆、南瓜、茄子、萝卜、豆类、小麦等。硒、锌、铜、锰是对免疫有重要影响的微量元素,有刺激免疫球蛋白及抗体产生的作用和防癌、防止动脉硬化及防衰老的作用,如肉类、海藻类、面粉、黄豆、蘑菇、胡萝卜、香蕉、橙子等。微量元素铬和脂肪代谢有关,研究证明,铬可以延长动物的寿命,黑胡椒、动物肝、牛肉、面包、覃类和啤酒等是铬的主要来源。

(六)维生素

维生素是人体维持正常生理功能必须从食物中获得的极微量的天然有机物。脂溶性维生素包括维生素A、维生素D、维生素E、维生素K;水溶性维生素包括维生素C及B族维生素。它们多是某些辅酶的组成部分,若缺乏就会发生各种症状。

1.维生素A

缺乏时可使夜视功能降低,发生夜盲症;维生素A有维持黏膜和上皮细胞功能的作用,缺乏时则腺体分泌减少、皮肤干燥甚至角化;它能促进生长发育,增强免疫功能;有防止某些类型上皮肿瘤的发生和发展和对抗多种化学致癌物质的作用。维生素 A 主要存在于动物性食物中如牛奶、肉、动物肝(尤其是羊肝)、鸡蛋等。植物性食物中绿叶蔬菜及胡萝卜含有胡萝卜素,食入后在人体小肠及肝脏中能转化成维生素 A。

2.维生素 D

可促进钙和磷的吸收,缺乏时可造成骨质脱钙,引起骨软化症或骨质疏松症。维生素 D 存在于海鱼、动物肝脏和蛋黄、奶油中,人的皮肤中的 7-脱氧胆固醇经日光紫外线照射后可转化成维生素 D。

3.维生素 E

具有抗衰老和维持人类生殖功能的作用,对促进毛细血管增生、改善微循环、降低过氧化脂质、抑制血栓形成、防治动脉硬化和心血管疾病有一定作用。它广泛存在于动物性和植物性食物中,特别是豆类和植物油中含量较多。但长期大量补充可出现头痛、胃肠不适,视觉模糊及极度疲乏等中毒症状。

4.维生素 K

可促进凝血,也可促进肠的蠕动和分泌功能。菠菜、白菜、西红柿及动物肝脏中含量较丰富,正常人肠道内的细菌也可产生维生素 K。

5.B 族维生素

B 族维生素包括维生素 B_1、维生素 B_2、维生素 B_6、维生素 B_{12}、烟酸、泛酸、叶酸和胆碱等。B 族维生素能保持神经和肌肉系统的功能正常,是体内重要辅酶的组成成分。维生素 B_{12} 具有促进红细胞成熟的作用。烟酸、叶酸等促进细胞代谢,是维持皮肤和神经健康所必需的。它们存在于肉、蛋、奶、豆类、绿叶蔬菜及谷物中。缺乏维生素 B_1 时可引起脚气病,表现为以多发性末梢神经炎为主的干性脚气病,或以下肢水肿、右心扩大为主的湿性脚气病。膳食中长期缺乏维生素 B_2,可引起口角炎、唇炎、舌炎、皮脂溢出性皮炎等症状。

6.维生素 C

参与细胞间质胶原蛋白的合成,可降低毛细血管的脆性,防止老年血管硬化,并可扩张冠状动脉,降低血浆胆固醇;具有解毒作用,能治疗贫血,防治感冒,提高机体抵抗力及增强机体免疫功能和具有一定的抗癌作用。维生素 C 存在于新鲜蔬菜和水果中,如油菜、菠菜、柑橘、鲜枣、猕猴桃等。

(七)水、电解质和纤维

水是人体组成的重要成分,占体重的 $50\%\sim60\%$。随着年龄的增长,人体含水量逐渐减少。老年人每天饮水量应保持在 2 000 mL 左右(包括食物中水分),但老年人不宜过度饮水,以防心、肾负荷过重。

膳食纤维的作用有充盈肠道、刺激肠蠕动、防止便秘;改善血糖代谢,治疗糖尿病,同时增加人体饱胀感,有利于控制肥胖;缩短食物在肠道内的停留时间,清洁肠道,起到防癌的作用;有利于预防胆石症和动脉粥样硬化症。蔬菜中的胡萝卜、蘑菇、芋头、红薯、南瓜及青菜等含纤维素较多,谷类的米糠、麦麸中含量最为丰富,普通面粉较精白面粉含量高 2 倍,水果中的菠萝、草莓含量也高。

二、老年人的饮食原则

(一)食物营养比例适当

保持营养的平衡,做到种类齐全、数量充足、比例适宜,注意主、副食合理搭配,粗细粮兼顾,并适当限制热量的摄入,摄入足够的优质蛋白、低脂肪、低糖、低盐、高维生素、足量的膳食纤维和适量的含钙、铁食物。一般适当的比例为谷类食物占 20%～40%,鱼、肉、蛋占 8%～16%,油脂食品占 12%～18%,乳制品占 16%～18%,糖和甜食占 10%,蔬菜和水果占 12%～20%。

(二)饮食应易于消化吸收

考虑老年人身体状况及消化功能、咀嚼能力减退的特点,食物的加工以细、软、松为主,既给牙齿咀嚼的机会,又便于消化;烹调宜采取烩、蒸、煮、炖、煨等方式,清淡可口,避免油腻、过咸、过甜、辛辣的食物。同时应注意,食物宜温偏热,色、香、味俱全,促进老年人的食欲。

(三)养成良好的饮食习惯

老年人应做到饮食有规律,少吃多餐,定时定量,细嚼慢咽,不偏食,切忌暴饮暴食或过饥过饱。食量要合理分配,应遵循早晨吃好,中午吃饱,晚上吃少的原则。必要时在两餐之间适当增加点心。避免餐后立即吃水果或饮水,以防腹胀或冲淡胃液。戒烟酒,适饮茶。摄取含食物纤维丰富的蔬菜和水果,保证维生素、无机盐和微量元素的供给,并预防便秘。适量多饮水,因细胞内水储备量的下降可增加血黏稠度而易诱发心脑血管疾病。

(四)注意饮食卫生

把住病从口入关,做到饭前、饭后洗手;蔬菜水果应洗净;不饮生水;餐具要清洁干净,定时消毒;加工食物时煮熟煮透,防止外熟内生;冷藏食物做到生、熟分开,冷藏的熟食应加热后食用,以免引起肠道疾病。不吃烟熏、烧焦腌制、发霉或过烫的食物,以防疾病和癌症的发生。

(五)进补抗衰老食品

除每天摄入一定量的优质蛋白质如鱼、肉、蛋、奶等动物食品外,可适当进食花生、葵花子、薏苡仁、银耳、蜂蜜及核桃、松子等坚果。

(六)注意老年人生理性饮食变化

1.味觉改变时的饮食

人的味觉一般分为甜、咸、酸、苦 4 种,味觉主要由舌组织的味蕾产生。人的味蕾在出生后 11 个月即形成,70 岁以后味蕾数量急速减少,4 种味觉也随之发生变化,其中以甜味和咸味下降最明显。老年人对甜、咸味感觉阈的升高势必增加糖、盐的摄入量,这将成为高脂血症、动脉硬化症疾病中血压升高的诱因。

2.消化、吸收功能改变时的饮食

老年人的消化、吸收功能比年轻人低下,其主要与胃酸分泌量减少、营养素吸收障碍有关。因此,老年期消化、吸收功能低下时的饮食要注意:对于肉、鱼类应选择其柔嫩的部位,切碎、搓泥、炖烂或清蒸,补充含钙、铁的食物;不应进食过多的含糖食物,多食水果、蔬菜,可给予一些香、辛调味品,以刺激胃液分泌、增进食欲。

三、老年人的睡眠护理

老年人的休息方式多种多样,如进行一些文体活动或散步,与朋友或家人聊天,闭目静坐或静卧片刻。睡眠,则是休息的深度状态,也是休息和消除疲劳的重要方式。

(一)睡眠的生理

睡眠是人类和其他高等动物生来就有的生理过程,它与觉醒交替出现,呈周期性。人的一生中有 1/3 的时间用在睡眠上。睡眠能保护大脑皮质细胞,又能使精神和体力得到恢复。睡眠时,感觉、意识逐渐减退,骨骼肌的反射运动和肌紧张减弱,除循环和呼吸等系统维持生命必需的活动外,体内各组织器官均处于相对静息状态,机体的代谢活动降到最低点,全身能量消耗减少,体内合成代谢超过分解代谢,各种组织消耗的能量得到补充。

睡眠具有两种生理形态:非动眼期睡眠(nonrapid eye movement,NREM),又称慢波睡眠,此期睡眠身体中所有的生理功能都降低,呼吸深慢而平和,脉搏、血压稳定,进入脑内的血流量降低。动眼期睡眠(rapid eye movement,REM),又称快波睡眠,此期睡眠脉搏、呼吸、血压都增高,全身骨骼肌的反射和肌肉的紧张度极度降低,脑血管舒张,脑血流量增多,脑细胞代谢旺盛。成人睡眠开始首先进入慢波睡眠,持续 80 分钟后转入快波睡眠,持续 20 分钟后又转入慢波睡眠,这种反复转化 4～5 次。越接近睡眠的后期,快波睡眠的时间越长。

(二)老年人的睡眠时间

人体每天需要睡眠的时间,随年龄、性格、个体的健康状况、劳动强度、营养条件、工作环境的不同而有所差异,并随着年龄的增长而逐渐减少。新生儿睡眠时间每天约 20 小时,出生 1 周后为 16～20 小时,儿童为 12～14 小时,成年人为 7～9 小时,老年人因为新陈代谢减慢及体力活动减少,所需睡眠时间少些。但有些老年人每天睡眠时间并不比成年人少,只是他们持续睡眠的时间较短而已。一般认为,60～70 岁的老年人平均每天睡 7 小时,70 岁以上的老年人每天睡7.6 小时,90 岁以上高龄老年人,每天睡 10～12 小时。睡眠的好坏并不全在于"量",还在于"质",即睡眠的深度和快慢波睡眠占整个睡眠的比例。评估正常睡眠应以精神和体力的恢复为标准,如果睡后疲劳消失、头脑清晰、精力充沛,则无论时间的长短都属于正常睡眠。

(三)影响老年人睡眠的因素

1.生理性改变

老年人睡眠周期的改变使老年人入睡困难,而且容易醒来,影响睡眠的质量。

2.疾病的影响

疾病可影响人的睡眠。某些引起疼痛的疾病,例如关节炎、溃疡病、冠心病等使患者难以入睡;另外,某些疾病给患者造成不舒适的体位,从而影响患者的睡眠,如骨折、截瘫患者。

3.环境因素

环境温度、噪声、光线、居室的气味等均可影响患者的睡眠。

4.药物的影响

有些老年人因失眠问题而长期服用安眠药,因此容易在心理上产生对安眠药的依赖性,这些患者会有入睡困难和提早醒来的问题。

(四)促进睡眠的护理措施

1.养成良好的生活习惯

有规律地按作息时间就寝,养成每天清晨固定时间起床的习惯,合理地控制白天的睡眠量。老年人的睡眠时间每天为 6～8 小时。老年人适当进行体力活动或于睡前散步 20～30 分钟可帮助睡眠。

2.适宜的睡眠环境

睡眠环境应安静、空气新鲜,温度及湿度适宜,光线暗淡,可减少外界环境对老年人感觉器官的不良刺激。

3.保持睡前情绪稳定

睡前避免喝浓茶、可乐、咖啡等兴奋性饮料,避免看刺激性的电影、电视、书或报纸等。情绪稳定有利于睡眠。睡前可用温水洗脚或洗个热水澡、看一些轻松小文章或是静思片刻,都能够帮助入睡。

4.合理的饮食时间

人体每天摄取食物的时间应合理,晚餐时间最少在睡前 2 小时,晚餐清淡、不宜过饱,以避免消化器官负担过重,既影响消化,又影响睡眠。晚上以及睡觉前避免摄入太多水分,以免睡眠期间起来上厕所,破坏睡眠规律。

5.形成正确的睡眠姿势

良好的睡眠姿势应取右侧卧位。以自然、舒适、放松、不影响睡眠为原则。睡后非自主性更换体位,可避免身体某些部位的过度受压,有利于血液循环。

6.选择舒适的睡眠用品

(1)选择软硬适中的床,如在木板床上铺以柔软并有适当厚度的褥子或床垫等,睡床应基本上能保持脊柱的生理正常状态。

(2)枕头的高度一般以 8~15 cm 为宜,稍低于从肩膀到同侧颈部的距离。枕头过低,头部会向下垂,使颈部肌肉紧张;枕头过高,也会使颈部与躯干产生一定角度,既影响睡眠,又易使颈部肌肉劳损。枕头软硬度适中,过硬易引起头皮麻木,过软难以保证枕头与身体的平衡,影响睡眠。枕芯为木棉、棉花、荞麦皮或谷壳等。

(3)选用清洁平坦的床单,被褥轻柔,尽量减少和避免对皮肤的刺激。

(杜玲玲)

第二节　老年人的安全护理

老年人由于生理功能的老化,机体维持内外环境稳态的能力减弱,应对各种应激的能力降低,老年人面对各种危机或失衡状态容易表现出束手无策,给老年人身心健康甚至生命安全带来严重威胁。因此,危机与安全也是值得老年护理关注的重要内容之一。

一、危机

危机是指当个体不能用常规的应对策略处理当前突发的、重大的应激性事件时所出现强烈的情绪反应。危机也是由不可预测的或突如其来的、重大的应激事件引发,导致个体出现严重的应激反应的一种状态,并用以往防卫或应对机制对这种突发的重大应激事件作用无效。个体遭遇危机时,可表现出行为失调,难以决断,解决问题能力下降。危机具有多样性、突发性及持续时间短暂的特点。危机可通过采取应急方案或危机干预解决危机或重建平衡。

(一)老年人中常见的危机

对于老年人而言,最大的危机莫过于丧子、丧偶和失去兄弟姐妹。以往早年重大创伤经历也可成为老年人潜在的危机。通常与老年人有关的危机包括:老年人机体内、外环境的突变和疾病;过于关注其儿孙及配偶;丧失亲朋好友;急性躯体疾病、疼痛;脑卒中失语;功能残障或丧失活动能力;严重创伤、跌倒;遭遇重大的交通事故、盗窃、火灾、地震、水灾等自然灾害;乔迁;经济陷入困境;单位倒闭,等等。

(二)危机评估

危机评估首先要考虑近期内发生的各种事件(无论是有效还是无效应对的事件)。危机根据其严重程度分为 0～7 期。

(1)0 期:无危机,无任何危机的迹象。

(2)1 期:轻度危机,患者可以自己处理和应对。

(3)2 期:突发危机,患者意识到且渴望得到针对性的应对帮助。

(4)3 期:紧急危机,患者意识到需要应对帮助,但不明白需要帮助什么、哪里或怎样能得到帮助。这时需要咨询和提示。一旦出现危机,患者很愿意得到应对帮助。

(5)4 期:中度危机,患者有代偿性表现,试图自我解决危机。往往通过帮助可控制或推迟危机发生。

(6)5 期:中度严重危机,患者表现出紧张不安、迷惑,甚至抑郁。

(7)6 期:重度危机,患者陷入生命受到威胁的状态。患者恳求、祈求帮助以逃避危机。

(8)7 期:非常严重危机,患者生命时刻受到威胁,无法控制现状。

需要给予老年人及其家庭指导,加强其对危机的了解,尽早采取针对性措施。

(三)危机干预

危机干预是一套治疗性技术,用来帮助个体及时处理特殊的、紧急的心理应激。危机对于老年人来说,是一种失衡状态,其延续时间不能超过 6 周,否则对老年人健康危害极大。当危机出现时,应及时制订危机干预计划,实施干预,帮助老年人渡过危机阶段,降低应激强度。危机干预的措施较多,大致包括下面几种。

(1)保持与发生危机的老年人的密切接触,了解危机的原因,同时防止老年人发生意外。

(2)给予老年人适当的心理支持、行为训练、生物反馈治疗等。

(3)帮助老年人寻求可利用的社会支持资源。

(4)帮助老年人正确认识所发生的重大应激事件,或采用认知疗法。

(5)鼓励老年人积极采取有效措施应对。

(6)鼓励老年人充分利用手头资源,结合实际解决问题。

(7)反复评价干预效果,针对个体选择最佳危机干预方法。

二、安全

安全是指老年人不存在任何因素对其健康构成威胁或危害的状态。随着年龄的增长,生理心理功能老化,平衡失调、感觉减退或机体抵抗力减弱等均可影响老年人安全。护理人员应意识到老年人安全的重要性,在日常护理中加强老年人的安全保障措施,保证老年人安全。

(一)影响老年人安全的因素

1.生理功能老化

人步入中年后,机体钙代谢逐渐出现不平衡。老年后由于牙齿缺损,影响食物咀嚼及营养吸收;味觉改变,可出现营养不良、食欲减退和消化吸收功能的下降,导致维生素 D、钙吸收不良而造成骨质疏松,容易发生病理性的骨折。心、肺、肾脏等功能减退,引起各脏器系统疾病及易致药物的不良反应。老年人视觉、听觉敏感度下降,影响老年人活动、社交,易导致跌倒、摔伤等意外事件发生。诸如此类的生理、病理改变都会给老年人的日常生活及活动带来不安全的隐患。

2.慢性疾病

老年人由于机体抵抗力下降,常患有慢性疾病。慢性疾病多需服药物治疗,而由于老年人记忆力下降等原因易致遗漏服药,影响治疗的依从性。此外,由于老年人生理的改变对药物代谢有影响,并因此产生的药物不良反应也在明显增多,从而对老年人的健康造成威胁。

3.心理、社会、环境等因素

老年人多有不服老和不想麻烦别人的心态,遇到事情多会自己处理,这样往往使老年人陷入无能为力的不安全境况。

老年人的视力下降,影响对客观环境的适应。如居室光线过暗、路面不平、过道狭窄等均可能造成老年人摔倒。居室布局复杂,居家用热水瓶、电插座板、刀、剪、玻璃器皿等也可能影响老年人的安全,导致老年人行走及用物取用不便,而引起老年人跌倒、烫伤、锐器伤、电击伤等。

(二)促进老年人安全的有效措施

1.定期健康检查,维护和促进健康

定期健康检查是预防疾病和保障健康的重要手段。健康检查可通过自我检查和医院健康体检方式进行。

(1)自我检查:可由老年人自己或家人对老年人健康状况持续地监护和维护,使老年人掌握自身健康的基本情况,了解其动态变化,提高对自身健康关注的责任感和对健康问题的敏感性。因此,有必要加大社区老年人保健的投入,加强对老年人自我保健知识和技能的培训力度,指导老年人和家庭开展自我健康检查。健康检查的内容和方法如下。①生命体征自我监测:主要是自我测量体温、脉搏、呼吸,以了解老年人生命体征的基础状况。②女性乳房及男性生殖器自查:老年女性定期自我触摸乳房,注意有无结节、疼痛等,观察形态有无改变等;注意有无阴道脓性或血性分泌物、异常气味等。男性应观察生殖器有无肿块、溃疡等异常。③排泄功能自我监测:注意观察自己的分泌物、排泄物的变化。排尿的次数、尿量、尿的颜色变化,有无尿频、尿急、尿痛,有无排尿不畅、血尿等;大便次数、大便量、形状(如变细)、排便有无困难或坠胀感,大便表面是否有脓血或混有黏液等;注意痰的量、颜色、气味,特别是痰中是否混有血丝等。④生理需要的自我观察:注意自己的饮食如食欲、饭量、口味、饮水等,以及睡眠、性生活等有无变化。⑤体重监测:注意定期测量体重,尤其是短期内有无明显原因引起的体重减轻、体重增加(超过理想体重30%)等,应注意查找原因,及时处理。

(2)医院健康体检:一般老年人宜全面健康体检,至少一年一次。老年人在自我监测中,对于无法判断的症状或异常表现要及时去医院做进一步的检查,以便对疾病早发现、早诊断、早治疗。同时各级单位要安排好老年人的年检。①一般检查:包括呼吸、脉搏、血压、身高、体重等。②化验检查:包括血、尿、便及生化检查等。③心电图:可及时发现冠心病、心律失常等。④查眼底:通过眼底检查可早期发现老年性白内障、原发性青光眼等疾病。⑤胸部X线照射:可早期发现肺部疾病,尤其是嗜烟者更应定期检查。⑥甲胎蛋白测定:可早期发现肝癌,对患有慢性肝病的老年人尤应注意检查。⑦大便潜血试验:可早期发现消化道疾病。⑧肛门指检:有助于发现直肠癌、前列腺癌、前列腺肥大等病证。

老年人的定期体检应每年至少做一次,并注意做好体检记录,保管好化验单。常规性检验项目(如体重、血压、验小便、心电图、查眼底等)有条件的最好每季度查一次,这样既能及早发现疾病,又能对自己已患疾病的治疗、预后有所了解。

(3)辅助医疗及就诊:①老年人尤其是高龄老年人,需要家人或陪护人员仔细观察有无神志、面色、四肢活动、饮食和大小便等改变,以便给医师诊治疾病提供信息。②协助老年人就医,老年人赴医院或医疗保健机构就诊时,应注意:就诊前协助备好疾病诊疗本、以往的检查报告单或病历、医疗证或保健卡或医院的挂号证;到医院后先安排休息候诊,帮助挂号;就诊时协助老年人诉说病情,向医师提供老年人近期饮食、睡眠、用药等情况,并注意听取医师下达医嘱要求;帮助办理老年人医疗处置手续,如检查、取药、住院、转诊等,避免高龄、病重、认知及活动障碍等老年人发生意外。

2.改善环境,保障活动安全

良好的环境是维护老年人身心健康的必要条件。清新、自然、舒适、安静、整洁的居住环境是每个人需要的,老年人尤其如此。

(1)一般环境:室内温度以 18～22 ℃为宜,室温过高或过低均会给老年人带来诸多的不适。室内的湿度应保持相对恒定,理想的湿度是 50%～60%。房间宜朝南或朝阳,定时开窗换气,避免感冒。

(2)保障安全:除了一般所需的居住环境之外,还要充分考虑到老年人使用的安全性。地面要保持清洁、不滑,厕所宜安装坐式马桶、扶手等;门槛不宜过高;座椅结实,有靠背和扶手,高低适宜,接触地面要稳固;床具宜硬板床,褥垫厚实,高度不宜高过膝盖;室内照明充足,家具陈设简单、固定,等等,避免老年人发生跌倒等意外。

3.合理膳食,增进生活安全

人类的健康长寿与先天的遗传和后天的社会因素、疾病因素、体力活动、居住条件、身心疾病及营养情况均有密切的关系。充足的营养是健康的物质基础,合理的营养能促进机体的正常生理活动,改善机体的健康状况,增强机体的抗病能力,同时对老年人保持充沛的精力、预防早衰及延年益寿具有极其重要的作用。

(1)营养全面:膳食中所提供的营养成分是维持人体生命活动和健康的重要条件。要合理分配主副食,粗细兼顾;不偏食,不择食。

(2)科学添加副食:①除了保证一日三餐正常进食外,为了弥补老年人肝糖原储备减少及消化吸收能力降低等特点,可适当在晨起、餐前或睡前安排一些副食(如点心、牛奶等食物)作为补充,但每次数量不宜太多,以保证每天的总热量不超标。忌暴饮暴食。②老年人进食水果应该采取少量多餐的方法。饭前不宜吃水果,以免影响正常进食及消化。胃酸过多者不宜吃李子、柠檬等含有机酸较多的水果;患糖尿病者,不宜过多进食含糖高的水果。

(3)控制盐摄入量:老年人味觉功能下降,应该根据个人情况,自我控制食盐量。患有高血压、心、肾、肝病者,应将每天的摄盐量控制在 5 g 以内,或在医师指导下采用少盐饮食或低钠膳食。

(4)适当补钙:人到中年以后,体内容易发生钙质代谢障碍,这种代谢平衡的紊乱,可导致骨质疏松,因此,补钙对老年人来说更加重要。老年人补充钙,除能增强体质和防治骨质疏松外,还有利于高血压、动脉硬化和其他疾病的防治。

(5)适量咖啡和浓茶:咖啡、浓茶均有兴奋提神作用,对于心率快、心律失常、睡眠紊乱等老年人不宜饮或多饮咖啡。经常饮咖啡者注意补钙。饮茶应注意:①忌饭后立即饮茶。因茶中的鞣酸可使食物中的蛋白质凝固成颗粒,老年人难以吸收。宜在饭后半小时后饮茶。②忌空腹和睡前饮茶。③忌饮隔夜茶和冷茶。茶水搁置过久,茶水中的有机成分改变,易致消化不良等。凉茶有寒凉和聚痰的作用。④忌用茶水服药。⑤忌用茶解酒。乙醇对心血管的刺激较大,浓茶同样具有兴奋心脏的作用,所以不宜浓茶解酒。

(6)其他:老年人牙齿功能下降,食物宜碎、软,易于咀嚼、消化和吸收。同时,由于老年人的咽喉反射不敏感,进食应缓慢,避免噎食和误入气管。

4.劳逸结合,不容忽视运动安全

老年人适当参加一些文体和社会活动,有益于身心健康,但是如不注意活动安全,发生跌倒、骨折等,则适得其反。

(杜玲玲)

第三节　老年人的用药护理

一、老年人的药物代谢特点

(一)药物吸收

口服给药是老年人最常用的给药途径,故药物的吸收与胃液的酸碱度、胃的排空速度、肠蠕动等情况有关。

(1)老年人随增龄胃肠黏膜和肌肉萎缩,分泌细胞数量减少,胃肠蠕动和排空减慢,使药物进入小肠的时间延迟,影响了药物吸收的速度与程度,主动转运吸收的钙、铁、乳糖等明显下降。

(2)老年人分泌细胞数量减少,胃酸分泌减少,特别在患有萎缩性胃炎时,胃酸减低或缺乏,胃液的 pH 增高,可改变某些药物的溶解性和电离作用,从而影响药物的吸收。

(3)老年人胃肠道体液减少,不易溶解药物,同时胃排空减慢,延长了小肠的吸收时间,故达峰时间(T_{peak})延长,而曲线下面积(AUC)不变。

(4)老年人常联合用药,也会影响某些药物的吸收。

(二)药物分布

药物在人体的分布取决于血流量的多少、血浆蛋白结合率、机体的组成成分及药物的理化性质(分子大小、亲脂性及酸碱性质)。

(1)老年人的心排血量较中青年少,一般在 30 岁以后每年递减 1%,而血流量减少会影响药物到达组织器官的浓度。心排血量减少导致各组织器官的血液灌注也相应减少。同时,老年人血管内弹性纤维减少,血管基底膜普遍增厚,使器官和组织的有效灌注减少,也会影响药物的分布。

(2)机体的非脂肪成分体重随增龄而降低,男性 50 岁以后每年递减 0.45 kg,女性在 30 岁以后每年递减 0.2 kg,但脂肪成分体重 30 岁以后每年递增,女性脂肪成分体重的增加比男性明显,故一些脂溶性高的药物如巴比妥类镇静催眠药,其表观分布容积(Vd)随增龄而增大,呈正相关,而吗啡等水溶性药物的 Vd 与年龄则呈负相关。但还有一些药物并不受增龄的影响。同时由于细胞功能减退,细胞内液减少,体内水分占总体重的比例则由年轻时的 61% 下降为 53%,使亲水性高的药物,如地高辛,在体内的分布容积减小。

(3)血浆蛋白结合率是改变 Vd 和血浆清除率(CL)的重要因素之一。老年人蛋白质摄入量及体内合成减少,而蛋白质分解代谢增加,因而老年人血浆蛋白浓度随增龄有所降低,可使游离药物浓度增加,容易引起不良反应,如磺胺嘧啶、苯妥英钠、哌替啶、苯基丁氮酮等应减少用药剂量。另外,同时使用两种蛋白结合率高的药物时,由于它们可能与蛋白同一部位发生结合,彼此间就会产生竞争性抑制结合的现象,如水杨酸盐与清蛋白的结合易被其他药物所置换而减少,使游离药物增多而引起不良反应。

(三)药物的代谢

(1)肝脏是药物代谢的主要场所,随增龄肝脏微粒体的药物氧化酶 P_{450} 活性降低,对药物的代谢能力降低,且对诱导或抑制药酶作用的反应随增龄而减弱。如安替匹林的药物半衰期($t_{1/2}$),老年人比年轻人延长近 1/3,代谢清除明显减少。因而增加了这些药物的不良反应。有些非微粒体酶(如血浆碱酯酶)的活性也会随增龄而改变。

(2)肝细胞、肝脏血流量均随增龄而减少,老年人的肝血流量仅是青年人的 40%~50%,90 岁以上的老人仅为 30%,肝脏重量可减少约 20%。肝血流量和功能细胞减少、肝脏药酶活性降低,对主要经过肝脏代谢灭活或经肝脏生物活化而显效的药物产生影响。肝脏代谢、解毒功能降低使药物的代谢减慢、作用时间延长、不良反应增加,对肝脏的损伤增加。因此,为老年患者应用主要经过肝脏代谢的药物时,应减少剂量,还要注意给药间隔。

(四)药物排泄

大多数药物经过肾脏排泄。老年人肾血流量减少,65 岁时肾血流量仅为年轻人的 50%,有效肾单位数量和体积也显著减少,使肾小球滤过率、肾小管排泌和重吸收功能均明显降低。故通过肾脏原型排泄的药物的肾清除率将发生改变,多表现为半衰期延长,药物的血浆浓度上升。肾功能减退,经肾脏排泄药物的能力减小,易引起蓄积中毒。

(五)药物的耐受性

老年人对药物的耐受性有所降低,单用一种或 2~3 种药物联合应用时尚可耐受,而更多的药物合用如不减少剂量,常不能耐受,易发生胃肠道的不良反应。此外,老年人个体差异较大,尤其是多种药物合用时常可发生药物的相互作用,使协同作用或拮抗作用增强,故药物的相互作用在老年人常可引起严重的不良反应。因此,要根据个体差异调整药物的用量。

综上所述,老年人药物代谢的变化是一个复杂的问题,不同研究的结论可能会有差异,在临床工作中要注意监测血药浓度的动态变化,大多数药物的药效强度与血药浓度是一致的,血药浓度的变化可反映药物吸收、分布、代谢、排泄等过程的变化规律,同时要结合临床指征,随时调整老年人的用药。

二、老年人用药的原则

世界卫生组织将合理用药定义为:"合理用药要求患者接受的药物适合其临床的需要,药物剂量应符合患者的个体化要求,疗程适当,药物对患者及其社区最为低廉。"这一概念提出合理用药的 3 个基本要素:安全、有效和经济。老年人用药原则包括以下几个方面。

(一)受益原则

受益原则包含两层含义:一是要求老年人用药需有明确的适应证。二是用药的受益要大于风险。选择药物时要考虑到既往疾病及各器官的功能情况,对有些病证可以不用药物治疗则不要急于用药,如失眠老人的处理,可以通过生活方式指导、饮食调整来改善。必须用药时,要尽可能选用毒副作用小而疗效确切的药物。又如,老年人发生心律失常,如果无器质性心脏病,也没有血流动力学障碍,就应尽可能不用或少用抗心律失常药物,否则,长期用抗心律失常药物会增加死亡率。

(二)五种药物原则

五种药物原则的含义是要求老年人的用药品种要少,最好 5 种以下,治疗时根据病情的轻重缓急选择使用。老年人常常同时患有多种疾病,有资料显示,老年人人均患有 6 种疾病,人均用药种类 9.1 种。同时使用多种药物,既增加老人的负担,降低用药依从性,还会增加药物间的相互作用,增加潜在的不良反应的危险性。联合用药品种越多,药物不良反应发生的可能性越高。可以通过以下措施落实五种药物原则。

(1)充分了解各种药物的局限性,合理搭配,避免过多用药。

(2)针对最危害老年人健康的疾病,少而精地用药,切忌滥用药。凡是疗效不明显、耐受差、未按医嘱服用的药物应考虑终止,病情不稳定可适当放宽,一旦病情稳定后要遵守五种药物原则。

(3)尽量选用具有兼顾疗效的药物,如高血压合并心绞痛者,可选用 β 受体阻滞剂及钙通道阻滞剂;高血压合并前列腺肥大者,可用 α 受体阻滞剂。

(4)重视非药物治疗的作用,配合饮食疗法、物理疗法等方法,也可帮助老人缓解症状。

(5)减少服用保健药品,根据老人的身体状况决定是否需要药物或保健品,尽可能采用非药物方法,以减少肝、肾等主要脏器的负担。

(三)小剂量原则

中国药典规定老年人的用药量为一般成人药量的 3/4;开始剂量为成人用量的 1/4～1/3,根据临床反应调整剂量,直到出现满意疗效而没有药物不良反应为止。药物剂量要准确,老年人用药要遵循从小剂量开始逐渐达到适宜个体的剂量。老年人用药剂量的确定,要根据老年人年龄、健康状况、体重、肝肾功能、临床情况、治疗反应等进行综合考虑。也有学者建议,从五十岁开始,每增加一岁,剂量应比成人药量减少 1%,60～80 岁的老人用药剂量为成人药量的 3/4,80 岁以上老人的用药剂量为成人剂量的 2/3,只有把药量控制在最低有效量,才是老年人的最佳用药剂量。

(四)择时原则

择时原则的含义是选择最佳给药时间。选择最合适的给药时间进行治疗,可以提高疗效和减少毒副作用。因为许多疾病的发作、加重和缓解都有节律变化,所以,进行择时治疗时,主要根据疾病的发作、药代动力学和药效学的昼夜节律变化来确定最佳用药时间。例如夜间容易发生变异型心绞痛,主张睡前用长效钙通道阻滞剂。而治疗劳力型心绞痛应清晨用长效硝酸盐、β 受体阻滞剂及钙通道阻滞剂。

(五)暂停用药原则

暂停用药原则的含义是老年人在用药期间出现了新的症状和体征,要暂时停止使用所有药物,仔细观察症状和体征的变化,以决定是增加药物还是停止用药。老年人在用药期间,应当密切观察老人的反应,一旦出现新的症状和体征,应考虑药物的不良反应或者是病情发生了变化,而不能再次追加药物。暂停用药是现代老年病学中最简单、最有效的干预措施之一。

三、用药老人的护理

老年人由于记忆力减退,对药物治疗的目的、服药的时间、方法等理解力下降,往往会影响老年人安全及时用药。故做好用药老人的护理是护理人员的重要任务之一。

(一)护理评估

1.服药能力和作息时间

包括老年人的智力状态如理解力、阅读处理能力、记忆力等,视力、听力、备药能力、准时准量服取能力、及时发现不良反应的能力、吞咽能力等。通过对老年人服药能力和作息时间的评估,可以帮助老人制订合理的服药计划,便于及时辅助老人用药和观察反应。

2.老年人的用药史

详细评估老年人的用药史,建立完整的用药记录,特别是曾引起过敏和不良反应的药物,及老人对药物了解的情况。

3.老年人各系统的老化程度

详细评估老年人各脏器的功能情况,特别是肝、肾功能等,以判断药物使用的合理性。

4.心理-社会状况

了解老年人的文化程度、家庭经济状况、饮食习惯、对治疗和护理方案的认识程度,家庭支持的有效性,对药物有无依赖等。

(二)护理措施

1.用药方式的选择

应考虑老年人的作息时间,给药方式尽量简单,结合老年患者的生活自理能力及生活习惯,如果口服给药与注射给药效果相差不多,尽量采用口服方式,方便患者自行服药。

2.安全、正确服药

护理人员应以老人及其家属能够接受的方式,务必使其完全了解医嘱上的药物种类、名称、每种药物的服用时间、间隔时间、药物的作用、不良反应及毒性反应、用药方式、期限及用药禁忌证等。必要时,可用书面的方式,醒目的颜色将用药时应注意的事项标于药袋上,以保证老年人能够安全、正确、有效的用药。

3.密切观察和预防药物的不良反应

老年人表现出的药物不良反应常不典型,但神经、精神症状较突出,用药中如出现类似老化现象如健忘、意识模糊、焦虑、抑郁、食欲缺乏等,应首先考虑与药物的关系。对既往有过不良反应的药物,应记录清楚,便于治疗时参考。对过去未用过的药物要严密观察,出现不良反应,须及时停药。对并发症多的老年人,应在治疗中注意避免药物的互相作用,影响病情变化。

4.做好用药健康教育

护理人员必须重视老年人及其家人的用药指导,鼓励老人首选非药物性措施,将药物的危害降到最低。训练老年人自我服药的能力,可采取卡片和小容器等帮助老年人增强服药的记忆。指导老人及其家人不随意购买和服用药物,即便是一些滋补类药物,也要在医师指导下适当使用。

(三)提高老年人的用药依从性

老年人患有慢性病居多,需要长期用药。由于记忆力减退、经济收入减少、担心药物的毒副作用、家庭社会支持不足等原因,会导致老人的用药依从性差。护理人员要采取措施,帮助老人提高用药的依从性。

1.加强用药护理

对住院的老人,护理人员应严格执行给药操作规程,做好"三查七对",帮助老人正确用药。对出院带药的老人,护理人员要根据老人的认知水平,采取恰当的措施帮助老人了解药物名称、作用、剂量、用药时间、不良反应等。做好醒目标签,将不同给药途径的药物分开放置,便于老人使用。社区护理人员还要定期到老人家中评估老人的用药状况,清点剩余药量。对社区居住的空巢和独居老人,护理人员要帮助老人准备一些可以提醒用药的用具,如每天服药专用药盒、小闹钟等,促使老人养成按时按量服药的习惯。对精神异常或不配合治疗的老人,护理人员应与家属积极合作,做好督促检查工作,确定老人的服药情况。对吞咽困难的老人,可以通过鼻饲管给药。护理人员还要帮助老人保管药品,定期整理家中保存的药品,及时剔除过期药,以保证用药安全。

2.建立合作性护患关系

护理人员要吸纳老年人参与用药护理计划的制订和修改,鼓励老人说出对病情和用药的看法和感受,倾听老人的治疗意愿,了解老人用药中的困难。护理人员要与老人建立合作性护患关系,使老人形成良好的治疗信心,促进服药依从性的提升。

3.开展形式多样的健康教育

护理人员可以借助宣传媒介,通过专题讲座、小组讨论、咨询服务、相关知识展览、个别指导等措施,强化老人的用药相关知识,让老人了解每种药物的作用,提高老人自我管理用药的能力。

4.评价老人的用药行为

要求有能力的老人写用药日记、自我观察记录等,护理人员要定期检查老人的用药记录。对用药依从性好的老人给予及时肯定,对依从性不好的老人要给予更多的评估,帮助其解决困难,以提高用药的依从性。

(四)常用药物的注意事项

1.镇静催眠药

要小剂量服用且几种药物交替服用。对呼吸衰竭而又无人工气道辅助呼吸的老人尤应慎用。

2.抗生素类

应选择对肝、肾功能损害较小的药物,且剂量和疗程适当,避免因广谱、量大、疗程长而致肠道菌群失调或真菌感染。

3.强心苷类

地高辛是老年人常用的强心药,由于老年人肾功能减退,药物排泄速度减慢,半衰期延长,故应定期监测血药浓度,以免发生中毒。对慢性心力衰竭胃肠道淤血较重者,会因吸收不良而影响药效,可用去乙酰毛花苷(又名西地兰)静脉注射,但注入要缓慢,同时注意监测心率及心律。

4.利尿剂

老年人在心力衰竭时食欲较差,会影响正常的水、电解质的摄入,加上肝、肾功能减退,调节能力差,易发生水、电解质紊乱及酸碱失衡,所以在使用排钾利尿剂时,应注意监测血气及血电解质情况,以便早期发现失衡现象,及时补充调整。

5.降压药物

要注意监测24小时动态血压,找出最佳用药剂量及间隔时间,并特别注意用药个体化。另外,老年人降压要适度,以免因血压下降过快、过低,而引起心、脑、肾的缺血。

6.抗心律失常药物

老年人心律失常的治疗应首选不良反应小的药物,并主要由临床效果决定剂量,而不能只看血药浓度,否则可能会因用药剂量大而发生其他类型的心律失常。在静脉应用抗心律失常药物时,要格外谨慎,必须有心电、血压的监测。

7.钙通道阻滞剂

应用钙通道阻滞剂的种类、剂量均应考虑老人的个体差异,并注意观察心率变化。

8.β 受体阻滞药

老年人由于肝血流量减少,β 受体阻滞剂的半衰期延长,故应用此类药物时,剂量要小。对患糖尿病应用胰岛素的老人,服用此药应谨慎。

9.解热镇痛类药

老年人对解热镇痛类药物的作用较敏感,老年人用药的半衰期延长,故老年人服用此类药物剂量要小,为一般成人剂量的 1/2。有些高龄老人用一般成人剂量的 1/4 仍可出现大汗和低血压。老年人如长期服用小量阿司匹林,也会诱发溃疡出血,因此要注意观察。

(杜玲玲)

第四节　老年高血压

年龄≥65 岁、血压持续或 3 次以上非同日坐位血压收缩压≥18.7 kPa(140 mmHg)和/或舒张压≥12.0 kPa(90 mmHg)可定义为老年高血压。若收缩压≥18.7 kPa(140 mmHg)及舒张压<12.0 kPa(90 mmHg),则定义为老年单纯收缩期高血压。

一、流行病学资料

随着年龄增长,高血压的患病率逐渐增加。Framingham 流行病学研究显示,在年龄<60 岁的人群中,高血压的患病率为 27%,但在≥80 岁的老年人群中,高血压的患病率为 90%。

二、临床表现与并发症

老年人对血压升高可无任何自觉症状,或仅有轻度头晕、头痛、乏力、心悸、记忆力减退等症状,而往往以并发症为首发症状,如心力衰竭、突发的脑血管意外(脑出血或脑血栓形成),或合并冠心病、肾功能不全等。有些老年人在诊断了高血压以后,反而出现了"典型症状"。其特点如下。

(一)收缩压增高

收缩压增高、脉压增大,随着年龄的增长,主动脉僵硬度增加,因此,收缩压在人的一生中逐渐增高,而舒张压在中年后期达峰并处于平台期,此后轻微下降。

(二)血压波动性大

常见血压昼夜规律异常,表现为夜间血压下降幅度<10%或超过 20%,血压"晨风"现象增多,导致心、脑、肾等靶器官损害的危险增加。

(三)直立性低血压

直立性低血压在老年高血压中较多见,尤常见于降压治疗过程中。

(四)常见靶器官损害

1.心脏改变

多可导致心肌肥厚、左心衰竭、心绞痛、心肌梗死、心力衰竭及猝死。

2.脑部改变

小动脉的微动脉瘤、脑动脉粥样硬化、缺血性脑血管病。

3.肾功能改变

肾小动脉硬化、肾动脉粥样硬化。

4.血管

除心、脑、肾、血管病变外,严重高血压可促使形成主动脉夹层并破裂,常可致命。

5.临床并发症

老年高血压患者随着病情进展,血压持续升高,造成靶器官损害,最终导致各种并发症。冠心病、脑卒中为常见且严重的并发症。

三、治疗原则

(一)治疗策略

检查患者及全面评估其总危险后,判断患者属低危、中危、高危、极高危(表10-2)。高危及极高危患者,无论经济条件如何,必须立即开始对高血压及并存的危险因素和临床情况进行药物治疗;中危患者,先观察患者的血压及其他危险因素数周,进一步了解情况,然后决定是否开始药物治疗;低危患者,观察患者相当一段时间,然后决定是否开始药物治疗。

表 10-2 高血压患者心血管风险水平分层

危险因素	血压(mmHg)		
	1 级高血压 SBP 140~159 或 DBP 90~99	2 级高血压 SBP 160~179 或 DBP 100~109	3 级高血压 SBP≥180 或 DBP≥110
无	低危	中危	高危
1~2 个其他危险因素	中危	中危	极高危
≥3 个其他危险因素,或靶器官损害	高危	高危	极高危
临床并发症或合并糖尿病	极高危	极高危	极高危

注:1 mmHg＝0.133 kPa。

(二)非药物治疗

非药物治疗包括改善生活方式,消除不利于心理和身体健康的行为和习惯,达到减少高血压以及其他心血管病的发病危险,具体内容:减重,建议体重指数(kg/m²)应控制在 24 以下;减少钠盐,WHO 建议每人每天食盐不超过 6 g。健康饮食习惯,注意补充钾和钙。多吃蔬菜、水果、鱼类,减少脂肪摄入。限制饮酒,增加体力活动,高血压患者根据自己的身体状况,决定自己的运动种类、强度、频度和持续运动时间;减轻精神压力,保持平衡心理。

(三)药物治疗原则

老年人降压治疗应遵循个体化原则,宜平稳、缓慢,药物起始剂量要小,逐渐增加剂量。坚持长期治疗,需避免不规律服药或突然停药。为减少血压波动,平稳降压,宜选用起效平稳的长效降压药,此类药物能防止从夜间较低血压到清晨血压突然升高而引致的猝死、脑卒中和心脏病发作。多采用联合用药,选用不良反应相互抵消或不叠加的降压药物联合使用。需考虑到老年人易出现的不良反应,特别是直立性低血压,故降压治疗同时需监测不同体位尤其是立位血压,同时需观察有无其他不良反应。老年人由于肝肾功能有不同程度退化,药量可根据患者的具体情况适当减量。

(四)目标血压

对所有患者降压治疗的目的是最大限度地降低远期心血管死亡率及罹患率的总危险。老年患者降压治疗应强调收缩压达标,同时应避免过度降低血压。在能耐受降压治疗的前提下,逐步降压达标,应避免过快降压。高血压防治指南在评价指出,根据现有的数据,对所有高血压患者,推荐将血压降至 17.3～18.5/10.7～11.3 kPa(130～139/80～85 mmHg)的范围以内,尽可能接近17.3/10.7 kPa(130/80 mmHg)。中国高血压指南建议,老年高血压患者的血压应降至20.0/12.0 kPa(150/90 mmHg)以下,如能耐受可降至 18.7～12.0 kPa(140/90 mmHg)以下。

(五)降压药物选择

治疗老年高血压的理想降压药物应符合以下条件:平稳、有效;安全、不良反应少;服药简便、依从性好。多项临床试验表明,大部分高血压患者的血压都可以控制,但大多需要使用两种或两种以上的抗高血压药物。二药联合应用时,降压作用机制应具有互补性,因此,具有相加的降压,并可相互抵消或减轻不良反应(表 10-3)。

表 10-3 常用降压药种类的临床选择

分类	适应证	禁忌证	
		绝对禁忌证	相对禁忌证
钙通道阻滞剂(二氢吡啶类)	老年高血压 周围血管病 单纯收缩期高血压 稳定型心绞痛 颈动脉粥样硬化 冠状动脉粥样硬化	无	快速型心律失常, 心力衰竭
钙通道阻滞剂(非二氢吡啶类)	心绞痛 颈动脉粥样硬化 室上性心动过速	二度、三度房室传导阻滞	心力衰竭
血管紧张素转换酶抑制剂(ACEI)	心力衰竭 心肌梗死后 左室肥厚 左室功能不全 颈动脉粥样硬化 非糖尿病肾病, 糖尿病肾病 蛋白尿/微量蛋白尿 代谢综合征	妊娠 高钾血症 双侧肾动脉狭窄	
噻嗪类利尿剂	心力衰竭 老年高血压 高龄老年高血压 单纯收缩期高血压	痛风	妊娠

续表

分类	适应证	禁忌证	
		绝对禁忌证	相对禁忌证
袢利尿剂	肾功能不全 心力衰竭		
利尿剂(醛固酮拮抗剂)	心力衰竭 心肌梗死后	肾衰竭 高钾血症	
β受体阻滞剂	心绞痛 心肌梗死后 快速性心律失常 稳定型充血性心力衰竭	二度、三度房室传导阻滞 哮喘	慢性阻塞性肺病 周围血管病 糖耐量降低 运动员
α受体阻滞剂	前列腺增生 高脂血症	直立性低血压	心力衰竭

四、护理干预

(一)一般护理

1.休息

早期患者宜适当休息,工作过度紧张者,血压较高,症状明显或伴有脏器损害表现者应充分休息。适当的休息和充分的睡眠都对降低血压有好处。要保持病室安静,光线柔和,尽量减少探视,保证充足的睡眠。护理操作亦相对集中,动作轻巧,防止过多干扰加重患者的不适感。当血压通过治疗稳定在理想水平,无明显脏器功能损害时,除了保证足够的休息外,还要注意生活起居有规律,不宜过度劳累,避免看情节恐怖、紧张的电视、电影,注意劳逸结合,运动量不宜太大,可进行适当的体育锻炼,如散步、打太极拳,不宜长期静坐或卧床。

2.饮食

指导患者坚持低盐、低脂、低胆固醇饮食,限制摄入动物脂肪、内脏、鱼子、软体动物、甲壳类动物,多吃新鲜蔬菜、水果,防止便秘。肥胖者控制体重,养成良好的饮食习惯。细嚼慢咽,避免过饱,少吃零食等。忌烟酒,咖啡和浓茶亦应尽量避免饮用。

3.排便护理

避免用力排便,并告知患者用力排便的潜在危险,必要时遵医嘱应用缓泻剂。

4.用药护理

指导患者遵医嘱按时正确降压药物治疗,密切观察患者用药后的效果及不良反应。指导患者服药后动作宜缓慢,警惕直立性低血压的发生。

5.心理护理

鼓励患者表达自身感受,教会患者自我放松的方法。针对个体情况进行针对性心理护理,鼓励患者家属和朋友给予患者关心和支持,鼓励患者增强信心。解释高血压治疗的长期性、依从性的重要性。

(二)观察病情

(1)测量血压应在固定条件下测量:测量前患者须静坐或静卧30分钟,同一血压计,同一侧肢体。

（2）当测量血压高于 21.3/13.3 kPa(160/100 mmHg)，应及时告知医师并给予必要的处理。

（3）如发现患者血压急剧升高，同时伴头痛、呕吐等症状时，应考虑发生高血压危象的可能，应立即通知医师并让患者卧床、吸氧。同时备好快速降压药物、脱水剂等，如患者出现抽搐、躁动，则应注意安全。

（4）对有心、脑、肾并发症患者应严密观察血压波动情况，详细准确记录 24 小时出入量。

（5）对失眠或精神紧张者，要做好心理护理，同时配以药物治疗。

五、延续护理

对于老年高血压患者，护理人员应根据患者病情制订相应的指导方案，为患者及家属提供正确且实用的指导。

（一）成立延续护理管理小组

老年高血压患者的延续性护理小组包括患者的主治医师、责任护士、药剂师等，保证小组成员对延续护理的积极性，并进行规范化培训。

（二）确定延续护理的方式

患者出院前由专人收集、记录延续护理患者的相关信息，建立随访资料档案。老年高血压患者延续性护理小组旨在为患者提供全方位的家庭护理指导，应包含向患者及家属宣教高血压疾病知识、指导如何在家中准确测量及监测血压、高血压患者饮食原则、高血压用药指导、运动原则等。由小组成员在出院后 1 个月之内时采用电话回访及家庭访视的形式实施，全面了解患者的护理情况，适时调整护理计划。

（三）延续护理的主要内容

（1）宣教高血压病知识，向患者及家属解释引起高血压的生物、心理、社会因素及高血压对机体的危害，以引起患者足够的重视。

（2）饮食控制，减少钠盐、动物脂肪、刺激性食物的摄入，忌烟酒。

（3）保持大便通畅，必要时用缓泻剂。

（4）指导患者合理安排生活，劳逸结合，定期测量血压。

（5）向患者或家属说明高血压病需坚持长期终身规则治疗和保健护理的重要性，定时服用降压药，自己不随意减量或停药，但可在医师指导下加以调整，防止血压反跳。在服用降压药的过程中，要向患者说明坐位或平躺时起立，动作要尽量缓慢，特别是夜间起床小便时更要避免突然起立，以免血压突然降低引起晕厥而发生意外。

（6）提高患者心理调节能力，培养对自然环境和社会的良好适应能力，要改善控制自己的情感生活，不要过度兴奋、激动或发怒。避免情绪激动、过度紧张、焦虑及各种不良刺激。音乐对人的心理和情绪有调节作用，要鼓励患者多听音乐，陶冶情操。树立坚持长期的饮食、运动、药物治疗，将血压控制在接近正常的水平的信心。

六、居家护理

（一）饮食调配

饮食合理调配，清淡为主。高血压人的饮食一定要搭配合理，做到均衡，尽量不要偏食，而且，食物以清淡为主，少吃过于油腻的食物，少摄入过多的动物脂肪，建议多吃一些青菜。

(二)保持愉悦的心情

乐观的心态是健康非常重要的要素。高血压患者更是如此,因为不良情绪的刺激和过于紧张都会导致血压升高,甚至出现危险。要尽量安排丰富的生活,让他们开心快乐,同时作为子女更要孝顺父母,不要跟他们产生矛盾和争执,多陪伴他们,让他们享受天伦之乐。

(三)适当的运动

高血压的患者最好能够适当的运动,坚持每天散步、打太极,女性朋友可以跳跳广场舞、健美操,这些运动会提升身体的抵抗力,加快血液循环,加速新陈代谢。

(四)预防便秘

高血压的患者一定要预防便秘,因为一旦便秘发生,很容导致血压迅速升高,从而增加心脏和脑血管的负担,一些心脏猝死的人往往是因为便秘而诱发。

(五)保证良好的睡眠

高血压的患者一定要保证睡眠的质量和时间,一旦睡眠不好最容易导致血压升高,因此,高血压患者不能熬夜,睡觉时间也要保证 7 个小时。如果失眠,一定要想办法纠正。

(六)坚持服用药物

一旦诊断为高血压,并且开始服用降压药,就不要随意停止和更换药物,这些要在医师的指导下才可以更换。突然的停药或者换药,都会引起血压不正常的波动,甚至会危及生命。

(七)定期测量血压

建议有高血压患者的家里一定要备一个血压计,现在电子血压计应用的也很广泛,而且非常的简单易操作,可以广为利用。收缩压如果在 20.0 kPa(150 mmHg)以上,建议每天测量一次血压,如果血压稳定,建议每周至少测量一次血压。

(八)发现情况及时就医

平时要注意观察,一旦患者出现一些严重的头痛、头晕、恶心,血压持续升高等情况时,千万不能大意,应立即到附近医院进行诊治,以免耽误病情。

(杜玲玲)

第五节　老年低血压

一、疾病简介

什么是低血压? 无论是由于生理或病理原因造成血压收缩压低于 13.3 kPa(100 mmHg),那就会形成低血压,平时我们讨论的低血压大多为慢性低血压。慢性低血压据统计发病率为4%左右,老年人群中可高达10%。慢性低血压一般可分为 3 类。

(一)体质性低血压

一般认为与遗传和体质瘦弱有关,多见于 20～50 岁的妇女和老年人,轻者可无如何症状,重者出现精神疲惫、头晕、头痛,甚至昏厥。夏季气温较高时更明显。

(二)直立性低血压

直立性低血压是从卧位到坐位或直立位时,或长时间站立出现血压突然下降超 2.7 kPa

(20 mmHg),并伴有明显症状。这些症状包括头昏、头晕、视物模糊、乏力、恶心、认识功能障碍、心悸、颈背部疼痛。直立性低血压与多种疾病有关,如多系统萎缩、糖尿病、帕金森病、多发性硬化病、围绝经期障碍、血液透析、手术后遗症、麻醉、降压药、利尿药、催眠药、抗精神抑郁药等,或其他如久病卧床,体质虚弱的老年人。③继发性低血压是由某些疾病或药物引起的低血压,如脊髓空洞症、风湿性心脏瓣膜病、降压药、抗抑郁药和慢性营养不良症、血液透析患者。

二、主要表现

病情轻微症状可有头晕、头痛、食欲缺乏、疲劳、脸色苍白、消化不良、晕车船等;严重症状包括直立性眩晕、四肢冷、心悸、呼吸困难、共济失调、发音含糊,甚至昏厥,需长期卧床。这些症状主要因血压下降,导致血液循环缓慢,远端毛细血管缺血,以致影响组织细胞氧气和营养的供应,二氧化碳及代谢废物的排泄。尤其影响了大脑和心脏的血液供应。长期如此使机体功能大大下降,主要危害包括视力、听力下降,诱发或加重老年性痴呆,头晕、昏厥、跌倒、骨折发生率大大增加。乏力、精神疲惫、心情压抑、忧郁等情况经常发生,影响了患者生活质量。据国外专家研究显示,低血压可能导致脑梗死和心肌梗死。直立性低血压病情严重后,可出现每当变换体位时血压迅速下降,发生晕厥,以致被迫卧床不起,另外诱发脑梗死、心肌缺血、给患者、家庭和社会带来严重问题。

三、治疗要点

低血压轻者如无任何症状,无须药物治疗。主要治疗为积极参加体育锻炼,改善体质,增加营养,多喝水,多吃汤,每天食盐略多于常人。重者伴有明显症状,必须给予积极治疗,改善症状,提高生活质量,防止严重危害发生。近年来推出 u 受体激动剂管通,具有血管张力调节功能,可增加外周动、静脉阻力,防止下肢大量血液瘀滞,并能收缩动脉血管,达到提高血压,加大脑、心脏等重要脏器的血液供应,改善低血压的症状,如头晕、乏力、易疲劳等症状。其他药物还有麻黄碱、双氢麦角碱、氟氢可的松等,中药治疗等效果和不良反应有待进一步考察。

四、护理措施

(1)适当增加食盐用量,同时多饮水,较多的水分进入血液后可增加血容量,从而可提高血压。

(2)增加营养,吃些有利于调节血压的滋补品,如人参、黄芪、生脉饮等。此外,适当喝些低度酒也可提高血压。

(3)加强体育锻炼,提高机体调节功能。体育锻炼无论对高血压或低血压都有好处。

(4)为防止晕倒,老年低血压平时应注意动作不可过快过猛,从卧位或坐位起立时,动作应缓慢一点。排尿性低血压还应注意,在排尿时最好用手扶住一样较牢固的东西,以防摔倒。

(5)药物治疗,可选用米多君、哌甲酯、麻黄碱等升压药及三磷腺苷、辅酶 A、B 族维生素及维生素 C,以改善脑组织代谢功能。

五、保健

(1)平时养成运动的习惯,均衡的饮食,培养开朗的个性,及足够的睡眠。所以低血压的人,应过规律的生活。

(2)低血压入浴时,要小心防范突然起立而晕倒,泡温泉也尽量缩短时间。

(3)对血管扩张剂、镇静降压药等慎用。

(4)有直立性低血压的人可以穿弹性袜。夜间起床小便或早晨起床之前先宜活动四肢,或伸一下懒腰,这样活动片刻之后再慢慢起床,千万不要一醒来就猛然起床,以预防短暂性大脑缺血。也可以在站立之前,先闭合双眼,颈前屈到最大限度,而后慢慢站立起来,持续 10 秒后再走动,即可达到预防直立性低血压的目的。

(杜玲玲)

第六节　老年冠状动脉粥样硬化性心脏病

一、疾病概念

冠状动脉粥样硬化性心脏病指冠状动脉粥样硬化使管腔狭窄或阻塞,导致心肌缺血、缺氧而引起的心脏病,为动脉粥样硬化导致器官病变的最常见类型。它和冠状动脉功能性改变即冠状动脉痉挛一起,统称冠状动脉性心脏病(coronary heart disease,CHD),简称冠心病,亦称缺血性心脏病。本病可分为五种临床类型:无症状性心肌缺血型、心绞痛型、心肌梗死型、缺血性心肌病型、猝死型。其中以心绞痛及心肌梗死型较常见。

二、流行病学资料

冠状动脉粥样硬化性心脏病在老年人中普遍存在并随着年龄的增长进行性加重。尸解发现,50 岁以上的个体半数以上至少存在一支冠状动脉的明显狭窄,狭窄的严重程度和数量随着年龄增加。性别与心血管的关系在 65 岁以后逆转,65 岁以前,男性心血管病发病率高于女性,65 岁以后女性超过男性,半数以上的急性心肌梗死发生在 65 岁以上和女性患者。

三、临床表现与并发症

(一)心绞痛型的临床表现

1.症状

心绞痛以发作性胸痛为主要临床表现,疼痛的特点如下。

(1)部位:主要在胸骨体上段或中段之后,可波及心前区,常放射至左肩,或至颈、咽或下颌部。

(2)性质:胸痛常为压迫、发闷或紧锁性,也可有烧灼感,但不尖锐,不像针刺或刀扎样痛,偶伴濒死的恐惧感。发作时,患者往往不自觉地停止原来的活动,直至症状缓解。

(3)诱因:发作常由体力劳动或情绪激动所激发,饱食、寒冷、吸烟、心动过速、休克等亦可诱发。

(4)持续时间:疼痛出现后常逐步加重,然后在 3～5 分钟逐渐消失,一般在停止原来诱发症状的活动后缓解。舌下含用硝酸甘油也能在几分钟之内使之缓解。

2.体征

心绞痛发作时常见心率增快、血压升高,表情焦虑、皮肤冷或出汗,有时出现第四或第三心音奔马律。缺血发作时可有暂时性心尖部收缩期杂音。可有第二心音逆分裂或出现交替脉。部分患者可出现肺部啰音。

（二）心肌梗死型的临床表现

1.症状和体征

典型的症状为剧烈的、胸骨后压榨性或紧缩性疼痛,可放射至左臂,常伴有濒死感。这种不适类似于心绞痛,但其程度更高,持续时间更长(常大于20分钟),且休息和硝酸甘油不能缓解。疼痛可放射至颈、颌、背、肩、右臂和上腹部。

2.伴随症状

可包括出汗、呼吸困难、乏力、头昏、心悸、精神错乱、消化不良、恶心或呕吐。

（三）心绞痛并发症

心律失常、心肌梗死、心力衰竭。

（四）心肌梗死的并发症

乳头肌功能失调或断裂、心脏破裂、室壁瘤、栓塞、心肌梗死后综合征。

四、治疗原则

（一）心绞痛的治疗

治疗有两个主要目的,一是预防心肌梗死和猝死,改善预后;二是减轻症状和缺血发作,提高生活质量。

1.一般治疗

发作时立刻休息,一般患者在停止活动后症状即可消除。平时应尽量避免各种确知的诱发因素,如过度的体力活动、情绪激动、饱餐等,冬天注意保暖。调节饮食,特别是一次进食不宜过饱,避免油腻饮食,禁绝烟酒。调整日常生活与工作量;减轻精神负担;保持适当的体力活动,以不致发生疼痛症状为度;治疗高血压、糖尿病、贫血、甲状腺功能亢进等相关疾病。

2.药物治疗

药物治疗首先考虑预防心肌梗死和死亡,其次是缓解症状、减轻缺血及改善生活质量。

（1）抗心绞痛和抗缺血治疗:①硝酸酯类药物,这类药物能降低心肌需氧,同时增加心肌供氧,从而缓解心绞痛;②β肾上腺素受体阻滞剂,机制是阻断拟交感胺类对心率和心收缩力的刺激作用,减慢心率、降低血压,减低心肌收缩力和耗氧量,从而缓解心绞痛的发作;③钙通道阻滞剂,本类药物可抑制心肌收缩,减少心肌氧耗;扩张冠状动脉,解除冠状动脉痉挛,改善心内膜下心肌的供血;扩张周围血管,降低动脉压,减轻心脏负荷;还降低血黏度,抗血小板聚集,改善心肌的微循环。

（2）预防心肌梗死和死亡的药物治疗:①抗血小板治疗,抗血小板治疗可抑制血小板在动脉粥样硬化斑块上的聚集,防止血栓形成;②降脂药物,降脂药物在治疗冠状动脉粥样硬化中起重要作用。他汀类药物可以使动脉粥样硬化斑块消退,显著延缓病变进展,减少不良心血管事件;③血管紧张素转换酶抑制剂,ACEI能逆转左室肥厚、血管增厚,延缓动脉粥样硬化进展,能减少斑块破裂和血栓形成,另外有利于心肌供氧/氧耗平衡和心脏血流动力学,并降低交感神经活性。

（二）心肌梗死的治疗

1.阿司匹林和口服抗血小板治疗

除非患者有明确的阿司匹林过敏史,所有急性心肌梗死患者都应立即给予阿司匹林治疗。

2.吸氧

对所有怀疑急性心肌梗死的患者均给予鼻导管吸氧。对有严重肺水肿或心源性休克的患者应给予面罩吸氧或气管插管给氧。

3.硝酸甘油

在考虑给予再灌注治疗前,应舌下含服硝酸甘油(0.4 mg)以判断 ST 段的抬高是否为冠状动脉痉挛所致。

4.再灌注治疗

急性心肌梗死的首要治疗目标是尽快给予再灌注治疗。所有症状发生 12 小时内就诊、有 ST 段抬高或新发左束支传导阻滞的心肌梗死患者均应考虑给予再灌注治疗。

五、护理干预

(一)心绞痛

1.活动与休息

心绞痛发作时应立即停止正在进行的活动,休息片刻即可缓解。

2.心理护理

安慰患者,解除紧张不安情绪,以减少心肌耗氧。

3.疼痛观察

评估患者疼痛的部位、性质、程度、持续时间,给予心电监护,描记疼痛发作时的心电图,严密监测生命体征变化,观察患者有无面色苍白、大汗、恶心、呕吐等。

4.用药护理

心绞痛发作时给予患者舌下含服硝酸甘油,用药后注意观察患者胸痛变化情况,如服药后 3～5 分钟仍不缓解可重复使用。用药过程中,注意观察药物不良反应,避免血压过低。

5.减少或避免诱因

疼痛缓解后,与患者一起分析引起心绞痛发作的诱因,如过劳、情绪激动、寒冷刺激等。注意调节饮食,禁烟酒。保持排便通畅,切忌用力排便,以免诱发心绞痛。

(二)心肌梗死

1.饮食与休息

起病后 4～12 小时内给予流质饮食,以减轻胃扩张。随后过渡到低脂、低胆固醇清淡饮食,提倡少食多餐。发病 12 小时内应绝对卧床休息,保持环境安静,限制探视。

2.给氧

遵医嘱给予氧疗,以增加心肌氧的供应,减轻缺血和疼痛。

3.心理护理

疼痛发作时应有专人陪伴,允许患者表达内心感受,给予心理支持,鼓励患者战胜疾病的信心。将监护仪的报警声尽量调低,以免影响患者休息。

4.止痛治疗的护理

遵医嘱给予吗啡或哌替啶止痛,注意有无呼吸抑制等不良反应。

5.活动

急性期 24 小时内绝对卧床休息,若病情稳定无并发症,24 小时后可允许患者坐床边椅。指导患者进行腹式呼吸、关节被动与主动运动,逐渐过渡到床边活动。

6.排便

避免屏气用力排便,若出现排便困难,应立即告知医护人员,必要时应用缓泻剂或开塞露。

7.急性期严密心电监护

监测电解质和酸碱平衡状况,因电解质紊乱和酸碱失衡时更容易并发心律失常。准备好急救药物和抢救设备,随时准备抢救。

六、延续护理

延续性护理通常是指从医院到家庭的护理延续,包括经由医院制订的出院计划、转诊、患者回归家庭或社区后的持续性随访和指导。

(一)成立延续护理管理小组

老年冠心病患者的延续性护理团队由患者的主治医师、责任护士、临床药师等组成,保证小组成员对延续护理的积极性,并进行规范化培训。

(二)确定延续护理的方式

患者出院前,准确、详细记录患者的相关信息,建立随访资料档案。老年冠心病延续性护理小组旨在为老年患者提供全方面的家庭护理指导,包括用药指导、饮食指导、康复指导、运动指导、病情自我监测指导等。由小组成员在出院后2周之内采用电话回访的形式实施。

(三)延续护理的主要内容

1.心绞痛

(1)合理膳食:宜摄入低热量、低脂、低胆固醇、低盐饮食,多食蔬菜、水果和粗纤维食物如芹菜、糙米等,避免暴饮暴食,注意少量多餐。

(2)控制体重:在饮食治疗的基础上,结合运动和行为治疗等综合治疗。

(3)适当运动:运动方式以有氧运动为主,注意运动的强度和时间因病情和个体差异而不同,必要时在医师指导下进行。

(4)戒烟限酒。

(5)减轻精神压力:逐渐改变性急易怒的性格,保持平和的心态,可采取放松技术或与他人交流的方式缓解压力。

(6)避免诱发因素:告知患者及家属过劳、情绪激动、饱餐、寒冷刺激等都是心绞痛发作的诱因,应注意尽量避免。

(7)病情自我监测指导:教会患者及家属心绞痛发作时的缓解方法,胸痛发作时应立即停止活动或舌下含服硝酸甘油。如服用硝酸甘油不缓解或心绞痛发作比以往频繁、程度加重、疼痛时间延长,应立即到医院就诊,警惕心肌梗死的发生。

(8)用药指导:指导患者出院后遵医嘱服药,不要擅自增减药量,自我监测药物的不良反应。外出时随身携带硝酸甘油以备急需。

(9)定期复查:告知患者应遵医嘱定期到医院复查心电图、血糖、血脂等。

2.心肌梗死

除心绞痛患者延续护理内容外,还应注意以下几点。

(1)饮食调节:急性心肌梗死恢复后的所有患者均应采用饮食调节,即低饱和脂肪和低胆固醇饮食。

(2)戒烟:戒烟是心肌梗死后的二级预防的重要措施,研究表明急性心肌梗死后继续吸烟再梗死和死亡危险性增高 22％～47％,积极劝导患者戒烟,并实施戒烟计划。

(3)心理指导:心肌梗死后患者焦虑情绪多来自对今后工作能力和生活质量的担心,应予以充分理解并指导患者保持乐观、平和的心情,正确对待自己的病情。

(4)康复指导:建议患者出院后进行康复训练,适当运动可以提高患者的心理健康水平和生活质量、延长存活时间。运动中以达到患者最大心率的 60％～65％ 的低强度长期锻炼是安全有效的。运动方式包括步行、慢跑、太极拳、骑自行车、游泳、健美操等,每周运动 3～4 天,开始时每次 10～15 分钟,逐渐延长到每天 30 分钟以上,避免剧烈活动、竞技性活动、活动时间过长。个人卫生活动、家务劳动、娱乐活动等也对患者有益。

(5)用药指导:指导患者遵医嘱用药,告知药物的作用和不良反应,并教会患者自行监测脉搏,定期门诊随诊。若胸痛发作频繁、程度加重、时间延长、服用硝酸酯类药物疗效下降时,提示急性心血管事件,应及时就医。

(6)照顾者指导:心肌梗死是心脏性猝死的高危因素,应教会家属心肺复苏的基本技术以备急用。

七、居家护理

(一)心绞痛

(1)按医嘱用药治疗:告知患者药物治疗的重要性,不可随意增减药量,外出随身携带硝酸甘油等药物以备急用。硝酸甘油见光易分解,应避光保存。

(2)植入支架患者,应定时来院复诊。

(3)保持乐观的心态:保持健康的生活方式,开朗乐观的心情,避免情绪激动。

(4)改变不良生活方式:保证充足睡眠、劳逸结合。戒烟限酒。

(5)监测血压:每天监测血压两次,保持收缩压在 16.0～18.7 kPa(120～140 mmHg)。

(6)饮食指导:养成良好的饮食习惯,细嚼慢咽,避免饱餐。

(7)适当身体锻炼:运动时间选择上午 10 点或下午 2 点,运动方式为步行、慢跑、太极拳等。

(8)身体不适及时就医:因老年患者疼痛反应迟钝,居家出现牙疼、咽部发紧、胃痛、肩痛、上臂发麻等情况,应高度警惕为心绞痛的不典型表现,应及时就医。

(9)避免各种诱发因素:防止受凉和感冒,避免过劳和情绪激动、饱餐、排便用力。积极治疗高血压、高血脂、糖尿病等。

(二)心肌梗死

1.提高服药依从性

指导患者出院后遵医嘱服药,自我检测药物的不良反应,不要擅自调整药量,随身携带硝酸甘油、速效救心丸等药物以备急用。

2.病情自我监测,按时随诊

监测血压、心率,不适症状,若出现心绞痛或心肌梗死症状,应及时就医。定期复查,监测心电图、血糖、血脂等结果。

3.改变生活方式

日常饮食保证低盐低脂,避免饱餐,戒烟限酒,控制体重,根据自身情况适度运动,以慢走、太极拳等有氧运动为主。

4.避免诱发因素

包括:①不搬过重的物品,避免屏气用力诱发心肌梗死;②保持心情愉悦,避免情绪激动;

③不在饱餐或饥饿时洗澡,水温与体温相当,洗澡时间不宜过长;④注意气候变化,随着气温变化增减衣物。

5.家庭简易急救

(1)心肌梗死先兆识别:如患者在家中自觉心前区剧烈、持久疼痛,向手臂或肩部放射,伴随恶心呕吐黑矇等症状,或出现胃部不适、牙痛等症状,可能为心肌梗死先兆,应引起患者及家属重视。

(2)简易应急措施:立即停止任何体力活动、平息激动情绪,拨打120,服用硝酸甘油或速效救心丸等急救药物,缓慢坐靠沙发休息,尽量减少不必要的体位变动,以减轻心肌耗氧,在救援到来之前可做深呼吸、用力咳嗽动作,效果类似于胸外按压,是有效的自救方法。

(杜玲玲)

第七节 老年心包炎

一、疾病简介

心脏外面有脏层和壁层两层心包膜,如它们发生炎症改变即为心包炎,可使心脏受压而舒张受限制。心包炎可分为急性和慢性两类,慢性心包炎较严重的类型是缩窄性心包炎。

二、主要表现

症状可能为原发性疾病如感染时的发冷、发热、出汗、乏力等症状所掩盖。心包炎本身的症状有以下几方面。

(一)心前区疼痛

主要见于炎症变化的纤维蛋白渗出阶段。心前区疼痛常于体位改变、深呼吸、咳嗽、吞咽、卧位尤其当抬腿或左侧卧位时加剧,坐位或前倾位时减轻。疼痛通常局限于胸骨下或心前区,常放射到左肩、背部、颈部或上腹部,偶向下颌,左前臂和手放射。右侧斜方肌嵴的疼痛系心包炎的特有症状,但不常见。

(二)心脏压塞的症状

可出现呼吸困难、面色苍白、烦躁不安、发绀、乏力、上腹部疼痛、水肿甚至休克。

(三)心包积液对邻近器官压迫的症状

肺、气管、支气管和大血管受压引起肺淤血,肺活量减少,通气受限制,加重呼吸困难,使呼吸浅而速。常自动采取前卧坐位,使心包渗液向下及向前移位,以减轻压迫症状。气管受压可产生咳嗽和声音嘶哑。食管受压可出现咽下困难症状。

(四)全身症状

心包炎本身亦可引起发冷、发热、心悸、出汗、乏力等症状,与原发疾病的症状常难以区分。

三、治疗要点

治疗原发病,改善症状,解除循环障碍。

（一）一般治疗

急性期应卧床休息,呼吸困难者取半卧位,吸氧,胸痛明显者可给予镇痛剂,必要时可使用可待因或哌替啶。加强支持疗法。

（二）病因治疗

结核性心包炎给予抗结核治疗,用药方法及疗程与结核性胸膜炎相同,也可加用泼尼松每天15～30 mg,以促进渗液的吸收减少粘连。风湿性者应加强抗风湿治疗。

（三）解除心包压塞

大量渗液或有心包压塞症状者,可施行心包穿刺术抽液减压。

四、护理措施

（一）病情观察

（1）疼痛:急性心包炎主要表现为心前区尖锐的剧痛或沉重的闷痛。可放射至左肩,疼痛可随呼吸或咳嗽加剧。应十分重视的主诉并及时给予处理。

（2）呼吸困难:为急性心包性渗液时最突出症状,为慢性缩窄性心包炎最主要症状。护理人员应密切观察呼吸频率及节律,及时与医师联系。

（3）当出现心包压塞征象时可出现静脉压升高,动脉压降低,严重者可出现休克。由于渗液积聚还可出现体循环淤血征,如肝-颈回流征阳性、胸腹水,面部及下肢水肿。常有奇脉,并注意有无心律失常发生。

（二）护理要点

1.休息与卧位

应卧床休息,取半卧位,认真做好一级护理。

2.饮食

给予高热量、高蛋白、高维生素饮食。

3.高热护理

及时做好降温处理,及时更换衣裤,定时测量体温并做好记录。

五、保健

（1）加强个人卫生,预防各种感染。

（2）遵医嘱及时、准确地使用药物并定时随访。

（杜玲玲）

第八节　老年心肌病

一、疾病简介

心肌病通常指病因不能明确的心肌疾病,称特发性心肌病,主要为扩张型心肌病、肥厚型心肌病、限制型心肌病和致心律失常型心肌病。其中以扩张型心肌病和肥厚型心肌病较为常见。

病因明确的或断发于全身疾病的为特异性心肌病。心肌病分类如下。

(一)特异性心肌病

特异性心肌病指伴有特异性心脏病或特异性系统性疾病的心肌疾病。

1.缺血性心肌病

缺血性心肌病表现为扩张型心肌病伴收缩功能损伤,而不能以冠状动脉病变或缺血损伤的范围来解释。

2.瓣膜性心肌病

瓣膜性心肌病表现为心室功能障碍而超过了其异常负荷。

3.高血压性心肌病

高血压性心肌病常表现为左心室肥大伴扩张型或限制型心肌病心力衰竭的特点。

4.炎症性心肌病

炎症性心肌病为心肌炎伴心功能不全。已知的炎症性心肌病有特异性、自身免疫性及感染性。

5.代谢性心肌病

(1)内分泌性:如甲状腺功能亢进、减退,肾上腺皮质功能不全,嗜铬细胞瘤,肢端肥大症和糖尿病。

(2)家族性累积性和浸润性疾病:如血色病、糖原累积病、Hurler 综合征、Refsum 综合征、Neimann-Pick 病、Hand-Christian 病、Fabry-Anderson 病及 Morquio-Ullrich 病。

(3)缺乏性心肌病:如钾代谢紊乱、镁缺乏症、营养障碍(如恶性营养不良、贫血、维生素 B_1 缺乏症及硒缺乏症)。

(4)淀粉样变性:如原发性、继发性、家族性及遗传性心脏淀粉样变,家族性地中海热及老年性淀粉样变。

6.全身系统疾病

全身系统疾病包括结缔组织病,如系统性红斑狼疮、结节性多动脉炎、风湿性关节炎、硬皮病和皮肌炎;浸润和肉芽肿,如结节病及白血病。

7.肌营养不良

肌营养不良包括 Duchenne 肌营养不良、Becker 肌营养不良、强直性肌营养不良。

8.神经肌肉病变

神经肌肉病变包括遗传性共济失调、Noonan 综合征及着色斑病。

9.过敏及中毒反应

过敏及中毒反应包括对乙醇、儿茶酚胺、蒽环类药物、放射线等损害的反应。酒精性心肌病有可能为过量饮酒,现今尚不能确定乙醇是致病性还是条件性作用,也尚无确切的诊断标准。

10.围生期心肌病

可首次在围生期发病,可能为一组不同的疾病。

(二)特发性心肌病

心肌病是指伴有心功能障碍的心肌疾病,可分为扩张型心肌病、肥厚型心肌病、限制型心肌病和致心律失常型心肌病。

1.扩张型心肌病

左心室或双侧心室扩张及收缩功能障碍,可以是特发性、家族性或遗传性、病毒性和/或免疫性、酒精性或中毒性，以及并发于已知的心血管疾病，但其心功能损伤程度不能以异常负荷或缺血损伤的范围来解释。组织学改变是非特异性的。临床表现通常伴有心力衰竭，且呈进行性，常有心律失常、血栓栓塞及猝死，并可发生在病程中的任何一期内。

2.肥厚型心肌病

特点为左心室或右心室肥厚，通常是非对称性，并侵及室间隔。典型者左心室容量正常或减低，常有收缩期压力阶差。家族性通常为常染色体显性遗传，本病由肌质网收缩蛋白基因突变所致。典型形态学改变为心肌细胞肥大和排列紊乱，周围疏松结缔组织增多。多发生心律失常及早年猝死。

3.限制型心肌病

其特点为一侧或两侧心室有限制充盈及舒张期容量减少，其收缩功能正常或接近正常，心室壁增厚，可能伴增生的间质纤维化。可以是特发性的或伴发于其他疾病（如淀粉样变性，伴或不伴嗜酸性粒细胞增多症的心内膜心肌病）。

4.致心律失常型右心室心肌病

其特点为右心室心肌进行性被纤维脂肪组织所代替，初始为局限性，逐渐发展为全右心受累，有时左心室也受累，而室间隔相对不受侵犯。多为家族性，属常染色体显性遗传及不完全性外显，有时为隐性型。表现为心律失常，常可猝死，尤其是年轻患者。

5.不定型心肌病

不定型心肌病包括不能分入任何组织的少数患者（如弹力纤维增生症，未侵及心肌，收缩功能有障碍，只有轻度扩张，线粒体受波及）。

有些疾病可表现为一型以上的心肌病（如淀粉样变、高血压）。心律失常和传导系统疾病可以为原发性心肌异常，现尚未归入心肌病内。

二、主要表现

(一)扩张型心肌病

扩张型心肌病又称充血性心肌病，病理上以心肌变性、纤维化、心腔扩张为突出，其主要特征是心肌收缩功能障碍，进而发生心功能不全。患者容易合并各种心律失常及栓塞，甚或发生猝死。多有心悸、气急、胸闷、心前区憋痛不适等症状。重者出现水肿、端坐呼吸、肝大伴压痛等充血性心力衰竭的表现。

(二)肥厚型心肌病

肥厚型心肌病以心肌非对称性肥厚、心室腔缩小为特征。可有心悸、气促、胸闷胸痛、劳力性呼吸困难等症状。重者发生头晕及晕厥。伴有流出道梗阻时，在起立时或运动中常诱发眩晕，甚至有神志丧失的表现。

(三)限制型心肌病

限制型心肌病以心内膜纤维增生为主，致使心脏的收缩及舒张功能都受影响。以右心回流障碍、右心衰竭显著，可出现心悸、呼吸困难、水肿、颈静脉怒张、肝大及腹水等表现。

三、治疗要点

(一)病因防治

积极处理各种病毒感染。

（二）促进心肌代谢

给予肌苷、大剂量维生素 C 和极化液等。

（三）控制心力衰竭

应用利尿剂及强心苷，剂量宜由小至大，逐步增加。

（四）纠正心律失常

根据不同类型的心律失常选抗心律失常药物。

四、护理措施

（一）心理护理

及时了解和家属的心理状态，根据存在的不同心理状态，给予相应的心理疏导，介绍有关注意事项、关心体贴询问病情，主动了解需要，用热情和蔼的态度取得他们的信任，使其解除思想顾虑和精神紧张，以最佳的精神状态接受和配合治疗。同时还应注意在情绪稳定期间及时给予保健指导，讲解出院后的饮食、休息及注意事项。

（二）生活护理

建立良好的护患关系，满足生活上的必要需求。饮食给予低盐、低脂、清淡易消化吸收的食物，补充适量纤维素、新鲜水果蔬菜，进食量不可过饱，以防增加心脏负担。便秘时适当口服缓泻剂，告诫切忌屏气用力，以免加重心脏的负担，诱发心肌缺血，教育在排便时呼气或含服硝酸甘油，每天按肠蠕动方向按摩腹部数次，以促进排便。

（三）高危因素的护理

1.晕厥的治疗和护理

晕厥是猝死的先兆，应引起临床重视。临床护理不容忽视，护士应详细询问有无晕厥发作史，了解晕厥发生的次数、每次持续的时间、与体位的关系及发作前是否有前驱症状，如面色苍白、恶心、呕吐、头晕、眼黑、出冷汗等。嘱适当卧床休息，避免剧烈活动、情绪激动，协助做好生活护理。外出检查时由专人陪送。避免因心率加快、心肌收缩加重梗阻，导致脑供血下降发生晕厥。同时，肥厚型心肌病多服用 β 受体阻滞剂普萘洛尔和钙通道阻滞剂维拉帕米等，负性肌力药物抑制心肌收缩，减轻流出道阻塞。护士要注意观察上述药物对血压和心率的不良影响，避免晕厥的发生。

2.猝死的预防及护理

肥厚型心肌病在发生猝死前往往尚未明确诊断或新近确诊而不易预知，而猝死仅为首发的临床表现。护理上应密切注意的自觉症状，注意心率和心律的变化，尤其是任何室性心律失常的发生。值班护士应熟练掌握除颤器的使用和紧急心肺复苏。对各种心电图变化、心律失常的图形能准确判断，以便尽早做好抢救准备工作，争取抢救时间。

3.心律失常的护理

评估心律失常可能引起的临床症状，如心悸、乏力、胸闷、头晕、晕厥等，注意观察和询问这些症状的程度、持续时间以及给日常生活带来的影响。定期测量心率和心律。及时进行心电监护，密切观察有无心律失常的发生。其次为高度房室传导阻滞、三束支传导阻滞。多数传导阻滞可恢复，必要时安置起搏器。护士应掌握心电图机的使用方法，在心律失常突然发作时及时描记心电图并标明日期和时间。如需持续心电监测的，应注意观察发作次数、持续时间、治疗效果等情况。必要时准备好急救药品、抢救设备，及时给予急救。教育注意劳逸结合，生活规律，保持情绪稳定,避免摄入刺激性食物,如咖啡、浓茶、烈性酒、可乐等;心动过缓应避免屏气用力动作,如用力排便等,以免因兴奋迷走神经而加重心动过缓。

4.心力衰竭的护理

尚未发生心力衰竭的要避免劳累,注意预防呼吸道感染,戒烟、酒。一旦发生心力衰竭应注意充分休息,给予低盐或无盐、高维生素易消化饮食,宜少食多餐,合理补给维生素 B_1 及维生素C,低钾适当增加蔬菜、瓜果、肉汤及橘子汁等。给予氧气吸入,严密观察患者生命体征变化、呼吸困难程度、咳嗽、咯痰情况及肺内啰音变化。遵医嘱服药,用药过程中密切观察的面色、心率、心律、血压、尿量、神志等变化,使用利尿剂时,应严格记录出入量,监测电解质变化情况,如低钾、低钠等;使用血管扩张剂要控制输液速度并监测血压,做好护理记录,延缓病情恶化。

肥厚型心肌病的进展缓慢,但如病情进展迅速或心室舒张末期血压过高则预后较差。除严格、持续合理安排活动量、坚持治疗外,还应注意保持情绪稳定,避免剧烈运动、持重、屏气动作,以减少猝死的发生。此外,对直系亲属进行超声心动图检查可及早发现病情。

五、保健

(1)积极治疗可能导致心肌病的原发病。

(2)根据心功能情况,适当活动,但切忌不可过累,应多休息,病情严重时应卧床休息。

(3)饮食宜清淡,有心力衰竭时应控制钠、水摄入,生活规律,避免受寒而诱发疾病加重。

(杜玲玲)

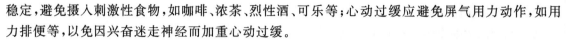

第九节 老 年 贫 血

一、疾病简介

贫血是老年人临床常见的症状。随着年龄的增加,贫血发病率也会上升,因为老年人的某些生理特点与贫血的发生也有一定的关系。老年贫血主要是缺铁性贫血和慢性疾病性贫血,其次为营养性巨幼细胞贫血。在经济条件较差的人群中易发生营养性贫血。老年贫血的发生较为缓慢、隐蔽,常会被其他系统疾病症状所掩盖。如心悸、气短、下肢水肿及心绞痛等症状在贫血及心血管疾病时均可出现,临床上多考虑为心血管疾病而忽视了贫血的存在。实际上,也可能是贫血加重了心血管的负担,使原有的心脏病症状加重。此外,贫血时神经精神症状常较为突出,如淡漠、无欲、反应迟钝,甚至精神错乱,常被误诊为老年精神病。

贫血是一种症状,造成贫血的原因比较复杂,对老年贫血应该寻找出造成贫血的真正原因。老年贫血常见原因是营养不良或继发于其他全身性疾病。再生障碍性贫血及溶血性贫血不多见。营养不良性贫血中以缺铁性贫血最常见。食物缺铁,吸收不良或慢性失血均可造成铁的缺乏。老年人咀嚼困难,限制饮食,胃酸缺乏,吸烟喝酒,饭后饮茶等都可造成铁吸收障碍。慢性失血以胃溃疡出血、十二指肠溃疡出血、消化道肿瘤出血、痔疮、鼻出血及钩虫感染为常见。继发性贫血的常见原因是老年人肿瘤、肾炎和感染。有些药物如某些降糖、氯霉素、抗风湿药、利尿药等,除可直接对骨髓造血功能影响外,还可通过自身免疫机制造成溶血性贫血。

二、主要表现

老年贫血进展缓慢,其症状、体征与贫血本身及由引起贫血的原发病共同所致,其表现与贫血的程度、发生的进度、循环血量有无改变有关。

(一)皮肤黏膜

皮肤黏膜苍白最为常见,苍白程度受贫血程度、皮内毛细血管的分布、皮肤色泽、表皮厚度以及皮下组织水分多少的影响。苍白比较明显的部位有睑结膜、口唇、甲床、手掌及耳轮。

(二)肌肉

主要表现为疲乏无力,是由于骨骼肌缺氧所致。

(三)循环系统

表现为活动后心悸、气短,严重贫血可出现心绞痛、贫血性心脏病、心脏扩大乃至心力衰竭。

(四)呼吸系统

表现为气短和呼吸困难。

(五)中枢神经系统

缺氧可致头昏、头痛、耳鸣、眼花、注意力不集中及记忆力减退、困倦、嗜睡乃至意识障碍。

(六)消化系统

常见食欲减退、腹胀、恶心、腹泻、便秘、消化不良等。

三、治疗要点

老年贫血的治疗原则与年轻人相同,首先针对病因。一般用药原则是针对性强,尽量单一用药,剂量要充足,切忌盲目混合使用多种抗贫血药。老年贫血一般多为继发性贫血,当然是要以治疗原发病为主,只有治好了原发病,贫血症状才有可能得到纠正。

四、护理措施

(一)休息

可视贫血的严重程度及发生速度而定,对严重贫血并伴有临床症状的,要采取适当休息,限制下床活动,卧床或绝对卧床休息。对有一定代偿能力的,要给予一定的关照。休息的环境应清洁、安静、舒适、阳光充足,空气流通。温湿度适宜,并与感染隔离。

(二)病情观察

观察体温、脉搏、呼吸、血压情况的变化,及可能合并出现的出血与感染的早期临床表现,及时处理。

(三)营养

应给予高热量、高蛋白、高维生素及含无机盐丰富的饮食。通过适当调整饮食以协助改善胃肠道症状。

(四)症状护理

心悸、气短应尽量减少活动,降低氧的消耗,必要时吸氧。头晕系脑组织缺氧所致,应避免突然变换体位,以免造成晕厥后摔倒受伤。有慢性口腔炎及舌炎时应注意刷牙,用复方硼砂溶液定时漱口,口腔溃疡时可贴溃疡药膜。

（五）皮肤毛发护理

定期洗澡、擦澡、保持皮肤和毛发清洁。

（六）心理护理

耐心、细致地做好思想工作，关心体贴，解除的各种不良情绪反应及精神负担，增强战胜疾病的信心。心力衰竭或烦躁、易怒、淡漠、失眠，面色、手掌和黏膜苍白。

五、保健

（1）平时应注意膳食的均衡，食物中应有充足的新鲜蔬菜、肉类、奶类及蛋类制品，菠菜、芥蓝菜、黑木耳、桂圆、红枣、海带、猪肝富含铁质食物，经常调配食用，对预防营养不良性贫血有较好的作用。对已查明正在治疗原发病的贫血老人，有辅助配合治疗的效果。

（2）对老年人来讲，许多急性、慢性疾病，特别是常见的感染性疾病都可引起继发性贫血，如肿瘤、慢性支气管炎、结核、胆囊炎、肾盂肾炎、前列腺肥大、尿路感染、糖尿病及慢性肝炎或肝硬化等。因此，积极有效地预防这些疾病，一旦患有疾病应及时进行治疗，不让疾病长期不愈，就可减少继发性贫血的发生率。

（杜玲玲）

第十一章

耳鼻喉科护理

第一节 外 耳 疾 病

一、外耳道炎

外耳道炎是外耳道皮肤或皮下组织广泛的急、慢性炎症。由于在潮湿的热带地区发病率高，因而又被称为"热耳病"。根据病程可分为急性弥漫性外耳道炎和慢性外耳道炎，较常见的是急性弥漫性外耳道炎。

(一)病因

1.温度与湿度

温度升高，空气湿度大，影响腺体分泌，降低局部防御能力。

2.外耳道局部环境改变

外耳道局部环境的改变，如游泳、洗头或沐浴时水进入外耳道，浸泡皮肤，角质层被破坏，微生物侵入。同时改变了外耳道酸性环境使外耳道抵抗力下降。

3.外耳道皮肤损伤

挖耳时损伤外耳道皮肤，引起感染。

4.中耳炎

中耳炎分泌物的持续刺激使皮肤损伤感染。

5.全身性疾病

全身性疾病使身体抵抗力下降，引起外耳道感染，如糖尿病、慢性肾炎、内分泌紊乱、贫血等。

(二)治疗原则

清洁外耳道，使局部干燥和引流通畅，并使外耳道处于酸性环境；合理使用敏感抗生素；外耳道红肿严重时，可用消炎消肿纱条置于外耳道；耳痛剧烈时可适当予以止痛剂。

(三)护理评估

1.健康史

(1)评估患者耳部不适及疼痛、分泌物流出发生和持续的时间。

(2)有无明显诱因如挖耳损伤皮肤，游泳、洗头时污水进入外耳道等。

(3)有无全身性疾病史,如糖尿病、慢性肾炎、内分泌紊乱、贫血等。

2.身体状况

(1)急性外耳道炎:①发病初期耳内有灼热感,随后疼痛剧烈,甚至坐卧不宁,咀嚼、说话、牵拉耳郭、按压耳屏时加重,伴有外耳道分泌物。②外耳道皮肤弥漫性肿胀、充血。③可伴发热,耳周淋巴结肿大。

(2)慢性外耳道炎:①自觉耳痒不适,可有少量分泌物流出。游泳、洗头或耳道损伤可使之转为急性。②检查可见外耳道皮肤增厚,有痂皮附着,去除后皮肤呈渗血状。耳道内可有少量稠厚或豆腐渣样分泌物。

3.辅助检查

(1)耳窥镜检查,了解外耳道皮肤肿胀及鼓膜情况。

(2)分泌物细菌培养和药敏试验。

4.心理-社会状况

评估患者的文化层次、职业、卫生习惯、居住环境等。

(四)护理措施

1.心理护理

向患者简单说明发病的原因和治疗的情况,并告知患者不要担心,密切配合医师治疗,使病情得到控制。

2.用药护理

根据医嘱使用敏感抗生素,全身或局部使用,控制炎症。外耳道红肿可根据医嘱局部覆用鱼石脂甘油,消炎消肿。耳痛剧烈影响睡眠时,按医嘱给予止痛药和镇静剂。进食流质或半流质食物,减少咀嚼引起的疼痛。

3.耳道清洁

仔细清除耳道内分泌物,可用无菌棉签蘸生理盐水擦拭,并教会患者或家属正确擦拭的方法,以保持局部清洁干燥,减少刺激,又不会损伤外耳道。

4.健康指导

(1)教会患者或家属正确滴耳药的方法。

(2)用药后如有耳部症状加重,应及时就医,确定是否局部药物过敏。

(3)无论慢性或急性外耳道炎,均应坚持治疗至完全治愈,防止复发或迁延不愈。

(4)加强个人卫生,经常修剪指甲,避免挖耳损伤皮肤。

(5)炎症期间不要从事水上运动。

(6)游泳、洗头、沐浴时不要让水进入外耳道,如有水进入外耳道内,可用无菌棉签或柔软纸巾放在外耳道口将水吸出。或患耳向下,蹦跳几下,让水流出后擦干。保持外耳道清洁干燥。

(7)如有中耳疾病,应积极治疗。

(8)积极治疗全身性疾病。

二、外耳湿疹

外耳湿疹是发生在外耳道、耳郭、耳周皮肤的变态反应性皮炎。

(一)病因

病因不清,可能与变态反应因素、神经功能障碍、内分泌功能失调、代谢障碍、消化不良等因素有关。引起变态反应的因素可为食物(如牛奶、海鲜等)、吸入物(如花粉、动物的皮毛、油漆等)、接触物(如药物、化妆品、化纤织物、助听器的塑料外壳、眼镜架、肥皂、化学物质等)等,也可从头面部和颈部皮炎蔓延而来,潮湿和高温常是诱因。外耳道湿疹还可由化脓性中耳炎的脓性分泌物持续刺激引起。

(二)治疗原则

去除变应原,口服抗过敏药,局部对症治疗。有继发感染加用抗生素。

(三)护理评估

1.健康史

(1)评估患者外耳不适和出现红斑、丘疹、水疱等症状的时间,发作的频次。

(2)了解患者有无上述诱因或过敏体质等。

2.身体状况

急性期主要表现为外耳奇痒、灼热感、有渗液。外耳皮肤红肿、红斑、粟粒状丘疹、小水疱等,慢性期患处皮肤增厚、粗糙、皲裂、有脱屑和色素沉着。易反复发作。

3.心理-社会状况

评估患者的年龄、性别、文化层次、职业、生活习惯、饮食习惯、生活和工作环境等。

(四)护理措施

1.用药护理

根据医嘱指导患者服用抗过敏药和抗生素,减轻不适反应。

2.局部用药

根据医嘱指导患者局部用药的方法,如下。

(1)急性期渗液较多时,用炉甘石剂清洗渗液和痂皮后,用3%硼酸溶液湿敷1~2天。干燥后可用10%氧化锌软膏涂擦。

(2)亚急性湿疹渗液不多时局部涂擦2%甲紫溶液。

(3)慢性湿疹局部干燥时,局部涂擦10%氧化锌软膏、抗生素激素软膏或艾洛松软膏等。干痂较多时先用过氧化氢清洗局部后再用上述膏剂。皮肤增厚者可用3%水杨酸软膏。

3.饮食护理

进清淡饮食,禁忌食用辛辣、刺激或有较强变应原食物,如牛奶、海鲜类等。

4.心理护理

向患者讲解发病的原因和治疗的方法、效果等预防再次发作的措施,使患者情绪稳定,密切配合医师治疗。

5.耳道清洁

对慢性化脓性中耳炎患者尤应注意清除外耳道脓液,减少刺激。保持耳郭清洁干燥。

6.健康指导

(1)嘱患者不要搔抓挖耳,不用热水肥皂擦洗患处。

(2)根据医嘱坚持用药和复诊,积极治疗慢性化脓性中耳炎、头颈面部湿疹。

(3)加强个人卫生,经常修剪指甲,避免挖耳损伤皮肤。

(4)不进行水上运动,洗头洗澡时注意保护耳郭。

(5)避免食用鱼、虾、海鲜类、牛奶等易过敏食物,不吃辛辣、刺激性食物。

(6)避免接触变应原物质,如化妆品、耳环、油漆和化纤织物等。

(7)锻炼身体,均衡营养,充足睡眠,提高机体抵抗力。

三、外耳道异物

外耳道异物多见于小儿,以学龄前儿童为最多。

(一)病因

(1)儿童将豆类、小珠粒等塞入外耳道。

(2)成人挖耳时将纸条、棉花球等不慎留在外耳道内。

(3)工作中因意外事故发生,将小石块、铁屑、木屑等飞入耳内。

(4)医师在对患者治疗时误留棉花或纱条在耳内。

(5)小飞虫等误入耳内。

(二)治疗原则

据异物大小、形状、性质和部位,采用不同的取出方法,并以不造成感染和损伤为原则。

(三)护理评估

1.健康史

(1)评估患者耳内不适和疼痛发生的时间,有无异物进入及何种异物,它的形状和性质等。

(2)询问患者有无挖耳习惯或耳外伤史。

2.身体状况

(1)小的非生物性异物可无症状,也可引起轻度耳内不适。

(2)遇水膨胀的异物在耳道内会很快引起胀痛或感染,疼痛剧烈,小儿会哭闹不停,并常以手抓挠患耳。

(3)昆虫等进入耳道,可引起疼痛、奇痒、噪声,甚至损伤鼓膜。

(4)异物刺激外耳道和鼓膜会引起反射性咳嗽或眩晕。

3.辅助检查

耳镜检查了解异物的大小、性质、形状和位置。

4.心理-社会状况

评估患者的年龄、性别、文化层次、职业、生活习惯、生活环境、卫生习惯、对疾病的认知等。

(四)护理措施

1.心理护理

向患者或小孩家属简单说明取异物的过程,可能出现的不适及如何与医师密切配合,对儿童应采取鼓励亲切的语言,减轻其恐惧感。

2.异物取出

协助医师用合适的器械和正确的方法取出异物。如对活动的昆虫类异物,可先用油类滴入耳道内,将其杀死,再行取出或冲出。对较大或嵌顿的异物,需在全麻下取出。取异物的过程尽量避免损伤外耳道,如损伤无法避免,根据医嘱局部使用抗生素。

3.健康指导

(1)指导家长不要把容易误塞入耳内的小玩具或小球类物品放在小孩容易拿得到的地方。

(2)因工作场所容易飞入铁屑或木屑者,应有保护意识,戴防护帽。

(3)如有小飞虫飞入耳内,应及时到专科医院取出,不要自行挖耳,防止残体遗留耳内引起感染。

(4)成人挖耳时不要将棉签等放入外耳道过深。

四、耵聍栓塞

由于耵聍在外耳道内积聚较多,形成较硬的团块,阻塞外耳道,称为耵聍栓塞。

(一)病因

(1)尘土杂物进入外耳道构成耵聍的核心。

(2)习惯性挖耳,反复将耵聍块推向外耳道深部。

(3)外耳因各种刺激如炎症等致耵聍腺分泌过多。

(4)外耳道畸形、狭窄、肿瘤、异物等妨碍耵聍向外脱落。

(5)老年人肌肉松弛,下颌关节运动无力,外耳道口塌陷影响耵聍向外脱落。

(6)油性耵聍或耵聍变质。

(二)治疗原则

根据耵聍阻塞的部位、大小及性质采取不同的取出方法,并以保护外耳道和鼓膜为原则。常用方法:①耵聍钩取出法;②外耳道冲洗法;③吸引法。

(三)护理评估

1.健康史

(1)评估患者耳部不适、闷胀感持续的时间。

(2)了解患者有无挖耳、异物飞入耳内、外耳道畸形、狭窄、外伤史等。

2.身体状况

(1)耳内不适,局部瘙痒感。

(2)耵聍完全阻塞外耳道,引起耳闷胀不适,伴听力下降,可有与脉搏一致的搏动性耳鸣。

(3)耳道内进水后,耵聍膨胀引起耳道胀痛。

(4)耳镜检查可见外耳道内棕黑色团块,质地不一。

3.辅助检查

听力检查示传导性听力损失。

4.心理-社会状况

评估患者的年龄、文化层次、卫生习惯、饮食习惯、对疾病的认知状况等。

(四)护理措施

1.耵聍取出

向患者解释耳部不适的原因及处理方法,配合医师采用正确方法将耵聍取出,取出过程预防外耳道和鼓膜损伤。

2.滴耳指导

对需先用滴耳剂软化耵聍的患者,应教会患者或家属正确滴耳的方法,并告知患者,滴软化剂后,耳部胀痛感会加重,是正常反应,不必紧张。

3.外耳道冲洗

耵聍软化后按外耳道冲洗法将耵聍冲洗干净。患者取坐位,解释操作目的和注意事项,取得配合。检查耵聍的位置、大小,确定耳膜完整,中耳无炎症,可以冲洗。将弯盘置于患耳耳垂下方,紧贴皮肤,头稍向患侧倾斜,协助医师固定弯盘。左手向后上方牵拉耳郭(小儿向后下方),右手将吸满温生理盐水、装有塑料管的橡皮球对准外耳道后上壁方向冲洗,使水沿外耳道后上壁进入耳道深部,借回流力量冲出耵聍。用纱布擦干耳郭,用铁棉签擦净耳道内残留的水,检查外耳道内是否清洁,如有耵聍残留,可再次冲洗至彻底冲净为止。

4.健康指导

(1)养成良好的卫生习惯,避免用手挖耳。

(2)耵聍聚积较多,不易脱落时,应及时到专科医院取出,防止外耳道堆积过多,形成胆脂瘤。

(3)耵聍取出之后的短时期内,如有声响过高时,可用无菌棉花松松塞在外耳道口,半天到一天后取出。

(4)对皮脂腺分泌旺盛的患者,建议其减少食物中油脂的摄入。

(5)外耳道炎症患者积极治疗。

(孙　欢)

第二节　中耳疾病

一、分泌性中耳炎

分泌性中耳炎是以中耳积液(包括浆液、黏液或浆黏液)及听力下降为主要特征的中耳非化脓性炎性疾病,可分为急性和慢性两种。急性中耳炎症未愈、病程大于8周者称为慢性分泌性中耳炎。

(一)病因

尚不完全明了,可能与咽鼓管功能障碍、感染、免疫反应等有关。

(二)治疗原则

清除中耳积液(鼓膜穿刺抽液、鼓膜切开、鼓室置管术等);控制感染,改善咽鼓管通气引流,病因治疗。

(三)护理评估

1.健康史

了解病程,询问患者发病前有无感冒、腺样体肥大、鼻炎、鼻窦炎、中耳感染等,近期有无乘坐飞机。

2.身体状况

(1)听力下降:急性发病者大多于感冒后有听力减退,听力可因头位不同而改变;慢性者起病隐匿。

(2)耳痛:急性者可有隐隐耳痛,慢性者耳痛不明显。

(3)耳鸣:有"噼啪"声、"嗡嗡"声及流水声等。当头部震动时耳内可有气过水声。

(4)耳内闭塞感:本病尚有耳内闭塞或闷胀感,按压耳屏后可暂时减轻。

3.辅助检查

(1)耳镜检查:急性期可见鼓膜充血、内陷;鼓室积液时可见液平面或鼓膜呈淡黄、橙红或琥珀色。慢性者鼓膜可呈灰蓝或乳白色。

(2)听力测试:示传导性聋。

（3）声阻抗测定：鼓室压曲线常呈平坦型或高负压型。

（4）乳突 X 线检查：多发现乳突气房模糊,密度增加。

（5）鼓膜穿刺：可抽出积液。

4.心理-社会状况

评估患者年龄、性别、文化层次、对疾病的认知、家庭功能状况、情绪反应等。

（四）护理措施

1.心理护理

向患者及其家人介绍本病的致病原因和各种治疗方法,增强患者信心,使其积极配合治疗。

2.用药护理

遵医嘱给予抗生素类、类固醇激素类药物以控制感染,减轻炎性渗出和机化。注意观察用药效果和不良反应。

3.滴鼻指导

教会患者正确的滴鼻药方法,遵医嘱给予 1‰的麻黄碱滴鼻,保持鼻腔及咽鼓管通畅。

4.操作配合

行咽鼓管吹张时,应先清除鼻腔分泌物。行鼓膜穿刺抽液时,严格按操作规程执行。行鼓膜切开或鼓室置管术者,向其解释目的及注意事项,以利其配合。

5.健康指导

（1）加强体育锻炼,增强体质,防止感冒。乘飞机起飞或降落时,做吞咽或张口说话动作,使咽鼓管两侧压力平衡。

（2）嘱患者积极治疗鼻咽部疾病,如腺样体肥大、鼻窦炎、扁桃体炎等。

（3）对 10 岁以下儿童告知家长定期行筛选性声阻抗检测。

（4）掌握正确的擤鼻方法,压一侧鼻翼擤出或吸至咽部吐出。

（5）行鼓室置管术后,勿自行用棉棒擦拭外耳道,以防小管脱出。通气管取出前或鼓膜切开者,禁止游泳及淋浴,以防耳内进水,导致中耳感染。

（6）本病急性期,应尽早、彻底治愈,以免迁延成慢性。

二、急性化脓性中耳炎

急性化脓性中耳炎是中耳黏膜的急性化脓性炎症。

（一）病因

主要致病菌为肺炎链球菌、流感嗜血杆菌、乙型溶血性链球菌、葡萄球菌及铜绿假单胞菌等。感染途径以咽鼓管途径为最常见,也可经外耳道鼓膜途径感染,血行感染者极少见。

（二）治疗原则

控制感染、通畅引流、祛除病因。

（三）护理评估

1.健康史

评估患者是否有上呼吸道感染和传染病史。近期是否接受过鼓膜穿刺或置管、咽鼓管吹张等治疗。了解擤鼻习惯、婴幼儿吮乳姿势,以及是否有污水入耳等情况。

2.身体状况

（1）耳痛:早期患者感耳深部锐痛或搏动性跳痛,疼痛可向同侧头部或牙齿放射。鼓膜穿孔流脓后疼痛减轻。

（2）耳鸣及听力减退：患耳可有搏动性耳鸣，听力逐渐下降。耳痛剧烈者，轻度的耳聋可不被察觉。鼓膜穿孔后听力反而提高。

（3）耳漏：鼓膜穿孔后耳内有液体流出，初为血水脓样，以后变为脓性分泌物。

（4）全身症状：轻重不一，可有畏寒、发热、怠倦、食欲减退。小儿症状较成人严重，可有高热、惊厥，常伴有呕吐，腹泻等消化道症状。鼓膜穿孔后，体温逐渐下降，全身症状亦明显减轻。

3.辅助检查

（1）耳镜检查：可见鼓膜充血、肿胀，鼓膜穿孔后可见穿孔处有搏动亮点，为脓液从该处涌出。

（2）耳部触诊：乳突部可有轻压痛，鼓窦区较明显。

（3）听力检查：多为传导性聋。

（4）血常规检查：显示白细胞总数和多形核白细胞数量增加，鼓膜穿孔后血常规结果恢复正常。

（5）乳突 X 线检查：乳突部呈云雾状模糊，但无骨质破坏。

4.心理-社会状况

注意评估患者的年龄、文化层次、生活习惯、心理状态及对疾病的认知程度。

（四）护理措施

1.用药护理

（1）遵医嘱给予足量广谱抗生素控制感染，同时观察药物的疗效及不良反应。

（2）耳痛剧烈者，遵医嘱酌情应用镇静、止痛药物。

（3）观察体温变化，高热者给予物理降温或遵医嘱使用退热药。

2.滴耳护理

正确使用滴耳药。禁止使用粉剂滴耳，以免其与脓液结块而影响引流。

3.滴鼻护理

并发上呼吸道感染或有鼻炎鼻窦炎者给予血管收缩药滴鼻，以利咽鼓管引流通畅。

4.病情观察

注意观察耳道分泌物性质、量和伴随症状，注意耳后是否有红肿、压痛。如出现恶心、呕吐、剧烈头痛、烦躁不安等症状时，应警惕并发症的发生。必要时配合医师做鼓膜切开术，以利排脓。

5.饮食护理

注意休息，多饮水，进食易消化营养丰富的软食，保持大便通畅。

6.健康教育

（1）告知正确的擤鼻方法，指导母亲采取正确的哺乳姿势。

（2）及时清理外耳道脓液，指导正确的滴耳药方法。嘱患者坚持治疗，按期随访。

（3）有鼓膜穿孔或鼓室置管者避免游泳等可能导致鼓室进水的活动。禁滴酚甘油。

（4）加强体育锻炼，增强抗病能力，做好各种传染病的预防接种工作。患上呼吸道感染等疾病时积极治疗。

三、急性坏死性中耳炎

急性坏死性中耳炎是中耳黏膜、鼓膜和听小骨急性的严重破坏，炎症深达骨质。

(一)病因

常为小儿流感、麻疹尤其是猩红热的并发症。

(二)治疗原则

全身应用大剂量抗生素控制感染,手术引流、清除病灶。

(三)护理评估

1.健康史

评估近期有无患流感或猩红热、麻疹等传染病等。

2.身体状况

与急性化脓性中耳炎类似,但程度更严重。听力下降明显,鼓膜穿孔较大,鼓室内常伴有肉芽形成,脓液稀,有臭味。

3.辅助检查

(1)耳镜检查:可见鼓膜穿孔较大,多呈肾形。

(2)听力检查:常为较严重的传导性耳聋。

(3)乳突 X 线或颞骨 CT 检查:显示听骨链、乳突气房、鼓室和乳突天盖及乙状窦骨质破坏。

4.心理-社会状况

评估患者的年龄、文化层次、生活习惯和心理状况及家属的支持情况等。

(四)护理措施

1.心理护理

耐心倾听患者主诉,向患者和家属讲解疾病发生的原因和治疗方法,消除其紧张焦虑情绪,鼓励患者积极配合治疗。

2.用药护理

遵医嘱给予大剂量广谱抗生素控制感染,注意药物的疗效及不良反应。

3.疼痛护理

评估患者疼痛程度,给予精神安慰,分散注意力,必要时按医嘱给予镇痛剂。

4.滴鼻、滴耳护理

正确使用滴鼻药和滴耳药。鼓膜穿孔、持续流脓者可局部滴用无耳毒性抗生素,如泰利必妥滴耳液,滴前先用 3%过氧化氢溶液清洗外耳道脓液。

5.病情观察

注意观察病情变化,注意有无恶心、呕吐、头痛、表情淡漠或耳后红肿、明显压痛等症状,防止发生颅内、外并发症。

6.健康教育

(1)向患者及家属讲解疾病的危害,嘱患者积极治疗,按期随访,病情变化时及时就医。

(2)告知鼓膜穿孔或鼓室成形术后不宜游泳,洗头和沐浴时可用干棉球塞于外耳道口,谨防污水流入耳内。

(3)忌用氨基糖苷类抗生素滴耳液(如新霉素、庆大霉素等)滴耳,以防耳中毒。

(4)行鼓室成形术患者术后 2~3 个月内不要乘坐飞机,以防气压突然变化影响手术效果。并告知其术后 3 个月耳内会有少量渗出,此为正常现象,注意保持外耳道清洁,防止感染。

(5)加强锻炼,增强机体抵抗力,认真做好各种传染病的预防接种工作。

四、慢性化脓性中耳炎

急性化脓性中耳炎病程超过 6 周时,病变侵犯中耳黏膜、骨膜或深达骨质,造成不可逆损伤,常合并存在慢性乳突炎,此谓慢性化脓性中耳炎。

(一)病因

与急性化脓性中耳炎治疗不及时或用药不当,全身或局部抵抗力下降,致病菌毒力过强,鼻、咽部存在慢性病灶致中耳炎反复发作等有关。

(二)治疗原则

祛除病因、控制感染、通畅引流、消除病灶、提高听力。

(三)护理评估

1.健康史

认真评估患者是否曾患急性化脓性中耳炎,是否有鼻咽部慢性疾病,是否有免疫力低下等情况。

2.身体状况

可分为三型,即单纯型、骨疡型、胆脂瘤型。

(1)单纯型:间歇性耳流脓,量多少不等。脓液呈黏液性或黏脓性,一般不臭,鼓膜穿孔常呈中央性。听觉损伤为轻度传导性耳聋。

(2)骨疡型:耳持续性流脓,脓液黏稠,常有臭味,可有血丝或耳内出血。鼓膜边缘性穿孔、紧张部大穿孔或完全缺失。患者多有较重的传导性耳聋。

(3)胆脂瘤型:长期耳流脓,脓量多少不等,有特殊臭味。鼓膜松弛部穿孔或紧张部后上方边缘性穿孔。听力检查一般为不同程度的传导性耳聋。

(4)颅内并发症:患者可有头痛、恶心、呕吐、发热等症状,表示炎症已由骨质破坏向颅内扩散。胆脂瘤型慢性化脓性中耳炎最易出现颅内并发症。

3.辅助检查

(1)耳镜检查:可见鼓膜穿孔大小不等,可分为中央性和边缘性两种。穿孔处可见鼓室内壁黏膜充血、肿胀或有肉芽、息肉循穿孔伸展于外耳道。鼓室内或肉芽周围及外耳道有脓性分泌物。

(2)听力检查:显示传导性或混合性耳聋,程度轻重不一,少数可为重度感音性听力丧失。

(3)乳突 X 线或颞骨 CT 检查:单纯型无骨质破坏征,骨疡型有骨质破坏征象,胆脂瘤型可见圆形或椭圆形透亮区。

4.心理-社会状况

注意评估者的文化层次、性格特征、对疾病的认知程度等。

(四)护理措施

1.滴耳、滴鼻护理

按医嘱指导患者正确使用滴耳液,用药前先用 3%过氧化氢溶液彻底清洗外耳道内脓液,然后再滴用抗生素耳剂。正确使用 1%麻黄碱液滴鼻,保持咽鼓管通畅。

2.病情观察

密切观察病情变化,注意有无头痛、恶心、呕吐、发热及耳后红肿、明显压痛等症状,防止发生颅内、外并发症。对疑有颅内并发症者,禁止使用止痛、镇静类药物,以免掩盖症状。应密切观察生命体征变化,及时、准确使用降压药物,全身使用足量抗生素,保持大便通畅,以防止发生脑疝。

3.健康教育

(1)向患者及家属讲解慢性化脓性中耳炎的危害,特别是引起颅内、外并发症的严重性,引起患者对疾病治疗的重视。嘱患者积极配合治疗,按期随访,病情变化时及时就医。

(2)教会患者正确的滴耳和洗耳方法及注意事项。忌用氨基糖苷类抗生素滴耳液(如新霉素、庆大霉素等)滴耳,以防耳中毒。脓液多或穿孔小者,忌用粉剂,以免影响引流。

(3)加强锻炼,增强机体抵抗力,积极治疗鼻咽部慢性疾病。

(孙 欢)

第三节 内 耳 疾 病

一、耳硬化症

耳硬化症是内耳骨迷路发生反复的局灶性吸收并被富含血管和细胞的海绵状新骨所代替,继而血管减少,骨质沉着,形成骨质硬化病灶而产生的疾病。好发于前庭窗前区和圆窗边缘。好发年龄为 20～40 岁,女性多于男性。

(一)病因

尚无定论,可能与遗传、种族、代谢紊乱及内分泌障碍等因素有关。

(二)治疗原则

各期镫骨硬化患者以手术治疗为主,可采用镫骨部分或全部切除、人工镫骨术等。另可选配助听器和采用药物治疗。据报道氟化钠肠衣片、硫酸软骨素片等药物对本病有一定的防治作用。

(三)护理评估

1.健康史

仔细询问患者是否有代谢紊乱、内分泌障碍等疾病,家族中是否有类似病例,女性患者是否怀孕。

2.身体状况

(1)缓慢进行性听力下降:可因妊娠、分娩、外伤、过劳及烟酒过度等而致听力减退加剧。

(2)耳鸣:一般以"轰轰"或"嗡嗡"低音调为主,可为持续性或间歇性。

(3)韦氏错听(闹境返聪):在嘈杂环境中,患者的听觉反较在安静环境中为佳,此现象称为韦氏错听。

(4)眩晕:少数患者在头部活动时出现轻度短暂眩晕。

3.辅助检查

(1)耳镜检查:可见外耳道宽大,皮肤菲薄,鼓膜完整,标志清楚,可见 Schwartze 征。

(2)听力检查:可表现为单纯传导性聋或伴有不同程度耳蜗功能损失之混合性聋。

(3)声导抗测试:显示 A 型鼓室导抗图。

(4)颞骨 CT 扫描:明确病变部位。

4.心理-社会状况

注意评估患者的性别、年龄、文化层次、对疾病的认知程度,以及压力应对方式等。

(四)护理措施

1.心理护理

多与患者接触,了解患者焦虑的原因、程度,让家人经常探望和陪伴患者。告知其治疗方法和目的,鼓励患者勇敢面对疾病,积极配合治疗。

2.安全护理

注意患者安全,避免车辆等物体的撞击。外出检查和活动要有人陪伴。在可能出现危险的地方安置警示牌。

3.佩戴助听器

不宜手术或不愿意接受手术的患者,可佩戴助听器。应告知患者助听器的类型、适配对象和佩戴效果,协助患者选配合适的助听器。

4.健康教育

(1)佩戴助听器的患者应每天清洗耳模和套管,耳部感染时不可佩戴。不用时关闭助听器,准备备用电池,夜间将电池盖打开,以免漏电。

(2)口服氟化钠肠衣片等药物者应注意饭后服用。

(3)手术后注意休息,避免剧烈活动,尤其是头部过度晃动和撞击。

(4)伤口未愈不可洗头,以防污水流入耳内。

(5)注意保暖,防止感冒,防止致病菌进入鼓室。

二、梅尼埃病

梅尼埃病是一种原因不明的以膜迷路积水为主要病理特征,以发作性眩晕、波动性耳聋、耳鸣、耳内胀满感为临床特征的内耳疾病。多见于 50 岁以下的中青年。

(一)病因

病因未明,主要学说有耳蜗微循环障碍,内淋巴液生成、吸收平衡障碍,变态反应与自身免疫异常,另外可能与遗传、病毒感染等有关。

(二)治疗原则

采用以调节自主神经功能、改善内耳微循环,以及解除迷路积水为主的药物综合治疗或手术治疗。手术有保存听力的颈交感神经节普鲁卡因封闭术、内淋巴分流术、前庭神经切除术及非听力保存的迷路切除术等。

(三)护理评估

1.健康史

评估患者是否患过各种耳病,有无其他自身免疫性疾病,有无家族遗传史,有无反复发作的眩晕、耳鸣和听力障碍等情况。

2.身体状况

(1)眩晕:多为无先兆突发旋转性眩晕,伴有恶心、呕吐、面色苍白、出冷汗、脉迟缓、血压下降等症状。

(2)耳鸣:多出现在眩晕发作之前,眩晕发作时加剧,间歇期自然缓解,但常不消失。

(3)耳聋:一般为单侧,多次发作后明显。发作期加重,间歇期减轻,呈明显波动性听力下降,耳聋随发作次数增加而加重。

(4)耳胀满感:发作期患侧头部或耳内有胀满、沉重或压迫感,有时感耳内灼热或钝痛。

3.辅助检查

(1)耳镜检查:鼓膜多正常,咽鼓管功能良好。

(2)听力检查:呈感音性聋,多年长期发作者可能呈感音神经性聋。

(3)前庭功能试验:早期患者前庭功能正常或轻度减退。发作期可见自发性水平型或水平旋转型眼震,发作过后,眼震逐渐消失。多次发作后,可出现向健侧的优势偏向。晚期出现半规管轻瘫或功能丧失。

(4)甘油试验:阳性反应提示耳聋系膜迷路积水引起。

(5)颞骨 CT 扫描:偶显前庭导水管周围气化差,导水管短而直。

4.心理-社会状况

注意评估患者的年龄、文化层次、心理状况及对本病的认知程度。

(四)护理措施

1.心理护理

向患者讲解本病的有关知识,使其主动配合治疗和护理,消除其紧张、恐惧心理,使之心情愉快、精神放松。对久病、频繁发作、伴神经衰弱者要多做耐心解释,消除其思想负担。心理精神治疗的作用不容忽视。

2.病情观察

观察眩晕发作的次数、持续时间、患者的自我感觉,以及神志、面色等情况。眩晕发作前,可有耳鸣为先发症状。

3.用药护理

按医嘱给予镇静药、改善微循环药及减轻膜迷路积水等药物,同时观察药物疗效和不良反应,如长期使用利尿剂者,应注意补钾。

4.饮食护理

给予高蛋白、高维生素、低脂肪、低盐饮食,适当减少饮水量。

5.休息护理

急性发作时应卧床休息,避免意外损伤。休养环境宜暗并保持安静舒适。对症状重或服用镇静药者,起床时动作要慢,下床活动时有人搀扶,防止跌倒。

6.手术护理

对发作频繁、症状重、保守治疗无效而选择手术治疗者,应告知其手术目的和注意事项,做好各项术前准备,围术期护理按耳科手术患者护理常规。

7.健康教育

(1)指导患者在治疗的同时配合适当的体育运动,如做呼吸操、散步、做静功等助气血运行的运动,增强体质。

(2)指导患者保持健康的心理状态和良好的生活习惯,起居规律、睡眠充足。戒除烟酒,禁用耳毒性药物。

(3)对眩晕发作频繁者,告知其不要骑车、登高等,以免发生危险。

(4)积极治疗因病毒引起的呼吸道感染及全身性疾病。

(孙　欢)

第四节 先天性耳病

一、先天性耳前瘘管患者的护理

先天性耳前瘘管是一种临床上常见的先天性畸形,为第1、2鳃弓的耳郭原基在发育过程中融合不全所致,常染色体显性遗传。该病发病率为1.2%,男女比例为1∶1.7,单侧与双侧发病之比为4∶1,较少合并其他耳部畸形。瘘管的开口很小,多位于耳轮角前,少数可在耳郭的三角窝或者耳甲腔,平时可无症状,甚至一生无感染或自觉症状,不以为疾。如出现感染,方引起注意和接受治疗。先天性耳前瘘管为一狭窄的盲管(窦道),深浅长短不一,可呈分支状,长度从1 mm到3 mm,可穿过耳轮角或耳郭部软骨,深至外耳道软骨与骨部交界处或乳突表面。管壁被覆复层鳞状上皮,具有毛囊、汗腺、皮脂腺等组织,管腔内常有脱落上皮、细菌等混合而成的鳞屑或豆渣样物,有臭味。管腔可膨大成囊状,如发生化脓性感染,可形成局部脓肿。

(一)临床表现

一般无症状。按压时可有少许稀薄黏液或乳白色皮脂样物自瘘口溢出,微臭,局部微感瘙痒不适。如发生感染,则局部及其周围组织发生红肿、疼痛,而形成脓肿,脓肿穿破后溢脓,可如此反复发作形成瘢痕。感染时间长时,瘘管口附近皮肤可发生溃烂、肉芽,或形成数个溢脓小孔。瘘管较长、伸展较远者,如深部发生感染,可在远离瘘口处发生脓肿。

(二)护理评估

1.健康史

(1)评估患者有无上呼吸道感染史。

(2)评估耳轮脚与耳屏皮肤间有无红肿、疼痛,压之有无疼痛,触之有无波动感。

(3)评估患者有无糖尿病病史。

2.身体状况

观察患者有无体温升高,既往有无反复感染。

3.心理-社会状况

评估患者和家属心理状况,了解患者发病及治疗经过,评估不同年龄、文化程度的患者对疾病认知程度及对疾病预后的期望值。

(三)护理问题

1.有感染的危险

感染与瘘口反复感染有关。

2.疼痛

疼痛与瘘口继发感染有关。

3.焦虑

焦虑与担心疾病预后有关。

4.知识缺乏

缺乏耳前瘘管术术后护理的相关知识。

（四）护理措施

1.脓肿切开的护理

（1）感染形成脓肿时，可在体表有明显波动感，且皮肤非常薄，甚至可以看见皮下白色的脓液，此时可行脓肿切开。

（2）切开后将脓腔内的脓血清除，并以2％过氧化氢溶液反复冲洗后，以油纱条填充，以达到对空腔压迫止血的作用。

（3）换药时保证无菌操作，并观察脓腔大小，瘘管周围皮肤有无溢脓小孔形成，观察脓液的颜色、量。

2.用药护理

遵医嘱给予全身应用抗生素。

3.行手术切除的护理

（1）局部加压包扎以达到止血的目的，观察敷料是否清洁、干燥，若渗血较多，请示医师，协助查明出血原因，排除手术原因导致的出血，可采用局部加压止血。

（2）密切观察有无淤血、肿胀、外耳道出血、听力下降或面部肌肉运动障碍等面神经损害症状。

（3）术后1～2天体温可能会升高，为外科术后吸收热，但一般不超过38.5℃，不需要特殊处理。若术后3天体温持续升高甚至高热，应观察切口有无感染，遵医嘱加大抗生素用量。

（4）术后24小时内若伤口疼痛明显，可适当应用镇静、镇痛等药物，并向患者及家属解释疼痛产生的原因及持续时间，次日疼痛逐渐减轻。

（5）解除绷带后要观察有无继发性皮下出血及感染现象，如发现患者耳前皮下有波动感，压痛明显，应及时报告医师。

4.饮食指导

鼓励患者尽早进高蛋白、高热量、高维生素饮食，食物温度不宜过高，加强食物营养搭配，少量多餐，多饮水，促进伤口愈合。糖尿病患者要注意控制血糖。

5.心理护理

先天性耳前瘘管患者一般病程较长，且反复感染，术前要充分了解患者所担忧的问题，并说明手术的必要性。介绍手术的优点、手术过程、麻醉方式、手术效果及预后，以解除顾虑，树立合理的期望值，保持良好心态。

6.生活护理

做好基础护理，促进患者舒适。

（五）健康指导

1.生活指导

（1）注意保暖，预防感冒。加强营养，饮食应多样化，不挑食、偏食。多参加锻炼，增强抵抗力。

（2）避免用力抓耳郭等不良习惯。

2.疾病知识指导

（1）注意观察伤口有无红、肿、痛、渗液等，保持伤口清洁、干燥。

（2）避免挖耳，防止外伤，避免碰撞伤口。

（3）糖尿病患者要注意控制血糖。

(4)遵医嘱复诊。

二、先天性外耳畸形患者的护理

先天性外耳畸形多指先天性耳郭畸形,又称耳郭发育不全。耳郭在胚胎第3周开始由第1、2鳃弓发生,第6周初具雏形。由于耳郭的各个部分如耳屏、耳垂、对耳轮、对耳屏等是从两个鳃弓上六个分离的小丘状结节为中心衍生发育而成,所以其外形可以有很大的变异。可表现在耳郭的大小、位置和形状三个方面的异常。单侧畸形较多见,为双侧的3~6倍,男性比女性多发。由于小耳畸形一般均伴外耳道闭锁,所以Ⅱ度第一期小耳的耳郭成形术大多与外耳道及中耳成形术同期或分期进行。耳郭成形术可以患者自体游离的肋软骨作为支架,经过雕刻和整形后植入皮下,一期或分期再造新耳郭。另外也可佩戴假体。

(一)临床表现

一般无全身症状,临床中一般分为以下几类。

1.隐耳

耳郭部分或全部隐藏于颞侧皮下,触诊时于局部皮肤的下面可能触及隐藏耳郭的软骨支架。

2.移位耳

耳郭向下或向前等各个方向移位,形态基本正常或有轻微畸形。

3.招风耳

耳郭向前倾斜,颅耳角增大达150°或150°以上,对耳轮和三角窝消失,舟状窝失去正常形态,耳郭上部扁平,而耳垂和耳屏的位置正常。

4.杯状耳

对耳轮和三角窝明显内陷,耳轮向前过度弯曲,耳郭形如杯状。

5.猿耳

耳郭上缘与后缘交界处出现一向后的三角形突起,如猿耳之耳尖,故得此名。

6.大耳

耳郭的某一部分过度发育。全耳郭肥大少见。

7.副耳

耳屏前方或颊部或颈部有一个或数个大小不一、形态各异的肉赘样突起,突起内可能有软骨。

8.小耳

按Marx分类法,可将小耳分为3度。

Ⅰ度:耳郭各部均已发育,但耳郭较小,上半部可向下卷曲。

Ⅱ度:耳郭仅为一由皮肤包裹软骨构成的不规则条形突起,有正常耳郭的1/2或1/3大,附着于颞颌关节后方或后下方,耳屏可正常。

Ⅲ度:耳郭处仅有零星而不规则的软组织突起,部分软组织突起内有软骨,位置可前移或下移。

Ⅳ度:无耳,无任何耳郭结构,颞侧平滑,罕见。

(二)护理评估

1.健康史

(1)评估患者小耳畸形程度,结合检查评估患者有无合并外耳道闭锁。

（2）评估患者有无上呼吸道感染等。

2.身体状况

评估患者既往身体状况,有无其他基础疾病。

3.心理-社会状况

评估患者和家属心理状况、对疾病的了解程度及手术的期望值。

（三）护理问题

1.有感染的危险

感染与外科手术有关。

2.疼痛

疼痛与取自体游离肋软骨有关。

3.自我形象紊乱

自我形象紊乱与先天性外耳畸形有关。

4.焦虑

焦虑与担心疾病预后有关。

5.知识缺乏

缺乏小耳畸形整复术术后相关护理知识。

6.潜在并发症

皮瓣坏死、胸部切口血肿、肺不张等。

（四）护理措施

1.耳郭皮瓣的观察及护理

（1）皮瓣坏死是术后最严重的并发症,应加强皮瓣的观察与护理,注意观察皮瓣的色泽、温度及毛细血管的充盈反应,早期发现皮瓣血供障碍,并及时通知医师进行处理。

（2）如局部皮瓣苍白、充盈反应不明显或皮温低,表明皮瓣供血不足。如皮瓣青紫肿胀,表明有静脉回流障碍,可给予烤灯照射保暖,保持舒适体位,防止皮瓣受压。

（3）观察术区有无渗血,如有出血现象及时报告医师给予对症处理。

2.局部压迫止血

做耳部软骨支架,一般取右胸部第Ⅶ～Ⅷ肋软骨。切除软骨后,局部遗留较大的腔隙,易引起出血形成血肿。因此术后应给予胸带加压包扎。

3.负压引流管的护理

（1）良好的负压可以使术区渗血得到充分引流,耳支架与皮瓣之间吸附紧贴保持塑形,也避免积血引起感染。由于耳科手术术腔小,所以引流管较细,引流量较少。术后应高度重视切口负压引流的护理,密切观察并记录引流装置负压情况及引流液的色、质、量,防止引流管扭曲、脱落、堵塞。胶布交叉妥善固定引流管,保证负压球不漏气呈负压吸引状态。

（2）Ⅰ期手术患者患耳两根负压管 4 小时一次用注射器连接引流管进行抽吸,观察管内血液的移动直至吸出,以判断引流管是否阻塞,保证负压引流通畅。如发现管内血液较黏稠或有血块,则改为 2 小时一次抽吸。每小时询问患者术耳有无闻及"丝丝"漏气声,若有声响,提示负压管漏气,可暂时夹闭引流管 20 分钟(时间不可过长,以免堵塞),再放开继续密切观察。术后可请患者主动参与,一旦听见漏气声及时告知护士。若反复漏气夹管无效,须报告医师,必要时打开敷料,检查缝合口,可疑处涂以金霉素药膏。

（3）Ⅰ期手术术后第1天引流量一般为10～30 mL的血性液体，之后逐日递减，色泽变浅，3～6天后引流液少于1 mL，可拔除引流管。Ⅱ期手术术后引流量少，患者携带引流管出院。

（4）如发现引流量逐日增加，持续鲜红、量多，患者疼痛剧烈，应及时报告医师检查处理。

4.疼痛护理

患者术后出现术区和供区疼痛，尤其胸部疼痛比较明显，应及时给予镇痛药物。若伤口疼痛不减轻，且为持续性胀痛，则提示皮瓣有可能发生血供障碍，应及时通知医师，防止皮瓣坏死。

5.体位护理

患者全麻清醒后予半卧位或健侧卧位。

（1）Ⅰ期手术取肋软骨者术后腹带加压包扎以限制胸部活动度及减轻腹部切口疼痛。术后24小时内鼓励患者轻按压腹部伤口在床上活动，48小时后可协助其下床适当活动。禁止剧烈运动，预防继发性血肿等并发症的发生。

（2）Ⅱ期手术术后患者鼓励早期下床活动。

6.用药护理

遵医嘱给予抗生素治疗，早期采用瘢痕抑制药物。

7.饮食指导

避免进行辛辣刺激及过硬饮食。

8.预防并发症

（1）肺不张：术后24小时最易发生。若患者出现胸闷、气急、呼吸困难、SPO_2下降、一侧呼吸音减弱等表现，应立即通知医师，予以床旁胸片及早明确诊断并处理。

（2）血肿：Ⅰ期手术患者由于切取软骨后，局部遗留较大的腔隙，容易引起出血形成血肿，故术后注意观察患者胸部敷料包扎区有无隆起、瘀斑，或触之有波动感，如发现有立即通知医师。

（3）感染：正确合理应用抗生素，密切观察术耳皮瓣的颜色及温度，防止皮瓣感染及坏死。Ⅰ期手术取肋软骨者，术后鼓励患者咳嗽、咳痰、做深呼吸，如果痰液黏稠可使用稀释痰液药物或雾化吸入，同时应勤翻身，预防肺部感染。

（4）再造耳皮瓣坏死：是术后最严重的并发症，应加强皮瓣的观察与护理。观察术区有无渗血，如有出血现象及时报告医师给予对症处理。注意观察皮瓣的色泽、温度及毛细血管的充盈反应，早期发现皮瓣血供障碍，并及时通知医师进行处理。如局部皮瓣苍白、充盈反应不明显或皮温低，表明皮瓣供血不足。如皮瓣青紫肿胀，表明有静脉回流障碍，可给予烤灯照射保暖，保持舒适体位，防止皮瓣受压。再造耳皮瓣坏死：Ⅰ期、Ⅱ期术后必须保持负压引流管的通畅和密闭，如术后出现再造耳皮瓣远端发暗，提示皮瓣静脉回流不良，可遵医嘱行高压氧治疗。

9.心理护理

针对不同心理状态的患者给予对应的护理干预，积极疏导情绪障碍。指导患者及家属认知和评估小耳畸形的治疗效果，树立积极的人格和社会应对能力。

（五）健康指导

（1）再造耳郭感觉不敏感，要注意终身保护，切勿碰撞、挤压，即使完全恢复后也要尽量睡向健侧，选用松软枕头，减少对再造耳的压迫。遇寒冷季节时一定要注意保暖，谨防冻伤。避免日光直接照射再造耳及周围伤口。

（2）向Ⅰ期手术患者及其家属说明再造耳成活过程，并告知再造耳术后3个月内会有组织肿胀的情况，随着时间的推移，肿胀逐渐吸收消退，出院后可行高压氧舱治疗以促进肿胀的吸收，

6个月后软骨成活后,可行Ⅱ期手术。

(3)教会患者正确的打喷嚏、咳嗽和擤鼻涕的方法,以免鼻腔内分泌物自咽鼓管进入术耳腔,造成术耳感染。

(4)通常Ⅱ期手术术后住院时间较短,可能会出现患者患耳加压包扎,携带引流管出院情况,应教会患者及家属引流管的护理,防止引流管扭曲、脱落、堵塞。嘱患者出院后不可随意拉松患耳敷料,以免引起出血。

(5)外耳道成形术可与Ⅰ期耳郭再造术同时进行,也可单独进行。患者术后3~6天第一次门诊换药,4~5天拔管,3~4周抽出耳内纱条。嘱患者待术后拆线并将纱条全部抽出后方能洗头。洗头前将清洁干棉球塞于外耳道口,以免污水进入耳内引起感染。告知患者注意耳道内是否有异味,如有及时就诊。术后半年内不能坐飞机,以免影响术后鼓膜愈合。植皮者每天用酒精棉球擦拭植皮区。耳道内纱条抽出后每天用挤干的酒精棉球塞紧外耳道防止耳道缩小。

(6)Ⅱ期行立耳术者,于术后3~4天拔除引流管,8天后打开敷料,随后一个月,三个月定期门诊复查。敷料打开后,每天用酒精棉球进行局部擦拭消毒,勿碰水。

(7)如患耳皮肤发黑、红、肿、热、痛,局部皮肤出现水疱,瘘口渗液等情况需及时就诊。

(孙 欢)

第五节 耳 外 伤

一、化脓性软骨膜炎患者的护理

化脓性软骨膜炎是一种比较严重的外耳疾病,多由耳郭外伤、手术、耳郭血肿等继发感染所致,也可为邻近组织感染扩散所引起,如外耳道疖、外耳道炎及外耳湿疹、皮炎的继发感染,由于炎症渗出液压迫可使软骨缺血,细菌毒素侵入引起坏死,病情发展较快,可致耳郭瘢痕挛缩畸形,影响外观和外耳生理功能。常见致病菌为铜绿假单胞菌和金黄色葡萄球菌,其主要病变为软骨膜感染,在软骨膜与软骨间形成脓液,进而引起软骨的缺血缺氧坏死,愈后引起耳郭畸形。

(一)临床表现

1.全身症状

患者可有烦躁,坐卧不安,喜用手护耳部唯恐被触及,可伴有体温升高、食欲减退等全身中毒症状。

2.局部症状

起病初觉耳郭肿胀及灼热感。检查时可见耳郭红肿、增厚、坚实,弹性消失,触痛明显。继之红肿加重,持续性剧烈疼痛不断加剧。耳郭表面呈暗红色,有脓肿形成者可见局限性隆起,触之有波动感,皮肤溃破后,溃破处有脓液溢出。

(二)护理评估

1.健康史

(1)评估患者耳部有无手术、外伤病史。

(2)评估耳郭邻近组织有无感染并扩散,如外耳道疖、外耳道炎及外耳湿疹、皮炎等。

（3）评估患者有无糖尿病病史。

2.身体状况

观察患者耳郭局部有无红肿、增厚，触之有无疼痛，有无脓肿形成。既往身体状况、类似情况的发病史。

3.心理-社会状况

评估患者和家属心理状况，评估不同年龄、文化程度的患者对疾病认知程度。

（三）护理问题

1.疼痛

疼痛与化脓性软骨膜炎感染有关。

2.组织完整性受损

组织完整性受损与软骨的缺血、缺氧、坏死有关。

3.体温过高

体温过高与化脓性软骨膜炎炎症反应有关。

4.知识缺乏

缺乏有关本疾病相关的预防和保健知识。

5.自我形象紊乱

自我形象紊乱与可能导致耳郭畸形有关。

6.焦虑

焦虑与担心疾病预后有关。

（四）护理措施

1.控制感染

（1）协助医师每天换药，先用过氧化氢及生理盐水冲洗术腔，再用0.5％碘伏溶液冲洗，最后用庆大霉素冲洗术腔。脓液黏稠者在行庆大霉素冲洗前可加用糜蛋白酶冲洗，耳郭前后垫无菌纱布稍加压包扎。

（2）脓肿形成后，位置局限者行切开引流，局部放置引流管，此方法可以防止术腔闭合且脓液可顺利通过管腔引流。

2.用药护理

遵医嘱做脓液的细菌培养及药敏试验，全身静脉应用足量敏感抗生素，观察感染部位有无好转。如培养为真菌感染，则需抗真菌治疗；如为结核杆菌，则需抗结核治疗。

3.病情观察

（1）疼痛护理：患者炎症主要表现为疼痛，应按规定对患者进行疼痛评估，并及时报告医师，给予相应处理，疼痛严重者遵医嘱给予镇痛药物治疗。

（2）观察患者体温变化：调节室内温度和湿度，保持空气流通，体温升高时遵医嘱给予物理降温或根据医嘱使用药物降温。及时发现和处理高热，多饮水，增加液体摄入，维持体液平衡。

4.饮食指导

指导患者进食高维生素、高蛋白饮食，食物不宜过硬、过辣，以免用力咀嚼动作引起炎症部位疼痛加重。

5.心理护理

由于化脓性软骨膜炎导致耳郭发生不同程度的外观改变，严重者可致耳郭畸形，因此患者心理压力较大,易产生焦虑情绪,应提高患者换药的依从性,鼓励患者树立信心,积极配合治疗与护理,保持情绪稳定,以取得最佳的治疗效果。

6.生活护理

做好患者基础护理,因疼痛影响患者生活时应给予相应帮助。

(五)健康指导

1.生活指导

合理安排日常生活、劳逸结合,建议患者戒烟酒,预防感冒,疼痛剧烈时适当应用镇痛药,保证良好睡眠,避免精神紧张或过度疲劳,保持心情舒畅。加强锻炼,增强机体抵抗力。

2.疾病知识指导

(1)积极治疗外耳感染性疾病,控制感染。保持外耳郭清洁,定期复查,提高患者换药的依从性。如出现炎症反应加重应及时就诊。

(2)出院后遵医嘱继续应用口服抗生素治疗。

(3)糖尿病患者要注意控制血糖。

二、脑脊液耳漏患者的护理

脑脊液耳漏(cerebrospinal otorrhea)是各种原因使脑脊液循环系统,特别是蛛网膜下腔与中耳相通,造成脑脊液流入中耳。脑脊液大多经外耳道流出,少数经咽鼓管流至鼻咽部,并经前鼻孔流出,故又称为脑脊液耳鼻漏。脑脊液耳漏的原因多为颅底骨折,尤其是颞骨纵行骨折,合并硬脑膜撕裂者,少数颅前窝或颅后窝骨折而骨折线向岩部延伸,并撕裂硬脑膜时,亦可发生本病。也见于手术外伤,如内淋巴囊手术、听神经瘤切除术以及面神经减压术等,如手术不慎,误伤硬脑膜,均可发生本病。如患者有内耳的先天畸形,如先天性前庭水管扩大、Mondini 畸形等,或有慢性化脓性中耳炎,特别是胆脂瘤,破坏、侵蚀中耳骨壁,以及其他颞骨的破坏性病变等,也会出现脑脊液耳漏。

(一)临床表现

1.全身症状

患者脑脊液流失过多时,可出现颅内低压综合征。此时头痛多为钝痛性质,可为全头痛,平卧时减轻。少数可伴有恶心、呕吐,但无脑膜刺激征。

2.局部症状

(1)耳内流水:从外耳道流出的液体,典型者为无色、清亮、无任何黏性的液体,无臭味。耳内溢液的量多少不等,大多为持续性,间断性加重。如漏口被血块或膨出的脑组织所堵塞,耳溢液可减少或停止,而当咳嗽、低头、喷嚏、大便时耳内流水增多,或又复现。如发生于伴有颅内感染者,液体中常混有絮状物,此时须与浅表的脑脓肿或硬脑膜下脓肿相鉴别,因为后者病期较长时,脓肿沉淀后也可出现类似现象。

(2)耳鸣、听力下降、耳内闭塞感等:如鼓膜完整,脑脊液不能立即从咽鼓管排出而聚集于鼓室时,可产生耳鸣、耳内闭塞感、听力下降及自听增强等症状,少数可出现眩晕,平衡失调,易误诊为分泌性中耳炎。

(3)颅内感染:颅内继发感染时,可出现或反复出现化脓性脑膜炎。

3.鼻咽部检查

疑为脑脊液耳鼻漏者,可用纤维鼻咽镜或鼻窦内镜检查鼻咽部,如见咽鼓管咽口有清澈的液体流出,可收集标本送实验室检查。

4.脑脊液定性检查

如实验室检查所收集的标本中含糖,则为脑脊液。但应注意所送标本应新鲜,不含泪液等含糖液体。

5.颅脑 CT

颅脑高分辨率 CT(含轴位和冠状位)可显示颅骨缺损的位置、大小。CT 脑池造影可显示漏口位置。头部 X 线检查中尚可见空气。

(二)护理评估

1.健康史

(1)评估患者有无先天性畸形、外伤、炎症、肿瘤等。

(2)评估患者有无耳闷、耳道或前鼻孔间断流出清亮液体,有无反复发作性化脓性脑膜炎病史。

(3)评估患者生命体征、瞳孔、意识及四肢活动情况,有无头痛、呕吐、颈项强直、意识淡漠、尿量减少等。

(4)评估患者有无高血压病史。

2.身体状况

观察患者有无经口鼻内流出清亮液体,且低头、用力时加重,夜间睡眠时有无液体流入咽部引起咳嗽及呛咳。

3.心理-社会状况

评估患者和家属心理状况,评估不同年龄、文化程度的患者对疾病的认知程度。

(三)护理问题

1.有感染的危险

感染与颅内通过耳鼻与外界相通有关。

2.体温过高

体温过高与并发颅内感染有关。

3.疼痛

疼痛与颅内压过高或过低引起头痛有关。

4.知识缺乏

缺乏与脑脊液漏相关疾病知识。

5.恐惧

恐惧与不了解疾病临床表现有关。

(四)护理措施

1.保持合理体位

脑脊液漏患者可借助重力作用使脑组织移向颅底,贴敷于硬脑膜漏孔区,促使漏出液减轻或自行封闭而愈合。应指导患者绝对卧床休息,保持特定体位,减少脑脊液漏出。清醒患者取半坐卧位或坐位;昏迷患者抬高床头 15°～30°,头偏向患侧,避免脑脊液逆流,特定体位一般持续至脑脊液漏停止后 3～4 天。

2.预防颅内感染

(1)保持头面部、鼻腔与外耳道清洁、通畅,严禁用纱条、棉球填塞耳、鼻部,及时用生理盐水棉球轻轻擦洗血渍,用碘伏消毒周围皮肤,以防引起颅内逆行性感染。

(2)清洁消毒后,头部垫无菌小巾或棉垫,鼻前庭或外耳道口放置无菌干棉球,以吸附漏出液,应注意棉球浸湿后及时更换。

(3)严禁从鼻腔吸痰或留置胃管,禁止耳、鼻滴药和冲洗。

(4)禁做腰椎穿刺,防止颅内压降低使污染的脑脊液逆流,引起颅内感染。

(5)嘱患者勿挖耳、抠鼻,勿用力排便、咳嗽、擤鼻或打喷嚏,以免鼻窦或乳突气房内空气被压入或吸入颅内,导致气颅和感染。

3.用药护理

遵医嘱采用抗生素治疗,并观察患者有无体温升高及脑脊液浑浊等现象。

4.病情观察

(1)当大量脑脊液外漏时,可导致低颅压,患者表现为意识淡漠、头痛、头晕、视物模糊、尿量减少等症状。当发生低颅压时,应取平卧位,以减少脑脊液漏流失,同时静脉补液。

(2)注意观察患者体温变化,调节室内温度和湿度,保持空气流通,以防发生颅内感染。

5.饮食指导

饮食以高蛋白、高热量、高维生素为宜,忌辛辣刺激性食物,多吃蔬菜、水果,防止便秘,必要时应用开塞露。

6.心理护理

患者发现耳道内有脑脊液流出时,易处于紧张、恐惧状态,患者及其家属恐惧感加重,迫切要求救治。护士应积极主动参与治疗,向患者说明头痛、呕吐及脑脊液漏发生的原因、持续时间及预后,稳定患者及家属情绪。积极协助医师进行各种处置,做到有条不紊、忙而不乱,进行每项处置前简要地向患者说明目的、意义及注意事项,操作中注意动作准确、轻柔,做好生活护理,帮助患者树立战胜疾病的信心,使其积极配合治疗。

7.生活护理

口腔护理每天2次,操作时要注意观察口腔黏膜是否完整,舌苔情况以及有无口臭。头部下方垫无菌治疗巾,并定期给予更换。纠正患者不良生活习惯,防止掏耳或抠鼻引起感染。

(五)健康指导

1.生活指导

(1)合理安排日常生活,戒烟酒。预防感冒,保证良好睡眠。勿做剧烈运动,勿用力咳嗽、打喷嚏、提举重物等易引起脑脊液漏的动作,保持大便通畅。

(2)避免挖耳、抠鼻等,保持口腔清洁。

(3)加强营养,提高免疫力。

2.疾病知识指导

(1)注意观察是否仍有脑脊液经鼻流出,平卧时是否有液体流至咽部,如再次发生脑脊液漏应尽量卧床,床头抬高,避免过多活动,保持大便通畅。

(2)如发生脑脊液漏注意观察脑脊液的颜色、性质及量,注意监测体温,有颅内感染征兆时应及时就诊。

(孙 欢)

第六节 鼻 炎

一、急性鼻炎

急性鼻炎是由病毒感染引起的鼻黏膜急性炎症性疾病。

(一)病因

主要为病毒感染,继之合并细菌感染。最常见的是鼻病毒,其次是流感和副流感病毒、腺病毒等。病毒主要经飞沫传播,其次是通过被污染的物体或食物进入鼻腔或咽部而传播。病毒常于人体处在某种不利的因素下侵犯鼻黏膜。

1.全身因素

受凉、过劳、烟酒过度、维生素缺乏、内分泌失调或其他全身性慢性疾病等。

2.局部因素

鼻中隔偏曲、慢性鼻炎等鼻腔慢性疾病,邻近的感染灶如慢性化脓性鼻窦炎、慢性扁桃体炎,以及小儿腺样体肥大或腺样体炎等。

(二)治疗原则

以支持和对症治疗为主,同时注意预防并发症。全身应用抗生素和抗病毒药物,局部使用血管收缩剂滴鼻。

(三)护理评估

1.健康史

(1)评估患者有无与感冒患者密切接触史。

(2)了解患者最近有无受凉、过劳、烟酒过度等诱因。

(3)了解患者有无全身慢性病或鼻咽部慢性疾病。

2.身体状况

(1)发病初期鼻内有灼热感、喷嚏,接着出现鼻塞、水样鼻涕、嗅觉减退及闭塞性鼻音。

(2)继发细菌感染后鼻涕变为黏液性、黏脓性,进而脓性。

(3)大多有全身不适、倦怠、发热(37~40 ℃)和头痛等。小儿全身症状较成人重,多有高热(39 ℃以上),甚至惊厥,常出现消化道症状,如呕吐、腹泻等。

(4)鼻腔检查可见鼻黏膜充血、肿胀、总鼻道或鼻底有较多分泌物。

3.辅助检查

实验室检查可见合并细菌感染者可出现白细胞数升高。

4.心理-社会评估

评估患者(家属)对疾病的认知程度、文化层次、卫生习惯、饮食习惯、有无不良嗜好、情绪反应等。

(四)护理措施

1.饮食护理

嘱患者多饮水,清淡饮食,疏通大便,注意休息。可用生姜、红糖、葱白煎水热服。

2.用药护理

指导患者正确使用解热镇痛药、抗生素和抗病毒药物。

3.滴鼻护理

指导患者正确滴鼻,改善不适,也可按摩迎香、鼻通穴,减轻鼻塞。告知患者注意血管收缩剂的连续使用不宜超过 7 天。

4.健康指导

(1)告知患者急性鼻炎易传播给他人,指导其咳嗽、打喷嚏时用纸巾遮住口鼻,急性炎症期间餐具与家人分开。室内经常通风换气,不与他人共用毛巾,不到人多的公共场合,与他人接触时尽量戴口罩等,防止传播给他人。

(2)嘱患者平时养成良好的生活习惯,注意保暖,不过度熬夜和烟酒,不挑食,保证营养均衡,适当锻炼身体,讲卫生,积极治疗局部和全身其他疾病,提高机体抵抗力。

(3)指导患者锻炼对寒冷的适应能力,提倡冷水洗脸,冬季增加户外活动。

二、慢性鼻炎

慢性鼻炎是发生在鼻腔黏膜和黏膜下层的慢性炎症,可分为慢性单纯性鼻炎和慢性肥厚性鼻炎。

(一)病因

1.局部因素

(1)急性鼻炎反复发作或未获彻底治愈。

(2)鼻腔解剖变异及鼻窦慢性疾病。

(3)邻近感染病灶如慢性扁桃体炎、腺样体肥大或腺样体炎。

(4)鼻腔用药不当或过久等。

2.职业及环境因素

长期或反复吸入粉尘(如水泥、石灰、煤尘、面粉等)或有害化学气体,生活或生产环境中温度和湿度的急剧等。

3.全身因素

全身因素包括全身慢性疾病如贫血、糖尿病、风湿病、慢性便秘等,营养不良如维生素 A、维生素 C 缺乏,内分泌疾病或失调等。

4.其他因素

烟酒嗜好、长期过度疲劳、先天或后天性免疫功能障碍。

(二)治疗原则

根除病因,合理应用鼻腔减充血剂,恢复鼻腔通气功能。慢性肥厚性鼻炎可行下鼻甲激光、射频消融术或部分切除术。

(三)护理评估

1.健康史

(1)评估患者有无鼻咽部的慢性炎症性疾病,有无鼻部长期不当用药等。

(2)了解患者有无贫血、风湿病、慢性便秘等慢性疾病。

(3)评估患者有无长期过劳等诱因。

2.身体状况

(1)慢性单纯性鼻炎表现为间歇性或交替性鼻塞,较多黏液性鼻涕,继发性感染时有脓涕。

鼻黏膜充血、下鼻甲肿胀,表面光滑、柔软而富有弹性,探针轻压可现凹陷,但移开探针则凹陷很快复原,对血管收缩剂敏感。

(2)慢性肥厚性鼻炎呈单侧或双侧持续性鼻塞,通常无交替性。鼻涕呈黏液性或黏脓性,不易擤出。有闭塞性鼻音、耳鸣和耳堵塞感,并伴有头痛、头昏沉、咽干、咽痛。少数患者可能有嗅觉减退。下鼻甲黏膜肥厚、充血,严重者黏膜呈紫红色,黏膜表面不平,探针轻压凹陷不明显,触之有硬实感。对血管收缩剂不敏感。

3.心理-社会评估

评估患者的性别、年龄、文化程度、对疾病的认知程度,患者的心理状况、职业、工作环境及生活习惯等。

(四)护理措施

(1)指导患者正确用药,改善鼻塞、头痛等不适。

(2)嘱患者及时治疗原发病,如全身慢性疾病、鼻窦炎、邻近感染病灶和鼻中隔偏曲等。

(3)增加营养、补充维生素,禁烟、酒,锻炼身体,增强机体的抵抗力。

(4)注意休息,勿过度劳累,远离粉尘或有害化学气体。

(孙　欢)

第七节　鼻　窦　炎

鼻窦炎是鼻窦黏膜的炎症性疾病,多与鼻炎同时存在,所以也称为鼻-鼻窦炎,发病率15%左右,是鼻科最常见的疾病之一。

一、急性鼻窦炎

(一)病因

1.局部因素

鼻腔疾病(如急或慢性鼻炎、鼻中隔偏曲、异物及肿瘤等)、邻近器官的感染病灶(如扁桃体炎、上列第2双前磨牙和第1、2磨牙的根尖感染、拔牙损伤上颌窦等)、直接感染(鼻窦外伤骨折、异物进入窦腔、跳水不当或游泳后用力擤鼻导致污水进入窦腔)、鼻腔填塞物留置过久、气压骤变(航空性鼻窦炎)等。

2.全身因素

全身因素如过度疲劳、营养不良、维生素缺乏、变应性体质、贫血及糖尿病、内分泌疾病(甲状腺、脑垂体或性腺功能不足)等。

(二)治疗原则

消除病因,清除鼻腔、鼻窦分泌物,促进鼻腔和鼻窦的通气引流,控制感染,防止并发症或病变迁延成慢性鼻窦炎。

1.全身治疗

全身治疗包括对症处理、抗感染治疗、中医治疗等。

2.局部治疗

局部治疗包括鼻内用药、上颌窦穿刺冲洗、物理疗法等。

(三)护理评估

1.健康史

(1)评估患者有无上呼吸道感染史,有无鼻部疾病。

(2)了解患者以往健康状况,有无全身其他疾病。

(3)了解患者最近有无乘坐飞机、潜水或跳水等。

2.身体状况

(1)全身症状:畏寒、发热、食欲减退、周身不适等,儿童可出现咳嗽、呕吐、腹泻等。

(2)局部症状:①持续性鼻塞,常有闭塞性鼻音。②大量黏液脓性或脓性涕,牙源性上颌窦炎有恶臭脓涕。③涕中带血或自觉有腥臭味。④局部疼痛和头痛。不同鼻窦炎疼痛的程度、位置和规律不同。急性上颌窦炎疼痛部位在颌面部或上列牙,晨起时不明显,后逐渐加重,至午后最明显;急性额窦炎为前额部疼痛,晨起后明显,渐加重,中午最明显,午后渐减轻;筛窦炎为内眦或鼻根处疼痛,程度较轻,晨起明显,午后减轻;蝶窦炎表现为枕后痛或眼深部痛,晨起轻,午后重。

(3)体征:鼻镜检查可见鼻黏膜充血肿胀,中鼻道或嗅裂有脓性分泌物。局部压痛,额窦炎压痛点在眶内上壁,筛窦压痛点在内眦,上颌窦压痛点在犬齿窝。

3.辅助检查

(1)实验室检查。

(2)鼻内镜检查、鼻窦 X 线或 CT 检查了解炎症程度和范围。

4.心理-社会评估

评估患者的年龄、性别、文化层次、对疾病认知程度、职业、情绪状态、生活方式、饮食习惯等。

(四)护理措施

1.用药护理

向患者解释疼痛的原因和缓解方法,遵医嘱指导患者正确用药,尤其是抗生素使用要及时、足量、足够时间,不可随意停药,并教会患者正确的点鼻和擤鼻的方法,同时告知患者不宜长期使用鼻内血管收缩剂类药物。

2.饮食护理

嘱患者注意休息,多饮水,多食柔软易消化、富含维生素的食物,避免辛辣刺激性食物。

3.健康指导

(1)嘱患者注意生活环境的卫生,保持适宜的温度和湿度,要多开窗通风。

(2)治疗期间要定期随访至痊愈。

(3)对于抵抗力低下或者年老、体弱、婴幼儿,应当注意预防上呼吸道感染,增强体质。

(4)养成良好的生活和饮食习惯,不熬夜,不过度疲劳,饮食均衡,保证营养全面摄入。

(5)对于有鼻部或全身疾病的患者,应嘱其积极治疗原发病。

(6)飞行员、乘务员、潜水员应指导其及时保持鼻窦内外压力平衡的方法。

二、慢性鼻窦炎

急性鼻窦炎反复发作或急性鼻窦炎、鼻炎治疗不当,病程超过 2 个月,即为慢性鼻窦炎,以筛窦和上颌窦最为多见。

(一)病因

主要发病因素有细菌感染、变态反应、鼻腔和鼻窦的解剖变异、全身抵抗力差、鼻外伤、异物、肿瘤等。

(二)治疗原则

控制感染和变态反应导致的鼻腔鼻窦黏膜炎症。改善鼻腔鼻窦的通气、引流。病变轻者及不伴有解剖畸形者,采用药物治疗(包括全身和局部药物治疗)即可取得较好疗效;否则应采取综合治疗手段,包括内科和外科治疗。

1.全身用药

抗生素、糖皮质激素、黏液稀释及改善黏膜纤毛活性药、抗组胺药物。

2.局部用药

鼻腔减充血剂、局部糖皮质激素、生理盐水冲洗。

3.局部治疗

上颌窦穿刺冲洗、额窦环钻引流、鼻窦置换治疗、鼻内镜下吸引。

4.手术治疗

手术治疗以解除鼻腔鼻窦解剖学异常造成的机械性阻塞、结构重建、通畅鼻窦的通气和引流、黏膜保留为主要原则。

(三)护理评估

1.健康史

(1)了解患者有无急性鼻窦炎反复发作史,了解其治疗过程。

(2)了解患者有无鼻部其他疾病或全身病。

2.身体状况

(1)全身症状:可有头昏、易倦、精神抑郁、记忆力减退、注意力不集中等现象。

(2)局部症状:鼻塞;流脓涕,牙源性鼻窦炎时,脓涕多带腐臭味;嗅觉障碍;局部疼痛及头痛,多在低头、咳嗽、用力或情绪激动时症状加重。

(3)后组筛窦炎和蝶窦炎偶可引起视力减退、视野缺损或复视等。

(4)检查可见鼻黏膜充血、肿胀,中鼻道、嗅裂及鼻咽部有脓。

3.辅助检查

(1)鼻内镜检查和鼻窦CT扫描可帮助了解鼻腔解剖学结构异常、病变累积的位置和范围。

(2)细菌培养或免疫学检查可进一步确定鼻窦炎的主要致病因素和特征。

4.心理-社会评估

评估患者年龄、性别、文化层次、对疾病的认知程度、职业、性格特点、生活方式、情绪反应等。

(四)护理措施

1.鼻腔冲洗指导

向患者解释鼻腔冲洗的目的及操作方法,协助并指导患者进行鼻腔冲洗,使患者熟练掌握正确的冲洗方法。

2.病情观察

注意观察患者体温变化,有无剧烈头痛、恶性、呕吐等,鼻腔内有无清水样分泌物流出,如发现应及时报告医师处理。

3.饮食护理

饮食要清淡易消化,禁烟酒,禁辛辣刺激性食物。

4.健康指导

(1)告知患者尽量克制打喷嚏,如果克制不住,打喷嚏时一定把嘴张大。

(2)告知患者不用手挖鼻,防止损伤鼻黏膜。

(3)防止感冒,避免与患感冒的人接触。冬春季外出时应戴口罩,减少花粉、冷空气对鼻黏膜的刺激。

(4)保持大便通畅,勿用力排便。

(5)定期门诊随访鼻腔黏膜情况,清理痂皮。

(孙　欢)

第八节　鼻　息　肉

鼻息肉是鼻、鼻窦黏膜的慢性炎性疾病,以极度水肿的鼻黏膜在中鼻道形成息肉为临床特征。

一、病因

病因尚未完全清楚。由鼻部黏膜长期水肿所致,以变态反应和慢性炎症为主要原因。

二、治疗原则

现多主张以手术为主的综合治疗,使用糖皮质激素及功能性鼻内镜手术。

三、护理评估

(一)健康史

评估患者以往健康状况,是否有过敏性鼻炎、慢性鼻炎、哮喘史。有无慢性炎症刺激及诱发因素。

(二)身体状况

(1)进行性鼻塞,逐渐转为持续性鼻塞、流涕。有鼻塞性鼻音。

(2)嗅觉障碍及头痛。

(3)外鼻可形成"蛙鼻"。

(4)前鼻镜检查可见鼻腔内有一个或多个表面光滑呈灰白色或淡红色、半透明的新生物,触之柔软,可移动,不易出血,不感疼痛。

(三)辅助检查

(1)鼻内镜检查。

(2)X线鼻窦摄片,明确病变的部位和范围。

(3)病理学检查。

(四)心理-社会评估

评估患者的年龄、性别、对疾病的认知程度、文化层次、生活习惯、饮食习惯等。观察患者对疾病的情绪反应。

四、护理措施

(一)心理护理

向患者及家属介绍疾病的特点,治疗方法和一般预后情况,如何预防复发等,使患者增加对疾病的认识,树立战胜疾病的信心。

(二)用药护理

鼓励患者多喝水,口唇干燥时涂以润唇膏。根据医嘱使用糖皮质激素,减轻鼻塞症状,缓解不适。

(三)术前护理

1.一般准备

(1)术前检查各项检验报告是否正常,包括血尿常规、出凝血试验、肝肾功能、胸片、心电图等,了解患者是否有糖尿病、高血压、心脏病或其他全身疾病,有无手术禁忌证,以保证手术安全。

(2)准备好鼻部 CT 或 X 线片。

(3)根据需要完成药物皮肤敏感试验。

(4)预计术中可能输血者,应做好定血型和交叉配血试验。

(5)术前一天沐浴、剪指(趾)甲,做好个人卫生工作。

(6)术前晚可服镇静剂,以便安静休息。

(7)按医嘱予术前用药,并做好宣教工作。

(8)局麻患者术晨可进少量干食。全麻者术前 6 小时开始禁食、禁水。

(9)术前有上呼吸道感染者、女患者月经来潮者,暂缓手术。

(10)术前禁烟酒及刺激性食物。

2.鼻部准备

(1)剪去术侧鼻毛,男患者需理发,剃净胡须。如果息肉或肿块过大,已长至鼻前庭,则不宜再剪鼻毛。

(2)检查患者有无感冒、鼻黏膜肿胀等急性炎症,如有应待其消失后手术。

(四)术后护理

1.麻醉护理

局麻患者术后给予半卧位,利于鼻腔分泌物渗出物引流,同时减轻头部充血。全麻按全麻护理常规至患者清醒后,改为半卧位。

2.用药护理

按医嘱及时使用抗生素,预防感染。注意保暖,防止感冒。

3.病情观察

注意观察鼻腔渗血情况,嘱患者如后鼻孔有血液流下,一定要吐出,以便观察出血量,并防止血液进入胃内,刺激胃黏膜引起恶心呕吐。24 小时内可用冰袋冷敷鼻部和额部。如出血较多,及时通知医师处理,必要时按医嘱使用止血药,床旁备好鼻止血包和插灯。

4.饮食护理

局麻患者术后 2 小时、全麻患者术后 3 小时可进温、凉的流质或半流质饮食,可少量多餐,保证营养,避免辛辣刺激性食物。

5.口腔护理

因鼻腔不能通气,患者需张口呼吸,口唇易干裂,所以要做好口腔护理,保持口腔清洁无异味,防止口腔感染,促进食欲。

6.病情指导

(1)因鼻腔内有填塞物,患者会感觉非常不舒适,如鼻部疼痛、头痛、头胀、流泪、咽痛、咽干等,向患者解释不舒适的原因、可能持续的时间,适当吸氧、雾花吸入等方法减轻不舒适症状。

(2)叮嘱患者不要用力咳嗽或打喷嚏,以免鼻腔内纱条松动或脱出而引起出血。教会患者如果想打喷嚏,可用手指按人中、做深呼吸或用舌尖抵住硬腭以制止。

(3)鼻腔填塞纱条者,第二天开始滴液状石蜡以润滑纱条,便于抽取。纱条抽尽后改用呋麻滴鼻液,防止出血并利于通气。

(五)健康指导

(1)保持良好的心理状态,避免情绪激动,适当参加锻炼。

(2)选择含有丰富维生素、蛋白质的饮食增强机体抵抗力,促进疾病康复。

(3)避免挤压、挖鼻、大力擤鼻等不良习惯。

(4)冬春季外出时可戴口罩,减少花粉、冷空气对鼻黏膜的刺激。

(5)遵医嘱按时正确做鼻腔冲洗,定时服药、滴鼻。

(6)尽量避免上呼吸道感染,减少对鼻腔的强烈刺激。

(7)术后定期进行窥镜检查。

(8)2 个月内避免游泳。

(孙　欢)

第九节　咽　部　炎　症

一、急性咽炎

急性咽炎是咽黏膜、黏膜下组织及其淋巴组织的急性炎症。可为原发性,亦可继发于上呼吸道感染,春、秋与冬季交替之际多见。

(一)病因

病毒或细菌感染引起,以柯萨奇病毒、腺病毒、副流感病毒或链球菌、葡萄球菌及肺炎链球菌多见。理化刺激,如高温、粉尘、烟雾、刺激性气体等也可导致本病。

(二)治疗原则

感染较重,全身症状较明显者,选用抗病毒药和抗生素等治疗,并给予对症支持处理。全身症状较轻者,可采用漱口液含漱或口服含片等局部治疗。另外,可辅以中医中药治疗。

(三)护理评估

1.健康史

(1)询问患者发病前有无感冒、劳累或烟酒过度。

(2)了解有无与上呼吸道感染患者的接触史。

(3)询问咽痛的时间和程度,有无发热、头痛、食欲缺乏和四肢酸痛等全身症状。

2.身体状况

起病较急,起初患者有咽部干燥、灼热、粗糙感,继有咽痛,吞咽时加重,疼痛可放射至耳部。全身症状一般较轻,但因年龄、免疫力以及病毒、细菌毒力不同而表现不一,严重者可有发热、头痛、食欲缺乏和四肢酸痛等症状。

3.辅助检查

(1)鼻咽镜检查:可观察口咽及鼻咽黏膜的急性炎症反应。

(2)血常规检查:可见白细胞总数和中性粒细胞数增多。

(3)咽部细菌培养以及血抗体测定:可明确病因。

4.心理-社会状况

患者可能对该病危害性认识不足,不及时就医或治疗不彻底,因此,要注意评估患者对疾病的认知程度,另外,应注意评估患者的职业和生活环境。

(四)护理措施

1.饮食护理

嘱患者注意休息,多饮水。饮食以清淡易消化的流质或半流质为宜,并注意补充维生素,保持大便通畅。

2.口腔护理

保持口腔清洁,遵医嘱给予含漱剂漱口、超声雾化吸入以及含片含服,以利局部清洁消炎。

3.病情观察

观察患者体温的变化以及局部疼痛、红肿情况,注意有无关节疼痛、浮肿、蛋白尿等症状出现。体温升高者可给予物理降温。注意观察患者呼吸,必要时吸氧。对合并会厌炎呼吸困难者,应做好气管切开术的准备,以防发生窒息。

4.用药护理

遵医嘱给予抗病毒药和抗生素等治疗,并观察药物疗效及可能出现的不良反应。

5.健康教育

(1)指导患者正确的含漱方法,用含漱液含漱时头后仰、张口发"啊"音,使含漱液能清洁咽后壁,但注意勿将药液吞下。

(2)注意锻炼身体,增强体质。

(3)防止与有害气体接触,季节交替时注意预防上呼吸道感染。

(4)发病期间,注意适当隔离,戴口罩,勤洗手,防止传播给他人。

(5)告诫患者抗生素疗程要足够,不宜过早停药,以免产生并发症。

二、慢性咽炎

慢性咽炎为咽部黏膜、黏膜下及淋巴组织的慢性炎症,常为上呼吸道慢性炎症的一部分。按病理可分为慢性单纯性咽炎和慢性肥厚性咽炎。

（一）病因

大多由急性咽炎反复发作转为慢性，其他与上呼吸道慢性炎症刺激和烟酒、粉尘、有害气体刺激以及全身性慢性疾病所致的身体抵抗力下降有关。

（二）治疗原则

病因治疗为主，如戒烟酒，治疗鼻炎、气管支气管炎等其他慢性疾病，辅以局部治疗，如单纯性咽炎用漱口液含漱，肥厚性咽炎可用冷冻或激光治疗。

（三）护理评估

1.健康史

（1）询问患者发病前是否有反复的急性咽炎发作及各种慢性疾病史，如牙病、鼻病、全身慢性疾病等。

（2）了解有无烟酒嗜好。

2.身体状况

一般无明显全身症状，咽部可有异物感、痒感、灼热感、干燥感或微痛感等。常在晨起出现刺激性干咳，严重时伴恶心。用嗓过度、受凉或疲劳时加重。

3.辅助检查

以鼻咽镜检查为主。

4.心理-社会状况

若该病长期迁延不愈，容易造成患者心理上的压力，引起紧张、烦躁等，应注意评估患者的心理状况。另外，注意评估患者的职业、工作环境和职业防护等。

（四）护理措施

1.心理护理

耐心向患者介绍疾病的发生、发展及转归过程，帮助患者树立信心，坚持治疗，减轻烦躁焦虑心理，促进康复。

2.口腔护理

坚持局部用药，保持口腔清洁，遵医嘱给予含漱剂漱口、超声雾化吸入以及含片含服，以利局部清洁消炎。

3.用药护理

遵医嘱给予抗生素治疗，并注意观察药物的不良反应。

4.饮食护理

进食清淡、富含蛋白质、维生素的饮食，以补充营养。多饮水，适当休息。

5.健康教育

（1）积极治疗全身及邻近组织的慢性炎症，戒烟酒，少食辛辣、油煎等刺激性食物。

（2）改善生活环境，保持室内空气清新；注意职业防护，避免接触有害气体。

（3）坚持户外锻炼，以增强体质，提高抗病能力。

三、急性扁桃体炎

急性扁桃体炎为腭扁桃体的急性非特异性炎症，伴有程度不等的咽黏膜和淋巴组织炎症。临床将急性腭扁桃体炎分为两类，即急性卡他性扁桃体炎和急性化脓性扁桃体炎，后者包括急性滤泡性扁桃体炎和急性隐窝性扁桃体炎。

(一)病因

主要致病菌为乙型溶血性链球菌。受凉、潮湿、过度劳累、烟酒过度等可诱发本病。

(二)治疗原则

首选青霉素治疗,局部可用口泰漱口液或 1∶5 000 呋喃西林液漱口。反复发作或伴有并发症者,应在急性炎症消退后行扁桃体切除术。

(三)护理评估

1.健康史

(1)询问患者发病前是否有上呼吸道感染史,有无受凉、劳累、过度烟酒、有害气体刺激等。

(2)询问咽痛的时间及程度,有无发热、头痛、食欲下降等全身症状。

2.身体状况

急性化脓性扁桃体炎起病急,全身可有畏寒、高热、头痛、食欲下降等不适,小儿可因高热而引起抽搐、呕吐及昏睡。局部咽痛剧烈,吞咽困难,通常放射至耳部。可有下颌角淋巴结肿大,转头不便。幼儿还可引起呼吸困难。急性卡他性扁桃体炎的全身及局部症状均较轻。

3.辅助检查

(1)咽部检查:可见腭扁桃体的急性炎症反应。

(2)触诊:下颌角淋巴结肿大。

(3)实验室检查:涂片多为链球菌,血液中白细胞数明显增多。

4.心理-社会状况

注意评估患者年龄、职业、文化层次、对疾病的认知程度以及工作、居住环境。

(四)护理措施

1.咽部护理

局部可选用适当含漱液,教会正确方法,以保持咽部清洁,按医嘱全身使用抗生素,注意观察疗效。

2.疼痛护理

评估局部红肿及疼痛程度。注意倾听患者主诉,给予心理护理,尽量分散患者注意力以缓解疼痛。局部可选用各种含片含服,以消炎止痛。疼痛较重者可根据医嘱使用镇痛药。

3.饮食护理

注意休息,鼓励进食高营养、易消化的软食或冷流质饮食,少量多餐,进食前后漱口,多饮水,注意评估患者的摄入状况,若较差,及时通知医师给予液体补充。

4.体温护理

观察患者体温变化,体温过高者给予物理降温,如用 25%～30% 的乙醇擦浴、冰袋冷敷等,必要时遵医嘱予退热剂或静脉补液。

5.病情观察

注意观察患者有无一侧咽痛加剧、言语含糊、张口受限、一侧软腭及腭舌弓红肿膨隆、腭垂偏向对侧等扁桃体周围脓肿表现,还应注意尿液的变化,发现异常及时与医师联系,给予相应处理。

6.健康教育

(1)该病容易传染,患者应适当隔离。对频繁发作或有并发症的患者,建议在急性炎症消退2～3 周后行扁桃体摘除手术。

(2)加强身体锻炼,提高机体抗病能力,避免过度劳累,预防感冒,保持大便通畅,减少急性扁桃体炎的诱发因素。

(3)戒除烟酒,少食辛辣刺激性食物,保持口腔卫生。

四、慢性扁桃体炎

慢性扁桃体炎是腭扁桃体的慢性炎症,多由急性扁桃体炎反复发作或扁桃体隐窝引流不畅演变而来。

(一)病因

链球菌和葡萄球菌为本病的主要致病菌。急性扁桃体炎反复发作可导致本病的发生,也可继发于鼻腔鼻窦感染及猩红热、白喉、流感、麻疹等急性传染病。

(二)治疗原则

应用有效的抗生素,可结合免疫疗法或抗变应性措施,同时辅以局部涂药和体育锻炼。当出现以下情况时,可施行扁桃体切除术。①慢性扁桃体炎反复发作或多次并发扁桃体周围脓肿。②扁桃体过度肥大,影响吞咽、呼吸及发声功能。③慢性扁桃体炎已成为引起邻近器官或其他脏器病变的病灶。

(三)护理评估

1.健康史

(1)询问患者发病前是否有急性扁桃体炎、呼吸道炎症反复发作病史。

(2)了解是否有风湿热、急性肾炎等全身性疾病的表现。

2.身体状况

患者常有咽痛,易感冒及急性扁桃体炎发作史,平时自觉症状少,可有咽内发干、发痒、异物感、刺激性咳嗽等轻微症状。若扁桃体隐窝内潴留干酪样腐败物或有大量厌氧菌感染,则出现口臭。小儿扁桃体过度肥大,可能出现呼吸不畅、睡时打鼾、吞咽或言语共鸣的障碍。有时可伴有全身反应,如消化不良、头痛、乏力、低热等。

3.辅助检查

(1)咽部检查:可见腭扁桃体慢性炎症表现。

(2)触诊:下颌角淋巴结肿大。

(3)实验室检查:检查尿液、抗链球菌溶血素"O"、血沉等,以观察有无并发症发生。

4.心理-社会状况

应注意评估患者及家属对疾病的认知程度和情绪,了解患者的年龄、饮食习惯、生活及工作环境,有无理化因素的刺激。

(四)护理措施

1.用药护理

指导患者按医嘱正确用药,注意观察药物的疗效和不良反应。

2.病情观察

注意观察有无发热、关节酸痛、尿液变化等,警惕风湿热、急性肾炎等并发症的发生。

3.术前护理

(1)安慰患者做好心理护理,向患者解释手术的目的及注意事项,以减轻患者紧张心理,争取配合。主动关心患者,听取患者主诉,为患者创建舒适的休息环境,减轻患者焦虑。

(2)协助医师进行必要的术前检查。询问患者有无急性炎症、造血系统疾病、凝血机制障碍及严重的全身性疾病等,有无手术禁忌证,妇女经期、妊娠期不宜手术。

(3)保持口腔清洁,术前三天开始用漱口液含漱,每天 4～6 次;如有病灶感染,术前应用抗生素治疗三天。

(4)术日晨禁食,遵医嘱术前用药。

4.术后护理

(1)防止出血:术后嘱患者注意休息,少说话,避免咳嗽。密切观察口中分泌物的色、质、量,全麻未醒者,注意有无频繁吞咽动作,清醒后及局麻者取半卧位,嘱轻轻吐出口腔分泌物,不要咽下。如有活动性出血,立即通知医师并协助止血;术后观察患者的生命体征、神志及面色的变化等,若出现神志淡漠、血压下降、出冷汗及面色苍白等休克早期症状时,应怀疑出血量大,须通知医师紧急处理。

(2)疼痛护理:安慰患者切口疼痛为术后正常现象,教会患者分散注意力减轻疼痛的有效方法,如听音乐、看电视等。也可行颈部冷敷,必要时遵医嘱给予止痛剂。

(3)饮食护理:局麻患者术后 2 小时、全麻患者术后 3 小时可进冷流质饮食,次日改为半流质饮食,两周内禁忌硬食及粗糙食物。患者因切口疼痛常进食较少,应加强宣教,鼓励进食,并注意评估患者的摄入情况,必要时遵医嘱给予液体补充。

(4)预防感染:观察患者的体温变化情况,以发现早期感染征象。术后次日起给予漱口液漱口,并告知患者注意口腔卫生。向患者解释次日创面会形成一层白膜,具有保护作用,勿触动之,以免出血和感染。遵医嘱应用抗生素控制及预防感染。

5.健康教育

(1)术后两周内避免进食硬的、粗糙食物,应进营养丰富的清淡软食。

(2)进食前后漱口,保持口腔清洁。

(3)注意休息和适当的锻炼,劳逸结合,提高机体抵抗力。

(4)告知患者,有白膜从口中脱出属正常现象,不必惊慌。

(5)避免感冒咳嗽等;若出现体温升高、咽部疼痛、口中有血性分泌物吐出等症状及时就诊。

(孙　欢)

第十节　喉　炎

一、急性喉炎

急性喉炎是喉黏膜的急性卡他性炎症,好发于冬春季,是一种常见的急性呼吸道感染性疾病。

(一)病因

主要为感染,常发生于感冒之后,先由病毒入侵,再继发细菌感染;用声过度也可引起急性喉炎;吸入有害气体、粉尘或烟酒过度等;烟酒过度、受凉、疲劳也可诱发。

(二)治疗原则

全身应用抗生素和激素治疗;使声带休息;超声雾化吸入治疗;结合中医治疗。

(三)护理评估

1.健康史

了解患者最近有无感冒史,有无用声过度、吸入有害气体、机体抵抗力下降等诱因。

2.身体状况

声嘶是急性喉炎的主要症状,患者可出现咳嗽、咳痰但不严重,喉部不适或疼痛,不影响吞咽。喉镜下可见喉部黏膜呈弥漫性红肿。

3.辅助检查

间接喉镜检查。

4.心理-社会状况

评估患者的年龄、性别、职业、工作环境、文化层次、有无不良生活习惯,评估患者的心理状态以及对疾病的认知程度。

(四)护理措施

1.心理护理

向患者解释引起声音嘶哑和疼痛的原因、治疗方法和预后,使患者理解并坚持治疗。

2.用药护理

根据医嘱指导患者及时用药或应用超声雾化吸入。

3.健康指导

(1)告知患者多饮水,避免刺激性食物,禁烟酒,保持大便通畅。

(2)保持室内温湿度适中。

(3)养成良好的生活习惯,均衡营养,劳逸结合,不熬夜,避免过度劳累。

(4)嘱尽量少说话或噤声,使声带休息。避免发声不当和过度用声等。

二、慢性喉炎

慢性喉炎是指喉部黏膜慢性非特异性炎症。

(一)病因

(1)继发于鼻、鼻窦、咽部感染、下呼吸道感染和脓性分泌物刺激。

(2)急性喉炎反复发作或迁延不愈。

(3)用声过度,发声不当。

(4)长期吸入有害气体,烟酒刺激。

(5)胃食管咽反流。

(6)全身性疾病,如糖尿病、心脏病、肝硬化等使血管收缩功能紊乱,喉部长期处于充血状态,可继发本病。

(二)治疗原则

祛除病因,积极治疗局部或全身疾病;避免过度用声,使用正确发声方法;避免在粉尘或有害气体环境中工作;局部用抗生素和糖皮质激素雾化吸入;中药治疗等。

(三)护理评估

1.健康史

(1)询问患者发病前是否有各种局部和全身慢性病史及长期接触有害气体等。

(2)了解喉部不适发生的时间。

2.身体状况

(1)声音嘶哑,喉部不适、干燥感或喉痛感。

(2)间接喉镜可见喉黏膜弥漫性充血,有黏稠分泌物附着。

3.辅助检查

喉镜检查。

4.心理-社会状况

评估患者的年龄、性别、性格特点,对疾病的认知程度,生活工作环境和职业,有无烟酒嗜好等情况。

(四)护理措施

1.心理护理

耐心向患者介绍疾病的发生、发展以及转归过程,坚持治疗,放松心情,促进康复。

2.用药护理

根据医嘱给予抗生素和糖皮质激素治疗,并注意观察患者的用药效果。

3.健康指导

(1)积极治疗全身及鼻、咽、喉部的慢性疾病,合理用声,避免疲劳。

(2)改善生活和工作环境,避免接触有害气体。

(3)避免辛辣饮食,禁烟酒,进食营养丰富的饮食,增强体质,提高免疫力。

（孙　欢）

第十一节　喉　外　伤

一、概述

喉外伤分为喉外部外伤及喉内部外伤两类。喉外部外伤指喉部的皮肤、肌肉、黏膜、血管、神经等组织的损伤。损伤的种类包括钝挫伤、切割伤、刺伤及混合伤等。喉内部外伤包括喉内烫伤、烧灼伤及器械损伤,常见于麻醉插管、化学腐蚀剂及火灾时烟尘等误吞或吸入。引起咽喉部及呼吸道黏膜充血、水肿、糜烂、溃疡及坏死。严重喉外伤如急救不及时;治疗护理不当可发生喉阻塞、气管-食管瘘、瘢痕性上呼吸道狭窄,严重时可危及生命,治疗原则积极采取抢救措施,控制出血,解除呼吸困难、防止休克。手术治疗恢复喉功能。尽量避免出现喉狭窄。

二、临床护理

（一）术前护理

由于喉部血管丰富,多来自喉动脉、甲状腺动脉及甲状腺组织,出血较严重。易发生休克,应用力压住颈部大血管,减少出血并将伤口出血部位用血管钳夹住。快速建立静脉通道、遵医嘱给予输液输血、用药等抗休克抗感染治疗。保持呼吸道通畅,喉是呼吸的通道,上通咽腔下连气管。喉外伤造成组织移位、出血、分泌物阻塞呼吸道都会引起窒息。应迅速将伤口撑开恢复呼吸道通畅,及时清除口内分泌物、呕吐物,血液、唾液流入下呼吸道造成阻塞,必要时先行环甲膜切开或高位气管切开。患者保持头低位,同时高流量吸入氧气。常规做 TAT、普鲁卡因皮试、对局部皮肤进行清洗备皮,在抢救的同时将病情、手术有关事项、危险性、并发症向家属说明,取得患者家属的配合,详细记录抢救过程。以便在抢救的同时尽快施行手术。

(二)术后护理

全麻术后进病房监护室,因喉外伤施行喉整复术,需保持颈部伤口无张力,所以体位需平卧后头垫枕,使头前倾 30°,禁止左右摆动,避免将吻合口撕裂。观察伤口有无出血、渗血、气管切开周围皮下气肿。保持呼吸道通畅:喉腔整复术的患者先行气管切开,整复后喉腔放置扩张子关闭伤口。呼吸改为颈部气管切开造瘘口,因此做好气管切开护理保持呼吸道通畅尤为重要。严密观察生命体征及血氧饱和度的动态变化,根据病情调节氧流量,及时吸除气管内分泌物,一般术后 2 周左右拔除扩张子。伤口愈合拔除气管套管。保持室内清洁、安静,定期进行空气消毒。及时换药,保持伤口干燥,密切观察有无感染,应用足量广谱抗生素,防止伤口感染引起喉狭窄,给患者痊愈后的生活及治疗带来困难。喉外伤患者术后均需插鼻饲胃管,减少喉部活动及伤口污染,保证伤口愈合。在鼻饲期间做好口腔护理,保持口腔清洁,预防口腔黏膜糜烂。食物种类多选用米汤、牛奶、果汁,2 天后改为面食、骨头汤等,用食品加工机加工成为糊状,由胃管注入。每天注入 4～5 次,在鼻饲期间要观察患者的胃部反应,随时调整饮食种类。

三、康复护理

喉部手术伤口愈合后,嘱患者预防上呼吸道感染,避免咳嗽,禁止烟酒刺激,少说话,多做深呼吸运动锻炼喉功能,保持室内空气湿润,新鲜,适当锻炼身体,提高机体免疫力和抵抗力。如出现咳嗽给予庆大霉素 16 万单位加地塞米松 5 mg 雾化吸入,每天 1～2 次,5 天 1 个疗程。如果堵管后出现憋气,呼吸不畅,不能拔除气管套管,半年后再做喉整复术。

(孙　欢)

第十二节　喉　梗　阻

一、概述

喉梗阻亦称喉阻塞。小儿发生喉阻塞的机会较成人多。喉阻塞有小儿急性喉炎、咽后壁脓肿、呼吸道异物、喉癌、喉乳头状瘤、喉外伤、双侧声带麻痹及先天性喉畸形等。临床症状为:吸气性呼吸困难、吸气性喘鸣、吸气性三凹征(胸骨上凹、锁骨上凹、剑突下凹),根据喉阻塞的程度,引起呼吸困难分为四度,临床护理观察重点。

(一)Ⅰ度呼吸困难

平静时无症状,活动或哭闹时有轻度的吸气性呼吸困难,喉喘鸣及三凹征因为呼吸困难不明显,要详细询问病史、检查,针对病因治疗。

(二)Ⅱ度呼吸困难

安静时有轻微的吸气性呼吸困难,活动时加重,但不影响睡眠及进食。缺氧症状不明显,脉搏整齐有力。要密切观察病情变化、对症处理。给予氧气吸入,镇静药等。

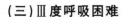

(三)Ⅲ度呼吸困难

吸气性呼吸困难明显,喉鸣较响,三凹征及缺氧症状明显,出现发绀及烦躁不安,并影响睡眠及进食,脉搏快而弱。因为呼吸困难严重,其病因不明确或短时间内不能除去者,应立即行气管切开术。

(四)Ⅳ度呼吸困难

呼吸困难致极度缺氧及二氧化碳蓄积,患者手足乱动、面色苍白、口唇发绀、出汗、全身衰竭、脉搏细弱、心律不齐,可因窒息或心力衰竭而死亡。对于此类患者应快速气管切开,气管插管或插入气管镜,尽快使呼吸道通畅。

二、临床护理

(一)术前护理

严密观察呼吸,对表现呼吸困难和缺氧的患者应给予高流量氧气吸入,并做好术前准备。卧床休息,去枕半卧位,使颈部舒展以利于呼吸和咳痰。密切观察患者的呼吸变化,患者情绪较紧张,应给予心理疏导。对需行气管切开术的患者,向其本人及家属说明手术的必要性及注意事项,以减轻患者焦虑情绪。气管切开护理用物准备:吸痰器、气管套管(按患者年龄准备不同型号套管)、气管切开护理盘(无菌换药碗、吸痰管、血管钳、棉球、纱布、通内管用的探针)、弯盘、60 mL小滴瓶(装抗生素液)及外用盐水。

(二)术后护理

术后取平卧位或半卧位,设专人护理,严密观察生命体征、血氧饱和度的动态变化,根据病情调节吸氧流量。还要注意观察患者呼吸频率及幅度的变化。24 小时内尽量少活动,以防气管套管脱出。术后进流质或半流质饮食,进食时注意有无呛咳及吞咽困难。术后患者暂时不能说话,表现为烦躁不安,护理时应耐心仔细,及时领会患者的意图,可与患者进行书面交流,或让患者堵住气管套管口进行短时交流。保持病室内空气清洁、流通,温度在 18~20 ℃,湿度在 60%~80%,气管切开口处覆盖 1 层无菌湿纱布,以增加吸入空气的湿度,并防止异物误吸。保持呼吸道通畅,及时吸痰,吸痰时注意无菌操作,动作要轻柔,注意吸气管内分泌物的导管不得再用作吸口腔分泌物,以防止交叉感染。为预防套管内结痂形成和感染,每 30 分钟气管内滴入抗生素液2~3 滴。痰液黏稠不易吸出,可行超声雾化吸入,1~2 次/天,必要时 1 次/2 小时,每天更换 1~2 次气管切开口纱布。气管切开 48 小时抽出伤口内填塞的纱条,1 周后拆除缝线。气管套管外管固定要牢固,系带的松紧度要适宜(系好后能容纳一指为宜),在颈后系死结。执行气管切开护理常规。内管保持通畅。每 4~6 小时清洗内管 1 次,每天消毒 1~2 次。清洗内管时棉球要适量,以防内管变形。注意棉球勿遗漏在内管中。严密观察有无并发症,如刀口出血、皮下气肿、纵隔气肿、气胸、气管食管瘘、肺部感染等。发现并发症应及时汇报医师处理。术后禁用吗啡、可待因、阿托品等镇咳止痛药,以免抑制咳嗽而使分泌物不易咳出。患者剧烈咳嗽时可酌情使用止咳剂,以防脱管。由于剧烈咳嗽或活动、气管套管系带过松导致气管套管脱出时,患者主诉呼吸困难,小儿突然发出啼哭声,吸痰时有阻力,痰液不能够吸出。应立即用止血钳迅速撑开气管切开口,将气管套管插入气管内,同时给予高流量氧气吸入。喉梗阻去除病因后应尽快拔除气管套管,拔管前应先将大号气管套管换成小号的套管,无明显呼吸困难行堵管 48 小时,堵管期间注意观察患者呼吸,平稳即可拔除套管。拔管后伤口用创可贴拉拢,不必缝合,一周左右可自愈。

三、康复护理

气管切开术后需长期带气管套管的患者或暂不能拔管的患者,做好出院指导:气管套管内管的取出与放入;左手按住外套管,右后旋转内管上开关后取出,手法要轻柔,以防将外套管拔出;气管套管的清洗与煮沸消毒法;敷料更换与气管内滴药法;外套管固定的重要性及脱管的急救处理方法等。

(孙 欢)

第十三节 喉 癌

喉癌是头颈部常见的恶性肿瘤,喉癌占全身恶性肿瘤的 2.1%。喉癌的发生有地区差异,我国华北和东北地区的发病率远高于江南各省,近年来喉癌的发病率有明显上升的趋势。喉癌男性较女性多见,高发年龄为 40～60 岁。

一、病因与发病机制

喉癌的病因尚不明确,与以下因素有关,常是多种致癌因素协同作用的结果。

(一)吸烟

据统计约 95% 的喉癌患者有长期吸烟史,并且吸烟持续时间越长、数量越多、吸入程度越深和不戒烟者的发病率越高。因烟草燃烧时产生烟草焦油,其中含有致癌物质苯丙芘。烟草可使呼吸道纤毛运动迟缓或停止,黏膜充血水肿,上皮增厚和鳞状化生,成为致癌基础。

(二)饮酒

临床观察和流行病学调查结果显示慢性酒精摄入与喉癌发生有一定相关性。当吸烟和饮酒共存时有致癌的协同作用。

(三)环境因素

(1)长期大量吸入生产性粉尘或工业废气:如二氧化硫、芥子气、石棉等。

(2)长期接触各种有机化合物:如多环芳香烃、亚硝胺等。

(3)长期接触放射性同位素:如镭、铀、氡等。

(四)病毒感染

许多研究表明,人乳头状瘤病毒可引起喉乳头状瘤,目前认为是喉癌的癌前病变。

(五)其他

喉癌的发生可能与性激素代谢紊乱、免疫功能低下、体内微量元素缺乏有关。

二、分区及分期

根据喉癌的生长范围和扩散程度,按照国际抗癌协会(UICC)TNM 分类标准(2002)方案如下述,临床分期见表 11-1。

(一)解剖分区

(1)声门上区:舌骨上会厌;杓会厌襞,喉面;杓状软骨;舌骨下部会厌;室带。

表 11-1 喉癌临床分期

分期	T	N	M
0	T_{is}	N_0	M_0
I	T_1	N_0	M_0
II	T_2	N_0	M_0
	T_3	N_0	M_0
III	T_1,T_2,T_3	N_1	M_0
IV A	T_{4a}	N_0,N_1	M_0
	T_1,T_2,T_3,T_{4a}	N_2	M_0
IV B	任何 T	N_3	M_0
	T_{4b}	任何 N	M_0
IV C	任何 T	任何 N	M_1

（2）声门区：声带；前联合；后联合。

（3）声门下区。

（二）TNM 分类

1.原发肿瘤（T）

T_x：原发肿瘤不能评估。

T_0：无原发肿瘤证据。

T_{is}：原位癌。

（1）声门上型。

T_1：肿瘤局限于声门上一个亚区，声带活动正常。

T_2：肿瘤侵犯声门上一个亚区以上、侵犯声门或声门上区以外（如舌根黏膜、会厌谷等），无喉固定。

T_3：肿瘤局限于喉内，声带固定，和/或下列部位受侵：环后区、会厌前间隙、声门旁间隙和/或伴有甲状软骨局灶破坏（如内板）。

T_{4a}：肿瘤侵透甲状软骨板和/或侵及喉外组织（如气管、颈部软组织等）。

T_{4b}：肿瘤侵及椎前间隙，包裹颈总动脉，或侵及纵隔结构。

（2）声门型。

T_1：肿瘤侵犯声带，但是声带活动正常。

T_{1a}：肿瘤局限于一侧声带。

T_{1b}：肿瘤侵犯两侧声带。

T_2：肿瘤侵犯声门上或声门下，和/或声带活动受限。

T_3：肿瘤局限于喉内，声带固定和/或侵犯声门旁间隙，和/或有甲状软骨局灶破坏。

T_{4a}：肿瘤侵透甲状软骨板或侵及喉外组织。

T_{4b}：肿瘤侵及椎前间隙，侵及纵隔结构，或包裹颈总动脉。

（3）声门下型。

T_1：肿瘤局限于声门下。

T_2：肿瘤侵及声带，声带活动正常或受限。

T_3:肿瘤局限于喉内,声带固定。

T_{4a}:肿瘤侵透环状软骨或甲状软骨板,和/或侵及喉外组织。

T_{4b}:肿瘤侵及椎前间隙,侵及纵隔结构,或包裹颈总动脉。

2.区域淋巴结转移(N)

N_X:颈部淋巴结无法确定。

N_0:无颈部淋巴结转移。

N_1:同侧单个淋巴结转移,直径≤3 cm。

N_2:同侧、对侧或双侧单个或多个淋巴结转移,最大直径≤6 cm;N_3:淋巴结转移,最大直径>6 cm。

3.远处转移(M)

M_X:远处转移无法确定。

M_0:无远处转移。

M_1:有远处转移。

三、临床表现

(一)根据癌肿发生部位的不同,临床表现不一

见表 11-2。

表 11-2　喉癌分型及临床表现

分型	发生部位	早期症状	特点	临床表现
声门上癌(包括边缘区)	会厌,喉,由根部	无特异症状,仅有咽部不适、痒感或异物感	分化差,发展快,早期易出现颈淋巴结转移	向深层浸润或出现较深溃疡时,可有咽喉痛,并可放射到同侧耳部。侵犯梨状窝可影响吞咽。癌肿表面溃烂时,有咳嗽和痰中带血,并有臭味。晚期症状:呼吸困难、咽下困难、咳嗽、痰中带血。随着肿瘤增大,声嘶逐渐加重,或出现发声粗哑,甚至失声
声门癌(最多见)		声音改变,初期为发声易疲倦或声嘶,时轻时重	分化较好,转移较少	呼吸困难是声门癌另一个常见症状,常为声带运动受限或固定,或肿瘤组织堵塞声门引起肿瘤组织表面糜烂可出现痰中带血。晚期,肿瘤向声门上区或声门下区发展,除严重声嘶或失声外,可出现放射性耳痛、呼吸困难、咽下困难、频繁咳嗽、咳痰困难、口臭等症状
声门下癌(最少见)	位于声带平面以下,环状软骨下缘以上部位	症状不明显		可出现刺激性咳嗽、声嘶、咯血和呼吸困难
贯声门癌	原发于喉室,跨越两个解剖区域即声门上区及声门区	症状不明显	癌组织在黏膜下浸润扩展,广泛浸润声门旁间隙	出现声嘶时,常已有声带固定,但喉镜检查仍未见肿瘤。随着肿瘤向声门旁间隙扩展,浸润和破坏甲状软骨时,可引起咽喉痛

(二)体征

喉镜可见喉部有菜花样、结节样或溃疡性新生物。注意观察声带运动是否受限或固定。仔

细触摸会厌前间隙是否饱满,再触摸颈部有无淋巴结肿大,并注意喉体、颈前软组织和甲状腺有无肿块。

四、辅助检查

(一)间接喉镜检查
此法最常用,可了解癌肿的部位、形态、范围和喉的各部分情况,观察声带运动和声门大小情况等。

(二)纤维喉镜或电子喉镜检查
能进一步观察癌肿大小、形态和基底部。并可进行活检,确定诊断。

(三)影像学检查
颈部和喉部 CT 和 MRI 检查能了解病变范围及颈部淋巴结转移情况,协助确定手术范围。

五、治疗要点

喉癌的治疗手段包括手术、放疗、化疗及免疫治疗等,目前多主张以手术为主的综合治疗。

(一)手术治疗
目前为治疗喉癌的主要手段。原则是在彻底切除癌肿的前提下,尽可能保留或重建喉功能,以提高患者的生存质量。喉癌的手术包括喉全切除术和各种喉部分切除术。喉部分切除术的术式很多,不同术式的选择主要根据肿瘤的部位、范围以及患者的全身状况等因素而定。喉癌常有颈淋巴结转移,为此颈淋巴结清扫是喉癌手术的重要组成部分。

(二)放疗
适应证:①小而表浅的单侧或双侧声带癌,声带运动正常。②位于会厌游离缘,比较局限的声门上型癌。③全身情况差,不宜手术者。④病变范围广,术前先行放疗,术后补充放疗者。放疗的剂量和疗程根据具体情况而定。

(三)化疗
喉癌中 98% 左右为鳞状细胞癌,常对化疗不太敏感,虽然近年来化疗有一定的进展,但在喉癌的治疗中仍不能作为首选治疗方法。

(四)生物治疗
随着分子生物学、细胞生物学、肿瘤免疫学及遗传工程的发展,使肿瘤生物治疗将可能成为肿瘤治疗的第 4 种方式。生物治疗主要包括生物反应调节和基因治疗。

六、护理措施

(一)术前护理
1.预防窒息
(1)密切观察患者的呼吸情况。
(2)避免剧烈活动,限制活动范围。
(3)预防上呼吸道感染。
(4)手术前夜加强巡视,必要时床旁备好气管切开包。
2.术前指导
(1)保证营养供给。

(2)保持口腔清洁。

(3)教会患者放松的技巧,如缓慢的深呼吸等。

(4)对不能书写者教会简单的手语。

(5)戒除烟酒。

3.术区准备

术前1天根据手术范围备皮、剃须:一般喉癌切除术加双颈淋巴结清扫术的备皮范围为上起下唇水平,下平乳头,左右均至胸锁乳突肌前缘。双侧耳后及耳上各四指皮肤,将发根剃净。

4.术日晨准备

全麻患者术前至少禁食6小时。术前置入鼻饲管,全麻后置入导尿管。

5.心理护理

(1)评估患者的焦虑程度、心理承受能力。

(2)注意倾听患者的感受并表示理解。

(3)鼓励家属多陪伴患者,给予情感支持。

(4)向患者及家属详细讲解疾病的相关知识、治疗方法及预后。

(5)如需施行喉全切除术,需向患者和家属讲解切除喉的必要性及术后语言沟通的替代方法。帮助患者树立信心,积极配合治疗及护理。

(二)术后护理

1.保持呼吸道通畅

(1)向患者讲解术后呼吸方式:术后气体由颈部气管套管口或气管瘘口进出而不是由鼻进出,嘱患者不要遮盖或堵塞颈部气管套管口(喉部分切除术)或气管瘘口(喉全切除术)。

(2)密切观察患者呼吸节律和频率,监测血氧饱和度。

(3)及时吸出气管套管(或气管瘘口)内痰液,定时湿化气道。

(4)随时检查气管套管系带松紧度,防止气管套管脱出。

(5)病室内湿度保持在55%～65%,防止气道干燥、痰液结痂。

(6)鼓励患者深呼吸及有效咳嗽(深呼吸,于吸气末屏气片刻,注意要利用胸部力量屏气后将痰液咳出,而非以往的颈部用力屏气),排出气道分泌物。

(7)长期戴管者气管套管套囊需定时充、放气,防止长期压迫气管壁导致气管壁坏死、软化塌陷。

2.防止切口出血

(1)密切观察患者血压、心率变化。

(2)密切观察出血量:敷料渗透情况;引流液的量、颜色及性状;口腔、气管套管或气管瘘口内分泌物的量、颜色及性状。

(3)切口加压包扎。

(4)吸痰动作轻柔,以免剧烈咳嗽引起出血。

(5)气管套管套囊在术后24小时内遵医嘱定时充、放气,防止创面渗血进入气道内,如无血性分泌物吸出,可不再给套囊充气。

(6)患者发生大量出血时:立即协助患者平卧;保持气管套管套囊充气状态,如为喉全切除术患者,应于气管瘘口内置入硅胶气管套管,并保持套囊充气状态,以减少血液流入气道内;快速测量生命体征并用负压吸引装置吸出血液以防误吸;迅速建立静脉通路,遵医嘱使用止血药物或协助止血,必要时予以输血。

3.防止切口感染

(1)遵医嘱全身使用抗生素。

(2)观察体温变化。

(3)操作时严格遵守无菌原则。

(4)气管套管护理:定时刷洗、消毒气管内套管;气管套管垫布潮湿或污染时及时更换。

(5)做好口腔护理,嘱患者有唾液及时吐出,1周内不做吞咽动作。

(6)保持负压引流管通畅,防止无效腔形成。

4.保证足够的营养摄入

(1)术后6小时后抽吸胃内容物如无血性液体可给予50 mL温开水,患者无不适方可给予鼻饲流质饮食。

(2)少量多餐,逐步加量,患者无不适后应每隔2小时鼻饲1次,每次给予200 mL或根据患者需求适当增加量及次数,以保证鼻饲量。

(3)注意鼻饲饮食中各种营养的供给,包括蛋白质、热量、维生素、纤维素等。

(4)观察患者鼻饲后反应,如患者出现腹胀、腹泻、恶心、呕吐等,及时通知医师予以处理。

(5)做好鼻饲管护理:防止扭曲、打折及脱出;鼻饲前后用30 mL温水冲管,以防堵管。

5.疼痛的护理

(1)评估疼痛的部位、程度,告知患者疼痛的原因及可能持续的时间。

(2)床头抬高30°~45°,利于术后患者呼吸,减轻水肿及颈部切口张力,在协助患者改变卧位时注意头部的保护。

(3)吸痰时动作轻柔,防止剧烈咳嗽加剧切口疼痛。

(4)必要时遵医嘱给予镇痛泵或镇痛药物。

6.语言交流障碍护理

(1)多与患者沟通,同时鼓励患者与他人交流,可使用写字板、图片、手语等方式。

(2)要耐心领会患者所表达需求,并尽量满足。

7.患者适应自己的形象改变

(1)关爱患者,鼓励其表达自己的感受,调动家庭、社会支持系统,使患者树立战胜疾病的信心。

(2)请同病种恢复好的患者现身说法。

(3)教会患者自我护理,用一些遮盖气管套管口或气管瘘口的技巧如穿自制立领衬衫、佩戴自制围巾等。

8.防止发生肺部感染及压疮

鼓励并协助患者早日下床活动,开始活动要适量。

(三)放疗的护理

1.观察呼吸

放疗可致喉黏膜肿胀,喉阻塞加重。故如有呼吸困难的患者应先行气管切开,然后进行放疗;已做气管切开术的患者,放疗前需更换非金属性气管套管,喉部分切除术后达拔管指征的患者结束放疗后再拔除气管套管。

2.皮肤护理

颈部皮肤若有发黑、红肿、糜烂等放疗反应,应用温水清洁,勿用肥皂、沐浴露等擦拭皮肤。

清洁后涂抗生素油膏加以保护。

3.心理护理

向患者及家属讲解早期喉癌患者经放疗可达到治愈的目的,晚期喉癌患者放疗配合手术治疗能降低癌肿复发率和颈淋巴结转移率,为患者树立信心,克服放疗反应,坚持完成每个疗程。

(四)健康指导

1.气管套管或气管瘘口的护理

(1)保持局部清洁:①照镜子观察气管套管口或气管瘘口周围是否有痰液或痰痂附着,可用湿润棉签清洁,切勿伸入套管或瘘口擦拭,以防棉签误吸入气道,必要时用消毒棉球消毒气管套管口或气管瘘口周围皮肤。②教会患者或家属清洗、消毒、佩戴气管内套管或全喉套管的方法,以防感染。

(2)加强保护:①外出时用有系带的清洁纱布系在颈部,遮住气管套管口或气管瘘口,防止异物及灰尘吸入。②沐浴时避免水流入气管套管口或气管瘘口内。

2.湿化气道,防痰痂形成

(1)遵医嘱定时向气道内滴入湿化液,以稀释痰液防止痰痂形成。

(2)鼓励多饮水,保证体内水分供应充足。

(3)对室内干燥的空气进行加湿。

(4)如果气道内有痂皮形成,切勿自行处理,应去医院请医师清理。

3.疾病知识指导

(1)防止上呼吸道感染:不可去人群密集场所;加强锻炼,提高免疫力;勿进行水上运动,注意劳逸结合,勿剧烈运动。

(2)加强营养:进高蛋白、高热量、高维生素、高纤维素的饮食;禁烟酒和刺激性食物,保持大便通畅。

(3)指导患者加强恢复头、颈、肩部功能的训练。

4.自我监测

(1)遵医嘱定期随访、复查,1个月内每两周1次,3个月内每月1次,1年内每3个月1次,1年后每半年1次。

(2)气管套管口或气管瘘口发现新生物、颈部触及包块、出现出血或呼吸困难等情况及时就诊。

5.发声功能康复训练

(1)食管发声:最为经济、简便、得到患者认可的方法。具体如下:吞咽空气并贮留在食管上段,然后以打嗝的方式将空气吐出,从而振动咽、食管部分发出声音,再配合口腔、舌、唇的动作,即构成语句。缺点是发声断续,不能讲长句子。并需患者有较好的体力及长期的训练。

(2)电子喉发声:喉全切除患者常用的交流方式。具体如下:将电子喉置于患者颏部或颈部做说话动作,利用音频振荡器产生声音。缺点是带有杂音,不够自然,不易理解。

(3)食管气管造瘘术:通过手术方式在气管后壁与食管前壁之间造瘘,插入发声钮(单向阀)。发声原理为:患者吸气后,堵住气管瘘口,使呼出的气体通过单向阀进入食管上端和下咽部,产生振动而发声,再配合患者口腔、舌、嘴唇、牙的动作形成语言。食管气管造瘘术的缺点为不是所有患者都适合此手术,而且手术易产生局部感染等并发症。

(孙　欢)

第十二章

感染科护理

第一节　流行性脑脊髓膜炎

一、概述

流行性脑脊髓膜炎是脑膜炎奈瑟菌引起的急性化脓性脑膜炎。带菌者和流行性脑脊髓膜炎患者是本病的主要传染源,本病隐性感染率高,感染后细菌寄生于人鼻咽部。病原菌主要经咳嗽、打喷嚏借飞沫由呼吸道直接传播。该病主要临床表现是突发高热、剧烈头痛、频繁呕吐,皮肤黏膜瘀点、瘀斑及脑膜刺激征,严重者可有败血症休克和脑实质损害,常可危及生命。部分患者暴发起病,可迅速死亡。早诊断,就地住院隔离治疗,密切监护,是治疗本病的基础。一旦高度怀疑,应尽早、足量应用细菌敏感并能够透过血—脑屏障的抗菌药物。

二、护理

(一)一般护理

(1)执行内科一般护理常规。

(2)休息与体位:绝对卧床休息,颅内高压的患者需抬高头部。呕吐取卧位,头偏向一侧,防止误吸。

(3)高热护理:以物理降温为主,药物降温为辅。

(4)皮肤护理:密切观察瘀点、瘀斑的部位、范围、程度、进展情况。注意保护瘀斑处皮肤,不使其破溃,其局部不宜穿刺,皮肤破溃发炎继发感染处要定期换药。

(二)隔离预防措施

在标准预防的基础上,执行飞沫和接触隔离。隔离至症状消失后3天,但不少于发病后7天。

(三)饮食护理

遵医嘱给予高热量、高蛋白、高维生素、易消化的流质或半流质饮食,不能进食者给予鼻饲或静脉输液治疗。并做好留置胃管的护理。

(四)用药护理

(1)病原治疗:一旦高度怀疑流脑,遵嘱在15～30分钟给予抗菌治疗。应用抗生素过程中,观察药物疗效及变态反应。

（2）颅内高压患者应用甘露醇静脉滴注治疗应在 15～30 分钟滴入，观察呼吸、心率、血压、瞳孔的变化，颅内高压及脑膜刺激征表现有无改善，并详细记录 24 小时液体出入量。

（3）抗休克治疗：①扩充血容量及纠正酸中毒治疗，严格遵医嘱执行，掌握"先盐后糖、先快后慢"的原则。②在扩充血容量和纠正酸中毒基础上，使用血管活性药物，常用药物为山莨菪碱，用药过程中密切观察血压、面色及四肢温度等。

（4）抗弥散性血管内凝血治疗：遵医嘱尽早应用肝素，注意用药剂量、间隔时间，密切观察有无出血倾向。

（五）并发症护理

潜在并发症惊厥、脑疝及呼吸衰竭。当患者出现意识障碍、烦躁不安、剧烈头痛、喷射性呕吐、血压升高等征象时，提示颅内压增高。当患者出现呼吸频率和节律出现异常、瞳孔对光反射迟钝或消失、两侧瞳孔不等大等圆时，提示有脑疝发生。应及时通知医师，配合抢救。治疗护理操作集中进行，尽量减少搬动患者，避免惊厥发生。

（六）病情观察

（1）密切观察患者的生命体征变化，高热采取物理降温及镇静剂，将体温控制在 38.5 ℃ 以下，防止惊厥的发生。

（2）密切观察患者有无暴发型流脑的发生，该型流脑病情变化迅速，病势凶险，治疗不及时可于 24 小时危及生命。①休克型：表现急起寒战、高热、严重者体温不升、头痛、呕吐、瘀点、瘀斑、面色苍白、皮肤发花、四肢厥冷、脉搏细速、呼吸急促等。应尽早应用抗生素，吸氧，平卧位，注意保暖，建立静脉通道，补充血容量、纠正酸中毒、保护重要脏器功能，观察用药反应，备齐各种抢救药物配合抢救。②脑膜脑炎型：表现为脑膜及脑实质损伤症状，高热、头痛、呕吐、意识障碍，并迅速出现昏迷。颅内压增高、脑膜刺激征等。遵医嘱尽早应用抗生素、脱水剂，予以吸痰、保持呼吸道通畅，吸氧，使用呼吸兴奋剂，必要时气管插管，使用呼吸机治疗，切忌胸外按压。③混合型：先后或同时出现休克型和脑膜脑炎型症状。

（七）健康指导

（1）疾病预防指导：流行季节前对流行区 6 个月至 15 岁的易感人群应用脑膜炎球菌多糖体菌苗进行疫苗接种；流行季节注意环境和个人卫生，注意室内通风换气，勤晒衣被和消毒儿童玩具；避免携带儿童到人多拥挤的公共场所；患者和带菌者为传染源，主要经飞沫传播。密切接触的儿童，应医学观察 7 天，并用复方磺胺甲噁唑预防用药。

（2）由于流行性脑脊髓膜炎可引起脑神经损害、肢体运动障碍、失语、癫痫等后遗症，指导家属坚持切实可行的功能锻炼、按摩等，以提高患者的生活质量。

（万会会）

第二节　流行性乙型脑炎

一、疾病概述

（一）概念和特点

流行性乙型脑炎简称乙脑，由乙型脑炎病毒引起，以脑实质炎症为主要病变的中枢神经系统急性传染病。其临床特征为高热、意识障碍、抽搐、呼吸衰竭。重症患者可留有后遗症。

乙脑病毒抵抗力不强,对温度、乙醚和酸均很敏感。加热100 ℃,2分钟;56 ℃,30分钟可以灭活。乙脑是人畜共患的自然疫源性疾病,动物(家畜如猪、牛,家禽如鸭、鸡等)或人受感染后出现病毒血症是本病的传染源。蚊虫为其主要传播媒介,流行于夏秋季。人群普遍易感,感染后可获持久免疫力。

(二)发病机制与相关病理生理

病毒随蚊虫叮咬侵入机体,在单核-吞噬细胞内繁殖,继而进入血液循环引起病毒血症。若不侵入中枢神经系统则呈隐性或轻型感染,仅在少数情况下(如机体免疫力低下、病毒量多、毒力强时),病毒才通过血-脑屏障进入中枢神经系统,引起脑炎。主要病理变化:神经细胞变性、肿胀与坏死,可形成大小不等、散在的软化灶。脑实质中有淋巴细胞和大单核细胞浸润。脑实质和脑膜血管扩张、充血,大量浆液性渗出,产生脑水肿。

(三)临床特点

典型乙脑临床表现分为初期、极期、恢复期和后遗症期。极期临床表现主要有持续高热、意识障碍、惊厥或抽搐和呼吸衰竭。高热、惊厥及呼吸衰竭是乙脑极期的严重症状,三者相互影响,其中,呼吸衰竭常为致死的主要原因。后遗症可表现为意识障碍、痴呆、失语及肢体瘫痪、癫痫等。癫痫后遗症可持续终生。

临床上根据发热、意识障碍、抽搐程度、病程长短、有无后遗症等病情轻重不同,把乙脑分为轻型、普通型、重型及极重型。

(四)辅助检查

1.血常规检查

血常规检查显示白细胞计数增高。

2.脑脊液检查

脑脊液检查显示为无菌性脑膜炎改变:压力增高,外观无色透明或微浊,白细胞计数轻度增加,氯化物正常,糖正常或偏高。

3.血清学检查

特异性 IgM 抗体测定和补体结合试验。

4.病原学检查

病毒分离和病毒核酸检测。

(五)治疗原则

(1)主要为对症治疗,处理高热、抽搐和呼吸衰竭等危重症状是乙脑患者抢救成功的关键。

(2)高热以物理降温为主,可用小量阿司匹林。

(3)持续高热伴反复抽搐者可加用亚冬眠疗法。

(4)惊厥或抽搐给予去除病因及镇静止痉。

(5)脑水肿所致者以脱水治疗为主。

(6)呼吸道痰阻者,应及时吸痰,并给予吸氧,必要时气管切开。

(7)脑实质炎症应及时予镇静止痉。

(8)呼吸衰竭应根据引起呼吸衰竭的原因给予相应的治疗。

(9)中枢性呼吸衰竭可用呼吸兴奋剂。

(10)恢复期及后遗症期应进行功能训练。

二、护理评估

(一)流行病学史评估

评估患者是否有家畜家禽,特别是猪的接触史;是否被蚊子叮咬;是否有乙脑感染史;是否发生在夏秋季节及患者的年龄。

(二)一般评估

1.生命体征

体温高达 39 ℃以上,呼吸衰竭时表现为呼吸表浅,节律不整、叹息样呼吸、潮氏呼吸以至于呼吸停止;发生循环衰竭时,血压可下降,脉搏细速,颅内高压时可出现血压升高,脉搏变慢。有无出现意识障碍,如嗜睡、昏迷。

2.患者主诉

患者常有发热、头疼症状,伴有恶心、呕吐等,患儿家长诉有昏迷和抽搐等。

3.相关记录

记录生命体征、神志、瞳孔大小及对光反射、肌张力、神经反射等。

(三)身体评估

1.头颈部

观察有无急性面容;有无口唇发绀,双瞳孔直径及对光反射情况。有无局部小抽搐,婴幼儿颅内高压时可见前囟隆起;重症患者恢复期可出现神志迟钝、痴呆。

2.肺部

并发支气管肺炎听诊呼吸音粗,坠积性肺炎可闻及湿啰音。

3.其他

观察患者有无肢体阵挛性抽搐、全身抽搐或强制性痉挛等。

4.神经系统评估

(1)较大儿童及成人均有不同程度的脑膜刺激征。

(2)若锥体束受损,常出现肢体痉挛性瘫痪、肌张力增强,巴宾斯基征阳性。

(3)小脑及动眼神经受累时,可发生眼球震颤、瞳孔扩大或缩小,不等大,对光反应迟钝等。

(4)自主神经受损常有尿潴留、大小便失禁;浅反射减弱或消失,深反射亢进或消失。

(四)心理-社会评估

患者在疾病治疗过程中的心理反应与需求,家长的反应及支持系统,后遗症期的康复需求等。

(五)辅助检查结果评估

白细胞及中性粒细胞有无升高;氯化物、糖是否正常;脑脊液压力有无增高,脑脊液外观颜色等。

(六)常用药物治疗效果的评估

1.亚冬眠疗法的评估

(1)评估生命体征变化:观察神志、体温、瞳孔变化,四肢及皮肤颜色;呼吸节律、幅度、方式、呼吸音;评估肌张力。

(2)观察抗惊厥药对呼吸的抑制作用,有无发生误吸。

(3)评估对外界的刺激反应有无减弱,有无瞳孔缩小、对光反射迟钝、呼吸深慢、深反射减弱或消失。

2.呼吸衰竭用药评估

(1)评估呼吸形态有无改变。

(2)指尖血氧饱和度和血气分析结果。

3.脱水治疗的评估

(1)有无电解质紊乱,生化检查有无低钾、低钙。

(2)准确记录液体出入量。

三、护理诊断/问题

(一)体温过高

体温过高与病毒血症及脑部炎症有关。

(二)意识障碍

意识障碍与中枢神经系统、脑实质损害、抽搐、惊厥有关。

(三)气体交换受损

气体交换受损与呼吸衰竭有关。

(四)躯体移动障碍

躯体移动障碍与意识障碍、感觉运动缺失、瘫痪、长期卧床有关。

(五)有皮肤完整性受损的危险

皮肤完整性受损与昏迷、长期卧床有关。

(六)有受伤的危险

受伤与惊厥、抽搐发作有关。

四、护理措施

(一)隔离要求

按接触传播隔离,预防蚊虫叮咬,病房有防蚊和降温设备,亚冬眠治疗者室内温度应维持在30 ℃以下。

(二)休息与环境

患者应卧床休息。环境安静、光线柔和,防止声音、强光刺激患者。

(三)病情观察

注意患者的意识状态,瞳孔大小、对光反射,体温变化,血压改变,呼吸频率、节律、幅度的改变,以早期发现脑疝的临床表现。观察惊厥发作先兆,如烦躁不安、口角抽动、指/趾抽动、两眼凝视、肌张力增高等,以及发作次数、发作持续时间、抽搐的部位和方式。准确记录出入量。

(四)意识障碍的护理

根据意识障碍不同的原因,给予相应的护理:脑水肿所致者以脱水为主。呼吸道分泌物堵塞者,应清除口咽分泌物,以保持呼吸道通畅,并吸氧。舌后坠阻塞呼吸道可用缠有纱布的舌钳拉出后坠舌体并使用简易口咽通气管,必要时行气管切开。

(五)生活护理

做好眼、鼻、口腔的清洁护理,每天用漱口液清洁口腔 2 次,口唇涂以液状石蜡,以防干裂。定时翻身、拍背,骶尾部等受压处应经常按摩,防止压疮形成。注意患者安全,防止坠床,必要时用床栏或约束带约束。有吞咽困难或昏迷者,以鼻饲或静脉补充足够水分和营养。

(六)健康教育

(1)康复期患者有肢体瘫痪者,应注意协助使其肢体保持功能位,并进行按摩和被动运动,防止肌肉挛缩和功能障碍。失语、痴呆等神经精神症状者,应鼓励患者坚持康复训练和治疗,使残疾减到最低程度。

(2)流行季节前对猪进行疫苗接种,能有效控制乙脑在人群中的流行。大力开展防蚊、灭蚊工作。对10岁以下儿童和初进入流行区的人员进行疫苗接种。

五、护理效果评估

(1)患者体温下降。

(2)患者意识恢复,水、电解质平衡。

(3)患者呼吸平稳。

(4)患者皮肤完整性良好。

(万会会)

第三节 脊髓灰质炎

脊髓灰质炎是由脊髓灰质炎病毒引起的急性传染病,临床主要表现为发热、咽痛及肢体疼痛,部分病例可发生肢体麻痹,严重患者可因呼吸麻痹而死亡。本病多发生于小儿,俗称"小儿麻痹症"。

脊髓灰质炎病毒属肠道病毒,按其抗原性的不同可分为Ⅰ、Ⅱ、Ⅲ 3个血清型,各型之间无交叉免疫。脊髓灰质炎病毒在外界生命力强,可在污水、粪便中存活数月。耐寒冷,低温下可长期存活,但对热、干燥及氧化消毒剂敏感,60 ℃ 30分钟或煮沸均可灭活,紫外线、2%碘及高锰酸钾、过氧化氢等均可使其灭活。

脊髓灰质炎病毒经口进入人体,在咽部扁桃体及肠道淋巴组织内繁殖,刺激机体产生特异性抗体而形成隐性感染。病毒进入血循环形成病毒血症。可侵犯呼吸道、消化道、心、肾等非神经组织而引起前驱期症状,此时体内有中和抗体产生,病毒被清除可使疾病停止发展,而不侵犯神经系统形成顿挫性感染。若感染病毒量大、毒力强或机体免疫力差,则病毒可通过血-脑屏障侵入中枢神经系统,引起无瘫痪型或瘫痪型表现。脊髓灰质炎病毒为嗜神经病毒,可引起中枢神经系统的广泛病变,其中以脊髓病变最严重,脑干次之。脊髓病变以前角运动神经细胞最为显著,而引起下运动神经元性瘫痪。脊髓病变又以颈段及腰段最重,尤其是腰段受损严重,故临床上可见四肢瘫痪,尤其是下肢瘫痪更为多见。

一、护理评估

(一)流行病学资料

1.传染源

人是唯一的贮存宿主。患者及无症状病毒携带者是传染源,其中轻型无麻痹患者及无症状病毒携带者,由于数量多且不易被发现,而成为本病的主要传染源。

2.传播途径

主要通过粪-口途径传播,粪便中排病毒数量多且持续时间长,可长达数周至数月,污染的水、食物、手及玩具为其主要传播方式,苍蝇、蟑螂可能成为传播媒介。发病初期亦可通过呼吸道飞沫传播,但为时短暂。

3.人群易感性

人群普遍易感,感染后可获得同型病毒的持久免疫力,本病隐性感染率高达90%以上,5岁以上儿童及成人均多已通过显性或隐性感染而获免疫。

4.流行特征

6个月以下儿童可从母体获得抗体,故以6个月至5岁小儿发病率最高,近年随着在小儿中普遍应用疫苗,小儿发病率降低,发病年龄有增高趋势。在温带地区,夏秋季发病率显著高于冬春季,在热带及亚热带地区则无明显季节性。

(二)身心状态

1.症状、体征

潜伏期为3～35天,一般为5～14天。临床表现轻重不等,有无症状型(隐性感染)、顿挫型、无瘫痪型及瘫痪型4型。其中以无症状型最多见,占90%以上;顿挫型占4%～8%;瘫痪型仅占1%～2%,瘫痪型为本病的典型表现,可分以下各期。

(1)前驱期:常有发热、食欲缺乏、多汗、乏力、咽痛、咳嗽等上呼吸道症状,或有恶心、呕吐、腹痛、腹泻等消化道症状。1～4天后多数患者体温下降、症状消失而痊愈为顿挫型,部分患者进入瘫痪前期。

(2)瘫痪前期:前驱期热退1～6天体温再次上升(呈双峰热),或由前驱期直接进入本期。患者出现高热、头痛、颈、背、四肢肌痛、感觉过敏,体检可见脑膜刺激征阳性。因颈背强直,使患儿坐起时呈三脚架征(面、臂后伸直以支撑身体),吻膝试验阳性(坐位时不能自如地弯颈使下颌抵膝),伴多汗、尿潴留等神经功能失调症状,但无瘫痪,一般1～5天后热退康复,称无瘫痪型。少数患者进入瘫痪期。

(3)瘫痪期:病后3～4天或第2天发热,1～2天后发生瘫痪,并逐渐加重,至体温正常后瘫痪停止进展。瘫痪以脊髓型最多见。为下运动神经元性瘫痪,呈弛缓性,肌张力减退,腱反射消失,多不伴有感觉障碍。瘫痪表现多不对称,常见的是四肢瘫痪,尤以下肢瘫痪多见,多数为单肢瘫痪,其次为双肢。可累及任何肌肉及肌群,如影响呼吸肌则可引起呼吸运动障碍,严重者可缺氧,甚至呼吸衰竭。脑干型的病变主要在延髓和脑桥第7、9、10、12对脑神经受损,出现面瘫、吞咽困难、呛咳、咽部痰液积聚,易发生窒息。第3、4、6对脑神经受损,出现眼球活动障碍、眼睑下垂等相应症状。如延髓呼吸中枢或血管运动中枢受损,可因呼吸衰竭和循环衰竭而死亡。部分患者有高热、嗜睡、意识障碍、昏迷、抽搐等脑炎表现。脊髓型及脑干型同时存在较常见。

(4)恢复期:瘫痪后1～2周肢体功能逐渐恢复,一般从肢体远端小肌群开始恢复,继之为近端大肌群。肌腱反射亦逐渐出现。最初1～2个月恢复较快,以后恢复减慢。上述表现一年后仍不能恢复者称后遗症,多有肌肉萎缩而出现肢体畸形,表现为脊柱弯曲、足内翻、足外翻及足下垂等。

(5)并发症:病程中可并发支气管炎、肺炎、尿路感染等。

2.心理、社会因素评估

脊髓灰质炎为急性传染病,人群普遍易感,在未用疫苗的地区本病可发生流行,病死率为

5%～15%,严重病例可留有难以恢复的后遗症,且本病无特效治疗,患者及流行区群众极易产生消极、悲观、恐惧等不良心理反应。要评估患者及家属对本病知识的了解程度及对疾病的应对方式,在流行区要评估社会群众对疾病的知识水平及对预防和隔离的重视程度。

(三)实验室检查

1.血常规

多正常,急性期血沉可增快。

2.脑脊液检查

发病初期无异常,而后微浊,颅内压稍增高,白细胞数增多,一般为$(50～500)\times10^6/L$,早期以中性粒细胞增多为主,以后则以淋巴细胞为主。热退后白细胞迅速恢复正常,蛋白质增高,且可持续4～10周,呈蛋白质细胞分离现象。氯化物正常,糖正常或稍高。

3.病毒分离

起病后1周内,可从患者鼻咽部、血、脑脊液及粪便中分离出病毒,病毒可在粪便中长时间存在,可从潜伏期到发病后3周或更长。

4.血清免疫学检查

用中和试验或补体结合试验检测血中的特异性抗体。病程中抗体滴度增高4倍以上有诊断意义。阳性率及特异性都较高,可作为近期诊断的依据。特异性 IgM 抗体的检测有利于早期诊断,其阳性率高,4周内阳性率为93.5%。

二、护理诊断

(一)体温过高
与病毒血症有关。

(二)疼痛
与病毒侵犯神经组织、肌肉痉挛有关。

(三)躯体移动障碍
与肌肉瘫痪、疼痛有关。

(四)有清理呼吸道无效的危险
与咽部肌肉及呼吸肌瘫痪、呼吸中枢受损有关。

(五)有吞咽障碍的危险
与脑神经受损有关。

(六)有传染的危险
与病毒排出有关。

三、护理目标

(1)患者体温尽快恢复正常。

(2)瘫痪进展终止,促进神经功能最大程度的恢复,防止肌肉挛缩畸形。

(3)保证营养供给,保持呼吸道通畅。

(4)患者在住院期间不发生新的潜在并发症。

(5)患者及流行区群众掌握预防隔离的重要性及疾病的基本知识。

四、护理措施

(一)前驱期的护理

前驱期无神经系统受损的表现,临床上不能做出诊断,故应对可疑患者采取预防性措施,尽可能避免瘫痪的发生。

(1)对疑似前驱期的患者,嘱其卧床休息至热退后3~7天,因活动可增加发生瘫痪的机会及加重瘫痪的程度。

(2)在此期内应避免手术,尤其是扁桃体切除术及拔除龋齿,避免或减少不必要的注射给药。这些因素较易发生瘫痪,预防注射也宜延缓。

(3)保证足够的液体量、电解质和液量。

(4)热退后一周内,仍应观察体温是否再度上升、精神状态、出汗多少、肌肉疼痛等,以便及时发现瘫痪前期的表现。

(二)瘫痪前期的护理

此期加强护理可减少瘫痪的范围或减轻瘫痪的程度。

1.休息与饮食

患者应绝对卧床休息,室内避免强烈的光线和保持通风。尽可能保持室内安静,妥善安排好治疗护理内容,保证患者有较多的休息时间,卧位要舒适,床下置木板,预防脊柱弯曲或髋关节屈曲弯缩,用橡皮圈或空心木板或泡沫塑料代替枕头,以支持颈部肌肉。

发热期给予高营养的流质或半流质,饮食中宜含适量的钠盐和钾盐,有助于维持神经和肌肉的兴奋性。如患者无吞咽困难,饮食中应有适量的多纤维蔬菜,以保持大便通畅。热退后,无延髓和呼吸肌麻痹的患者可改为普通饮食。

2.皮肤与口腔护理

保持皮肤清洁、干燥,防止骨隆突部位的皮肤长时间受压。用软海绵进行擦浴,擦浴的次序要计划好,尽量减少翻转次数,尽量缩短擦浴时间,擦浴后用软浴巾轻轻拭干,不能用力过重,防止因此而引起的肌肉痉挛。口腔护理时漱口水宜选用弱碱性溶液,既可对抗呕吐物的酸性,又能溶解口腔中的黏液。

3.湿热敷

湿热敷能缓解受累肌肉的疼痛和痉挛,并有助于改善局部循环。用拧干水的热棉垫敷于患处,外用塑料皮隔水,加盖干毛巾或周围用热水袋保温,湿热敷前皮肤应涂凡士林,防止烫伤患者,每次20~30分钟,每天2~4次。操作时减少翻动,避免触痛肢体。

4.用药及病情观察

对明显肌肉痉挛、疼痛影响休息者,可给予阿司匹林、对乙酰氨基酚、吲哚美辛或可待因等止痛剂,也可给予适量镇静剂。病情较重者可静脉注射50%葡萄糖及大剂量维生素C,每天1次,连续数天,也可静脉滴注地塞米松及氢化可的松,注意观察发热、呼吸、血压、脉搏、肌震颤、肌痉挛、肌张力等。持续发热要警惕瘫痪的可能,呼吸、脉搏、血压的改变常为延髓受累的表现。肌震颤是瘫痪的先兆,肌痉挛是脊髓后根刺激征所致,肌张力减低及腱反射减弱均为瘫痪的征象。

(三)瘫痪期的护理

1.休息与体位

在热退、瘫痪终止之前,仍需绝对卧床休息,减少不必要的刺激。瘫痪一旦停止进展,则应尽早开始各种疗法,以促进瘫痪的恢复。通过枕头、卷起的浴巾、沙袋的衬垫等保持肢体关节处于功能位置,防止或减轻肢体畸形的发生。按定向更换卧位,移动时以挪动各关节为主,以防压疮、肺炎等并发症的发生。

2.病情观察

对于早期瘫痪的患者,必须密切观察神经损害的进展情况,常规观察的内容有以下几点。①血压:延髓麻痹时既可能产生高血压,也可能产生休克;②换气是否充分与清理呼吸道的能力;③有无声带瘫痪、咽麻痹、肺水肿、肺不张或肺炎等;④咀嚼及吞咽能力;⑤膀胱排空能力。

3.吞咽障碍的护理

(1)密切观察病情,有无鼻音、饮水呛咳、吞咽困难等,只有吞咽障碍而呼吸正常者可做体位引流,备用吸引器,随时吸出口咽分泌物。

(2)吞咽困难早期,营养可暂由静脉供给,待病情稳定后再鼻饲流质。

(3)吞咽功能恢复时,宜先试喂少量开水,再逐渐增加食品的数量和种类。

4.呼吸障碍的护理

根据引起呼吸障碍的不同原因给予护理。

(1)脑干型麻痹:因脑神经麻痹引起吞咽困难致分泌物潴留而引起的呼吸道梗阻,应及时清除口咽部的分泌物,保持呼吸道通畅。视具体情况给予静脉输液或经鼻管供给饮食。酌情选用抗菌药物防治肺部感染,必要时给予呼吸兴奋剂,改善中枢性呼吸衰竭,输氧。

(2)呼吸肌麻痹:发现肺活量明显降低及血气分析出现明显异常者,应及时应用人工呼吸器。对明显呼吸障碍者或呼吸道分泌物不能清除者,应及早进行气管切开术,如病情危急可做气管插管并行人工呼吸。当患者恢复自主呼吸后即可停止人工呼吸,但必须等咳嗽及吞咽完全恢复正常、肺部感染已获控制,才能拔除气囊套管。

(四)恢复期的护理

出现瘫痪后1～2周即进入恢复期,瘫痪肌肉开始恢复功能,多自肢体远端开始恢复。应尽早进行针灸、按摩、理疗等恢复期的综合治疗,以促进神经功能最大限度地恢复,防止肌肉萎缩和挛缩畸形,已造成的畸形可行畸形矫正术。

(五)防止疾病的传播

(1)按消化道隔离,第1周还须呼吸道隔离,隔离到病后40天。

(2)患者的粪便需经漂白粉消毒2小时后倾倒。

(3)被患者分泌物、排泄物所污染的衣服、用具、食具等应随时进行消毒。一般常用煮沸法、高压蒸气法或选用1∶1 000高锰酸钾溶液、3%漂白粉澄清液、0.5%氯胺溶液浸泡30分钟等方法,对不同的物品进行消毒。

(4)不宜蒸煮或浸泡的物品可置于日光下曝晒,地面需用肥皂水或碱水洗刷。

(六)预防

对密切接触者医学观察20天,其中5岁以内未服过脊髓灰质炎减毒活疫苗者,可肌内注射丙种球蛋白0.3～0.5 mL/kg,以保护易感儿。对易感者在非流行期口服脊髓灰质炎减毒活疫苗,可产生有效免疫并能维持3年以上。服用减毒活疫苗时最好先在口中嚼碎,再用凉开水吞服,严禁用热开水冲化后服用,防止病毒被杀灭而无效。

五、护理评价

(1)体温恢复正常。

(2)潜在的并发症未发生,或虽发生经积极处理后未造成严重后果。

(3)瘫痪未继续发展,肢体功能恢复良好。

(4)流行区群众掌握疾病的基本知识及了解预防本病的重要性。

(5)严格执行消毒隔离制度,未造成疾病的传播。

(万会会)

第四节　传染性单核细胞增多症

一、概述

传染性单核细胞增多症主要是由 EB 病毒原发感染所致的急性传染病。典型临床三联征为发热、咽峡炎和淋巴结肿大,可合并肝脾大,外周淋巴细胞及异型淋巴细胞增高。病程常呈自限性。治疗主要包括抗病毒治疗及对症治疗,多数预后良好,少数可出现嗜血综合征等严重并发症。

二、护理

(一)一般护理

(1)执行内科一般护理常规。

(2)卧位与休息:取舒适卧位,绝对卧床休息。

(3)高热护理:以物理降温为主,药物降温为辅。

(4)皮疹护理:做好生活护理,保持皮肤清洁,每天温水清洗皮肤,禁用肥皂水擦洗,衣被保持清洁、平整及干燥。

(二)隔离预防措施

在标准预防的基础上,执行接触隔离。

(三)饮食护理

宜进食高热量、高蛋白、高维生素、易消化的清淡流质饮食或半流质饮食。

(四)用药护理

遵医嘱应用抗病毒药物治疗,早期应用更昔洛韦,观察药物疗效。

(五)并发症护理

1.咽喉部溶血性链球菌感染

密切观察患者咽部、扁桃体、腭垂充血肿胀情况,加强口腔护理,遵医嘱应用抗生素治疗,观察药物疗效。

2.急性肾炎

密切观察患者尿液的性质、量,水肿表现。

3.脾破裂

密切观察患者有无剧烈腹痛、血压急剧下降等。嘱患者卧床休息,避免剧烈活动或按压腹部。如出现脾破裂应立即通知医师处理。

(六)病情观察

(1)密切观察患者体温、脉搏、呼吸、血压变化。

(2)密切观察患者淋巴结肿大情况及有无粘连及压痛。

(3)密切观察患者有无咽痛及咽峡炎症状,患者咽部、扁桃体、腭垂充血肿胀情况。

(4)密切观察患者皮疹情况,包括出疹时间、形态、出疹顺序及消退。

(5)密切观察患者肝、脾大情况,有无黄疸,有无疼痛及压痛,触诊时动作要轻柔。

(七)健康指导

(1)疾病预防指导:病毒在口咽部上皮细胞内增殖,唾液中含有大量病毒,因此避免经口密切接触,患者呼吸道分泌物宜用含有效氯 500 mg/L 的消毒液浸泡消毒。

(2)休息与活动:嘱患者卧床休息,避免过早活动,以免引起并发症的发生。

(3)饮食护理:宜进食高热量、高蛋白、高维生素、易消化的食物。

(4)出院后定期复查。

(万会会)

第五节　甲型 H1N1 流感

一、疾病概述

(一)概念

2009 年 3 月,墨西哥暴发"人感染猪流感"疫情,造成人员死亡。随后,全球范围内暴发此疫情。普通猪流感是一种人畜共患传染性疾病,指发生于猪群的流感,通常人很少感染,患者大多数与病猪有直接接触史。研究发现,此次疫情是由新型猪源性甲型 H1N1 流感病毒引起的一种急性呼吸道传染病,其病原为变异后的新型甲型 H1N1 流感病毒,该毒株包含猪流感、禽流感和人流感 3 种流感病毒的基因片段,主要通过直接或间接接触、呼吸道等途径在人间传播。临床主要表现为流感样症状,多数患者临床表现较轻,少数患者病情重,进展迅速,可出现病毒性肺炎,合并呼吸衰竭、多脏器功能损伤,严重者可以导致死亡。由于人群普遍对该病毒没有天然免疫力,导致 2009 年甲型 H1N1 流感在全球范围内传播。2009 年 4 月 30 日,中华人民共和国卫生部宣布将"甲型 H1N1 流感"纳入《中华人民共和国传染病防治法》规定的乙类传染病,依照甲类传染病采取预防、控制措施。

(二)病原学

引起流行性感冒的主要病原体是流感病毒,属于正黏病毒科,流感病毒属。流感病毒具有包膜和分节段的单股负链 RNA,自外而内分为包膜、基质蛋白及核心三部分。根据基质蛋白抗原、基因特性和病毒颗粒核蛋白的不同,分为甲(A)、乙(B)、丙(C)三型。甲型流感可导致部分地区季节性流行,甚至能引起世界性暴发性大流行。

甲型 H1N1 流感病毒属正黏病毒科甲型流感病毒属的单链 RNA 病毒,根据病毒表面的糖蛋白血凝素(hemagglutinin,HA)和神经氨酸酶(neuraminidase,NA)的不同抗原特性可将甲型流感病毒分为多个亚型。HA 的作用像一把钥匙,帮助病毒打开宿主细胞的大门;NA 的作用是破坏细胞的受体,使病毒在宿主体内自由传播。这两种酶有高度的变异性,迄今为止已确定的甲型流感病毒都是根据 16 种 HA(H1～16)和 9 种 NA(N1～9)的排列组合从而命名各种亚型,如H1N1、H1N2、H5N1 等。其中HA1～3 型能够导致人类流感的大流行。由于大多数 H1N1 病毒株普遍存在于猪这种宿主体内,因此疾病暴发前期曾一度被世界卫生组织命名为"猪流感"。

甲型流感病毒表面 H 抗原具有高度易变性,因此,人类无法对该流感获得持久免疫力。流感病毒抗原性变异有抗原转变、抗原漂移两种形式,前者只在甲型流感病毒中发生。不同种属动物甲型流感病毒或不同亚型甲型流感病毒的核酸序列发生基因重排,形成重排病毒,即出现新毒株。由于病毒的抗原发生转变,人群对该病毒普遍缺乏免疫力,导致流感暴发或大流行。

典型的甲型 H1N1 流感病毒颗粒呈球状,直径为 80～120 nm,有囊膜。脂质囊膜上有许多放射状排列的突起糖蛋白(刺突),刺突分别是红细胞血凝素(HA)、神经氨酸酶(NA)和基质蛋白 M2,长度为10～14 nm。基质蛋白(M1)位于病毒包膜内部。病毒颗粒内为核衣壳,呈螺旋状对称,直径为 10 nm,包含 RNA 片段、聚合酶蛋白(PB1、PB2、PA),一些酶(包括糖蛋白血凝素、神经氨酸酶、离子通道蛋白 M2 及聚合酶蛋白)在病毒的整个生命周期中起着至关重要的作用。

甲型 H1N1 流感病毒为单股负链 RNA 病毒,基因组约为 13.6 kb,由大小不等的 8 个独立RNA 片段组成,分别编码 10 种蛋白:NA、HA、PA(RNA 聚合酶亚基 PA)、PB1(RNA 聚合酶亚基 PB1)、PB2(RNA 聚合酶亚基 PB2)、M(基质蛋白,包括 M1 和 M2,由同一 RNA 片段编码)、NS(非结构蛋白,包括 N1 和 N2,由同一 RNA 片段编码)、NP(核蛋白)。甲型 H1N1 流感病毒由猪流感、禽流感和人流感 3 种流感病毒的基因片段组成,是猪流感病毒的一种新型变异株。

甲型 H1N1 流感病毒对热敏感,56 ℃条件下 30 分钟可灭活。对紫外线敏感,但用紫外线灭活猪流感病毒能引起病毒的多重复活。猪流感病毒为有囊膜病毒,对乙醇、碘伏、碘酊氯仿、丙酮等有机溶剂均敏感。

(三)流行病学

1.概述

全球历史上曾有多次流感大流行,发病率高,人群普遍对其易感,全球人群感染率为 5％～20％,病死率 0.1％。20 世纪共发生 5 次流感大流行,分别于 1900 年、1918 年、1957 年、1968 年和 1977 年,其中以 1918 年西班牙的大流感(H1N1)最严重,全球约 5 亿人感染,病死率 2.5％。尽管在 2010 年 8 月份,世界卫生组织宣布甲型 H1N1 流感大流行期已经结束,但甲型 H1N1 流感在世界各地均存在随时卷土重来之势。

甲型 H1N1 流感的传播方式主要为呼吸道传播,其传播途径多,速度快,容易在人员密集、空气不流通的场所生存和传播,并随着人员的流动把流感病毒传播到四面八方而造成流行。当一种新的流感病毒在人类引起大规模流行后,感染过或注射过疫苗的人就对这种病毒有了一定的抵抗力,再次流行时传播和感染强度会大大减弱。同样,甲型 H1N1 流感已逐渐转变为季节性流感,并成为流感主导毒株。其流行特点是流行强度和流行范围较小,重症病例发生率较低。

2.传染源

传染源主要为甲型 H1N1 流感患者和无症状感染者。虽然猪体内已发现甲型 H1N1 流感病毒,但目前尚无证据表明动物为传染源。

甲型 H1N1 流感患者的传染期是出现症状前 1 天至发病后 7 天,或至症状消失后 24 小时(以两者之间较长者为准)。年幼儿童、免疫力低下者或者重患者的传染期可能更长。部分人虽携带病毒而自身可不发病,但仍可传染他人。

3.传播途径

甲型 H1N1 流感病毒主要通过感染者打喷嚏或咳嗽等飞沫或气溶胶经呼吸道传播,也可通过口腔、鼻腔、眼睛等处黏膜直接或间接接触传播。接触患者的呼吸道分泌物、体液和被病毒污染的物品亦可能造成传播。此外,要考虑到粪口传播,因为许多患者有腹泻症状,可能存在粪便排毒。人类不会通过接触猪肉类或者食用猪肉类产品感染甲型 H1N1 流感。

4.易感人群

人群普遍易感,无特异免疫力,9～19 岁年龄发病率高,短期内学校可发生聚集性病例。以下人群为感染甲型 H1N1 流感病毒的高危患者:①妊娠期妇女。②肥胖者(体质指数≥40 危险度高,体质指数在 30～39 可能是高危因素)。③年龄<5 岁的儿童(年龄<2 岁更易发生严重并发症)。④年龄>65 岁的老年人。⑤伴有以下疾病或状况者:慢性呼吸系统疾病、心血管系统疾病(高血压除外)、肾病、肝病、血液系统疾病、神经系统及神经肌肉疾病、代谢及内分泌系统疾病、免疫功能抑制(包括应用免疫抑制剂或 HIV 感染等致免疫功能低下)、19 岁以下长期服用阿司匹林者。以上人群如出现流感相关症状,较易发展为重症病例,应当给予高度重视,应尽早进行甲型 H1N1 流感病毒核酸检测及其他必要检查。

(四)发病机制与相关病理生理

甲型 H1N1 流感是一种流感病毒急性感染,发病机制既与病毒复制并直接造成细胞损伤和死亡有关,也与机体和病毒的免疫作用有关。病理发现主要来自尸体解剖,主要的病例改变为支气管和肺泡上皮细胞损伤,肺泡腔渗出、水肿、肺泡积血,中性粒细胞、淋巴细胞及单核样细胞浸润,部分肺组织形成以中性粒细胞浸润为主的脓肿灶。其他病理改变包括肺血栓形成和嗜血现象。

(五)临床特点

甲型 H1N1 流感是一种自限性的呼吸系统疾病,临床表现与季节性流感相似。大部分患者临床表现比较轻微,但具有高危因素的患者容易发展为重症甚至死亡。潜伏期一般为 1～7 天,多为 1～3 天,比普通流感、禽流感潜伏期长。

大多数病例有典型的流感样症状,表现为发热、咳嗽、咽痛和流鼻涕。8％～32％的病例不发热。全身症状多见,如乏力、肌肉酸痛、头痛。恶心、呕吐和腹泻等消化道症状比季节性流感多见。严重症状包括气短、呼吸困难、长时间发热、神志改变、咯血、脱水症状、呼吸道症状缓解后再次加重。重症病毒性肺炎急性进展很常见,多出现起病后 4～5 天,可导致严重低氧血症、急性呼吸窘迫综合征(ARDS)、休克、急性肾衰竭。合并 ARDS 的重症患者可以出现肺栓塞。14％～15％的甲型 H1N1 流感表现为 COPD 或哮喘急性加重,或其他基础病急性加重。少见的临床综合征包括病毒性脑炎或脑病,出现意识不清、癫痫、躁动等神经系统症状;以及急性病毒性心肌炎。新生儿和婴儿典型流感样症状少见,但可表现为呼吸暂停、低热、呼吸急促、发绀、嗜睡、喂养困难和脱水。儿童病例易出现喘息,部分儿童病例出现中枢神经系统损害。妊娠中晚期妇女感染甲型 H1N1 流感后较多表现为气促,易发生肺炎、呼吸衰竭等。妊娠期妇女感染甲型 H1N1 流感后可导致流产、早产、胎儿宫内窘迫、胎死宫内等不良妊娠结局。

(六)辅助检查

1.血常规检查

白细胞总数一般正常,重症病例可表现为淋巴细胞降低。部分儿童重症病例可出现白细胞总数升高。

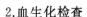

2.血生化检查

部分病例出现低钾血症,少数病例肌酸激酶、天门冬氨酸氨基转移酶、丙氨酸氨基转移酶、乳酸脱氢酶升高。

3.病原学检查

(1)病毒核酸检测:以 RT-PCR(最好采用 real-time RT-PCR)法检测呼吸道标本(咽拭子、鼻拭子、鼻咽或气管抽取物、痰)中的甲型 H1N1 流感病毒核酸,结果可呈阳性。

(2)病毒分离:呼吸道标本中可分离出甲型 H1N1 流感病毒。

(3)血清抗体检查:动态检测双份血清甲型 H1N1 流感病毒特异性抗体水平呈 4 倍或 4 倍以上升高。

4.胸部影像学检查

甲型 H1N1 流感肺炎在胸部 X 线片和 CT 的基本影像表现为肺内片状影,为肺实变或磨玻璃密度,可合并网、线状和小结节影。片状影为局限性或多发、弥漫性分布,病变在双侧肺较多见。可合并胸腔积液。发生急性呼吸窘迫综合征时病变进展迅速,双肺有弥漫分布的片状影像。儿童病例肺炎出现较早,病变多为多发及弥漫分布,动态变化快,合并胸腔积液较多见。

(七)诊断

甲型 H1N1 流感的临床表现与季节性流感相同,因此,除流感病毒外,多种细菌、病毒、支原体、衣原体等亦可引起类似症状,包括呼吸道合胞病毒、副流感病毒、鼻病毒、腺病毒、冠状病毒,嗜肺军团菌感染等。临床表现均为不同程度的发热、咳嗽、咳痰、胸闷、气促、乏力、头痛和肌痛等,统称为流感样疾病。甲型 H1N1 流感病毒虽然是一种新型病毒,但是患者感染这种病毒后的症状表现却与上述疾病从临床表现上无法进行区分,很难从症状上判断是否感染了甲型 H1N1 流感。因此,最终确诊需要依据特异性的实验室检查,如血清学检查、核酸检测和病原体分离。

1.疑似病例

符合下列情况之一即可诊断为疑似病例。符合下述 3 种情况,在条件允许的情况下,可安排甲型 H1N1 流感病原学检查。

(1)发病前 7 天内与传染期的甲型 H1N1 流感疑似或确诊病例有密切接触,并出现流感样临床表现。密切接触是指在无有效防护的条件下照顾感染期甲型 H1N1 流感患者;与患者共同生活,暴露于同一环境;或直接接触过患者的气道分泌物、体液等。

(2)发病前 7 天内曾到过甲型 H1N1 流感流行(出现病毒的持续人间传播和基于社区水平的流行和暴发)的国家或地区,出现流感样临床表现。

(3)出现流感样临床表现,甲型 H1N1 流感病毒检测阳性,但未进一步排除既往已存在的亚型。

2.临床诊断病例

仅限于以下情况做出临床诊断:同一起甲型 H1N1 流感暴发疫情中,未经实验室确诊的流感样症状病例,在排除其他致流感样症状疾病时,可诊断为临床诊断病例。在条件允许的情况下,临床诊断病例可安排病原学检查。

甲型 H1N1 流感暴发是指一个地区或单位短时间内出现异常增多的流感样病例,经实验室检测确认为甲型 H1N1 流感疫情。

3.确诊病例

出现流感样临床表现,同时有以下一种或几种实验室检测结果即可确诊。

（1）甲型 H1N1 流感病毒核酸检测阳性（可采用 real-time RT-PCR 和 RT-PCR 方法）。

（2）血清甲型 H1N1 流感病毒的特异性中和抗体水平呈 4 倍或 4 倍以上升高。

（3）分离到甲型 H1N1 流感病毒。

4.重症与危重病例诊断

（1）重症病例：出现以下情况之一者为重症病例。①持续高热＞3 天，伴有剧烈咳嗽，咳脓痰、血痰，或胸痛。②呼吸频率快，呼吸困难，口唇发绀。③神志改变，反应迟钝、嗜睡、躁动、惊厥等。④严重呕吐、腹泻，出现脱水表现。⑤影像学检查有肺炎征象。⑥肌酸激酶（CK）、肌酸激酶 M 同工酶（CK-MB）等心肌酶水平迅速增高。⑦原有基础疾病明显加重。

（2）危重病例：出现以下情况之一者为危重病例。①呼吸衰竭。②感染中毒性休克。③多脏器功能不全。④出现其他需进行监护治疗的严重临床情况。

（八）治疗原则

1.一般治疗

休息，多饮水，密切观察病情变化；对高热病例可给予退热治疗。

2.抗病毒治疗

此种甲型 H1N1 流感病毒目前对神经氨酸酶抑制剂奥司他韦、扎那米韦敏感，对金刚烷胺和金刚乙胺耐药。

（1）奥司他韦：成人用量为 75 mg，每天 2 次，疗程为 5 天。对于危重或重症病例，奥司他韦剂量可酌情加至 150 mg，每天 2 次。对于病情迁延病例，可适当延长用药时间。1 岁及以上年龄的儿童患者应根据体重给药，体重不足 15 kg 者，予以 30 mg，每天 2 次；体重 15～23 kg 者，予以 45 mg，每天 2 次；体重 24～40 kg 者，予以 60 mg，每天 2 次；体重大于 40 kg 者，予以 75 mg，每天 2 次。对于儿童危重症病例，奥司他韦剂量可酌情加量。

（2）扎那米韦：用于成人及 5 岁以上儿童。成人用量为 10 mg 吸入，每天 2 次，疗程为 5 天。5 岁及以上儿童用法同成人。

（3）对于临床症状较轻且无并发症的甲型 H1N1 流感病例，无须积极应用神经氨酸酶抑制剂。感染甲型 H1N1 流感的高危人群应及时给予神经氨酸酶抑制剂进行抗病毒治疗。开始给药时间应尽可能在发病 48 小时以内（以 36 小时内为最佳），不一定等待病毒核酸检测结果，即可开始抗病毒治疗。孕妇在出现流感样症状之后，宜尽早给予神经氨酸酶抑制剂治疗。对于就诊时即病情严重、病情呈进行性加重的病例，须及时用药，即使发病已超过 48 小时，亦应使用。

3.其他治疗

（1）如出现低氧血症或呼吸衰竭，应及时给予相应的治疗措施，包括氧疗或机械通气等。

（2）合并休克时给予相应抗休克治疗。

（3）出现其他脏器功能损害时，给予相应支持治疗。

（4）出现继发感染时，给予相应抗感染治疗。

（5）妊娠期的甲型 H1N1 流感危重病例，应结合患者的病情严重程度、并发症和合并症发生情况、妊娠周数及患者和家属的意愿等因素，考虑终止妊娠的时机和分娩方式。

（6）对危重病例，也可以考虑使用甲型 H1N1 流感近期康复者恢复期血浆或疫苗接种者免疫血浆进行治疗。对发病 1 周内的危重病例，在保证医疗安全的前提下，宜早期使用。推荐用法：一般成人100～200 mL，儿童酌情减量，静脉输入。必要时可重复使用。使用过程中，注意变态反应。

(九)预防

目前,中国甲型 H1N1 流感虽处于低发期,但国外有些国家仍然处在高发状态,形势依然严峻,不能掉以轻心。控制人感染甲型 H1N1 流感病毒,其关键在于预防。

1.控制传染源

积极监测疫情变化。一旦监测发现甲型 H1N1 流感患者,立即按照有关规定对疫源地彻底消毒。对确诊病例、疑似病例进行住院观察、预防隔离治疗。对与患者有密切接触者进行登记,给予为期 7 天的医学观察和随访,并限制活动范围,做到早发现、早报告、早诊断、早治疗。

2.切断传播途径

消毒是切断传播途径控制甲型 H1N1 流感病毒感染的重要措施之一。

(1)彻底消毒感染者工作及居住环境,对病死者的废弃物应立即就地销毁或深埋。

(2)收治患者的门诊和病房按禽流感、SARS 标准做好隔离消毒:①医务人员要增强自我防护意识,进行标准防护。首先要勤洗手,养成良好的个人卫生习惯,用快速手消毒液消毒。进入污染区要穿隔离衣、戴口罩、帽子、手套,必要时戴目镜,学会正确穿脱隔离衣。②用过的体温计用 75％乙醇浸泡 15 分钟,干燥保存;血压器、听诊器每次使用前后用 75％乙醇擦拭消毒;隔离衣、压舌板使用一次性用品,保证不被交叉感染。③保持室内空气清新流通,对诊室、病房、教室、宿舍等公共场合进行空气消毒,采用循环紫外线空气消毒器,用乳酸 2～4 mL/100 m² 或者过氧乙酸 2～4 g/m³ 熏蒸,或用 1％～2％漂白粉或含氯消毒液喷洒。④防止患者排泄物及血液污染院内环境、医疗用品,一旦污染需用 0.2％～0.4％的 84 消毒液擦拭消毒,清洗干净,干燥保管。⑤所用抹布、拖布清洁区、污染区分开使用,及时更换,经常用 0.2％的 84 消毒液擦拭桌子表面、门把手等物体表面,感染性垃圾用黄色塑料袋分装,专人焚烧处理。

(3)患者的标本按照不明原因肺炎病例要求进行运送和处理。

3.保护健康人群

(1)保持室内空气流通,每天开窗通风 2 次,每次 30 分钟。注意家庭环境卫生,保持室内及周围环境清洁。

(2)避免接触生猪或前往有猪的场所;避免到人多拥挤或通风不良的公共场所,接触流感样症状(发热、咳嗽、流涕)或肺炎等呼吸道患者,特别是儿童、老年人、体弱者和慢性病患者。

(3)养成良好的个人卫生习惯,经常使用肥皂和清水洗手,尤其在咳嗽或打喷嚏时,应用使纸巾、手帕遮住口鼻,然后将纸巾丢进垃圾桶;打喷嚏、咳嗽和擦鼻子后要洗手,必要时应用乙醇类洗手液;接触呼吸道感染者及其呼吸道分泌物后要立即洗手,接触确诊或疑似患者时要戴口罩。

(4)保持良好的饮食习惯,注意多喝水,营养充分,不吸烟,不酗酒。保证充足睡眠,勤于锻炼,减少压力。

(5)如出现流感样症状(发热、咳嗽、流涕等),应及时到医院检查治疗,不要擅自购买和服用药物,并向当地卫生机构和检验部门说明。确诊为流感者应主动与健康人隔离,尽量不要去公共场所,防止传染他人。

(6)对健康人群进行甲型 H1N1 流感疫苗预防接种。疫苗能增加人群的免疫力和降低病毒的复制能力,减慢感染扩散,降低流行峰值的高度,是个人预防的重要措施。儿童免疫接种达到 70％的覆盖率即能有效地减轻流感在儿童中的流行,并能降低与其接触的社区人群的感染率。灭活流感疫苗(TIV)和减毒活疫苗(LAIV)是目前批准使用的甲型 H1N1 流感疫苗。美国推荐用常规 TIV 预防接种 6～59 个月的儿童,鼻喷剂 LAIV 只推荐在 5 岁以上儿童中使用。人群大规模接种流感疫苗可能会发生严重不良反应,必须引起高度重视。

二、护理评估

(一)流行病学评估

1.可能的传播途径

甲型 H1N1 流感病毒可通过感染者咳嗽和打喷嚏等传播,接触受感染的生猪、接触被人感染甲型 H1N1 流感病毒污染的环境、与感染甲型 H1N1 流感病毒的人发生接触。

2.传染源

甲型 H1N1 流感患者为主要传染源。虽然猪体内已发现甲型 H1N1 流感病毒,但目前尚无证据表明动物为传染源。

3.易感人群

老人和儿童、从疫区归来人员、甲型 H1N1 流感病毒实验室研究人员、体弱多病者易感。

(二)健康史评估

(1)了解患者的年龄、性别、身高、体重、营养状况等。

(2)询问患者起病的时间,起病急缓程度,有无发热、咳嗽、喉痛、头痛等全身症状。有无腹泻、呕吐肌肉痛等;询问患者既往治疗史,效果如何,服用过何种药物,服药的时间、剂量、疗效如何,有无不良反应。

(3)询问患者是否与猪流感患者有过密切接触。

(三)身体评估

(1)评估患者的体温、血压、脉搏;监测并记录体温的变化;评估患者的全身状况,有无身体疼痛、头痛、疼痛持续时间、头痛的性质,有无呕吐、腹泻,眼睛是否发红;进行体格检查。

(2)评估患者有无潜在并发症,如严重肺炎、急性呼吸窘迫综合征、肺出血、胸腔积液、全血细胞减少、肾衰竭、败血症、休克及 Reye 综合征等。

(四)心理-社会评估

由于患者对疾病缺乏认识,对隔离制度的不理解,容易产生恐惧、焦虑的心理,评估患者的精神状态,心理状况;评估其家庭支持系统对患者的关心和态度,对消毒隔离的认识。

(五)辅助检查结果评估

1.血常规

白细胞总数一般不高或降低。

2.病原学检查

(1)病毒核酸检测:以 RT-PCR 法检测呼吸道标本中的甲型 H1N1 流感病毒核酸,结果可呈阳性。

(2)病毒分离:呼吸道标本中可分离出甲型 H1N1 流感病毒。合并病毒性肺炎时肺组织中亦可分离出该病毒。

3.血清学检查

动态检测血清甲型 H1N1 流感病毒特异性中和抗体水平呈 4 倍或 4 倍以上升高。

4.影像学检查

可根据病情行胸部影像学等检查。合并肺炎时肺内可见斑片状炎性浸润影。

三、护理诊断/问题

(一)体温过高

体温过高与病毒血症有关。

(二)焦虑

焦虑与知识缺乏、隔离治疗等有关。

(三)潜在并发症

潜在并发症如肺炎、急性呼吸窘迫综合征、肺出血、胸腔积液等。

(四)有传播感染的危险

传播感染与病原体播散有关。

四、护理措施

(一)隔离要求

1.疑似病例

疑似病例安排单间病室隔离观察,不可多人同室。

2.确诊病例

确诊病例由定点医院收治。收入甲型 H1N1 流感病房,可多人同室。

3.孕产期妇女感染甲型 H1N1 流感

孕妇感染甲型 H1N1 流感进展较快,较易发展为重症病例,应密切监测病情,必要时住院诊治,由包括产科专家在内的多学科专家组会诊,对孕产妇的全身状况及胎儿宫内安危状况进行综合评估,并进行相应的处理。如果孕妇在妇幼保健专科医院进行产前检查,建议转诊至综合医院处理。接受孕产期妇女甲型 H1N1 流感转诊病例的医院必须具备救治危重新生儿的能力。孕产期妇女辅助检查应根据孕产期情况进行产科常规项目检查。孕妇行胸部影像学检查时注意做好对胎儿的防护。

(1)待产期的甲型 H1N1 流感病例应在通风良好的房间单独隔离。

(2)分娩期的甲型 H1N1 流感病例应戴口罩,防止新生儿感染甲型 H1N1 流感。分娩过程中加强监护,并使患者保持乐观情绪。与患者有接触的医务人员和其他人员均应戴防护面罩和手套,穿隔离衣。使用隔离分娩室或专用手术间,术后终末消毒。在产后立即隔离患甲型 H1N1流感的产妇和新生儿,可降低新生儿感染的风险。新生儿应立即转移至距离产妇 2 米外的辐射台上,体温稳定后立即洗澡。

(3)患甲型 H1N1 流感的产妇产后应与新生儿暂时隔离,直至满足以下全部条件:①服用抗病毒药物 48 小时后。②在不使用退烧药的情况下 24 小时没有发热症状。③无咳嗽、咳痰。满足上述条件的产妇,可直接进行母乳喂养。在哺乳前应先戴口罩,用清水和肥皂洗手,并采取其他防止飞沫传播的措施。在发病后 7 天之内,或症状好转 24 小时内都应采取上述措施。鼓励产后母乳喂养,母乳中的保护性抗体可帮助婴儿抵抗感染。为避免母乳喂养过程中母婴的密切接触,隔离期间可将母乳吸出,由他人代为喂养。

(4)甲型 H1N1 流感的患者分娩的新生儿属于高暴露人群,按高危儿处理,注意观察有无感染征象,并与其他新生儿隔离。

(5)曾患甲型 H1N1 流感的产妇出院时,应告知产妇、亲属和其他看护人预防甲型 H1N1 流感和其他病毒感染的方法,并指导如何监测产妇及婴儿的症状和体征。出院后加强产后访视和新生儿访视,鼓励产妇继续母乳喂养。

（二）常规护理

实行严密隔离制度,嘱患者多卧床休息,多饮水,进食清淡、易消化、富含营养的食物。

（三）病情观察

严密监测患者的生命体征,记录患者体温、血压、心率的变化,记录出入量;评估患者的精神状态,意识情况;观察患者有无呼吸困难、少尿等症状,若有,提示有并发症的发生,及时通知医师,配合治疗。

（四）用药护理

人类已研制出的所有流感疫苗对于猪流感都无效,但人感染猪流感是可防、可控、可治的。及早应用抗病毒药物,在进行常规抗病毒治疗的过程中,观察药物的疗效及不良反应,鼓励患者坚持治疗。为防止细菌感染的发生,可应用抗生素。

（五）心理护理

由于患者对甲型流感的认识不足,对隔离制度的不理解,容易产生焦虑、恐惧、孤独感;护理工作人员应热心的与患者交流,回答患者提出的问题,向患者及家属讲解此病的传播途径,隔离的意义,鼓励患者配合治疗,树立与疾病作斗争的信心,争取早日的康复。

（六）健康教育

(1)勤洗手,养成良好的个人卫生习惯。

(2)睡眠充足,多喝水,保持身体健康。

(3)应保持室内通风,少去人多不通风的场所。

(4)做饭时生熟分开很重要,猪肉烹饪至 71 ℃以上,以完全杀死猪流感病毒。

(5)避免接触生猪或前往有猪的场所。

(6)咳嗽或打喷嚏时用纸巾遮住口鼻,如无纸巾不宜用手,而是用肘部遮住口鼻。

(7)常备治疗感冒的药物,一旦出现流感样症状(发热、咳嗽、流涕等),应尽早服药对症治疗,并尽快就医,不要上班或上学,尽量减少与他人接触的机会。

(8)避免接触出现流感样症状的患者。

（七）出院标准

根据中国卫健委甲型 H1N1 流感诊疗方案,达到以下标准可以出院。

(1)体温正常 3 天,其他流感样症状基本消失,临床情况稳定,可以出院。

(2)因基础疾病或并发症较重,需较长时间住院治疗的甲型 H1N1 流感病例,在咽拭子甲型 H1N1 流感病毒核酸检测转为阴性后,可从隔离病房转至相应病房做进一步治疗。

五、护理效果评估

(1)患者体温逐渐恢复正常。

(2)患者能自我调节情绪,焦虑减轻。

(3)患者遵守隔离制度,坚持合理用药。

(4)患者无并发症的发生。

(5)住院期间没有新的感染病例。

（万会会）

第六节　传染性非典型肺炎

一、疾病概述

(一)概念和特点

传染性非典型肺炎又称严重急性呼吸综合征(severe acute respiratory syndromes,SARS)是一种因感染 SARS 相关冠状病毒而导致的急性传染病。以发热、干咳、胸闷为主要症状,严重者出现快速进展的呼吸功能衰竭。

SARS 相关冠状病毒在干燥塑料表面最长存活 4 天,腹泻患者的粪便中至少存活 4 天,在 0 ℃时可长期存活。对热敏感,56 ℃加热 90 分钟,75 ℃加热 30 分钟或紫外线照射 60 分钟可被灭活,暴露于常用消毒剂即失去感染性。

现症患者是重要的传染源。近距离飞沫传播是本病最主要的传播途径。人群普遍易感。本病首发于我国,迅速传至亚洲、北美、欧洲其他地区,以大中城市多见。发病季节为冬春季。

(二)发病机制与相关病理生理

病毒在侵入机体后,早期可出现病毒血症,引起机体细胞免疫受损,出现异常免疫反应,造成肺部损害。肺部的病理改变见弥漫性肺泡损伤、间质性肺炎病变为主,有肺水肿及透明膜形成。病程 3 周后有肺泡内机化及肺间质纤维化,造成肺泡纤维闭塞,出现急性呼吸窘迫综合征。

(三)临床特点

按病情的轻重分为普通型、轻型和重型。典型病例起病急,变化快。通常以发热为首发症状,体温常超过 38 ℃,热程为 1~2 周;可伴有畏寒、头痛、食欲缺乏、身体不适、皮疹和腹泻等感染中毒性症状。呼吸道症状表现为起病 3~7 天后出现频繁干咳、气短或呼吸急促、呼吸困难;常无流涕、咽痛等上呼吸道卡他症状。痰少,偶有痰中带血丝。轻型病例临床症状轻,病程短。多见于儿童或接触时间较短的病例。重型病例病情重,进展快,易出现急性呼吸窘迫综合征。

(四)辅助检查

1.实验室检查

血常规早期白细胞计数正常或降低,中性粒细胞可增多。并发细菌性感染时,白细胞计数可升高。多数重症患者白细胞计数减少,CD4$^+$ 和 CD8$^+$T 淋巴细胞均明显减少。

2.血气分析

部分患者出现低氧血症和呼吸性碱中毒改变,重者出现 1 型呼吸衰竭。

3.X 线检查

胸部 X 线、CT 检查见肺部以间质性肺炎为主要特征。肺部阴影与症状体征可不一致,临床症状还不严重时,胸部 X 线片中已显示肺部有絮状阴影,并呈快速发展趋势。

4.病原学检查

患者呼吸道分泌物、排泄物、血液等标本,进行病毒分离,阳性可明确诊断。

5.血清学检查

双份血清抗体有 4 倍或以上升高,可作为确诊的依据。阴性不能排除本病。

6.分子生物学检测

PCR 方法敏感度较高,特异性较强,可用于检查痰液、鼻咽分泌物、血液、活检标本等。单份或多份标本 2 次以上为阳性者可明确诊断。阴性者不能排除本病的诊断。

(五)治疗原则

(1)早发现、早诊断、及时治疗有助于控制病情发展。以对症支持治疗和针对并发症的治疗为主。

(2)在疗效不明确的情况下,应尽量避免多种抗生素、抗病毒药、免疫调节剂、糖皮质激素等长期、大剂量地联合应用。

(3)高热者可使用解热镇痛药。

(4)咳嗽、咳痰者给予镇咳、祛痰药。

(5)腹泻患者注意补液及纠正水、电解质失衡。

(6)并发或继发细菌感染,可选用大环内酯类、氟喹诺酮类等抗生素。

(7)有严重中毒症状可应用糖皮质激素治疗。

(8)抗病毒可试用蛋白酶抑制剂类药物洛匹那韦＋利托那韦等。

(9)重症患者可使用免疫增强药物,如胸腺素和免疫球蛋白。

二、护理评估

(一)流行病学史评估

评估患者发病前 2 周是否有同类患者接触史,是否生活在流行区或发病前 2 周到过流行区,是否发生在冬春季。

(二)一般评估

1.生命体征

患者大多有发热,心率加快,呼吸急促等症状,非典重症患者呼吸频率＞30 次/分,多器官功能衰竭者血压可下降。

2.患者主诉

患者主诉咳嗽、气促、呼吸困难、腹泻等。

(三)身体评估

1.头颈部

观察有无急性面容,有无呼吸急促、呼吸窘迫、口唇发绀,有无出汗。

2.胸部

肺炎体征表现为语音震颤增强,可闻及肺部湿啰音,严重者胸部叩诊呈实音。

(四)心理-社会评估

患者在疾病治疗过程中有无出现焦虑、抑郁、恐惧等不良情绪,监护病房隔离产生的孤独感,以及预后的社会支持。

(五)辅助检查结果评估

1.胸部 X 线

胸部 X 线早期呈斑片状或网状改变,部分患者进展迅速可呈大片阴影。

2.胸部 CT 检查

胸部 CT 检查可见局灶性实变,磨玻璃样改变。

（六）常用药物治疗效果的评估

（1）糖皮质激素可引起不良反应，如上消化道出血、骨质疏松、继发性感染、低钾血症、低钙血症、高血糖、高血压等。

（2）干扰素等生物制品可引起发热、皮疹等变态反应。

三、护理诊断/问题

（一）体温过高

体温过高与病毒感染有关。

（二）气体交换受损

气体交换受损与肺部病变有关。

（三）焦虑/恐惧

焦虑或恐惧与隔离、担心疾病的预后有关。

（四）营养失调

低于机体需要量与发热、食欲缺乏、摄入减少、腹泻有关。

四、护理措施

（一）隔离要求

按呼吸道传染病隔离。疑似病例与确诊病例分开收治，应住单人房间。避免使用中央空调。工作人员进入隔离病室必须做好个人防护，须戴 N95 口罩，戴好帽子、防护眼罩及手套、鞋套等，穿好隔离衣。

（二）休息与活动

卧床休息，协助做好患者的生活护理，减少患者机体的耗氧量，防止肺部症状的加重。

（三）饮食护理

给予高热量、高蛋白、高维生素、易消化的食物。不能进食者或高热者应静脉补充营养，注意维持水、电解质平衡。

（四）病情观察

密切监测患者体温、呼吸频率、有无呼吸困难；了解血气分析、血常规，以及心、肝、肾功能等情况；记录 24 小时出入量；定期复查胸片。

（五）对症护理

（1）及时吸氧，保持呼吸道通畅。

（2）痰液黏稠者给予祛痰剂，鼓励患者咳出痰液，必要时给予雾化吸入。

（3）呼吸困难者应根据患者的病情及耐受情况，选择氧疗和无创伤正压机械通气。必要时，予以气管插管或切开，呼吸机给氧，但应注意医护人员的防护。

（六）心理护理

由于患者被严密隔离，往往有孤独无助感，对病情的恐惧可出现焦虑、抑郁、烦躁不安的心理。对此，医护人员应及时与患者沟通，关心安慰患者，了解其真实的思想动态，并鼓励其面对现实，树立战胜疾病的信心和勇气。

（七）健康教育

（1）患者出院后应定期检查肺、心、肝、肾及关节等功能，若发现异常，应及时治疗。出院后应注意均衡饮食,补充足够的营养素。患有抑郁症者应及时进行心理治疗。

(2)流行期间减少大型群众性集会或活动,避免去人多或相对密闭的地方;不随地吐痰,避免在人前打喷嚏、咳嗽,清洁鼻子后应洗手;勤洗手;保持公共场所空气流通;需外出时,应注意戴口罩;保持乐观稳定的心态,均衡饮食,避免疲劳,充足睡眠,适量的运动等,均有助于提高人体对传染性非典型肺炎的抵抗能力。

(3)告诉患者如果出现下列任何一种情况,请速到医院就诊:①发热。②频繁的咳嗽、胸闷、呼吸急促。

五、护理效果评估

(1)患者呼吸困难减轻、无发绀,血氧饱和度正常。

(2)患者体温下降。

(3)患者食欲增加,大便形态正常。

(万会会)

第七节 百 日 咳

百日咳是由百日咳杆菌引起的小儿急性呼吸道传染病。临床以阵发性痉咳伴有间断性鸡鸣吸气性吼声为其特征。病程长达 2～3 个月,故称百日咳。

一、护理评估

(一)流行病学资料

1.传染源

传染源是患者和感染者,传染期多在发病 1～3 周内,尤以第 1 周传染性最强。

2.传播途径

病原菌存在于患者的鼻咽部,通过飞沫传播。

3.易感人群

人群普遍易感,5 岁以下常见,尤以新生儿及婴幼儿发病率高,是因起保护作用的抗体可能属于 IgM,不能通过胎盘传递给胎儿。冬春季多见,病后多数获持久免疫力。

(二)临床资料

潜伏期为 3～21 天,一般为 7～10 天。典型临床经过可分为三期。

1.前驱期(卡他期)

表现为咳嗽、流涕、喷嚏、低热等感冒症状,伴头昏、全身不适。3～4 天后热退,感冒症状消失,但咳嗽逐日加重,尤以夜间为甚。此期可持续 7～10 天,传染性最强。

2.痉咳期

主要表现为阵发性痉挛性咳嗽,其特征为一连串 10～30 声短促咳嗽后,紧接一深长吸气,发出鸡鸣样吼声,以后继续咳嗽、吸气出现吼声,如此反复。直至咳出大量黏痰或吐出胃内容物,咳嗽暂停,不久痉咳发作时往往有面红耳赤、颈静脉怒张、口唇青紫、泪涕交流、弯腰捧腹、舌伸齿外、表情痛苦等。多次发作后出现眼睑浮肿,结膜下出血、舌系带溃疡等,但肺部无阳性体征。每天发作数次至数十次,日轻夜重。痉咳多为自发,亦可因进食、烟熏、劳累、受寒、情绪波动或检查咽部而诱发。此期为2~4周或更长。

新生儿及幼婴因咳嗽无力,气道狭小,易被黏痰阻塞,因此发作时无痉咳,也无鸡鸣样吼声,而表现为阵发性屏气、青紫、窒息甚至惊厥而死亡。

3.恢复期

痉咳逐渐减轻至停止,咳嗽也逐渐消失,此期为2~3周,有并发症者可迁延数周。部分患者因抵抗力差可并发肺炎,并发脑病者少见,亦可并发营养不良、疝、脱肛等。

(三)社会、心理状态

患者多为儿童,咳嗽剧烈,日轻夜重,往往使患儿和家长得不到较好的休息,而且病程又长,家长和患儿产生焦虑不安和烦躁。该病传染性强,易于流行,因此,社会问题关键是要做好预防工作。

(四)实验室检查

1.血常规

血白细胞总数升高,可达$(20\sim40)\times10^9/L$,淋巴细胞达$0.6\sim0.7$。

2.细菌培养

采用咳碟法、鼻咽拭子法采样,于鲍-金培养基上培养,阳性率达90%以上。

3.免疫学检查

鼻咽拭子涂片,做直接免疫荧光抗体染色检测百日咳杆菌抗原,应用酶联免疫吸附试验检测血清百日咳特异性IgM抗体,有早期诊断价值。

二、护理诊断

(一)清理呼吸道无效

阵发性痉咳与呼吸道纤毛受损、黏稠痰液积聚有关。

(二)营养失调-低于机体需要量

营养不良,与呕吐有关。

(三)有窒息的危险

窒息与咳嗽无力、痰液黏稠、声带痉挛有关。

(四)有传播感染的可能

感染与呼吸道排菌有关。

三、护理目标

(1)患者呼吸道通畅,咳嗽消失。

(2)患者的营养供应能满足机体的需要。

(3)住院期间患者无窒息现象发生。

(4)患者了解隔离消毒的要求,并能主动配合医院采取的隔离消毒措施。

四、护理措施

(一)痉咳的护理

病室保持安静、清洁、温暖,空气新鲜、流通。避免冷风、烟熏、情绪激动等刺激因素,安排适当游戏,分散其注意力,保持患儿心情舒畅。治疗和护理操作要尽量简化,集中进行,以减少痉咳的发生。保证患儿充分休息,尤其是夜间要保证有足够的睡眠。对痰液黏稠不易咳出者,可给予祛痰剂、止咳剂,或将 α-糜蛋白酶、祛痰剂及普鲁卡因等配成雾化液进行雾化吸入。保持五官、口腔清洁。如发现舌系带溃疡,可用过氧化氢或 2‰ 硼酸液洗净溃疡面,再涂以 1‰ 甲紫或冰硼酸。遵医嘱早期使用抗生素,在发病 4 天内应用疗效更佳,至痉咳期使用抗生素只能缩短排菌期及预防继发感染,不能缩短病程。首选红霉素,亦可选用氯霉素、氨苄西林等。疗程为 7～10 天。用氯霉素时应注意监测血常规。

(二)饮食的护理

应选择富于营养、易消化、较黏稠的食物,不需长时间咀嚼、在胃中停留时间不久的食物,如稠米粥、面条、菜泥、肉糊、蒸鸡蛋糕等。宜少量多餐,喂时不能过急。如饭后因痉咳引起呕吐,应及时洗脸、漱口,待休息片刻再补喂。饮食的温度要适宜,过冷过热均易致呕吐。

(三)防止窒息

对新生儿、幼婴患者必须专人守护,密切观察病情,注意有无屏气、发绀、窒息等情况。一旦发生,应沉着冷静,立即排痰、给氧,必要时进行人工呼吸,操作准确,动作迅速敏捷,用力适当,以免引起出血、骨折等。同时通知医师并配合抢救。

(四)预防感染的传播

患者按呼吸道隔离至起病后 40 天,或自出现痉咳后 30 天。病室加强通风换气,每天用紫外线空气消毒一次。患儿的分泌物、呕吐物及被污染的物品应随时消毒处理。衣服、被褥等可置于日光下暴晒 1～2 小时。

在百日咳流行期间,对密切接触者医学观察 2～3 周,同时注射百日咳免疫球蛋白,或用红霉素、复方新诺明等药物预防。对易感人群要做好儿童基础免疫,接种三联菌苗。目前,国内外已研制出含白日咳毒素和丝状血凝素的无细胞百日咳菌苗,不良反应小,安全有效。

(五)观察病情

百日咳最常见的并发症是支气管肺炎,患者如出现持续高热、气急、鼻翼翕动、烦躁不安、发绀、肺部湿啰音等,则提示并发支气管肺炎,要及时处理。患者在痉咳后期,出现剧烈头痛、躁动不安、反复抽搐、意识障碍甚至昏迷等,提示并发脑炎,应立即报告医师,配合处理。

(六)家庭护理指导

一般病儿多在家里治疗护理,医护人员应每天访视 1～2 次,并将上述护理措施的内容对家长进行指导。

(万会会)

第八节　流行性腮腺炎

一、疾病概述

(一)概念和特点

流行性腮腺炎是儿童和青少年中常见的急性呼吸道传染病,由腮腺炎病毒所引起,其临床特征为发热和腮腺非化脓性肿胀、疼痛。病毒可累及各种腺组织、神经系统及心、肝、肾、关节等器官,因而易并发脑膜脑炎、睾丸炎、胰腺炎、乳腺炎、卵巢炎等。

腮腺炎病毒属副黏液病毒,是核糖核酸(RNA)型病毒,直径为 85～300 nm。病毒存在于早期患者的唾液、血液、脑脊液、尿及甲状腺中。病毒对理化因素的作用均甚敏感,来苏、乙醇、甲醛等可于 2～5 分钟内将其灭活,暴露于紫外线下迅速死亡。在 4 ℃时其活力可保持 2 个月,37 ℃时可保持 24 小时,加热至55～60 ℃,10～20 分钟即失去活力。

传染源为早期患者和隐性感染病例。实验证明隐性感染病例在流行时所占比例较大,为30％～50％,由于本身无症状,易被忽略而不予以隔离而造成疾病广为传播。自腮腺肿大前 6 天至肿大后 9 天具有高度传染性。本病通过飞沫经呼吸道感染。人群普遍易感,但由于一岁以内婴儿体内尚有获自母体的特异性抗体,成人中约 80％通过显性或隐性感染而产生一定的特异性抗体,因此约 90％的病例发生于1～15 岁的儿童。流行性腮腺炎为世界各地常见的传染病,全年均可发病,在温带地区以春、冬季最多,在热带无明显季节性差异。在儿童集体机构、部队,以及卫生条件不良的拥挤人群中易造成暴发流行。病后可获持久免疫力。

(二)发病机制与相关病理生理

腮腺炎病毒侵入口腔黏膜和鼻黏膜,在上皮组织中大量增殖后进入血循环(第一次病毒血症),经血流累及腮腺及一些组织,并在其中增殖,再次进入血循环(第二次病毒血症),侵犯未受累及的一些脏器,引起相应器官的炎症。各种腺组织如睾丸、卵巢、胰腺、胸腺、甲状腺等均有受侵的可能,脑、脑膜、肝及心肌也常被累及,脑膜脑炎就是病毒直接侵犯中枢神经系统的后果,故腮腺炎的临床表现变化多端。

腮腺的非化脓性炎症为本病的主要病变。由于腮腺导管的部分阻塞,使唾液的排出受到阻碍,唾液中的淀粉酶排泄受阻而循淋巴进入血流,再从尿中排出,故患者血清及尿淀粉酶升高。本病病毒易侵犯成熟的睾丸,幼年患者很少发生睾丸炎。

(三)临床特点

流行性腮腺炎潜伏期为 8～30 天,平均为 18 天。患者大多无前驱期症状,而以耳下部肿大为首发征象。少数病例可出现肌肉酸痛、食欲缺乏、倦怠、头痛、低热、结膜炎、咽炎等症状。本病大多起病较急,有发热、畏寒、头痛、咽痛、食欲不佳、恶心、呕吐、全身疼痛等,数小时至 1～2 天后腮腺即显肿大。腮腺肿大最具特征性,一侧先肿胀,也有两侧同时肿胀者,一般以耳垂为中心,向前、后、下发展,状如梨形而具坚韧感,边缘不清。当腺体肿大明显时出现胀痛及感觉过敏,张口咀嚼及进酸性饮食时更甚。局部皮肤张紧发亮,表面灼热,有轻触痛。颌下腺或舌下腺也可肿大,腮腺四周的蜂窝组织亦可呈水肿。舌下腺肿大时可见舌及颈部肿胀,可出现吞咽困难。

腮腺管口(位于上颌第二磨牙旁的颊黏膜上)在早期常有红肿。唾液开始分泌增加,继之因潴留而减少。腮腺肿胀大多于 1～3 天达高峰,持续 4～5 天逐渐回复正常,整个病程 10～14 天。不典型病例可以单纯睾丸炎或脑膜脑炎的症状出现,也有仅见颌下腺或舌下腺肿胀者。

(四)辅助检查

1.常规检查

白细胞计数大多正常和稍增加,有睾丸炎者白细胞可以增高。有并发症时白细胞计数可增高,偶有类白血病反应。尿常规一般正常,有肾损害时可出现尿蛋白和管型。

2.血清和尿淀粉酶测定

90％患者的血清淀粉酶有轻至中度增高,尿中淀粉酶也增高,有助诊断。淀粉酶增高程度往往与腮腺肿胀程度成正比。血脂肪酶增高,有助于胰腺炎的诊断。

3.血清学检查

(1)中和抗体试验:低滴度如 1:2 即提示现症感染。近年来应用凝胶内溶血法,与中和试验基本一致,而比中和抗体的检测简便迅速,但方法上还需进一步改进。

(2)补体结合试验:病程早期及第 2～3 周双份血清效价有 4 倍以上增高或一次血清效价达 1:64 即有诊断意义。

(3)血凝抑制试验:用鸡胚受病毒感染,其羊水及尿囊液可使鸡的红细胞凝集。流行性腮腺炎患者恢复期血清有很强的抑制凝集作用,而早期血清的抑制凝集作用较弱,如 2 次测定效价相差 4 倍以上,即为阳性。

4.病原学检测

(1)特异性抗体检测:常用 ELISA 法检。血清流行性腮腺炎特异性 IgM 抗体效价增高是近期感染的诊断依据。对流行性腮腺炎病毒感染后不表现腮腺炎,但呈脑膜脑炎或脑炎的病例,可检测脑脊液中特异性 IgM 抗体来明确诊断。

(2)抗原检测:近年来有用特异性抗体或单克隆抗体来检测流行性腮腺炎病毒抗原,可做早期诊断。

(3)RNA 检测:应用 RT-PCR 和巢式 PCR 技术检测流行性腮腺炎病毒 RNA 敏感度高,可明显提高患者的诊断率。此外,TaqMan 探针的一步法实时定量 PCR 可测定从 $10～10^8$ copy/mL 的病毒载量,该法敏感度和特异度均高。

(4)病毒分离:腮腺肿大前 6 天至肿大后 9 天可从唾液中分离到病毒。并发脑膜脑炎或脑炎时脑脊液也常可分离到病毒。起病 2 天内血中可查到病毒。起病 2 周内尿液可查到病毒。

(五)治疗原则

1.一般治疗

按呼吸道传染病隔离。卧床休息,注意口腔卫生,饮食以流质、软食为主,适当增加维生素。

2.对症治疗

高热头痛和腮腺胀痛,可用解热镇痛药。并发睾丸炎者可予以睾丸冷敷,己烯雌酚 1 mg,每天 3 次,5～7 天。颅内高压患者可用 20%甘露醇 1～2 g/kg,静脉推注,每 4～6 小时 1 次。

3.抗病毒治疗

发病早期可用利巴韦林,1 g/d,儿童 15 mg/kg,静脉滴注,疗程 5～7 天。亦可应用小剂量干扰素,100 万～300 万单位皮下注射,每天 1 次,疗程 5～7 天,能使腮腺炎和睾丸炎症状较快消失。

4.肾上腺皮质激素

尚无肯定疗效,对重症或并发脑膜炎、心肌炎、睾丸炎时可考虑短期使用。地塞米松 5～10 mg,静脉滴注,3～5 天。

5.预防睾丸炎

青春期及男性成人患者,为预防睾丸炎的发生,早期应用己烯雌酚 1 mg,每天 3 次,3～5 天。

二、护理评估

(一)流行病学史评估

注意询问当地有无腮腺炎流行史,在 2～3 周内有无与腮腺炎患儿的密切接触史。有无麻疹、腮腺炎、风疹疫苗接种史,既往有无腮腺炎病史。

（二）症状、体征评估

评估患儿有无上呼吸道感染的前驱症状，重点评估有无腮腺炎症状、体征，如有无耳痛、咀嚼困难、以耳垂为中心的局部肿胀、压痛，有无腮腺管口的红肿。其他腺体（如颌下腺、舌下腺、睾丸）有无肿胀，有无发热、头痛、呕吐、颈项强直、神志改变等中枢神经系统受累的表现。

（三）心理-社会评估

流行性腮腺炎是一种常见的急性传染病，可累及包括腮腺在内的多个器官，临床症状多变，且易产生生殖系统、神经系统并发症，患者易产生惊慌失措等不良心理反应。要评估患者对疾病的心理状态、产生相应的情绪反应及对疾病知识的了解情况。要评估流行区儿童群体机构对疾病的应对方式及参与防治的态度。

（四）辅助检查结果评估

白细胞计数大多正常或稍增加，淋巴细胞相对增多。90％的患者血清淀粉酶有轻至中度增高，尿中淀粉酶也增高，有助于诊断。淀粉酶增高程度往往与腮腺肿胀程度成正比。脑脊液压力稍高，细胞数及蛋白量稍增多，符合病毒性感染的表现，对非典型病例，有条件时可做病毒分离和血清中特异性抗体测定。

三、护理诊断/问题

（一）疼痛

疼痛与腮腺肿胀有关。

（二）体温过高

体温过高与病毒感染有关。

（三）知识缺乏

患者及家属缺乏家庭护理及预防知识。

（四）有传播感染的危险

传播感染与病原体播散有关。

（五）潜在并发症

睾丸炎、卵巢炎与病毒侵入生殖腺体有关；脑膜脑炎与病毒侵入脑组织有关。

四、护理措施

（一）隔离要求

按呼吸道传染病隔离，一般患者可家庭隔离，病情较重或有并发症者需住院隔离。隔离期限自发病开始至腮腺消肿和症状消失为止，一般不少于 10 天。因被传染源唾液所污染的物品，在短时间接触易感者的口腔亦能引起感染，故患者用过的食具、毛巾等应予以煮沸消毒，患者使用过的被褥及玩具等，可置于日光下暴晒或以紫外线照射消毒。

（二）休息和活动

保持病房安静，发热期及有并发症者均应卧床休息，热退及轻症患者可允许在室内活动，但要适当限制活动，不可劳累。

（三）营养与饮食

患者可因张口及咀嚼食物使局部疼痛加重，宜给予富有营养且易消化的半流质或软食，如稀饭、面汤、面条等。不宜给予酸、辣、甜味及硬而干燥的食物，否则会刺激唾液腺分泌增多，可因排出通路受阻而致腺体肿痛加剧。

(四)病情观察

密切观察患者有无高热、寒战、头痛、睾丸肿痛、坠胀感等,如有异常应立即与医师联系处理。

(五)对症护理

1.发热的护理

密切监测患者体温,如体温超过 39 ℃以上者,可用物理降温或给予适当的退热剂口服。鼓励患者多饮水,成人每天保持饮水 1 500～2 000 mL。遵医嘱给予板蓝根冲剂、补液等治疗。保持皮肤清洁干燥,出汗后及时擦干并更换衣服,保持口腔清洁,预防继发细菌感染。指导和协助患者经常用生理盐水或复方硼酸溶液漱口,以清除口腔内食物残渣。

2.疼痛的护理

患者急性期应卧床休息。保持口腔清洁,协助患者饭后、睡前用生理盐水或朵贝氏溶液漱口。常规给予如意金黄散或青黛散调醋敷局部,每天 1～2 次。疼痛较剧者,可进行腮腺局部间歇冷敷。忌酸辣等饮食,以防加剧疼痛。

(六)心理护理

本病多发生于儿童及青少年,易产生恐惧心理,需耐心与患者交谈,介绍疾病的特点和发展趋势,使其消除不良心理反应,主动配合治疗和护理。

(七)并发症的观察与护理

1.脑膜脑炎

脑膜脑炎多见于腮腺肿胀后 1 周,可有高热、嗜睡、头痛、呕吐、脑膜刺激征阳性等表现,应密切观察生命体征及瞳孔变化,若有变化。立即告知医师,保持患儿安静,限制探视。嘱患者卧床休息,颅内压较高者注意取去枕平卧位。呕吐频繁者可暂禁饮食,给予静脉补液。有高热、头痛及烦躁不安者,可给予头部冷敷或服用退热止痛剂,重症患者可静脉滴注肾上腺皮质激素。颅内压增高者应静脉给予甘露醇或山梨醇等脱水剂。

2.睾丸炎

睾丸炎多见于 10 岁以上的男孩,发生于腮腺肿大后 1 周,表现为寒战、高热、睾丸肿痛、质硬、压痛明显,可伴阴囊水肿。护理人员应主动关心患者,密切观察病情,若出现上述症状,应立即与医师联系处理。嘱患者卧床休息,用丁字带将睾丸托起。每 4 小时监测体温一次,遵医嘱给予解热止痛剂,静脉滴注氢化可的松或口服泼尼松。疼痛难忍者给予局部冷敷,严重者可用 2%普鲁卡因局部封闭。

3.胰腺炎

注意观察患者有无发热、腹痛、恶心、呕吐、血及尿淀粉酶增高等急性胰腺炎表现,有异常者按急腹症处理。暂禁食,静脉输液,腹胀严重者可行胃肠减压,腹痛缓解后从少量清淡流质开始,逐渐恢复饮食。上腹部置冰袋或肌内注射阿托品、东莨菪碱等用于解痉止痛,病情较重者可遵医嘱静脉滴注氢化可的松或地塞米松。便秘者可用开塞露通便。必要时给予抗生素。

(八)健康教育

(1)单纯性腮腺炎患者,一般不需住院治疗。护士应向家属介绍腮腺炎的症状、流行特点及可能产生的并发症,并指导家属做好隔离、用药、饮食等护理工作。一旦发现并发症,应立即到医院就诊。

(2)告知家属学龄前期或学龄期的患儿在患病期间应在家隔离,疾病愈后要增加体格锻炼。

做好各种计划免疫,提高机体抗病能力。

五、护理效果评估

(1)患者体温逐渐下降至正常。

(2)腮腺肿痛消失。

(3)患者能按要求进行休息和饮食。

(4)患者及家属能积极配合医务人员进行隔离、消毒工作,掌握对疾病的正确应对方式。

(5)住院期间没有发生新的潜在并发症和新的感染病例。

(万会会)

第九节　手足口病

一、概述

手足口病是由一组肠道病毒引起的急性传染病,其中以柯萨奇病毒 A 组 16 型和肠道病毒 71 型感染最常见。本病传染源为患者和隐性感染者,传染性强,患者和病毒携带者的粪便、呼吸道分泌物及黏膜疱疹液中含有大量病毒,主要经粪—口途径传播,其次是呼吸道飞沫传播。一年四季均可发病,以夏、秋季节最多。多发生在 10 岁以下的婴幼儿,临床以发热及手、足、口腔等部位皮肤黏膜的皮疹、疱疹、溃疡为典型表现,少数患儿可引起心肌炎、肺水肿、无菌性脑脊髓膜炎、脑炎等并发症,个别重症患儿病情发展快,会导致死亡。手足口病的治疗目前尚缺乏特异、高效的抗病毒药物,以一般治疗、对症和病原治疗为主。

二、护理

(一)一般护理

(1)执行内科一般护理常规。

(2)休息:一周内绝对卧床,加强生活护理。

(3)皮肤疱疹护理:加强口腔护理,每天餐后用温水漱口。衣物被褥保持清洁,剪短指甲,必要时包裹双手,防止抓破皮肤。

(4)隔离预防措施:在标准预防的基础上,执行接触和飞沫隔离。隔离至皮疹消退及水疱结痂,一般需 2 周。

(二)饮食护理

多饮水,给予清淡、富含维生素、易消化的流质或半流质饮食,禁食刺激性食物,不能进食者给予鼻饲或静脉补充营养治疗,并做好留置胃管的护理。

(三)用药护理

遵医嘱予以病原及对症治疗,观察治疗疗效。颅内高压患儿应限制入量,控制输液速度,给予 20%甘露醇治疗,15～30 分钟滴入,并详细记录 24 小时出入量。应用米力农、多巴胺、多巴酚丁胺等血管活性药物,密切监测血压及循环系统的变化。

(四)并发症护理

1.神经系统受累

观察患儿有无头痛、呕吐、嗜睡、抽搐、瘫痪、脑膜刺激征、谵妄甚至昏迷,颅内高压或脑疝的表现等。

2.呼吸、循环衰竭

观察患儿有无呼吸困难、呼吸浅促或节律改变、咳白色、粉红色泡沫样痰、面色苍白、四肢发冷等,保持呼吸道通畅,吸氧。呼吸功能障碍者应及时行气管插管,使用正压机械通气。在维持血压稳定的情况下限制液体入量,遵医嘱应用血管活性药物,观察用药疗效。

(五)病情观

密切观察病情变化,及时发现重症患者。

(1)密切观察体温、脉搏、呼吸、血压、血氧饱和度的变化。

(2)密切监测神经系统表现,如精神差、嗜睡、易惊、头痛、呕吐、谵妄、肢体抖动等。

(3)密切观察呼吸系统表现,如呼吸困难、呼吸浅促或节律改变,咳白色、粉红色泡沫样痰等,需警惕神经源性肺水肿。

(4)密切观察循环系统表现,如心率增快或减慢,出冷汗、四肢凉、皮肤花纹、血压升高或下降等。

(六)健康指导

(1)疾病预防指导:执行接触和飞沫隔离。隔离至皮疹消退及水疱结痂,一般需 2 周。患儿所用物品应消毒处理,可用含氯消毒液浸泡或煮沸消毒,不宜浸泡的物品可放在日光下曝晒。粪便需经含氯消毒液消毒浸泡 2 小时后倾倒。

(2)休息与饮食:卧床休息,饮食宜清淡、易消化、富含维生素,多饮水。

(3)养成良好的个人卫生习惯,口咽部疱疹者每天餐后应用温水漱口,手足疱疹者保持衣服、被褥清洁、干燥,剪短患儿指甲,必要时包裹双手,防止抓破皮肤。家属接触患儿前后及处理粪便后均要洗手。

(4)讲解早期重症手足口病症状体征,如高热持续不退、精神差、肢体抖动、呼吸节律改变等,以便及早识别重症患者,及时救治。

(万会会)

第十节 猩 红 热

一、概述

猩红热是 A 组 β 型链球菌引起的急性呼吸道传染病。患者及带菌者是主要传染源,主要经空气、飞沫传播。全年均可发病,以冬、春季多。其临床特征为发热、咽峡炎、全身弥漫性鲜红色皮疹和疹后明显脱屑。少数患者病后出现心、肾、关节损害。临床分为普通型、脓毒型、中毒型及外科型四型。A 组链球菌对青霉素敏感,应用青霉素治疗。

二、护理

(一)一般护理

(1)执行内科一般护理常规。

(2)休息：急性期宜卧床休息，加强口腔护理。

(3)高热护理：以物理降温为主，药物降温为辅。

(4)皮疹护理：皮疹可用温水清洗，禁用肥皂水擦洗，大片脱皮避免手撕，使其自然脱落或用无菌剪刀剪掉。

(二)隔离预防措施

在标准预防的基础上，执行飞沫和接触隔离。隔离至症状消退后一周或每天一次，连续3次咽拭子培养阴性。有化脓性并发症者隔离至治愈为止。

(三)饮食护理

应给予清淡、富含维生素、营养丰富、易消化的流质或半流质饮食，保证足够入量，禁食刺激性食物。并发肾炎时给予低钠饮食。

(四)用药护理

遵医嘱应用青霉素治疗时保证足量、足疗程，密切观察药物疗效及不良反应，如发热、咽炎及皮疹消退情况。

(五)并发症护理

常见并发症有化脓性淋巴结炎、心肌炎、肾小球肾炎和关节炎，密切观察病情，用抗生素进行病原治疗，对已化脓病灶，可切开引流或手术治疗。

(六)病情观察

(1)密切观察体温变化及伴随症状等，发热程度、热型及持续时间等。

(2)密切观察咽峡炎表现，有无咽痛、吞咽痛、局部充血及脓性渗出液。

(3)密切观察皮疹变化，包括出疹时间、部位、先后顺序、形态及皮疹消退等，并详细记录。

(4)观察肾损害表现，如眼睑水肿、尿少、血尿等。

(5)观察中毒型表现，有无如高热、头痛、剧烈呕吐、意识不清、中毒性心肌炎及感染性休克等表现。

(七)健康指导

(1)疾病预防指导在流行期间注意室内通风换气，尽量避免携带儿童到人员聚集的公共场所，外出戴口罩。猩红热主要经空气、飞沫传播。隔离期至症状消退后一周或每天一次，连续3次咽拭子培养阴性。对密切接触者，应严密观察7天。对可疑猩红热、咽峡炎患者及带菌者，均应隔离治疗。

(2)高热期：多饮水，饮食宜清淡、易消化，避免进食辛辣、刺激性食物。

(3)皮肤的护理：出疹患儿皮肤瘙痒，禁止抓挠以免引起皮肤感染。勤剪指甲，温水擦洗皮肤。脱皮时不要用力搓或撕剥，以免引起皮肤感染。衣着宽松，勤换内衣。

（万会会）

第十三章

中医科护理

第一节　中医一般护理

中医一般护理涉及患者日常生活的各个方面,直接影响着疾病的治疗效果和预后,做好一般护理,在疾病的治疗和康复过程中有着重要的意义。一般护理包括病情观察、生活起居护理、情志护理、饮食调护、用药护理等方面。

一、病情观察

中医护理学的基本特点是整体观念和辨证施护。密切观察病情,收集有关病史、症状和体征,进行分析、综合,辨清疾病的原因、性质、部位及邪正关系,概括判断为某种性质的证;根据辨证的结果,才能确立相应的治疗和护理方法。

(一)内外详察

人体是一个有机的整体,在疾病状态下,局部的病变可以影响全身,精神的刺激可以导致气机的变化。在观察病情时,必须从整体上进行多方面的考察,对病情进行详细的询问及检查,广泛而详细地收集临床资料,才能为护理提供客观依据。这是一种从局部到整体、从现象到本质的辨证思维方法。

(二)四诊合参

望、闻、问、切四诊是中医收集病情资料的基本方法,每一种方法都各有特点,同时也存在一定的局限性。所以观察病情时必须四诊合参,才能对病证作出正确的判断,从而制订正确的护理措施。

(三)病证结合

"病"和"证"不是同一个概念。辨病是对疾病的认识,有利于从疾病的全过程和体征上认识疾病;辨证则是对疾病的进一步深化,重在从疾病当前的表现中明确病变的部位和性质。只有将二者有机结合,才能准确认识疾病的发展规律,为正确的护理指明方向。"病证结合"是中医临床的自然选择。

(四)甄别真假

由于病情的发展、病机的变化、邪正消长的差异、机体的表现不同或处于不同的发展阶段,护理时应密切观察病情变化,具体问题具体分析,运用不同的方法进行护理。一般情况下,疾病的临床表现与其本质属性是一致的,但有的疾病却出现某些和本质相矛盾,甚至相反的临床症状,即在证候上出现假象,临床护理时应细加甄别,勿犯虚虚实实之弊。

二、生活起居护理

生活起居护理是指针对患者的病情给予特殊的环境安排和生活照料。

(一)顺应自然

1.顺应四时

春、夏、秋、冬四季交替变化,人体的生理活动也会随之变化。春季阳气生发,应早起健身以舒发气机,吸取新鲜空气;但初春天气寒暖不一,应防止风寒侵袭,随时增减衣服。夏季阳气旺盛,应晚卧早起,保持心境平和;但由于暑湿较重,白天当避暑,夜晚不贪凉。秋天万物成熟,人体阳气逐渐内收,阴气渐长,应注意收敛精气;由于燥气较甚,昼夜温差悬殊,还要注意冷暖适宜,保养阴津。冬季阴寒极盛,阳气闭藏,应注意养精固阳,防寒保暖。

2.调适昼夜

人体的阳气随着昼夜晨昏的变化,呈现朝生夕衰的规律。患者机体阴阳失去平衡,自身调节能力随之减弱,对于昼夜晨昏的变化,也会出现较为敏感的反应,从而出现"昼安""夜甚"的现象。特别对一些危重的患者应加强夜间观察,防止出现意外的情况。

3.平衡阴阳

人体患病的根本原因,则是阴阳失去了平衡。因此,护理疾病,首要的是调理阴阳,应根据机体阴阳偏盛偏衰的具体情况去制订护理措施,从日常起居、生活习惯、居处环境等各方面贯彻平衡阴阳的思想,以使人体达到"阴平阳秘,精神乃治"的境地。

(二)适宜环境

1.病室环境

病室应安静、整洁、舒适,使患者身心愉快。如心脏疾病患者,常可因突闻巨响而引起心痛发作;失眠患者稍有声响就难以入眠或易醒等。因此,病室的陈设要简单、适用,保持地面、床、椅子等生活用品的清洁卫生;出入病室人员应做到"四轻",即说话轻、走路轻、关门轻、操作轻。

2.病室通风

保持空气清新是病室应有的基本条件之一,室内应经常通风。通风应根据季节和室内的空气状况,决定每天通风的次数和每次持续的时间,一般每天应通风 1～2 次,每次 30 分钟左右。通风时应注意勿使患者直接当风。

3.病室温度、湿度

病室温度一般以 18～20 ℃为宜,阳虚和寒证患者多畏寒肢冷,室温宜稍高;阴虚及热证患者多燥热喜凉,室温可稍低。病室的相对湿度以 50%～60%为宜。阳虚证和燥证患者,湿度可适当偏高;阴虚证和湿证患者,湿度宜偏低。

4.病室光线

一般病室要求光线充足,以使患者感到舒适愉快。但应根据病情不同宜适当调节,如感受风寒、风湿、阳虚及里寒证患者,室内光线宜充足;感受暑热之邪的热证、阴虚证、肝阳上亢、肝风内动的患者,室内光线宜稍暗;长期卧床的患者,床位尽量安排到靠近窗户的位置,以得到更多的阳光,有利于患者早期康复。

（三）生活规律

起居有常即日常生活有一定规律并合乎人体的生理功能活动。

1.作息合理

作息时间的制订应因时、因地、因人、因病情而不同。一般应遵循"春夏养阳，秋冬养阴"的原则。具体言之，春季宜晚睡早起，以应生发之气；夏季宜晚睡早起，以应长养之气；秋季宜早睡早起，以应收敛之气；冬季宜早睡晚起，以应潜藏之气。常言道"日出而作，日入而息"，在护理患者时，要督促其按时起居，养成有规律的睡眠习惯。

2.睡眠充足

充足的休息和睡眠，可促进患者身体康复，每天睡眠时间一般不少于 8 小时，故有"服药千朝，不如独眠一宿"之说。睡眠时间过长会导致精神倦怠，气血郁滞；睡眠时间过短则易使正气耗伤。更要避免以夜作昼，阴阳颠倒。

3.劳逸适度

在病情允许的情况下，凡能下地活动的患者，每天都要保持适度的活动，以促进气血流畅，增强抵御外邪的能力，有利于机体功能的恢复。患者的活动要遵循相因、相宜的原则，根据不同的病证、病期、体质、个人爱好以及客观环境等进行安排。活动场地以空气清新为好，应避免剧烈运动。

三、情志护理

七情六欲，人皆有之，情志活动属于人类正常生理现象，是机体对外界刺激和体内刺激的保护性反应，有益于身心健康。

情志护理是指在护理工作中，注意观察、了解患者的情志变化，观察其心理状态，减少或消除不良情绪的影响，使患者处于治疗中的最佳心理状态，以利于身体的康复。

（一）关心体贴

患者的情志状态和行为不同于正常人，常常会产生各种心理反应，如依赖性增强，猜疑心加重，主观感觉异常，情绪容易激动或不稳定，表现为寂寞、苦闷、忧愁、悲哀、焦虑等。护理人员应善于体察患者的疾苦，态度要和蔼，语言要亲切，动作要轻盈，衣着要整洁，使患者从思想上产生安全感，从而以乐观的情绪、良好的精神状态面对自己的病情，增强战胜疾病的信心。

（二）因人制宜

患者的体质有强弱之异，性格有刚柔之别，年龄有长幼之殊，性别有男女之分，同时家庭背景、生活阅历、文化程度、所从事的职业和所患疾病等都有不同，面对同样的情志刺激，会有不同的情绪反应。

1.体质差异

患者的体质有阴阳禀赋之不同，对情志刺激反应也各有不同，阳质多恼怒，阴质多忧愁；体质瘦弱之人，多郁而寡欢，而体质强悍之人，则感情易于暴发。

2.性格差异

一般而言，性格开朗乐观之人，心胸宽广，遇事心气平静而自安，故不易生病，病后也易于康复；性格抑郁之人，心胸狭窄，感情脆弱，情绪易于波动，易酿成疾病，病情缠绵。

3.年龄差异

儿童脏腑娇嫩，形气未充，易为惊、恐致病；成年人血气方刚，又处在各种复杂的环境中，易为怒、思致病;老年人,常有孤独感,易为忧郁、悲伤、思虑致病。

4.性格差异

男性属阳,以气为主,感情粗犷,刚强豪放,易为狂喜大怒而致病;女性属阴,以血为先,感情细腻而脆弱,一般比男性更易为情志所患,多易因忧郁、悲哀而致病。

（三）清静养神

七情六欲是人之常情,然喜、怒、忧、思、悲、恐、惊七情过激,均可引起人体气血紊乱,导致疾病的发生或加重。因此,精神调摄非常重要,要采取多种措施,保持患者情绪稳定,及时提醒探视者不要给患者不必要的精神刺激,危重患者尽量谢绝探视。

（四）移情易性

针对不同患者,应分别施予不同的情志护理方法。如情志相胜法、以情制情法、发泄解郁法、移情疗法、暗示疗法、释疑疗法等,以消除患者对疾病的疑惑,解除或减轻患者的不良情绪,转移其对疾病的注意力,给予其合理的宣泄渠道,促进机体的康复。

（五）怡情畅志

保持乐观愉快的情绪能使人体气血调和,脏腑功能正常,有益于健康。对于患者而言,不管其病情如何,乐观的心情均可以促使病情的好转,所以,医护人员要从言语、行为等各个方面,给予患者全方位的关心,使其能保持乐观的情绪和愉悦的心情。

四、饮食调护

利用饮食调护配合治疗,是中医护理的一大特色。在疾病治疗过程中,饮食调护得当,可以缩短疗程,提高疗效,有的食物还具有直接治疗疾病的作用。

（一）饮食宜忌

一般来讲,患病期间宜食清淡、易消化、营养丰富的食品,忌食生冷、油腻、辛辣等食物;具体而言应根据患者的证型进行合理的饮食指导。如寒证患者宜食温热性食物,忌食寒凉和生冷之品;热证患者宜寒凉及平性食物,忌食辛辣、温燥之品;虚证患者饮食宜清淡而营养,忌食滋腻、硬固之品;实证患者饮食宜疏利、消导,忌食补益之品。

（二）辨证施食

1.因人、因病施食

饮食调护应根据不同的年龄、体质、个性等方面的差异,分别予以不同的调摄。体胖者多痰湿,饮食宜清淡,宜多食健脾除湿、润肠通便的食物;体瘦者多阴虚内热,宜食滋阴生津的食物;妊娠期妇女,宜食性味甘平、甘凉的补益之品,即所谓"产前宜凉";哺乳期宜食富有营养、易消化、温补而不腻之物,即所谓"产后宜温";小儿身体娇嫩,为稚阴稚阳之体,宜食性味平和,易于消化,又能健脾开胃的食物,而且食物宜品种多样,粗细结合,荤素搭配;老年人脾胃功能虚弱,运化无力,气血容易亏损,宜食清淡、熟软之物。

2.因时、因地施食

由于春、夏、秋、冬四时气候的变化对人体的生理、病理有很大影响,因此,应当在不同的季节合理选择调配不同的饮食。如春季应适当食用辛温升散的食品;夏季应进食清淡、解暑、生津之品;秋季饮食应以滋阴润肺为主,可适当食用一些柔润食物,以益胃生津;冬季宜食用具有滋阴补阳作用且热量较高的食物,而且宜热饮热食,以保护阳气。此外,饮食调护还应注意地理位置的差异,如南北不仅温差较大,生活习惯也不相同,应灵活调配饮食。

(三)调配食物

1.荤素搭配

各种食物中所含的营养成分各有不同,只有做到食物的合理搭配,才能使人体得到均衡的营养,满足各种生理活动的需要。《素问·脏气法时论》中指出:"五谷为养,五果为助,五畜为益,五菜为充,气味合而服之,以补精益气",就说明了饮食护理和全面概括了谷类、肉类、蔬菜、果品等饮食物在体内补益精气的作用。

2.饮食调和

饮食调和包括五味调和、寒热调和。饮食是否调和,对于人的身体健康至关重要。

(1)谨和五味:五味调和是中国传统饮食的最高法则。《吕氏春秋》记载:"调合之事,必以甘、酸、苦、辛、咸。"五行学说认为五味与五脏有密切的关系,即酸入肝,苦入心,甘入脾,辛入肺,咸入肾。五脏可因饮食五味的太过或不及而受到影响,五味调和适当,机体就会得到充分的营养;反之,如果长期偏食,就会引起机体阴阳平衡失调而导致疾病。如过食酸味的食物,可致肝木旺盛乘脾土,而见皮肉变皱、变厚,口唇肥厚等。另一方面饮食不当则会加重病情,如根据五行相克理论,肝病忌食辛味食物,否则会使肝气更盛,病必加剧。

(2)寒热调和:食物有寒热温凉之异,若过分偏嗜寒或热,会导致人体阴阳的失调,发生某些病变。如过食生冷、寒凉之物,可以损伤脾胃阳气,使寒湿内生,发生腹痛、泄泻等症;多食煎炸、温热之物,可以耗伤脾胃阴液,使肠胃积热,发生口渴、口臭、嘈杂易饥、便秘等症。因此,饮食须注意寒热调和,不可凭自己的喜恶而偏嗜。

(四)饮食有节

《黄帝内经》有"饮食有节,度百岁乃去",而"饮食自倍,脾胃乃伤"之记载。饮食有节包括定时和定量:定时是指进食要有相对固定的时间,有规律的定时进食,可以保证消化、吸收功能有节奏地进行,脾胃可协调配合,纳运正常。定量是指进食宜饥饱适中恰到好处,不可忍饥不食,更不可暴饮暴食。过饥则机体营养来源不足,无以保证营养供给,使机体逐渐衰弱,影响健康;过饱则会加重胃肠负担,使食物停滞于胃肠,不能及时消化,影响营养的吸收和输布。

(五)饮食卫生

新鲜清洁的食物,可以补充机体所需要的营养,而腐烂变质的食物易使人出现腹痛、泄泻、呕吐等中毒症状,严重者可出现昏迷或死亡。大部分食物需经过烹调加热后方可食用,其目的在于使食物更容易被机体消化吸收,同时,食物在加热过程中,通过清洁、消毒,可祛除一些致病因素。

(六)饮食有方

1.进食宜缓

进食时应该从容和缓,细嚼慢咽,这样既有利于各种消化液的分泌,又能稳定情绪。

2.进食宜专致

进食时,应尽量将头脑中的各种琐事抛开,把注意力集中到饮食上来,这样有利于消化吸收。

3.进食宜乐

进食前后应保持良好的环境和愉快的心情。进食的环境宜宁静整洁,进食的气氛宜轻松愉快,进食时可适当配以轻松舒缓的音乐。

五、用药护理

药物治疗是中医治疗疾病最常用的手段,护理人员除了要具备中药的基本知识外,更要正确地掌握给药时间和用药方法。

（一）用药原则

1.遵医嘱用药

药物不同,剂型不同,用药的途径、方法和时间也各有不同,用药时应严格遵医嘱。

2.执行查对制度

用药时查对的内容包括患者姓名、住院号、病名、药物种类和剂型、给药途径、煎煮方法、给药时间及饮食宜忌等,对于药性峻烈甚至有毒的药物,尤其要加以注意。

3.正确安全用药

用药是否正确,不仅关系到药物疗效,还可能出现毒副反应。用药时要特别注意了解患者有无药物过敏史及配伍禁忌,用药后要密切观察患者的用药反应,一旦发现毒副反应,应立即停药,报告医师,配合抢救。

（二）药物的用法及护理

1.解表类药物的用药护理

服药时宜热服,服药后即加盖衣被休息,并啜热饮,以助药力。发汗应以遍身微汗为宜,即汗出邪去为度,不可发汗太过。汗出过多时,应及时用干毛巾或热毛巾擦干,注意避风寒。如果出现大汗不止,易致伤阴耗阳,应及时报告医师,采取相应措施。

2.泻下类药的用药护理

服用寒下剂,不能同时服用辛燥及滋补药;逐水剂有恶寒表证或正气虚者忌服;润下剂宜在饭前空腹或睡前服用;攻下剂苦寒、易伤胃气,应以邪去为度,得效即止,慎勿过剂。用药期间,应密切观察生命体征及病情变化,注意排泄物的色、量、质等,如果泻下太过,出现虚脱,应及时报告医师,配合抢救。

3.温里类药的用药护理

使用温里药时,要因人、因时、因地制宜。若素体火旺之人,或属阴虚失血之体,或夏天炎暑之季,或南方温热之域,剂量一般宜轻,且中病即止;若冬季气候寒冷或素体阳虚之人,剂量可适当增加。温中祛寒药适用于久病虚证,由于药力缓,见效时间长,应嘱咐患者坚持服药。温经散寒药适用于寒邪凝滞经脉之证,服药后,应注意保暖,尤以四肢及腹部切忌受凉。回阳救逆药适用于阳气衰微,阴寒内盛而致的四肢厥逆、阳气将亡之危证。

4.清热类药的用药护理

宜饭后服药,服药后应注意休息,调畅情志,以助药力顺达。清热类药多属苦寒,易伤阳气,故服药期间,应注意观察病情变化,热清邪除后宜停药,以免久服损伤脾胃。饮食宜清淡,忌食黏腻厚味之品。脾胃虚寒者及孕妇禁用或慎用。

5.消导类药的用药护理

消食剂不可与补益药及收敛药同服,以免降低药效。服药期间,观察大便次数和形状,若泻下如注或出现伤津脱液,应立即报告医师。服药期间,饮食宜清淡,勿过饱,鼓励适当运动,有助于脾的升清和胃的降浊。

6.补益类药的用药护理

补益药宜饭前空腹服用,以利药物吸收。服药期间,应注意观察精神、面色、体重等变化,随时增减药量。由于补益药见效缓慢,故应做好心理护理,鼓励患者坚持用药,同时要注意饮食调护,忌食白萝卜和纤维素含量多的食物。

7.化痰止咳平喘类药的用药护理

温肺化痰类药物大多有毒,服用剂量不可过大;祛痰药物系行消之品,宜饭后服用,中病即止;平喘药宜在哮喘发作前或发作时服用;治疗咽喉疾病宜少量多次频服,缓缓咽下。用药期间注意观察病情变化,指导患者进行适度的户外活动,呼吸新鲜空气,使肺气通达。忌食生冷、辛辣、肥腻及过咸、过甜等助湿生痰之品,严禁烟酒。

8.安神类药的用药护理

安神类药宜在睡前半小时服用,病室应保持安静,做好情志护理,尤其是睡前要消除紧张和激动的情绪。

（慕翠珍）

第二节　中医八法护理

八法是清代医家程钟龄根据历代医家对治法的归类总结出来的,是中医的治疗大法,也是指导临床护理工作的主要法则。它包括汗、吐、下、和、温、清、消、补八种方法,简称"八法"。现将八法各自的含义及其护理分述如下。

一、汗法及护理

汗法是通过开泄腠理、调畅营卫、宣发肺气等作用,使邪气随汗而解的一种治疗方法,主要用于外感表证。麻疹、水肿、疮疡、痢疾初起等兼有表证者,也可采用汗法以透泄邪毒。由于病情有寒热、邪气有兼夹、体质有强弱,故汗法有辛温、辛凉等区别。其主要护理措施如下。

(一)生活起居护理

患者居室应安静,空气应清新,宜多加衣被。根据病情、气候调节室内温度与湿度。

(二)饮食护理

饮食宜清淡,忌生冷、油腻、酸性收涩之品。

(三)情志护理

表证患者因恶寒、发热、头痛身痛等不适,精神亦有不畅,应做好精神安慰。

(四)用药护理

解表发汗之剂,多为辛散之品,不宜久煎;药宜温服,或药后饮热粥、热汤以助汗出,且以微汗为宜,不可大汗淋漓。如无汗,可再服。若病重可多次给药,以汗出病解。

(五)辨证施护

风寒表证多无汗,汤药宜热服,饮食中可加用姜、葱等以助汗。风热表证为有汗或汗出不畅,药宜温服,如伴有咽喉肿痛,汤药可不拘时频饮含服。

二、吐法及护理

吐法是通过涌吐的方法,使停留在咽喉、胸膈、胃脘的痰涎、宿食或毒物从口中吐出的一种治法,适用于病邪壅滞、病位较高、邪气有上越趋势的病证。

（一）病情观察

注意观察吐出物，如食积、痰涎或蛔虫等，并详细记录。如呕吐物中带有血液，及时报告医师。吐法易伤胃气，属暂用之法，不宜多次使用。

（二）饮食护理

饮食以流质、半流质或软食为宜，食量应控制或暂不进食，切忌过饱，以防再度壅滞。

三、下法及护理

下法是通过泻下通便，使积聚在体内的宿食、燥屎、冷积、瘀血、水饮等有形实邪排出体外的一种治疗方法，主要用于里实证。由于寒热虚实及病邪兼夹不同，下法又有寒下、温下、润下、逐水、攻补兼施之别。其主要护理措施如下。

（一）病情观察

泻下剂作用较快，服药后 15～30 分钟即能生效，药物作用时间可达 4～8 小时。药后注意观察泻下物的形状、颜色、气味及泻下次数等，并做好记录。若泻下物为柏油状便或有血液时，应及时报告医师，终止泻下，并采取止血措施。

（二）生活起居护理

应用下法可使大便变稀，大便次数增多，因此，病室应配备便器或适合器具，以便患者使用。

（三）饮食护理

下法药物易伤胃气，使用下法后，宜稀粥调养，或予以清淡、易消化的温热半流质或软食。若所治为里实热证，忌食辛热之物；里实寒证，忌食寒凉之物。

（四）用药护理

药宜空腹服用，得泻即止，切勿过剂。

（五）辨证施护

里实热证，应着重观察其服药后患者体温的改变，大便的形状、颜色、气味等；里实寒证，注意排便次数、大便的形状，使黏腻、冷粪结便转为清稀为度，如腹痛渐减，肢末回暖，为病情好转趋向；老年、体虚之人等出现大便燥结，多选用润下法；攻逐水饮之药多宜早晨空腹服用，1 天 1 次，用药前称体重、量腹围，以观察水肿消退情况，此类方剂作用峻猛，中病即止，切勿过剂。

四、和法及护理

和法是通过和解或调和作用，以疏解邪气、调整脏腑功能的一种治疗方法。适用于伤寒少阳证或半表半里证、肝脾不和证、肠胃不和证等。和法作用较为缓和，应用广泛。其主要护理措施如下。

（一）病情观察

患者若有呕吐、腹泻，多为肠胃不和，应注意观察呕吐物，泻下物的情况。

（二）饮食护理

饮食宜平补，营养丰富，易于消化，忌食生冷油腻之品。

（三）情志护理

肝气郁结患者情志不畅，应注意情志护理，多进行语言开导，鼓励患者多参加文娱、体育、社交活动，使其心境平和，精神愉快。

（四）用药护理

症见呕吐者，汤液宜小量频服。

（五）辨证施护

伤寒半表半里证患者，多有寒热往来，乍寒乍热，汗时出时止。应根据寒热变化，增减衣被；汗出后及时擦干汗液，并更换汗湿的衣被，防止汗出当风。

五、温法及护理

温法是指通过温里祛寒的作用，以治疗里寒证的一类治法。里寒证根据部位、程度不同，又分中焦虚寒证、亡阳厥逆证、寒凝经脉证等，故温法又有温中祛寒、回阳救逆、温经散寒的区别。里寒证在形成和发展过程中，往往寒邪与阳虚并存，故温法常与补法配合应用。其主要护理措施如下。

（一）生活起居护理

病室温度应稍高，阳光充足，衣被增厚，注意气候变化，以防外寒侵袭。

（二）饮食护理

饮食宜温补，或温热饮食，忌食生冷寒凉之品。

（三）用药护理

汤药宜文火久煎，温热服用。

（四）辨证施护

中焦虚寒证，出现呕吐时可服姜汁汤止呕；如腹痛、吐泻较甚者，可采用艾灸、热敷。亡阳虚脱证，应注意观察其体温、呼吸、脉搏等的变化。服药后汗止、神色转佳、肢体渐温、脉渐有力等，为阳气来复，病情好转之象。寒凝经脉证，病房应保持温暖、干燥，鼓励患者多进行室外活动，多接触阳光；并可用针灸、温熨、按摩等，以温经散寒，促进血脉的流通。

六、清法及护理

清法是指通过清热泻火、凉血解毒等作用，以清除里热之邪的一类治法，适用于里热证。里热证有虚实不同，实热证可分为热在气分、营分、血分、热壅成毒以及热在某一脏腑。故清法之中，又有清气分热、清营凉血、清热解毒、清脏腑热及清虚热之不同。其主要护理措施如下。

（一）病情观察

采用清法而服清热剂时，要注意观察、记录患者的体温、呼吸、脉搏、血压等情况，出现异常，及时报告医师，进行处理。

（二）生活起居护理

病室宜凉爽通风，衣着要宽松，汗后及时更换衣被；高热不退者，可采用物理降温法。对时邪疫疬患者，则应隔离，注意消毒。

（三）饮食护理

宜食清淡易消化之物，多饮清凉饮料，多食西瓜、梨、绿豆汤、冬瓜、苦瓜等凉性食品，忌辛辣、煎炸、油腻之品。

（四）情志护理

高热重病者，生活不能完全自理，情绪易于波动，应注意情志护理，做到细致耐心，精神上给予安慰，生活上给予照顾。神昏谵语患者，应特别注意看护，以防发生意外。

（五）用药护理

汤药一般宜凉服或微温服，高热患者可不拘时频服，但应热退即止，以免久服耗伤正气。

（六）辨证施护

气分高热者，应注意观察体温、神志、舌质等的变化。若壮热烦渴不减，并出现神昏、舌质红绛，是热由气分进入营血分，应加服清热解毒凉血之药或安宫牛黄丸等开窍之品，并可采用肛门给药降温或物理降温以阻止病情进一步发展。热入营血者，应注意观察其体温、神志、斑疹、出血等情况及其变化；有出血者，采用止血措施；神昏患者注意呼吸道的清理，令患者静卧休息，加强生活护理；热毒内盛或外科疮疡肿毒患者，应注意其口腔、咽喉、皮肤疮疡情况的变化，注意保持大便通畅，或加用泻下之品，使热毒从下窍排解。

七、消法及护理

消法是通过消食导滞、行气活血、化痰、利水、驱虫等方法，使气、血、痰、食、水、虫等积聚形成的有形之邪渐消缓散的一类治法。适用于食积、气滞血瘀、癥瘕积聚、水湿内停、痰饮、虫积等病证。其主要护理措施如下。

（一）生活起居护理

病室宜安静整洁，空气清新，寒温适宜。

（二）饮食护理

饮食宜清淡、富有营养、易消化，忌食生冷肥甘油腻之品。伤食积滞者可暂禁食；脾虚食积者可少食多餐，给予易消化的半流质或软食为宜。另可用山楂汁、鸡内金粥以消除胃中积滞。水肿者饮食应无盐或低盐，辅以薏米、赤小豆或用冬瓜皮、葫芦等煎汤代茶饮。

（三）情志护理

注意情志调护，消除急躁、恐惧、紧张心理，生活上多予关照，以利疾病的治疗。瘿瘤患者要特别注意避免情志刺激，应指导患者进行自我心理调节。

（四）用药护理

消导药物若取其气者，煎煮时间可稍短；若药味厚重取其质者，煎煮时间宜稍长。采用利水法治水肿时，汤药应浓煎。虫积患者宜空腹服药，服用驱虫药后，要注意观察大便及排出肠内寄生虫的种类和数量。

（五）辨证施护

消法适宜范围很广，不同的病证应采用不同的护理措施。

八、补法及护理

补法是指通过补益人体气血阴阳，主治各种虚弱证候的一类治法。补法的具体内容很多，但主要有补气、补血、补阴、补阳4种。其主要护理措施如下。

（一）生活起居护理

阳气亏虚患者，病室温度可稍高，多加衣被，室内灯光以暖色为宜；阴虚患者室内温度可稍低，保持凉爽、通风，衣被略减，室内色调以冷色为宜。

（二）饮食护理

虚证患者的饮食调理非常重要，所谓"药补不如食补""三分治，七分养。"阳虚、气虚患者宜用温补类食物，如羊肉、狗肉之类；阴虚患者，宜用清补类食物；血虚患者宜用滋补类食物。

(三)情志护理

慢性虚弱疾病,一般病程长,病情缠绵难愈,患者情绪易低落,注意思想开导。

(四)用药护理

补益之品多味厚滋腻,宜文火久煎;饭前服药,有利药物的吸收。

(五)辨证施护

脾气虚者应加强饮食调护,宜用温补且易消化的食物。血虚患者应多食营养丰富食物,平日可多进红枣、阿胶等补血之品。阴虚患者饮食宜清补,忌食辛辣、油炸、煎炒食物,同时注意节房事、戒烟酒,以防劫伤阴津。阳虚患者饮食宜温补,多食羊肉等温热之品,忌食生冷瓜果。

此外,体虚之人宜循序渐进地加强锻炼,增强体质。同时,进行自我调节,保证睡眠质量,以利病情的恢复。

(慕翠珍)

第三节　中医传统疗法护理

一、针灸法及护理

(一)针刺法及护理

针刺法是根据中医经络学说,应用各种针具刺激人体某些穴位,以达到疏通经络、行气活血、扶正祛邪、调整阴阳作用的一种治疗方法。毫针是最为常用的针刺工具,多由不锈钢制成,有长、短、粗、细不同的多种规格,由针尖、针身、针根、针柄和针尾五部分构成。

1.适应证

针刺法在临床上应用极为广泛,可用于内、外、妇、儿、骨、五官诸科多种病证。在减肥、美容、戒毒等方面也有所应用。

2.针刺前准备

(1)选择针具:根据针刺部位选择针具。如针刺部位肌肉丰厚且须深刺,则选较长而粗的针具;针刺部位肌肉较薄且须浅刺者,则选择较短而细的针具。针刺前检查针柄是否松动、针身是否有锈蚀及弯曲,针尖是否有钩,如有应弃之不用。

(2)选择体位:针刺体位以患者舒适,便于腧穴的定位及医者操作为佳。常用体位有仰卧位、侧卧位、俯卧位、仰靠坐位、俯伏坐位、侧伏坐位。

(3)消毒:包括针具(目前临床上多采用一次性无菌针灸针)、施术者手指及施术部位(腧穴)皮肤的消毒。针具可采用高压蒸汽、煮沸或75%乙醇浸泡30分钟以上消毒;腧穴部位皮肤可用75%乙醇棉球擦拭消毒;施术者手指可先用水洗净,然后用75%乙醇棉球擦拭消毒。

3.针刺方法

(1)进针方法:是施术者使针尖快速刺破皮肤,并将针身刺达所需治疗部位的基本方法。可单手进针,亦可双手配合进针。常用进针方法有指切进针法、夹持进针法、提捏进针法和舒张进针法。

(2)角度和深度。①针刺角度:是指针身与针刺部位皮肤之间的夹角。常用角度有3种(图

13-1)：直刺，针身与皮肤呈 90°刺入，适用于大多数腧穴；斜刺，针身与皮肤呈 45°刺入，适用于腧穴内有重要脏器或皮肤浅薄处的腧穴，如胸背部及面部；平刺，又称沿皮刺、横刺，针身与皮肤呈 15°刺入，适用于皮肤极其浅薄处的腧穴，如头部(图 13-1)。②针刺深度：是指针身刺入皮肉的深浅，要求产生针感又不伤及重要脏器。针刺深度可根据腧穴所在部位肌肉的丰满程度，以及患者体质、病情而决定。如年老体弱、小儿、形体瘦小者与头面部、背部等宜浅刺。

（3）行针与得气：行针，又称为运针，是术者为使患者产生针刺感应所施行的手法。得气，又称为针刺感应，是患者在针刺部位感到酸、麻、胀、重等感觉，医者也可感觉到针下有沉紧感。行针的基本手法有提插法和捻转法两种，常用的辅助手法有弹柄法、刮柄法、摇柄法、震颤法等。

（4）针刺补泻：凡是能鼓舞人体正气，使低下的功能恢复旺盛的针刺手法称补法；凡是能疏泄病邪，使亢进的功能恢复正常的针刺手法称泻法。主要的针刺补泻手法有提插补泻法、捻转补泻法、徐疾补泻法、开合补泻法、迎随补泻法、呼吸补泻法和平补平泻法等。

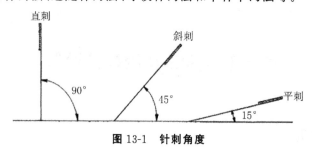

图 13-1　针刺角度

（5）留针与出针。①留针：将针刺入腧穴并行针后，将针留置在穴内一定时间，目的是为了增强针刺作用和便于行针。留针时间一般为 15～30 分钟。留针时间长短可根据病情来调整，如慢性病、疼痛、肌肉痉挛可适当延长留针时间。②出针：是指针刺施术过程结束后拔针的过程。出针时以左手持消毒干棉球按压在腧穴的皮肤上，右手持针轻微捻转，缓慢提至皮下，然后将针拔出，左手按压针孔，防止出血，并检查针数，防止遗漏。

4.针刺意外情况及护理

（1）晕针：是指在针刺过程中患者突然出现面色苍白、汗出肢冷、心慌、恶心欲吐、脉沉细或神志昏迷、二便失禁、脉微欲绝等。多与精神紧张、手法刺激强度过大、患者体质虚弱等有关。发生晕针应立即停止针刺，将针全部拔出，使患者平卧，头部稍低，松解衣带并注意保暖，轻者静卧片刻，饮适量温开水或糖水，重者指掐水沟、合谷、十宣、内关等穴。若仍昏迷不醒，配合其他急救措施。

（2）滞针：是指进针后针下异常紧涩，出现提插、捻转及出针困难的现象。多因患者精神紧张，或行针时单向连续捻转所致。若因患者精神紧张所致，可设法消除其紧张状态，使局部肌肉放松，再行出针，如仍未缓解，可在滞针腧穴附近再刺一针。若因行针时单向连续捻转所致，则须反向捻转再行出针。

（3）弯针：是指针身弯曲，针柄改变了进针时刺入的方向，提插捻转及出针均感困难。多因进针时手法过猛，针下碰到坚硬组织；或留针时患者体位改变；或针柄受到外力压迫与撞击；或滞针没有及时处理。弯针发生后一般可根据弯针的方向缓慢将针顺势退出。如因患者体位改变所致，让患者慢慢恢复体位，再将针慢慢拔出。

（4）折针：是指行针时或出针后发现针身折断，残端留在患者体内，多因针具质量欠佳，针具有剥蚀损坏，强力提插捻转，或患者体位移动，弯针滞针未能及时处理或处理不当导致。发现折针后,嘱患者不要移动体位,如残端部分针身露于体外,可立即用手指或镊子将其取出;如残端与皮肤相平,可按压针孔两旁,使残端暴露于体外,再用镊子取出;如残端完全陷入皮内,采用外科手术取出。

(5)血肿:是指出针后针刺部位肿胀疼痛,皮肤呈青紫色。多因针尖刺破血管,出针时没有及时按压针孔所致。轻度血肿一般不必处理;若局部疼痛较剧,明显肿胀者,先行冷敷或加压处理,止血后过一段时间再行局部热敷或按摩。

(6)气胸:是针刺胸、背、腋、胁、缺盆等部位的腧穴时,刺入过深伤及肺脏,气体积聚于胸腔所致。发生气胸,应立即出针,令患者卧床休息,一般轻度气胸能自行吸收;密切观察,必要时给予吸氧镇痛、止咳等处理,防止因咳嗽扩大创口,加重漏气和感染;闭合性气胸需进行胸腔减压;重度气胸,在积极治疗下肺仍不能复张,慢性气胸或有支气管胸膜瘘者可考虑手术治疗。

5.针刺法的护理及注意事项

(1)患者处于过饥、过饱、过疲、醉酒、精神高度紧张等状态时不宜针刺。

(2)皮肤有感染、溃疡、破损、瘢痕的部位不宜针刺;肿瘤局部不宜针刺;有出血性疾病的不宜针刺;妇女在妊娠期,合谷、三阴交、昆仑、至阴及腹部、腰骶部腧穴均不宜针刺。

(3)婴幼儿及不能配合者,一般针刺不留针;婴幼儿囟门未闭合之时,囟门及附近腧穴不宜针刺。

(4)出针后要清点毫针数量,避免有毫针遗留在患者体内而没有拔出。

(二)灸法及护理

灸法是用艾绒或其他药物点燃后,在体表腧穴上进行熏、熨、烧、灼,借灸火的温和热力及药物的作用,通过腧穴、经络的传导作用,温通经脉、调和气血、散寒祛湿、消肿散结、扶正祛邪、回阳救逆,以达到防治疾病、康复保健的目的。

1.适应证

灸法适用范围很广,凡慢性病、风寒湿痹、麻木痿软、阳气虚弱、久泻久痢等皆可灸。总的原则是:阴、寒、里、虚证多用。

2.操作方法

(1)艾条灸。①温和灸:将艾条的一端点燃后,对准施灸部位,距离皮肤 $2\sim3$ cm 处进行熏烤,以患者施灸部位有温热感而无灼痛为宜,以皮肤稍有红晕为度。②回旋灸:将艾条的一端点燃后,对准施灸部位,距离皮肤 $2\sim3$ cm 处进行反复缓慢地前后、左右或环形移动熏烤,以患者施灸部位有温热感而无灼痛为宜,以皮肤稍有红晕为度。③雀啄灸:将艾条的一端点燃后,对准施灸部位,进行缓慢的上下移动熏烤,如同鸟雀啄食一般,一上一下反复的不停移动,以皮肤稍有红晕为度。

(2)艾炷灸:是用纯净的艾绒捏成上尖底平的宝塔形状,小可如麦粒、大可如红枣在施术部位施灸的一种方法。①直接灸:将艾炷直接放置在施灸部位的皮肤上点燃施灸。可分为瘢痕灸和无瘢痕灸两种。瘢痕灸即化脓灸,施灸前用大蒜汁涂覆施灸部位,再将艾炷置于其上,点燃施灸。每壮艾炷必须燃尽,除去灰烬后易炷再灸。一般灸 5~7 壮,灸中患者若感觉灼痛,可用手在施灸部位周围轻轻按摩或拍打,以减轻疼痛。灸后 1 周左右施灸部位化脓形成灸疮,结痂脱落后留下瘢痕。无瘢痕灸是将艾炷放在施灸部位上点燃,待其烧到 2/3 左右,或患者感觉到微有灼痛时,将剩下的艾炷搬走,易炷再灸,连续灸 3~7 壮,以局部皮肤产生红晕,不起水泡为度。②间接灸:又称为隔物灸,施灸时艾炷与施灸部位皮肤之间用其他药物间隔,使艾炷不与皮肤之间发生直接接触。间接灸火力温和,具有艾灸和间隔药物的双重作用。根据间隔物的不同,可分为隔姜灸、隔蒜灸、隔盐灸和隔附子饼灸。

(3)温灸器灸:又称灸疗器灸,用金属或胶木加工制成,在施灸时将点燃的艾绒、艾条放入温灸器内,置于施术部位熏烤施灸。此法较艾条灸及艾炷灸更为方便。

(4)温针灸:先按针刺操作规范将针刺入腧穴,行针得气后,再将一小节艾条绑在针柄上,然后点燃,毫针可将艾灸产生的温度通过针身传至针刺部位深处。

3.灸法的护理及注意事项

(1)做好施灸准备工作:施灸前应准备好施灸用具,摆好患者舒适同时有利于施灸的体位,暴露施灸部位皮肤。

(2)注意施灸安全,防止燃烧的艾绒及产生的艾灰脱落烫伤患者。无瘢痕灸及间接灸时注意观察艾炷燃烧情况及患者反应,及时更换或撤除艾炷,避免患者皮肤被烫伤。施灸后应立即熄灭艾火。

(3)颜面五官、浅表大血管不宜瘢痕灸,有毛发处,孕妇的腹部和腰骶部也不宜施灸。

(4)施灸次序:一般是先灸上部、背部,后灸下部、腹部,先灸头身,后灸四肢。

二、推拿法及护理

推拿又称按摩、按跷、跷引。它是以中医理论为指导,应用不同的手法在人体的一定部位或经络腧穴上,利用机械力的作用,刺激局部,以疏通经脉、调和气血、消瘀止痛,理筋整复、改善脏腑功能,从而达到防治疾病的一种治疗方法。

(一)适应证

推拿疗法适应证极广,应用于肌肤、经脉、骨骼、关节疾病以及痹、痿、瘫、疼痛诸证,对许多内科、外科、妇科、儿科、骨科疾病具有独特的疗效。

(二)常用推拿手法

1.推法

用指、掌或肘部紧贴于施术部位,运用适当的压力,做单方向直线推动(图13-2)。可分为指推法、掌推法和肘推法。该手法具有疏通经络、理筋活血、消肿止痛、开郁散结作用,可用于肩背痛、腰腿痛、胸胁胀痛及肢体麻木等。

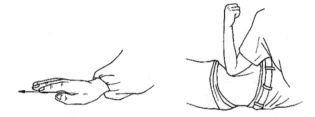

图13-2 推法

2.摩法

用手掌掌面或示指、中指、无名指的指面附着于施术部位上,做主动环形有节律的抚摩运动(图13-3)。可分为指摩法和掌摩法。该手法具有理气和中、消积导滞、调节胃肠蠕动、祛瘀消肿等作用。常用于胸腹部疾病,如胸胁胀满、脘腹胀痛、泄泻、便秘、胃肠功能紊乱等。

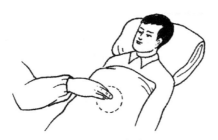

图 13-3 摩法

3.搓法

用双手掌面对置地夹住一定部位,相对用力快速搓揉的同时上下往返移动。该手法具有舒筋通络、调和气血、理气开郁等作用,适用于肩、腰及四肢的肌肉疼痛以及胸胁胀满等。

4.揉法

用手指指腹、掌根、鱼际或肘尖附着于施术部位,带动施术部位的皮肤肌肉做轻柔缓和的环转运动。可分为指揉法、掌揉法、大鱼际揉法和肘揉法。该手法具有祛风散寒、活血通络、宽胸理气、消肿止痛、消积导滞的作用。适用于全身各部。

5.拿法

用拇指和其他手指相对用力,在施术部位上进行节律性的一紧一松的拿捏(图 13-4)。可分为三指拿法、四指拿法和五指拿法。该手法具有行气活血、祛风散寒、解痉止痛作用,可用于项、肩、四肢部。

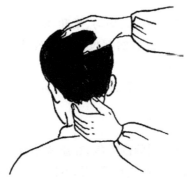

图 13-4 拿法

6.按法

用拇指、手掌,或肘尖按压在施术部位上,逐渐用力,按而留之。可分为指按法、掌按法和肘按法(图 13-5)。该手法具有通经活络、散寒止痛、解郁破结的作用,用于全身各部。

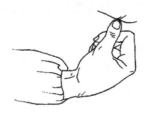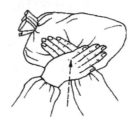

图 13-5 按法

7.抖法

用单手或双手握住患者肢体远端,微用力做连续的小幅度高频率的上下颤动。可分为抖上肢、抖下肢和抖腰。该手法具有舒筋活络、调和气血、滑利关节、缓解疲劳的作用,多用于四肢部疾病。

8.拍法

用虚掌平稳而有节奏地拍打施术部位。该手法具有行气活血、缓急止痛的作用。可用于腰背及下肢部疾病。

9.击法

用拳、掌、指及桑枝棒击打体表。可分为拳击法、掌击法、指尖击法和棒击法,其中拳击法可分为拳眼击法、拳心击法、拳背击法;掌击法可分为掌根击法、侧掌击法、合掌击法。该手法具有舒筋活络、解痉止痛、行气活血的作用,可用于头顶、肩背、腰臀及四肢部。

10.摇法

固定关节两端,使关节做被动环转运动。根据施术部位的不同,可分为摇颈、摇肩、摇肘、摇腕、摇腰、摇髋、摇膝、摇踝等。该手法具有舒筋活血、滑利关节、松解粘连、缓解疼痛的作用。可用于颈腰及四肢关节等处疾病。

(三)推拿法护理及注意事项

(1)不可在患者过饱、过饥、醉酒、过疲、情绪过激等状态下施推拿治疗。

(2)除特殊原因或特定手法外,推拿操作时一般用治疗巾将患者被操作部位覆盖后再行操作,治疗师不直接接触患者皮肤。婴幼儿或皮肤娇嫩者接受推拿治疗时可将被操作部位处皮肤涂适量滑石粉。

(3)推拿操作时手法要达到"持久、有力、均匀、柔和、深透"等要求。

(4)皮肤损伤或感染的部位、正在出血的部位或出血性疾病、骨折移位或关节脱位、肿瘤局部、妇女月经期或妊娠期等均不宜推拿。

(5)操作完一个患者后应洗手,治疗巾及床单要经常换洗,以免交叉感染。

三、刮痧法及护理

刮痧法是用边缘钝滑的硬物或专制的刮痧板,在患者体表一定部位反复刮动,使局部出现痧斑或痧痕,以达到解表驱邪、疏通经络、行气止痛、开窍醒神等目的的一种中医传统外治法。刮痧使用的工具很多,如瓷调羹、木梳背、硬币、铜钱、瓷碗口、纽扣等,也有特制的檀香或沉香木刮痧板、水牛角刮痧板。

(一)适应证

1.外感疾病

中暑发热、头昏、胸闷,以及夏秋季节的伤暑、伤湿、伤食等出现呕吐、腹痛、腹泻等症。

2.儿科病证

营养不良、食欲减退、感冒发热、腹泻、遗尿等症。

3.保健

预防疾病、强身健体、减肥养颜、消斑祛痘、延缓衰老。

(二)操作方法

1.基本方法

对刮痧部位常规消毒后,术者手持刮痧工具蘸润滑剂(清水或植物油),从上到下、由内而外的刮动,刮至有干涩感时,蘸润滑剂再刮,直至皮下出现红色或紫红色痧斑或痧痕为止。一般刮20分钟,或以患者能耐受为度。

(1)平刮:使用刮痧板的平边着力于皮肤上,按一定的方向进行较大面积的平行刮摩。

(2)竖刮:使用刮痧板的平边着力于皮肤上,按竖直上下进行较大面积的平行刮摩。

(3)斜刮:用刮痧板的平边着力于皮肤上,进行斜向刮摩,主要用于某些不能平刮和竖刮的部位。

(4)角刮:使用刮痧板的边角着力于皮肤上,进行较小面积如骨缝、凹陷等部位的刮摩。

2.辅助方法

刮痧治疗时配合扯痧、挤痧、放痧等手法。

(1)扯痧法:施术者用拇指和示指用力提扯施术部位的皮肤,直至扯出痧点。

(2)挤痧法:施术者双手拇、示指相对,用力挤压施术部位皮肤,直至出现一块块或一小排紫红痧斑为止。如前额部挤痧,治疗头昏。

(3)拧痧法:又称揪痧法,民间称"揪疙瘩",施术者示、中二指屈曲,用示、中二指的第2节夹住施术部位皮肤,用力提扯,然后松开,一夹一放,每个部位如此反复6~7次。如咽喉肿痛可用拧痧法提拧颈部两侧,前头痛可提拧印堂穴。

(4)拍痧法:用虚掌或刮痧板拍打施术部位,直至出现痧痕或痧斑。

(5)放痧法:施术者用三棱针等工具刺破患者体表的一定部位,放出少量血液。常用放痧部位有委中穴、曲泽穴、十宣穴。

(三)常用刮痧部位

(1)背部:第7颈椎以下至第5腰椎以上区域。

(2)头部:印堂穴、太阳穴。

(3)颈项部:项部、双肩。

(4)胸部:取第2、3、4肋间,从胸骨向外侧刮。乳房禁刮。

(5)四肢:曲泽穴、委中穴。

(四)刮痧法护理及注意事项

(1)刮痧顺序:一般是先头颈部、背部,再胸腹部,最后四肢。

(2)刮痧方向:一般为单向,不可在同一部位来回刮动,刮完一处或一线后再换位置。

(3)不宜刮痧部位:局部皮肤有破溃、感染、过敏、水肿的部位不宜刮痧。

(4)刮痧过程中注意保暖,避免患者受凉;刮痧之后不可立即冲凉;使用过的刮痧工具应清洁、消毒备用。

(5)刮痧时刮拭面尽量拉长,用力要均匀适中,以患者耐受为度。如果患者出现胸闷不适、面色苍白、冷汗不止,或神志不清等症状时,应立即停刮并及时对症处理。

四、拔罐法及护理

拔罐法是以罐为工具,利用燃烧、抽气等形式排出罐内空气,形成负压,使之吸附于施术部位,造成局部皮肤充血、淤血现象,以调节机体功能,达到防治疾病目的的一种传统疗法。罐的种类很多,目前较常用的主要有玻璃罐、竹罐和抽气罐。

(一)适应证

拔罐法具有温通经络、祛湿逐寒、行气活血及消肿止痛的作用,故可用于风寒湿痹、腰背酸痛、关节疼痛、脘腹胀满、腹痛腹泻、咳嗽气喘以及痈肿疮毒等多种疾病。

（二）操作方法

1.拔罐方式

（1）火罐法：是利用燃烧消耗罐中部分氧气，并使罐内气体受热而膨胀而致部分气体排出罐外，依靠罐内负压将罐吸附于施术部位。常用的有以下几种方法。①闪火法：将燃烧棒（用镊子或止血钳等夹住乙醇棉球）点燃后，在罐内壁中上部稍做停留后，将燃烧棒退出并迅速将罐轻扣在施术部位上。此法是最为常用的拔罐方法，比较安全，不受体位限制，缺点是吸附力不强。②投火法：将纸片或乙醇棉球点燃后投入罐内，然后迅速将罐轻扣在施术部位上。此法多用于侧面横拔。

（2）抽气法：将抽气罐置于需拔罐部位，用抽气筒将罐内空气抽出，即可吸住。此法适用全身多处，使用方便简单，缺点是没有火罐法的温热刺激作用。

2.拔罐方法

（1）闪罐法：多用闪火法将罐拔上后立即取下再拔，如此反复吸拔多次，至皮肤潮红为度。适用于肌肉比较松弛、吸拔不紧或留罐有困难，以及局部皮肤麻木或功能减退的患者。

（2）留罐法：又称坐罐法，指拔罐后留置 10～15 分钟。

（3）走罐法：又称推罐法，先在罐口或皮肤上涂上少许润滑剂，将罐吸拔好后，以手握住罐底，稍倾斜（推动方向前边略提起），慢慢在皮肤表面上下，或左右，或循经来回推拉移动数次，以致皮肤潮红为度。适用于面积较大、肌肉丰厚的部位，多选用平滑厚实、口径较大的罐。

（4）摇罐法：将罐吸附于施术部位后，将其左右或前后摇动。

（5）提罐法：将罐吸附于施术部位后，将其轻轻提拉。

（6）针罐法：在针刺留针时以针刺处为中心，拔上火罐。

（7）刺血拔罐法：先用三棱针或其他工具，刺破小血管，然后拔以火罐，以此加强刺血法的疗效，多用于治疗各种急、慢性软组织损伤、痤疮、丹毒、坐骨神经痛等。

3.起罐

起罐又称取罐、脱罐。抽气罐可直接将顶部的进气阀拉起，待空气进入后罐即脱落。其他罐具则需一手握罐，另一手将罐口边缘的皮肤轻轻按下，待空气进入后罐即脱落。

（三）拔罐法护理及注意事项

（1）选罐：拔罐时要选择适当体位和肌肉丰满的部位，要根据吸拔部位的面积大小而选择大小适宜的罐。

（2）防止灼伤：拔罐时应注意防止灼伤患者皮肤，一旦出现应及时处理。

（3）防止拔罐意外：在拔罐过程中患者如出现胸闷、心慌、面色苍白、冷汗不止或神志不清等症状时，多为发生晕罐现象，应立即停止拔罐，并对症处理，护理方法参照晕针。

（4）拔罐时中注意保暖，留罐期间给患者盖好衣被，拔罐后不宜马上洗凉水澡。

（5）凡使用过的罐具，均应消毒处理后备用。

（6）拔罐禁忌：皮肤有过敏、溃疡、水肿、大血管分布部位不宜拔罐，高热抽搐者、有自发性出血倾者，孕妇的腹部、腰骶部均不宜拔罐。

（慕翠珍）

第四节 呕 吐

一、概述

凡由于胃失和降,气逆于上,迫使胃中之物从口中吐出的一种病证,称为呕吐。多由于外感六淫,内伤饮食,情志不调,禀赋不足等影响于胃,使胃失和降,胃气上逆所致。急性胃炎、胃黏膜脱垂症、神经性呕吐、幽门痉挛、不完全性幽门梗阻、胆囊炎、胰腺炎等出现呕吐时可参照本病护理。

二、辨证论治

(一)外邪犯胃

突然呕吐,胸脘满闷,发热恶寒,头身疼痛。舌苔白腻,脉濡缓。治以疏邪解表,化浊和中。

(二)饮食停滞

呕吐酸腐,脘腹胀满,嗳气厌食,大便或溏或结。舌苔厚腻,脉滑实。治以消食化滞,和胃降逆。

(三)痰饮内停

呕吐清水痰涎,脘闷不食,头眩心悸。舌苔白腻,脉滑。治以温中化饮,和胃降逆。

(四)肝气犯胃

呕吐吞酸,嗳气频作,胸胁胀痛。舌红苔薄腻,脉弦。治以疏肝理气,和胃降逆。

(五)脾胃虚寒

呕吐反复迁延不愈,劳累或饮食不慎即发,伴神疲倦怠,胃脘隐痛,喜暖喜按。舌淡或胖苔薄白,脉弱。治以温中散寒,和胃降逆。

(六)胃阴不足

时时干呕恶心,呕吐少量食物黏液,饥不欲食,咽干口燥,大便干结。舌红少津,脉细数。治以滋阴养胃,降逆止呕。

三、病情观察要点

(一)呕吐

观察呕吐的虚实,呕吐物的性状与气味,呕吐时间等。

1.呕吐的虚实

发病急骤,病程较短,呕吐量多,呕吐物酸腐臭秽,多为实证;起病缓慢,病程较长,呕而无力,呕吐量不多,呕吐物酸臭不甚,伴精神萎靡,倦怠乏力多为虚证。

2.呕吐物的性状

酸腐难闻,多为食积内腐;黄水味苦,多为胆热犯胃;酸水绿水,多为肝气犯胃;痰浊涎沫,多为痰饮中阻;泛吐清水,多为胃中虚寒。

3.呕吐的时间

大怒、紧张或忧郁后呕吐,多为肝气犯胃;暴饮暴食后发病,多为食滞内停;突然发生的呕吐伴有外感表证者,多为外邪犯胃;晨起呕吐在育龄女性,多为早孕;服药后呕吐,则要考虑药物反应。

（二）伴随症状

如出现下述症状,及时报告医师,配合抢救。

（1）呕吐剧烈,量多,伴见皮肤干燥,眼眶下陷,舌质光红。

（2）呕吐频繁,不断加重或呕吐物腥臭,伴腹胀痛、拒按、无大便及矢气。

（3）呕吐物中带有咖啡样物质或鲜血。

（4）呕吐频作,头昏头痛,烦躁不安,嗜睡、呼吸深大。

（5）呕吐呈喷射状,伴剧烈头痛、颈项强直、神志不清。

四、症状护理要点

（一）呕吐

（1）虚寒性呕吐:胃脘部要保暖,热敷或可遵医嘱隔姜灸中脘,或按摩胃脘部。

（2）寒邪犯胃呕吐时,可用鲜生姜煎汤加红糖适量热服。

（3）食滞欲吐者,可先饮温盐水,然后用压舌板探吐。

（4）呕吐后用温热水漱口,保持口腔清洁。

（5）呕吐频繁者可耳穴埋籽:取脾、胃、交感等穴;亦可指压内关、合谷、足三里等穴。

（6）穴位贴敷:取穴足三里、中脘、涌泉、内关、神阙等穴位。

（7）昏迷呕吐者,应予侧卧位,防止呕吐物进入呼吸道而引起窒息。

（二）胸胁胀痛

稳定患者情绪,可推拿按揉肝俞、脾俞、阳陵泉等穴。

（三）不思饮食

可自上而下按揉胃脘部,点按上脘、中脘、天枢、气海等穴。

（四）咽干口燥

可用麦冬、玉竹或西洋参代茶饮。

（五）恶寒发热

做好发热护理,根据医嘱采取退热之法,注意观察生命体征的变化。

五、饮食护理要点

饮食应清淡开胃易消化,禁食辛辣、煎炸、肥甘、生冷、油腻的食物。宜少食多餐。

（一）肝气犯胃

宜食陈皮、萝卜、山药、柑橘等理气降气之品,禁食柿子南瓜、马铃薯等产气的食物。

食疗方:香橙汤（香橙、姜、炙甘草）。

（二）饮食停滞

宜食山楂、米醋等消食化滞、和胃降逆之品。

食疗方:山楂麦芽饮,炒莱菔子粥,山楂粥等。

（三）阴虚呕吐

宜食木耳、鸡蛋、鲜藕、乳制品等益胃生津之品。

食疗方:雪梨汁、荸荠汁、藕汁、西洋参泡水、银耳粥等。

(四)脾胃虚寒

宜食鸡蛋、牛奶、姜、熟藕、山药、红糖等温中健脾之品。

食疗方:姜丝红糖水,紫菜鸡蛋汤。

(五)痰饮内停

宜食温化痰饮,和胃降逆之品,如姜、薏苡仁、山药、红豆等。

食疗方:山药红豆粥。

六、中药使用护理要点

(一)口服中药

口服中药时,应与西药间隔30分钟左右。

1.中药汤剂

(1)取坐位服药,少量频服,每次20～40 mL,忌大口多量服药。

(2)外邪犯胃、脾胃虚寒者宜饭后热服;饮食停滞、痰饮内停者宜饭后温服;肝气犯胃者宜饭前稍凉服。

2.中成药

(1)舒肝丸(片、颗粒):不应与西药甲氧氯普安合用。

(2)沉香化气丸:不宜与麦迪霉素合用。

(3)藿香正气散,保和丸,山楂丸:应在饭后服用。

(二)外用中药

观察局部皮肤有无不良反应。

遵医嘱选穴,穴位贴敷时注意按时更换。

七、情志护理要点

(1)护士应多与患者交谈,了解患者的心理状态,建立友好平等的护患关系。关怀、同情患者,减轻其紧张、烦躁及怕他人嫌弃的心理压力。

(2)教会患者进行自我舒缓情绪的方法,如音乐疗法、宣泄法、转移法等。

(3)鼓励患者多参与娱乐活动,如下棋、读报、看电视、听广播等。

(4)对精神性呕吐患者应消除一切不良因素刺激,必要时可用暗示方法解除患者不良的心理因素。

八、健康宣教

(一)用药

遵医嘱服药,中药汤剂应少量频服。

(二)饮食

饮食应清淡开胃易消化,禁食辛辣、煎炸、肥甘、生冷、油腻的食物。注意饮食卫生,规律进食,少食多餐,逐渐增加食量,不暴饮暴食。

(三)运动

加强身体锻炼,提高身体素质。每天饭前、饭后可用手掌顺时针方向按摩胃脘部10分钟。

(四)生活起居

养成良好的生活习惯,注意冷暖,特别注意胃部保暖,以减少或避免六淫之邪或秽浊之邪的侵袭。平日可于饭前饭后按摩内关、足三里等穴,每次 5～10 分钟。

(五)情志

调摄精神,保持心情舒畅,避免精神刺激,防止因情志因素引起呕吐。

(六)定期复查

遵医嘱定时复诊,若出现呕吐频繁,或伴腹胀腹痛无排便,或呕吐带血时需及时就医。

(慕翠珍)

第五节 胃 痛

一、概述

凡由于脾胃受损,气血不调所引起胃脘部疼痛,称为胃痛,又称胃脘痛。胃痛的发生常由寒邪客胃、饮食伤胃、肝气犯胃和脾胃虚弱所致。急慢性胃炎、胃与十二指肠溃疡等可参照本病护理。

二、辨证论治

(一)胃气壅滞

胃脘胀痛,食后加重,嗳气,纳呆,嗳腐。舌淡苔白厚腻,脉滑。治以理气和胃止痛。

(二)肝胃气滞

胃脘胀痛,连及两胁,攻撑走窜,每因情志不遂而加重,喜太息,不思饮食。苔薄白,脉滑。治以疏肝和胃,理气止痛。

(三)肝胃郁热

胃脘灼痛,痛势急迫,烦躁易怒,嘈杂泛酸,口干口苦,渴喜凉饮。舌红苔黄,脉滑数。治以清肝泄热,和胃止痛。

(四)胃阴不足

胃脘隐痛,或隐隐灼痛。嘈杂似饥,饥不欲食,口干不思饮,咽干唇燥,大便干结。舌质嫩红少苔,脉细数。治以滋阴益胃,和中止痛。

(五)脾胃虚寒

胃脘隐痛,遇寒或饥时痛剧,得温熨或进食则缓,喜暖喜按。面色不华,神疲肢怠,四末不温,食少便溏。舌淡苔薄白,脉沉细无力。治以温中健脾。

三、病情观察要点

(一)疼痛

观察疼痛诱发与缓解因素、疼痛性质、发作时间等。

1.疼痛诱发与缓解因素

遇寒则痛,饥饿时发作,喜温喜按者多为虚寒,或寒邪客胃;饭后疼痛,遇热加重,恶热拒按者多为实热证。情志不畅,肝火内盛者多为实证,或本虚标实。

2.疼痛性质

钝痛主要为感受寒邪,或饮食不节;胀痛多为肝气郁结肝气犯胃,肝胃不和;灼痛多为湿热中阻,脾郁胃热;剧痛难忍,一般方法难以缓解,应考虑外科急腹症。

(二)伴随症状

(1)伴随反复呕吐不消化食物,吐后疼痛缓解,多为饮食失调。

(2)伴随大便溏泄,口淡纳呆,多为脾虚。

(3)伴随烦躁易怒,口干口苦,多为肝气郁滞,肝胆湿热。

(4)伴随呕吐咖啡样物、解黑便甚至血便者,多为消化道出血,应加强护理。

(5)如疼痛突然加剧,同时伴有面色苍白、冷汗时出,烦躁不安、血压下降,要立即通知医师给予紧急处理。

四、症状护理要点

(一)食滞胃痛

可禁食6~12小时,缓解后渐给全流食或半流食。必要时用探吐法催吐。

(二)脾胃虚寒性胃痛

可热敷胃脘部,或艾灸中脘、神阙、足三里等穴,以温中止痛。也可行耳穴埋籽:主穴取胃、脾、肝、三焦、腹,配以神门、膈、贲门等穴。

(三)气滞胃痛

可指压按摩,取穴:中脘,内关,足三里等穴,或用热水袋进行热敷。

(四)大便溏

大便溏,次数增加,应加强肛周皮肤护理,每次便后用温水清洗,并予紫草油外涂肛周。

(五)伴有呕吐

吐后予淡盐水或黄花漱口液漱口。神志不清伴呕吐时,立即采取抢救措施:患者去枕平卧,头偏向一侧,及时清除排出物,保持气道通畅。

五、饮食护理要点

饮食应遵照"定时、定量、定性"的原则,应清淡易消化,避免暴饮暴食、饥饱失常、寒热不调。忌食烟酒、辛辣油炸甜滑、大甘大酸、霉烂变质、生冷坚硬之品。

(一)胃气壅滞

宜食行气化滞消食之品,如萝卜、山楂、燕麦等,可饮大麦茶,焦三仙煎水代茶饮。

食疗方:小米粥、山楂粥等。

(二)肝胃气滞

宜食行气解郁之品,如萝卜、柑橘等。悲伤郁怒时暂不进食。

食疗方:玫瑰薏仁粥。

(三)肝胃郁热

宜食清肝泄热之品,如菊花晶、绿豆汤、荷叶粥等。注意食后不可即怒,怒后不可即食。

食疗方:包菜汁(鲜包心菜、白糖)、豆胆粉(新鲜猪苦胆、黄豆)。

（四）胃阴亏虚

宜食益胃生津之品，如西瓜、梨、甘蔗、莲藕等。多饮水或果汁，可用石斛，麦冬煎汤代茶饮。胃酸缺乏，可饭后吃山楂、话梅、乌梅汤等酸甘助阴。大便干结者，可食蜂蜜、白木耳以养胃润肠通便。

食疗方：四汁蜂蜜饮（芜青叶、胡萝卜、芹菜、苹果、蜂蜜）。

（五）脾胃虚寒

宜食温中健脾之品，如牛奶、鸡蛋、黄鱼、鳗鱼、龙眼、大枣（去皮）等。

食疗方：吴茱萸粥（吴茱萸、粳米适量、生姜、葱白少许）。

六、中药使用护理要点

口服中药时，应与西药间隔 30 分钟左右。

（1）脾胃虚寒者中药宜热服；肝胃郁热者中药宜凉服；开胃健脾和制酸的中药宜饭前服；消食导泻和有刺激的中药宜餐后服用或同时进食少许；呕吐的患者可少量分次服用，或服用前用生姜涂舌面以减少呕吐。

（2）六味安消胶囊：注意排便情况。

（3）附子理中丸：药后如有血压增高、头痛、心悸等症状，应立即停药。

七、情志护理要点

（1）忧思恼怒、恐惧紧张等不良情志是诱发和加重本病的重要原因。病程较长，反复发作者，容易产生悲观、焦躁的情绪，因此注意观察患者，指导患者避免精神刺激或情绪激动，保持稳定情绪，树立战胜疾病的信心。常用的控制和调节情绪的方法有以情制情法、移情法、升华超脱法、暗示法、开导法、节制法、疏泄法等。

（2）建立良好的护患关系，并争取家属亲友的密切配合。

（3）加强护理宣教、创造优美舒适的休养环境，合理安排患者的生活。

八、健康宣教

（一）用药

严格遵医嘱服药。服药期间，注意饮食宜清淡，忌生冷、辛辣及油腻食物，并保持心情舒畅。慎用对胃肠有刺激的药物，如阿司匹林、红霉素、皮质激素等，以免诱发胃脘痛及出血。

（二）饮食

宜定时定量、少食多餐、以软烂为宜，胃酸多者，不宜食酸性食品。切勿饥饱不一，冷热不均，暴饮暴食。忌烟、酒、浓茶、咖啡等刺激性食物。

（三）运动

加强锻炼，可参加适量的健身运动。

（四）生活起居

起居有节，保证充足睡眠，根据气候变化，适量增减衣被。注意胃脘部保暖，防止受凉而诱发胃脘痛。可采用指压止痛的方法减轻身体痛苦和精神压力。

（五）情志

保持心情舒畅，克制情绪波动。

（六）定期复诊

遵医嘱定期复查,如出现疼痛、呕吐、反酸等症状时,及时就医。

（慕翠珍）

第六节　便　　秘

一、概述

便秘是指粪便在肠内滞留过久,秘结不通,排便周期延长;或周期不长但粪质干结,排出艰难;或粪质不硬,虽有便意,但便而不畅的病证。多由于饮食不节、情志失调、外邪犯胃、禀赋不足所致。各种疾病引起的便秘均可参照本病护理。

二、辨证论治

便秘的证治分为实秘和虚秘两类,实秘辨证分为肠胃积热,气机郁滞 2 型。虚秘的辨证分为脾气虚弱、脾肾阳虚、阴虚肠燥 3 型。

（一）肠胃积热

大便干结,腹胀满,按之痛,口干口臭。舌红苔黄燥,脉滑实。治以清热润肠通便。

（二）气机郁滞

大便干结,欲便不出,或便而不爽,少腹作胀。苔白,脉弦细。治以理气导滞,降逆通便。

（三）脾虚气弱

便干如栗,临厕无力努挣,挣则汗出气短,面色无华。舌淡苔白,脉弱。治以补脾益气,润肠通便。

（四）脾肾阳虚

大便秘结,面色㿠白,时眩晕心悸,小便清长,畏寒肢冷。舌淡体胖大,苔白,脉沉迟。治以温补脾肾,润肠通便。

（五）阴虚肠燥

大便干结,努挣难下,口干少津,纳呆。舌红少苔,脉细数。治以滋阴生津,养血润燥。

三、病情观察要点

（一）排便情况

(1)排便间隔时间,大便性状,大便量,有无排便困难等情况。

(2)伴随症状:有无腹痛、腹胀、头晕、心悸、汗出,有无便后出血,腹部有无硬块,年老体弱伴有其他疾病的患者,要防止出现疝气、虚脱,甚至诱发中风、胸痹心痛等。

（二）便秘的诱发因素

(1)饮食中缺乏纤维素或饮水量不足。

(2)食欲下降或进食量少。

(3)长期卧床,腹部手术及妊娠。

(4)生活环境改变,精神紧张,滥用药物等。

(5)各种原因引起便秘的肠道疾病,如肠梗阻、肿瘤、痔疮等。

四、症状护理要点

(一)大便秘结

(1)实秘者,可推按中脘、天枢、大横、大肠俞等穴位;胃肠实热者可按揉足三里穴;气机郁滞者可按揉中府、云门、肝俞等穴。多日秘结不通,可遵医嘱给缓泻剂,如番泻叶沸水浸泡代茶饮,或用开塞露等通便,必要时遵医嘱给予药物灌肠。

(2)虚秘者,注意防寒保暖,可予热敷、热熨下腹部及腰骶部。或遵医嘱艾灸,取穴:大肠俞、天枢、支沟等。

(3)培养定时排便的习惯,即使无便意,也应坚持每天晨间或早餐后蹲厕。

(4)指导患者顺结肠方向按摩下腹部,每天1~3次,每次10~20分钟。根据病情增加运动量。

(5)采取最佳的排便姿势,气血虚弱或年老虚羸的患者,排便最好在床上或采用坐式为宜,勿临厕久蹲,用力努挣,防止虚脱。

(6)耳穴埋籽。主穴:脾、胃、大肠、直肠下段、便秘点;配穴:内分泌、交感、肺、肾等。

(二)皮肤护理

便后用软纸擦拭,温水清洗;肛肠疾病引起的便秘,便后可遵医嘱中药熏洗。

五、饮食护理要点

饮食宜清淡易消化,多食富含纤维的粗粮及绿色新鲜蔬菜、水果。禁食辛辣刺激,肥甘厚味,生冷煎炸之品,忌饮酒无度。可每天晨起用温开水冲服蜂蜜1杯。

(一)肠胃积热

宜食白菜、油菜、梨、藕、甘蔗、山楂、香蕉等清热通便之品。

食疗方:白萝卜蜂蜜汁。

(二)气机郁滞

宜食柑橘、萝卜、佛手、荔枝等调气之品,可饮蜂蜜柚子茶、玫瑰花茶。

食疗方:香槟粥(木香、槟榔、粳米、冰糖)。

(三)脾气虚弱

宜食山药、白薯、白扁豆粥等健脾益气之品。

食疗方:黄芪苏麻粥(黄芪、苏子、火麻仁、粳米)。

(四)阴虚肠燥

宜食黑芝麻、阿胶、核桃仁等滋阴润燥之品,可研粉以蜂蜜水调服。

食疗方:枸杞子粥、山药粥。

(五)脾肾阳虚

宜食牛肉、羊肉、狗肉、洋葱、韭菜等温性之品,忌生冷瓜果,烹调时加葱、姜等调味。

食疗方:杏仁当归炖猪肺。

六、中药使用护理要点

(一)口服中药

口服中药时,应与西药间隔30分钟左右。

1.中药汤剂

(1)脾虚气弱,阴虚肠燥、脾肾阳虚者,汤药可温服,于清晨或睡前服用效果佳。

(2)肠道实热者,汤药宜偏凉服用,清晨空腹服用效果更佳。

2.中成药

(1)麻仁润肠丸:含鞣质,不宜与抗生素、生物碱、洋地黄类、亚铁盐、维生素 B_1 等同用,孕妇忌服,月经期慎用。

(2)牛黄解毒片(丸、胶囊、软胶囊):性质寒凉,不宜与强心苷类、磺胺类、氨基糖苷类、四环素类等多种药物合用。

(3)三黄片(胶囊):不宜与治疗贫血的铁剂、含金属离子的制剂、维生素 B_1、多酶片等合用,孕妇忌服。

(二)外用中药

观察局部皮肤有无不良反应。

敷脐:外用中药装入布袋置于神阙穴,盖布后热熨,1～2 次/天,每次 30 分钟。

七、健康宣教

(一)用药

遵医嘱服药,切忌滥用泻药。

(二)饮食

清淡易消化,多食富含纤维的粗粮,及绿色新鲜蔬菜、水果。多饮水,不饮浓茶。禁食辛辣刺激,肥甘厚味,生冷煎炸之品,禁忌饮酒无度。

(三)运动

适当运动,避免少动、久坐、久卧。可根据具体情况选用太极拳、五禽戏、气功、八段锦、慢跑、快走等方法。其中腰腹部的锻炼对便秘患者更适合。

(四)生活起居

每天按揉腹部,养成良好的排便习惯,定时如厕,即使无便意,也应定时蹲厕,但勿久蹲,不应超过 3 分钟;勿如厕时看书报;排便时勿过度屏气。

(五)情志

调畅情志,戒忧思恼怒,保持情绪舒畅,克服排便困难的心理压力。

(六)定期复诊

遵医嘱定时复查,若出现腹胀、腹痛,或大便带血、肛门有物脱出时及时就医。

(慕翠珍)

第七节　泄　泻

一、概述

泄泻是指排便增多、粪质稀薄或完谷不化,甚至泻出如水而言。古时以大便溏薄而势缓者为泄,大便清稀如水而直下者为泻,现在统称为泄泻。多由脾胃运化功能失职,湿邪内盛所致。急慢性肠炎、肠结核、肠功能紊乱等可参照本病护理。

二、辨证论治

(一)寒湿泄泻

泄下清稀,甚如水样,腹痛肠鸣,脘闷食少,或兼有恶寒发热,鼻塞头痛,肢体酸痛。苔薄白或白腻,脉濡缓。治以芳香化湿,疏表散寒。

(二)湿热泄泻

腹痛即泻,泻下急迫,势如水注,或泻而不爽,粪色黄褐而臭,肛门灼热,烦热口渴。舌红苔黄腻,脉濡数或滑数。治以清热利湿。

(三)食滞肠胃

腹痛肠鸣,泻后痛减,泻下粪便,臭如败卵,夹有不消化之物,脘腹胀满,嗳腐酸臭。苔垢浊或厚腻,脉滑。治以消食导滞。

(四)脾胃虚弱

大便时溏时泄,反复发作。稍有饮食不慎,大便次数即增多,夹见水谷不化,饮食减少,脘腹胀闷不舒。舌淡苔白,脉细弱。治以健脾益胃。

(五)肾阳虚衰

每于黎明之前脐腹作痛,继则肠鸣即泻,完谷不化,泻后则安,形寒肢冷,腹部喜暖,腰膝酸软。舌淡胖苔白,脉沉弱。治以温肾健脾,固涩止泻。

三、病情观察要点

(一)腹泻伴腹痛

观察大便的次数、量、颜色、性状、排便时间、气味及疼痛的性质。

(二)生命体征

观察体温、脉搏、舌象、口渴、饮水、尿量和皮肤弹性的变化。

(三)局部皮肤

观察肛周皮肤有无瘙痒、淹红或破溃等情况。

(四)伴随症状

出现下列症状应及时通知医师给予处理。

(1)眼窝凹陷,口干舌燥,皮肤干枯无弹性,腹胀无力。

(2)呼吸深长,烦躁不安,精神恍惚,四肢厥冷,尿少或无,脉促微弱。

四、症状护理要点

(一)腹泻

(1)急性泄泻,腹泻次数较多或伴发热时应卧床休息。

(2)肾虚泄泻,可遵医嘱给予艾灸。取穴:中脘、神阙、足三里、天枢穴,神阙穴用隔姜灸10~15壮,其余穴灸10~15分钟。也可用小茴香或食盐炒热布包敷肚脐。

(3)寒湿泄泻,可腹部热敷,艾灸神阙、关元足、三里等穴,以止痛消胀缓泻。

(4)耳穴埋籽,主穴:肺、脾、皮质下。配穴:大肠、肾、小肠、胃、三焦等。

(二)疼痛

(1)寒湿困脾,腹中冷痛者可予腹部热敷,并可做腹部顺时针方向按摩。

(2)肠道湿热,肛门灼热疼痛者,可遵医嘱中药熏洗。擦干后可涂抹黄连膏。

(3)一般虚证腹痛不重,常有慢性持续性腹中隐隐不舒,可鼓励患者下床活动,适当锻炼,以通调脏腑,增强体质。

(三)肛周护理

(1)每次便后软纸擦肛门,温水清洗,外敷松花粉,防止发生肛周湿疹。

(2)慢性腹泻者,教会患者做提肛运动。如见脱肛,可用软纸或纱布轻轻托上。

(3)肛门因便次多而糜烂、出血时,应予以清洗后外涂紫草油或护臀膏。

五、饮食护理要点

饮食以清淡、易消化、少渣及营养丰富的流质或半流质为宜。忌食油腻、生冷、辛辣等刺激性饮食。

(一)寒湿泄泻

宜食炒米粉、姜、红糖等温热利湿之品。

食疗方:茯苓粥、桂心粥。

(二)湿热泄泻

宜食西瓜、苹果、茶等防暑祛湿之品。

食疗方:马齿苋粥。

(三)食滞肠胃

可饮酸梅汤、萝卜汤、麦芽汤等消食化滞之品。泄泻较重者,应控制饮食或暂禁食。

食疗方:山楂萝卜粥。

(四)脾胃虚弱

可食豆制品、鲫鱼、黄鱼、鸡、鸡蛋等健脾益气、补益气血之品。定时定量,少食多餐。

食疗方:黄芪粥,或以山药、扁豆、大枣、薏苡仁等做羹食用。

(五)肾阳虚衰

宜食山药、胡桃、狗肉及动物肾脏等补中益气,温补肾阳之品。

食疗方:芡实粥(芡实、干姜、粳米),莲子核桃羹(莲子、核桃仁、白糖)。

六、中药使用护理要点

(一)口服中药

口服中药时,应与西药间隔30分钟左右。

1.中药汤剂

寒湿泄泻者宜饭前热服;湿热泄泻者宜饭前凉服;食滞肠胃者宜饭后服;脾胃虚弱、肾阳虚衰者宜空腹热服。

2.中成药

服药期间,禁食辛辣、生冷、煎炸、油腻之品。

(1)启脾丸、参苓白术散:不宜与感冒药一同服用,不宜喝茶和吃萝卜,以免影响药效。

(2)附子理中丸:孕妇慎用。

(3)保和丸:不宜与磺胺类药物等抗生素、碳酸氢钠、氨茶碱、复方氢氧化铝同服。

（4）黄连素：不宜与活性炭同服。

（5）六合定中丸：不宜与麦迪霉素合用，否则会降低疗效。

（6）清热解毒药：不宜与乳酶生同服。

（二）外用中药

观察局部皮肤有无不良反应。

1.熏洗药液

熏蒸温度 50～70 ℃，每次 10 分钟，药液不可过烫；洗浴温度 40 ℃以下，药液洗 10 分钟，1～2 次/天，熏洗过程中如有变态反应、破溃等，应及时停药，并报告医师。

2.外用膏剂

注意观察局部皮肤，如出现红、肿、热、痒、脱屑等过敏现象，应通知医师给予对症处理。

七、健康宣教

（一）用药

遵医嘱服药。

（二）饮食

忌食油腻、油炸、生冷、辛辣、甜腻之品及含碳酸等的产气饮料。烹调方法以蒸、煮、炖为宜。

（三）运动

适当进行体育锻炼，增强体质。

（四）生活起居

起居有节，顺应四时气候变化，防止外感风寒暑湿之邪。脾胃虚寒者，注意腹部保暖。

（五）情志

调摄精神，保持情绪安定，力戒嗔怒。

（六）定期复诊

遵医嘱定期复查，如出现大便次数增多，不成形或呈稀水样时，应及时就医。

（慕翠珍）

第八节　痢　　疾

一、概述

痢疾是以腹痛，里急后重，大便次数增多，痢下赤白脓血为主症的病证。痢疾是夏秋季常见的肠道传染病。病因有外感时疫邪毒和内伤饮食两方面。细菌性痢疾、阿米巴痢疾，以及溃疡性结肠炎、放射性结肠炎、细菌性食物中毒等出现类似本节所述症状者，可参照本病护理。

二、辨证论治

（一）湿热痢

腹痛，里急后重，下痢赤白脓血，赤多白少或纯下赤冻，肛门灼热，小便短赤，或发热恶寒，头痛身楚,口渴发热。舌红苔黄腻,脉滑数。治以清热解毒,调气行血。

(二)疫毒痢

起病急骤,壮热,恶呕便频,痢下鲜紫脓血,腹痛剧烈,口渴,头痛,后重感特著,甚者神昏惊厥。舌红绛苔黄燥,脉滑数或微欲绝。治以清热凉血解毒。

(三)寒湿痢

腹痛拘急,痢下赤白黏冻,白多赤少,里急后重,脘闷,口淡,饮食乏味,头身困重。舌淡苔白腻,脉濡缓。治以温中燥湿,调气和血。

(四)阴虚痢

下痢赤白,日久不愈,或下鲜血,脐下灼痛,虚坐努责,食少,心烦,口干口渴。舌红绛少津少苔,脉细数。治以养阴清肠化湿。

(五)虚寒痢

下痢稀薄,带有白冻,甚则滑脱不禁,腹部隐痛,排便不爽,喜按喜温,久痢不愈,食少神疲,四肢不温。舌淡苔白滑,脉沉细而弱。治以温补脾肾,收涩固脱。

(六)休息痢

下痢时发时止,常因饮食不当、受凉、劳累而发,发时便频,夹有赤白黏冻,腹胀食少,倦怠嗜卧。舌淡苔腻,脉濡软虚数。治以温中清肠,调气化滞。

三、病情观察要点

(一)腹痛、里急后重

观察发作的时间、性质、部位、程度、与体位的关系、缓解的方法及伴随症状。

(1)新病年少,形体壮实,腹痛拒按,里急后重便后减轻者多为实证;久病年长,形体虚弱,腹痛绵绵,痛而喜按,里急后重便后不减或虚坐努责者为虚证。

(2)湿热痢腹痛阵作;疫毒痢腹痛剧烈;寒湿痢腹部胀痛;阴虚痢为脐腹灼痛,或虚坐努责;虚寒痢常为腹部隐痛,腹痛绵绵。

(二)肛门灼痛

与湿热下注、肛周炎症、分泌物刺激有关。

(三)大便次数及性状改变

注意观察大便与腹痛的关系,大便的次数、性质、量、气味、颜色、有无脓血黏冻。

(1)痢下白冻或白多赤少者,多为湿重于热,邪在气分,其病清浅;若纯白冻清稀者,为寒湿伤于气分;白而滑脱者属虚寒。

(2)痢下赤冻,或赤多白少,多为热重于湿,热伤血分,其病较深;若痢下纯鲜血者,为热毒炽盛,迫血妄行。

(3)痢下赤白相杂,多为湿热夹滞。

(4)痢下色黄而深,其气臭秽者为热;色黄而浅,不甚臭秽者为寒。

(5)痢下紫黑色、黯褐色者为血瘀;痢下色紫黯而便质清稀为阳虚。

(6)痢下焦黑,浓厚臭秽者为火。

(7)痢下五色相杂为湿热疫毒。

(四)发热

观察发热程度及伴随症状。

（1）湿热痢若兼有表证则恶寒发热，头痛身楚，热盛灼津则口渴。

（2）疫毒痢热因毒发，故壮热。热盛伤津则口渴，热扰心神则烦躁，热扰于上则头痛。热入营分，高热神昏谵语者，为热毒内闭。

四、症状护理要点

（一）腹痛、里急后重

（1）腹痛时，可指压内关或合谷等穴位。

（2）疫毒痢者，腹痛剧烈，痢下次多，应暂禁食，遵医嘱静脉补液或按揉天枢、气海、关元、大肠俞等穴。

（3）寒湿痢者，腹部冷痛，注意保暖，给予热敷，或用白芥子、生姜各 10 g 共捣烂成膏敷脐部。

（4）虚寒痢者，腹痛绵绵，注意四肢保暖，可给予艾灸天枢、神阙等穴，或食用生姜、生蒜，以温中散寒。

（5）患者里急后重时，嘱患者排便不宜过度用力或久蹲，以免脱肛。

（二）肛门灼痛

（1）保持肛周皮肤清洁，便后用软纸擦肛门并且用温水清洗，如肛门周围有糜烂溃破，可遵医嘱外涂油膏治疗。

（2）肛门灼热、水肿时，可遵医嘱予以中药熏洗。

（3）有脱肛者，清洁后用消毒纱布涂上红油膏或黄连软膏轻轻还纳。

（三）发热

（1）正确记录体温、脉搏呼吸、汗出情况。

（2）保持皮肤清洁，汗出后用毛巾擦拭，并及时更换湿衣被，保持床铺清洁干燥。

（3）协助高热患者做好口腔护理，饭前饭后用银花甘草液、氯己定、生理盐水等漱口，口唇干裂可涂保湿唇膏或油剂。

（4）保证足够液体量，鼓励患者多饮温开水、淡糖盐水，可用麦冬、清竹叶、灯芯草等泡水代茶饮或遵医嘱静脉补液。

（5）高热无汗时，可遵医嘱行物理降温或给予中西药退热，或给予背部刮痧以辅助治疗。观察退热情况，防止抽搐、神昏等险证。

五、饮食护理要点

饮食以清淡、细软、少渣、易消化的流质或半流质为主，鼓励患者多饮温开水或淡盐水，每天总液量为 3 000 mL 左右。不宜饮用牛奶，忌食生冷、辛辣、油腻、硬固、煎炸之品，忌豆类、薯类等产气食品。

（一）湿热痢

宜食清热解毒之品，如铁苋菜、地锦草、马齿苋、西瓜、苹果等。

食疗方：蒜泥马齿苋、薏米粥、陈茗粥（陈茶叶、大米）。

（二）疫毒痢

宜食清热凉血解毒之品，如鲜芦根煎汤代茶饮，痢下次多，应暂禁食。

食疗方：鲫鱼汤。

(三)寒湿痢

宜食温中燥湿,调气和血之品,如粳米、鲈鱼、大枣等。

食疗方:薏米莲子粥、大蒜炖肚条、肉桂粥。

(四)阴虚痢

宜食养阴清肠化湿之品,如黑木耳、茯苓、枸杞子、桑椹、龙眼肉、薏苡仁、莲子及大枣等。

食疗方:绿茶蜜饮、绿豆汤、石榴皮煮粥(石榴皮、粳米)。

(五)虚寒痢

宜食温补脾肾,收涩固脱之品,如山药、莲子、胡桃肉、白扁豆、薏苡仁、生姜、生蒜等。

食疗方:姜汤、桃花粥、豆蔻粥(肉豆蔻、生姜、粳米)。

(六)休息痢

宜食温中清肠,调气化滞之品,如粳米、南瓜、香菇、黄花菜等。

食疗方:参枣米饭、山药饼。

六、中药使用护理要点

(一)口服中药

口服中药时,应与西药间隔30分钟左右。

1.中药汤剂

宜饭前服用。若有恶心,服用前可以在舌上滴少许生姜汁。

2.香连浓缩丸(片)

不宜与阿托品、咖啡因等同用,否则会增加生物碱的毒性;忌油腻、生冷之品,禁烟、酒。

3.葛根芩连微丸(胶囊)

泄泻腹部凉痛者忌服。

4.芩连片

泄泻腹部凉痛者忌服。不宜与乳酶生、丽珠肠乐同服。

(二)中药注射剂

中药注射剂应单独使用,与西药注射剂合用时须前后用生理盐水做间隔液。

穿心莲注射剂:不宜与氟罗沙星、左氧氟沙星、乳酸环丙沙星、妥布霉素、红霉素、阿米卡星、维生素 B_6 等同用。

(三)外用中药

观察局部皮肤有无不良反应。

1.保留灌肠

给药前排空二便,取右侧卧位,臀部抬高10 cm,液面距肛门不超过30 cm,肛管插入15 cm左右,药液温度39~41 ℃,量50~100 mL,徐徐灌入,灌完后取平卧位,再取左侧卧位,保留60 mm以上,保留至次晨疗效更佳。

2.中药贴敷

神阙穴,1次/天,每次贴敷3~4小时。注意观察局部皮肤有无发红、瘙痒,或水疱等症状,并及时通知医师。告知患者切忌搔抓,以防止感染。

七、健康宣教

(一)用药

慢性患者应坚持治疗,在医师指导下合理用药。

(二)饮食

不宜过食生冷,不吃变质食物。在痢疾流行季节可以适量食用生蒜瓣,或用马齿苋、绿豆煎汤饮用以预防感染。

(三)运动

宜卧床静养,不可过度活动。指导久病体虚的患者循序渐进地锻炼身体,增强抗病能力和促进康复。

(四)生活起居

注意个人卫生,养成饭前、便后洗手习惯,预防疾病发生和传播。加强水饮食卫生管理,避免外出用餐,防止病从口入。久病初愈,正气虚弱,注意生活起居有节,劳逸结合。

(五)情志

开展多种形式的文娱活动,以丰富生活内容,怡情悦志。

(六)定期复诊

遵医嘱定期复诊,若出现大便次数及性状的改变、腹痛、里急后重等症状时,应及时就医。

(慕翠珍)

参 考 文 献

[1] 张俊英,王建华,宫素红,等.精编临床常见疾病护理[M].青岛:中国海洋大学出版社,2021.

[2] 郝娜,李旭静,李超,等.护理综合临床实践[M].开封:河南大学出版社,2023.

[3] 唐现华.内科护理与健康教育[M].汕头:汕头大学出版社,2021.

[4] 郑进,蒋燕.基础护理技术[M].武汉:华中科技大学出版社,2023.

[5] 邵秀德,毛淑霞,李凤兰,等.临床专科护理规范[M].济南:山东大学出版社,2021.

[6] 刘爱杰,张芙蓉,景莉,等.实用常见疾病护理[M].青岛:中国海洋大学出版社,2021.

[7] 任丽,孙守艳,薛丽.常见疾病护理技术与实践研究[M].西安:陕西科学技术出版社,2022.

[8] 王蓓,彭飞,洪涵涵.常见慢病护理评估与技术[M].上海:上海科学技术出版社,2021.

[9] 袁菲,杨翠翠,张金荣,等.临床护理思维与实践[M].上海:上海科学普及出版社,2023.

[10] 吴雯婷.实用临床护理技术与护理管理[M].北京:中国纺织出版社,2021.

[11] 潘红丽,胡培磊,巩选芹,等.临床常见病护理评估与实践[M].哈尔滨:黑龙江科学技术出版社,2022.

[12] 臧正明.常见疾病护理观察要点[M].北京:中国纺织出版社,2023.

[13] 杨青,王国蓉.护理临床推理与决策[M].成都:电子科学技术大学出版社,2022.

[14] 高淑平.专科护理技术操作规范[M].北京:中国纺织出版社,2021.

[15] 张锦军,邹薇,王慧,等.临床实用专科护理[M].哈尔滨:黑龙江科学技术出版社,2022.

[16] 朱艳玲,邹薇,王忠丽,等.临床护理实践与护理思维[M].哈尔滨:黑龙江科学技术出版社,2021.

[17] 宋鑫,孙利锋,王倩,等.常见疾病护理技术与护理规范[M].哈尔滨:黑龙江科学技术出版社,2021.

[18] 兰洪萍.常用护理技术[M].重庆:重庆大学出版社,2022.

[19] 张文娇,宗娜,梁文静,等.临床护理规范与护理管理[M].哈尔滨:黑龙江科学技术出版社,2021.

[20] 李艳.临床常见病护理精要[M].西安:陕西科学技术出版社,2022.

[21] 黄浩,朱红.临床护理操作标准化手册[M].成都:四川科学技术出版社,2021.

[22] 秦月玲,古红岩,朱林林,等.实用专科护理技术规范[M].哈尔滨:黑龙江科学技术出版社,2022.

［23］马英莲,荆云霞,郭蕾,等.临床基础护理与护理管理［M］.哈尔滨:黑龙江科学技术出版社,2022.

［24］章志霞.现代临床常见疾病护理［M］.北京:中国纺织出版社,2021.

［25］苏文婷,赵衍玲,马爱萍,等.临床护理常规与常见病护理［M］.哈尔滨:黑龙江科学技术出版社,2022.

［26］肖芳,程汝梅,黄海霞,等.护理学理论与护理技能［M］.哈尔滨:黑龙江科学技术出版社,2022.

［27］王艳秋,玄春艳,孙健,等.现代临床护理实践与管理［M］.重庆:重庆大学出版社,2021.

［28］赵雪莲.综合护理技术与专科实践［M］.北京:中国纺织出版社,2022.

［29］于红,刘英,徐惠丽,等.临床护理技术与专科实践［M］.成都:四川科学技术出版社,2021.

［30］韩典慧,王雪艳,冯艳敏,等.常见疾病规范化护理［M］.哈尔滨:黑龙江科学技术出版社,2022.

［31］张翠华,张婷,王静,等.现代常见疾病护理精要［M］.青岛:中国海洋大学出版社,2021.

［32］朱婧,李时捷,王付花,等.实用外科学与疾病护理［M］.哈尔滨:黑龙江科学技术出版社,2022.

［33］洪慧,刘金艳,夏红月,等.护理学研究与护理新进展［M］.哈尔滨:黑龙江科学技术出版社,2022.

［34］王霞,李莹,连伟,等.专科护理临床指引［M］.哈尔滨:黑龙江科学技术出版社,2022.

［35］张晓艳.临床护理技术与实践［M］.成都:四川科学技术出版社,2022.

［36］陈怡.针对性护理在呼吸内科患者中的应用效果分析［J］.中国社区医师,2023,39(11):134-136.

［37］宫国旦.慢阻肺缓解期患者行肺呼吸康复治疗的临床意义分析［J］.中国现代药物应用,2023,17(6):161-163.

［38］张梦莹.层级护理管理结合主动风险护理在重症肺炎患者中的应用效果观察［J］.黑龙江医学,2023,47(14):1782-1785.

［39］韩文婷,王玉莲,孔娜.循证护理模式在腹泻患儿静脉输液中的应用［J］.齐鲁护理杂志,2023,29(9):55-58.

［40］陈艳平.基于疾病分级的精细护理在过敏性鼻炎病人中的应用［J］.护理研究,2023,37(11):2052-2054.